青海大学 2021 年教材基金资助项目

临床护理技能培训教程

主　　编　黄　新　仝海英

副 主 编　邓丽君　怡　萍　李红菊

编　　委（按姓名汉语拼音排序）

安雪莹　保　慧　邓丽君　冯新霞　高　芳

郭　彦　韩加娟　黄　新　李红菊　李积伟

李静萍　李源化　梁红霞　梁玮婷　刘建辉

刘　柳　吕熙秀　马　洁　马丽萍　马晓莉

潘海启　孙长宏　谭　行　仝海英　王明莲

肖海雪　杨　帆　杨先芬　怡　萍　袁馥梅

张　萌　张丹丹　张文凤　张玉香　朱海燕

北京大学医学出版社

LINCHUANG HULI JINENG PEIXUN JIAOCHENG

图书在版编目（CIP）数据

临床护理技能培训教程 / 黄新，仝海英主编. —北京：北京大学医学出版社，2022.11
ISBN 978-7-5659-2706-5

Ⅰ．①临…　Ⅱ．①黄…②仝…　Ⅲ．①护理学-教材
Ⅳ．①R47

中国版本图书馆CIP数据核字（2022）第144704号

临床护理技能培训教程

主　　编：黄　新　仝海英
出版发行：北京大学医学出版社
地　　址：（100191）北京市海淀区学院路38号　北京大学医学部院内
电　　话：发行部 010-82802230；图书邮购 010-82802495
网　　址：http://www.pumpress.com.cn
E-mail：booksale@bjmu.edu.cn
印　　刷：北京溢漾印刷有限公司
经　　销：新华书店
责任编辑：刘云涛　　责任校对：靳新强　　责任印制：李　啸
开　　本：850 mm×1168 mm　1/16　印张：43.25　字数：1216千字
版　　次：2022年11月第1版　2022年11月第1次印刷
书　　号：ISBN 978-7-5659-2706-5
定　　价：139.00元

前　言

作为全国高校十大赛事之一，中国大学生医学技术技能大赛是高等医学院校唯一一项国家级竞赛项目，也是目前国内规模最大、层次最高、影响最广的教育及医学领域的全国性竞赛。为全面贯彻全国教育大会精神、深化医教协同、深入推进医学教育改革，创新医学实践教学体系，教育部每年举办一次，不断创新比赛模式，提高医学生技能水平。

2021 年第十届中国大学生医学技术技能大赛首次设置护理学专业赛道，并对参赛要求和比赛形式做了统一要求，体现了护理学专业在国家医疗卫生发展中举足轻重的位置，这是学科发展的必然结果，也是对护理专业的高度认可。此次护理专业大赛以"站点式、赛道式、单站情景式"等考核方式进行，内容覆盖面广泛，很好地展现了本科护生的风貌，体现了教育部对护理学教育的关心与重视。

通过全程参加此次比赛，深入思考目前护理教育中存在的问题，作为护理教育中的主导，本科护理教育应灵活学习新知识，以基础知识为依托训练良好的临床思维能力，增强应变能力，更好地为进入临床做好准备，《临床护理技能培训教程》正是在这样的背景下编写的。

《临床护理技能培训教程》紧扣"尚德精术培育卓越人才，中西并重共筑健康中国"竞赛主题，在教材定位和内容选择上，力求符合高等护理学本科专业人才的培养目标、人才规格和业务要求，适应当前医学教育的改革与发展趋势，注重学生综合素质和创新能力的培养。在编写内容上注重人文知识向专业知识的渗透，贯穿个体与群体、局部与整体、生理与心理的有机结合，体现人文关怀与整体护理观。

在编写结构上，本教材设立案例试题，贴合临床又符合竞赛模式；思维导图，简洁易记，清晰明了，赋予教材灵活性和开放性，给教师选择、生长和发展的空间；各操作具体流程及评分标准，可对训练起基础指导作用，给学生参与、检验和探究的空间。本教材建设与比赛教学教法改革创新形成互动，相互促进、相互发展，内容新颖，试题版式清晰，文字结构严谨，语句精炼通顺。

在编写案例试题上，本教材采用临床实际案例，将护理程序有机贯穿其中，引导学生建立临床思维，提高临床观察、分析、判断问题和解决问题的能力。因教材篇幅有限，各疾病按竞赛考核模式设立一道试题。

本教材是青海大学 2021 年教材基金资助项目，在编写过程中得到了院校各级领导及同事们的帮助和支持，在此谨致真诚的感谢！

为保证教材内容的"新、精、准",使教材具有更强的指导性,全体编者都以高度认真负责的态度参与了工作并进行了反复斟酌和修改。但因时间仓促,能力和水平有限,难免存在缺点和不当之处,在此恳请各院校师生、临床护理工作者在使用教材过程中予以批评指正。

黄　新

2022 年 10 月

目 录

第一部分　专科部分

第一部分

专科部分

第一章

内　科

第一节　呼吸系统疾病

一、肺部感染

站点式模拟题一

考核题干	病人王某，男，78岁，呼吸科3床，住院号：223412。主诉"发热2天，伴咳嗽、咳痰、气促1天"，查体：口唇微绀，双下肺呼吸音粗，可闻及散在痰鸣音及极少量干湿啰音。 医嘱：静脉采血（全血细胞分析、肝肾功能、血生化）。
考核要求	遵医嘱静脉采血。
SP指引	采血时，病人疲乏无力，焦虑。
考核时间	8 min
考核要点	1．评估并选择穿刺部位。 2．无菌操作原则。 3．采血管的采集顺序。

操作思维导图

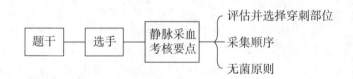

站点式模拟题二

考核题干	病人李某，女，73岁，呼吸科12床，住院号：332409。因"发热伴咳嗽、咳痰、乏力3天"入院，查体：神志清，口唇微绀，听诊双下肺呼吸音粗，可闻及散在痰鸣音及少量干湿啰音，初步诊断为肺部感染。 医嘱：静脉采血（全血细胞分析、肝肾功能、血生化）。 　　　　吸氧。 　　　　动脉采血。
考核要求	1．A选手静脉采血。 2．B选手吸氧。 3．C选手动脉采血。
SP指引	采血时，病人紧张，全身出冷汗。
考核时间	8 min
考核要点	1．注意无菌操作。 2．吸氧注意事项的宣教。 3．动脉采血的按压手法及时间。 4．操作过程中的人文关怀。

操作思维导图

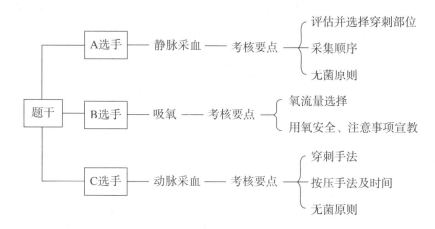

赛道式模拟题

第 1 站

考核题干	病人张某，男，67 岁，呼吸科 48 床，住院号：625848。因"受凉后咳嗽、咳痰 3 天"入院，痰液量中等，不易咳出，无咯血及痰中带血，伴喘息、发热、胸闷、气促。查体：神志清，口唇发绀，T 37.8 ℃，P 92 次 / 分，R 26 次 / 分，BP 180/90 mmHg，SpO_2 89%。双下肢无水肿，双肺可闻及大量湿啰音，诊断为肺部感染。 医嘱：静脉采血（血生化、凝血）。 　　　吸氧。
考核要求	1. A 选手评估病人病情并汇报。 2. B 选手静脉采血。 3. C 选手吸氧。
SP 指引	1. 基本信息：3 天前受凉后出现咳嗽、咳黄色脓痰，量中等，不易咳出，无咯血及痰中带血，伴喘息、发热、胸闷、气促。 2. 既往史：有高血压史十余年。 3. 过敏史：无食物及药物过敏史。 4. 家族史：无。 5. 吸烟史：20 支 / 日，15 年。 6. 饮食：近几日来不思饮食，食欲下降。
考核要点	1. 评估病情全面（基本信息、既往史、过敏史、家族史、吸烟史、饮食）。 2. 静脉采血的穿刺部位选择及无菌原则。 3. 评估用氧安全，氧流量准确及指导注意事项。

操作思维导图

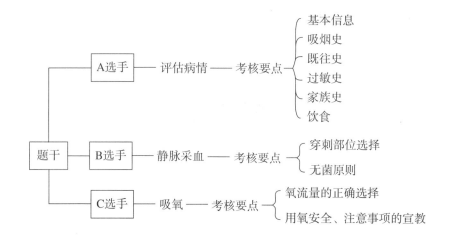

第 2 站

考核题干	生化检查：K^+ 3.3 mmol/L，Na^+ 129 mmol/L，BUN 19.26 mmol/L；全血细胞分析：WBC 10×10^9/L，NE 80%，HGB 136 g/L，PLT 96×10^9/L。 医嘱：0.9%NS 250 ml，ivgtt，st。 　　　　头孢吡肟皮试 　　　　0.9%NS 2 ml 加异丙托溴铵溶液 2 ml 雾化吸入，st。
考核要求	1．A 选手静脉输液。 2．B 选手皮内注射。 3．C 选手雾化吸入。
SP 指引	病人咳痰困难。
考核要点	1．留置针穿刺部位选择及无菌原则。 2．皮试液的配制及抢救药物的准备。 3．雾化吸入方法的指导。 4．操作过程中的人文关怀。

操作思维导图

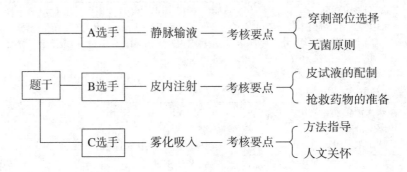

第 3 站

考核题干	雾化吸入后，病人出现咳嗽、咳痰，继之面色、肢端青紫，呼吸困难，呼之不应。 医嘱：吸痰。 　　　　心电监护。
考核要求	1．A 选手立即通知医生并吸痰。 2．B 选手心电监护。 3．C 选手协助 A、B 完成抢救工作并记录。
SP 指引	家属：护士，怎么突然变成这样了？
考核要点	1．吸痰的方法和时间。 2．无菌原则。 3．排除电磁波干扰，心电监护的正确位置及隐私保护。 4．病人家属的安抚及解释工作。

注：赛道式要求三站完成时间为 30 min。

操作思维导图

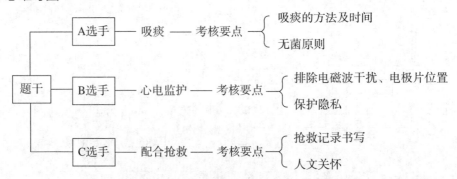

二、支气管扩张

站点式模拟题一

考核题干	病人谭某，女，35 岁，呼吸科 32 床，住院号：456623。因"反复咳脓痰 5 年，加重伴发热 2 天"入院，查体：T 38.8 ℃，P 95 次 / 分，R 26 次 / 分，BP 110/60 mmHg。口唇微发绀，下胸、背部闻及固定而持久的局限性湿啰音。 医嘱：静脉采血（全血细胞分析）。
考核要求	遵医嘱静脉采血。
SP 指引	采血时病人紧张。
考核时间	8 min
考核要点	1. 评估并选择穿刺部位。 2. 无菌操作原则。 3. 采血后的按压手法及时间。 4. 操作过程中的人文关怀。

操作思维导图

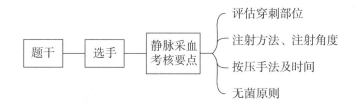

站点式模拟题二

考核题干	病人汪某，男，30 岁，呼吸科 18 床，住院号：998045。以"反复咳嗽、咳痰 3 年，加重伴咯血 5 天"为主诉入院，查体：神志清，口唇微绀，杵状指，听诊下胸、背部闻及固定而持久的局限性湿啰音，诊断为支气管扩张。 医嘱：蛇毒血凝酶 1 KU，H，st。 　　　动脉采血。 　　　注射用青霉素钠 80 万 U，id，st。
考核要求	1. A 选手皮下注射。 2. B 选手动脉采血。 3. C 选手皮内注射。
SP 指引	1. 基本信息：病人反复咳嗽、咳痰 3 年，近 5 天加重并伴咯血。 2. 查体：神志清楚，口唇微发绀，杵状指，下胸、背部闻及固定而持久的局限性湿啰音。
考核时间	8 min
考核要点	1. 皮下注射部位的选择及注射方法。 2. 动脉采血的按压方法及时间。 3. 青霉素皮试液的配制及抢救药物的准备。 4. 操作过程中的人文关怀。

操作思维导图

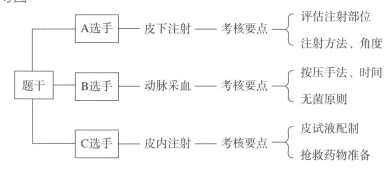

赛道式模拟题

第 1 站

考核题干	病人赵某，女，65 岁，呼吸科 34 床，住院号：569848。主诉"反复咳嗽咳痰 30 余年，加重 2 月"，病人自幼有麻疹病史，近 30 年反复咳嗽咳大量黄脓痰，有反复咳血病史，CT 显示：双肺纹理增粗紊乱，可见散在片絮状影。查体：神志清楚，口唇略显苍白，桶状胸，双肺呼吸音粗，两侧中下肺可闻及散在湿啰音。双侧肋部疼痛，吸气及咳嗽时症状明显，双下肢无水肿；T 36.8 ℃，P 88 次 / 分，R 21 次 / 分，BP 120/80 mmHg，SpO$_2$ 91%。 医嘱：头孢吡肟皮试。 　　　静脉采血（全血细胞分析）。 　　　吸氧。
考核要求	1. A 选手皮内注射。 2. B 选手静脉采血。 3. C 选手吸氧。
SP 指引	1. 基本信息：病人自幼有麻疹病史，近 30 年反复咳嗽咳大量黄脓痰症状，有反复咳血病史。 2. 既往史：既往有慢性萎缩性胃炎 10 年，胆囊切除术。 3. 过敏史：青霉素过敏。 4. 家族史：无。 5. 吸烟史：无。 6. 饮食：近几日来不思饮食，食欲下降。
考核要点	1. 皮试液的配制及抢救药物的准备。 2. 静脉采血的穿刺部位选择、评估及无菌原则。 3. 评估用氧安全，氧流量准确及注意事项。

操作思维导图

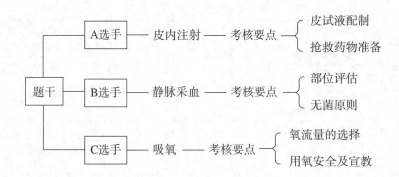

第 2 站

考核题干	检查化验：CRP 49.5 mg/L、ESR 31 mm/h。 医嘱：0.9%NS 250 ml，ivgtt，st。 　　　动脉采血。 　　　0.9%NS 2 ml 加布地奈德 2 ml 雾化吸入，st。
考核要求	1. A 选手静脉输液。 2. B 选手动脉采血。 3. C 选手雾化吸入。
SP 指引	病人咳痰困难。
考核要点	1. 留置针穿刺部位选择及无菌原则。 2. 穿刺部位评估，按压的时间及手法。 3. 雾化吸入方法的指导及注意事项的宣教。 4. 操作过程中的人文关怀。

操作思维导图

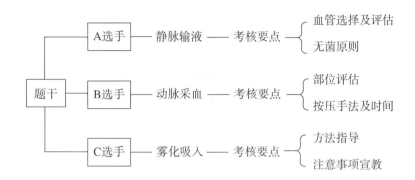

第3站

考核题干	雾化吸入后，病人出现咳嗽、咳痰，咳鲜红血液约500 ml，继之面色、肢端苍白，呼吸困难，呼之不应。 医嘱：吸痰。 　　　心电监护。
考核要求	1．A选手通知医生并吸痰。 2．B选手心电监护。 3．C选手协助A、B完成抢救工作并记录。
SP指引	家属：护士，怎么突然变成这样了？
考核要点	1．吸痰的方法和时间、无菌原则。 2．排除电磁波干扰、电极片的位置及隐私保护。 3．病人家属的安抚及解释工作。 4．抢救记录的书写。

注：赛道式要求三站完成时间为30 min。

操作思维导图

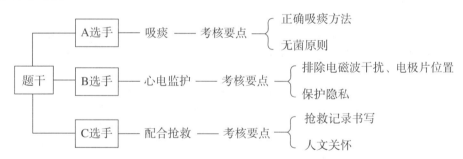

三、支气管哮喘

站点式模拟题一

考核题干	病人卢某，女，54岁，呼吸科23床，住院号：776856。主诉"支气管哮喘史5年"，今晨接触花粉后出现发作性咳嗽、胸闷，查体：双肺可闻及广泛的哮鸣音，呼气相延长。 医嘱：硫酸特布他林雾化液2 ml雾化吸入，st。
考核要求	遵医嘱雾化吸入。
SP指引	雾化吸入时，病人紧张，焦虑。
考核时间	8 min
考核要点	1．雾化吸入注意事项的宣教。 2．操作过程中的人文关怀。

8

操作思维导图

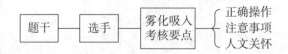

站点式模拟题二

考核题干	病人汪某，女，58 岁，呼吸科 15 床，住院号：334523。因"哮喘急性发作"入院，查体：病人大汗淋漓，端坐呼吸，双肺闻及弥漫性哮鸣音，R 32 次 / 分，P 123 次 / 分。 医嘱：硫酸特布他林雾化液 2 ml 雾化吸入，st。 　　　　动脉采血。 　　　　心电监护。
考核要求	1. A 选手雾化吸入。 2. B 选手动脉采血。 3. C 选手心电监护。
SP 指引	雾化吸入时，病人乏力，紧张。
考核时间	8 min
考核要点	1. 注意无菌操作。 2. 雾化吸入的注意事项及宣教。 3. 动脉采血部位的选择及注意事项的宣教。 4. 心电监护仪的正确使用。 5. 操作过程中的人文关怀。

操作思维导图

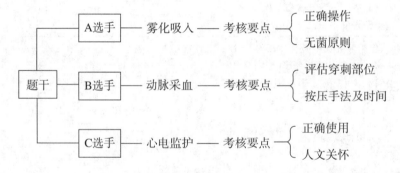

赛道式模拟题

第 1 站

考核题干	病人汤某，女，21 岁，呼吸科 7 床，住院号 696766。主诉"10 天前无明显诱因出现咳嗽、气喘，加重 2 天"，呈阵发性连声咳，有痰咳不出。门诊查肺功能：FEV_1 67%，PEF 53%；全血细胞分析：嗜酸性粒细胞 10.7%，WBC 11.4×10^9/L；查体：神志清楚，精神欠佳，双肺有大量哮鸣音。 医嘱：心电图检查。 　　　　生命体征测量。
考核要求	1. A 选手评估病人病情并汇报。 2. B 选手生命体征测量。 3. C 选手心电图检查。
SP 指引	1. 基本信息：主诉"10 天前无明显诱因出现咳嗽、气喘"呈阵发性连声咳，有痰咳不出，在门诊静点美洛西林及平喘药物后症状减轻，2 天前上述症状反复。 2. 查体：神志清楚，精神欠佳。 3. 既往史：有 2 次哮喘发作病史。 4. 过敏史：粉尘及胶布过敏。 5. 家族史：无。 6. 吸烟史：无。 7. 饮食：食欲下降。

续表

考核要点	1．评估病情全面（基本信息、症状体征、既往史、过敏史、家族史、吸烟史）。 2．生命体征测量的操作流程及人文关怀。 3．心电图检查的操作流程及注意事项。

操作思维导图

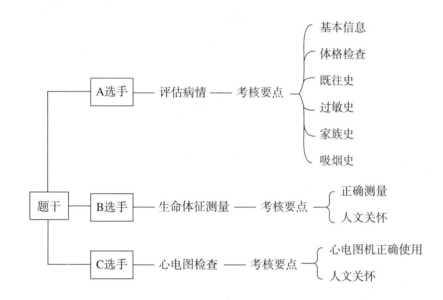

第 2 站

考核题干	全血细胞分析：WBC 11.4×10⁹/L，E 10.7％。 医嘱：静脉采血（血生化）。 　　　注射用青霉素钠 80 万 U，id，st。 　　　0.9%NS 2 ml 加布地奈德 2 ml 雾化吸入，st。
考核要求	1．A 选手静脉采血。 2．B 选手皮内注射。 3．C 选手雾化吸入。
SP 指引	病人呼吸困难。
考核要点	1．静脉采血的部位选择及操作流程。 2．青霉素皮试液的配制及抢救药物的准备。 3．雾化吸入方法的指导。 4．操作过程中的人文关怀。

操作思维导图

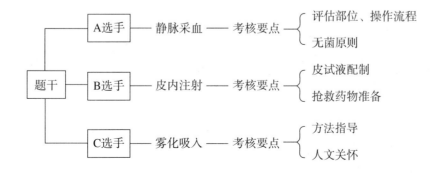

第 3 站

考核题干	青霉素皮试 3 min 后，病人出现呼吸急促，咳嗽，继之面色苍白、呼吸困难，脖颈处及手腕处有荨麻疹。 医嘱：吸氧。 　　　　心电监护。
考核要求	1. A 选手通知医生并吸氧。 2. B 选手心电监护。 3. C 选手协助 A、B 完成抢救工作并记录。
SP 指引	家属紧张，不断询问病情。
考核要点	1. 氧流量选择、用氧安全及注意事项的宣教。 2. 电极片正确位置及隐私保护。 3. 病人家属的安抚及解释工作。 4. 抢救记录书写规范。

注：赛道式要求三站完成时间为 30 min。

操作思维导图

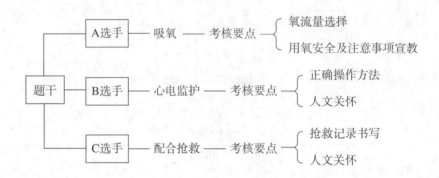

四、肺结核

站点式模拟题一

考核题干	病人王某，女，21 岁，呼吸科 13 床，住院号：009867。大学生，体态纤细，学习刻苦。自诉有轻度咳嗽 1 周，拍胸片及胸部 CT 发现左肺仅存上部少许肺叶，纤维支气管镜检查发现左上肺支气管腔狭窄，追问病史，诉说感无力、易疲劳近 1 年，活动后气喘较以前明显。诊断为左肺结核。 医嘱：异烟肼 0.1 g，po，st。
考核要求	遵医嘱口服给药。
SP 指引	病人担心病情影响学业，心情低落。
考核时间	8 min
考核要点	1. 口服给药的注意事项。 2. 操作过程中的人文关怀。 3. 自我防护到位。

操作思维导图

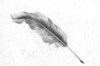

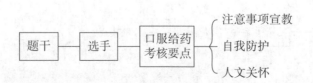

站点式模拟题二

考核题干	病人陈某，女，28 岁，呼吸科 18 床，住院号：976589。因"低热 1 年，胸痛半年"入院，1 年前因"感冒"后出现咳嗽、咳少量黏痰，持续 3 个月不愈，不伴有咯血，午后至午夜常发热，但均未超过 38 ℃。半年前出现胸痛，呈针刺样，伴咳嗽加重。 医嘱：静脉采血（全血细胞分析）。 　　　生命体征测量。 　　　痰标本留取。
考核要求	1. A 选手静脉采血。 2. B 选手生命体征测量。 3. C 选手痰标本留取。
SP 指引	病人生命体征测量时焦虑。
考核时间	8 min
考核要点	1. 静脉采血穿刺部位选择及评估。 2. 无菌操作原则。 3. 生命体征测量时的人文关怀。 4. 正确指导病人留取痰标本。

操作思维导图

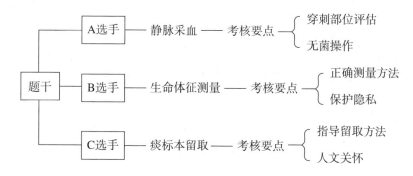

赛道式模拟题

第 1 站

考核题干	病人徐某，男，28 岁，呼吸科 19 床，住院号 332476。因"低热咳嗽 1 个月余"就诊，病人于 1 个月前受凉后出现低热，下午明显，偶有夜间出汗，体温最高不超过 38 ℃，咳嗽，咳少量白色黏痰，无咯血及胸痛。病人进食和睡眠稍差，体重稍有下降，二便正常。平时不吸烟，有肺结核病人接触史。 医嘱：生命体征测量。 　　　静脉采血（全血细胞分析、血生化）。
考核要求	1. A 选手测量生命体征。 2. B 选手遵医嘱静脉采血。 3. C 选手评估病人病情并行肺部体格检查。
SP 指引	1. 既往史：有肺结核病人接触史。 2. 过敏史：无食物及药物过敏史。 3. 肺部体格检查指引：右上肺叩诊音稍浊，语颤稍增强，可闻及支气管肺泡音和少量湿啰音。
考核要点	1. 生命体征测量方法及人文关怀。 2. 静脉采血部位的评估。 3. 静脉采血顺序。 4. 肺部叩诊、触觉语颤手法及部位正确。 5. 听诊部位及方法正确。

操作思维导图

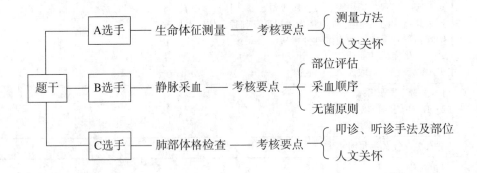

第 2 站

考核题干	实验室检查：Hb 130 g/L，WBC 9.0×10^9/L，PLT 138×10^9/L，ESR 35 mm/h，PPD 试验强阳性，SpO_2 88%，诊断为肺结核。 医嘱：吸氧。 　　　0.9%NS 250 ml，ivgtt，st。
考核要求	1．A 选手吸氧。 2．B 选手答题（肺结核化学治疗的原则）。 3．C 选手静脉输液。
SP 指引	病人自诉胸闷。
考核要点	1．正确选择氧流量、吸氧注意事项的宣教。 2．正确论述"早期、联合、适量、规律、全程"用药。 3．穿刺部位的评估。 4．留置针的正确固定。 5．无菌操作原则。

操作思维导图

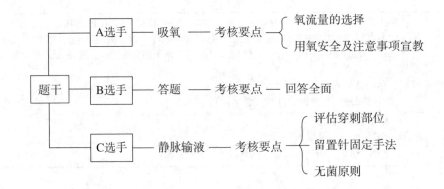

第 3 站

考核题干	病人体温骤升至 39 ℃。 医嘱：物理降温。 　　　注射用赖氨匹林 0.9 g，im，st。
考核要求	1．A 选手物理降温。 2．B 选手肌内注射。 3．C 选手辅助 A、B 并观察生命体征变化。
SP 指引	病人精神紧张，焦虑。

续表

考核要点	1. 物理降温时擦拭顺序正确。 2. 避开禁忌进行擦拭的部位。 3. 动作轻柔，人文关怀。 4. 肌内注射正确定位，保护病人隐私。 5. 肌内注射体位及无菌操作原则。 6. 严密观察生命体征。

注：赛道式要求三站完成时间为 30 min。

操作思维导图

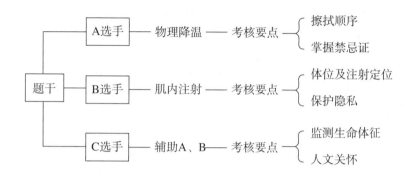

五、慢性阻塞性肺疾病

站点式模拟题一

考核题干	病人李某，男，70岁，呼吸科6床，住院号：223465。主诉"咳嗽、咳痰10年，3天前淋雨后症状加重伴发热"，查体：神志清楚，桶状胸，叩诊肺部湿啰音，闻及呼吸音减弱，心音遥远；T 39.2 ℃，P 92 次/分，R 23 次/分，BP 140/80 mmHg。 医嘱：静脉采血（血培养、血生化）。
考核要求	遵医嘱静脉采血。
SP 指引	采集血培养时，病人高热、寒战。
考核时间	8 min
考核要点	1. 无菌原则。 2. 采集血培养的顺序及采血量。 3. 采集血培养的注意事项。 4. 操作过程中的人文关怀。

操作思维导图

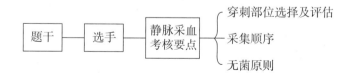

站点式模拟题二

考核题干	病人姬某，女，70岁，呼吸科43床，住院号：665788。主诉"10天前无明显诱因出现咳嗽"，期间咳少许白色泡沫痰，不易咳出，咳嗽以夜间尤著，活动后略感胸闷、乏力及气喘。查体：神志清楚，精神欠佳，颈静脉无充盈，双肺呼吸音粗，未闻及湿啰音，双下肢轻度水肿，诊断为COPD。 医嘱：吸氧。 　　　　乙酰半胱氨酸5 ml雾化吸入，st。
考核要求	1．A选手吸氧。 2．B选手COPD相关知识宣教。 3．C选手雾化吸入。
SP指引	病人咳嗽、咳少许白色泡沫痰，不易咳出，略感胸闷。
考核时间	8 min
考核要点	1．吸氧注意事项的宣教。 2．有效咳嗽、咳痰，缩唇呼吸的指导。 3．雾化吸入正确方式的指导。 4．整个操作过程中注重交流及人文关怀。

操作思维导图

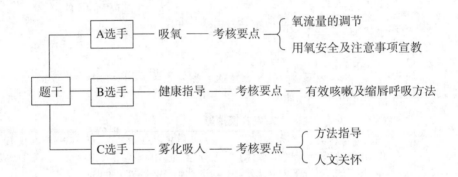

赛道式模拟题
第1站

考核题干	病人徐某，男，64岁，呼吸科19床，住院号：433345。家属代诉"咳嗽、咳痰、喘息10余年，下肢水肿1周"，1周前感冒后上述症状加重，活动后气促，下肢水肿，排尿困难，抗感染及利尿治疗效果不佳。查体：T 39 ℃，P 110次/分，R 26次/分，BP 130/70 mmHg；神志清楚，口唇略发绀，肺底部可闻及少许湿啰音，双下肢水肿（+++），膀胱充盈。诊断为慢性阻塞性肺疾病。 医嘱：心电监护。 　　　　静脉采血（血培养）。
考核要求	1．A选手评估病人病情并汇报。 2．B选手心电监护。 3．C选手静脉采血。
SP指引	1．基本信息：家属代诉"咳嗽、咳痰、喘息10余年，活动后气促、下肢水肿1周"，10年来每逢冬春季咳嗽、咳痰、喘息，经抗感染及平喘治疗后症状缓解。1周前感冒后上述症状加重，活动后气促，下肢水肿，排尿困难，抗感染及利尿治疗效果不佳。发病以来食欲差，有时夜间发作呼吸困难，坐起后可减轻。 2．既往史：有高血压史6年余，平素口服波依定血压控制良好，否认糖尿病及冠心病，否认结核及外伤病史。 3．吸烟史：20支/日×40年。 4．饮食：近几日来不思饮食，食欲下降。
考核要点	1．评估病情全面（基本信息、症状体征、既往史、过敏史、家族史、吸烟史）。 2．心电监护的操作流程及注意事项。 3．采集血培养的流程、无菌原则及注意事项。

操作思维导图

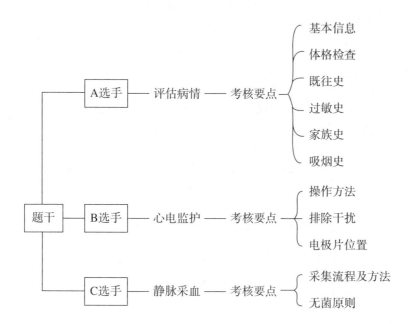

第 2 站

考核题干	实验室检查：WBC 5×10^9/L，N 92%，PCT > 1.0。 医嘱：留置导尿。 　　　　头孢吡肟皮试。 　　　　0.9%NS 100 ml 加多索茶碱 0.2 g，ivgtt，st。
考核要求	1．A 选手留置导尿。 2．B 选手皮内注射。 3．C 选手静脉输液。
SP 指引	家属询问导尿的目的。
考核要点	1．导尿的操作流程、无菌原则、隐私保护及注意事项。 2．头孢吡肟皮试液的配制及抢救药物的准备。 3．静脉输液的操作流程、无菌原则及注意事项。 4．操作过程中的人文关怀。

操作思维导图

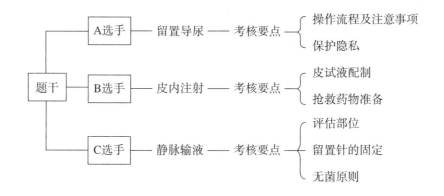

第 3 站

考核题干	病人突然出现神志不清，呼之不应，痰液堵塞气道。 医嘱：吸痰。 　　　　心肺复苏。
考核要求	1. A 选手吸痰。 2. B 选手通知医生并进行心肺复苏。 3. C 选手协助 A、B 完成抢救工作并记录。
SP 指引	家属：护士，为什么突然变成这样了？
考核要点	1. 吸痰的方法和时间。 2. 胸外按压的正确手法及隐私保护。 3. 病人家属的安抚及解释工作。

注：赛道式要求三站完成时间为 30 min。

操作思维导图

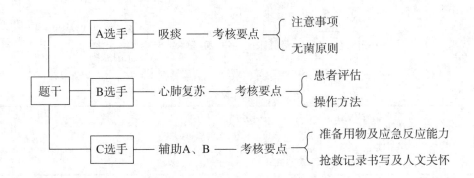

六、慢性肺源性心脏病

站点式模拟题一

考核题干	病人谈某，男，72 岁，呼吸科 21 床，住院号：456634。于 1 年前无明显诱因，突然开始出现咳嗽咳痰，痰少，呈白色黏液样。2 个月前上述症状加重，同时伴气短。无夜间端坐呼吸，无胸闷、心悸、胸痛，无发热、畏寒，无痰中带血，诊断为慢性肺源性心脏病。 医嘱：心电图检查。
考核要求	遵医嘱心电图检查。
SP 指引	病人神情紧张。
考核时间	8 min
考核要点	1. 询问病人有无安装心脏起搏器。 2. 避开电磁波干扰。 3. 正确放置各导联。 4. 遮挡病人，保护隐私，人文关怀。

操作思维导图

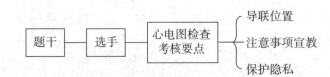

站点式模拟题二

考核题干	病人刘某，男，68岁，呼吸内科4床，住院号：556632。10年前受凉后渐起咳嗽、咳脓痰，1年前受凉后咳嗽加重，咳黄色脓痰，体温38℃左右，伴明显气促、心悸和双下肢水肿。诊断为慢性支气管炎、肺气肿、肺心病。 医嘱：静脉采血（全血细胞分析、肝肾功能、电解质）。 　　　动脉采血。 　　　心脏查体。
考核要求	1．A选手静脉采血。 2．B选手动脉采血。 3．C选手心脏查体。
SP指引	心脏叩诊时病人紧张。
考核时间	8 min
考核要点	1．静脉采血顺序正确。 2．动脉采血部位正确。 3．采血过程中的无菌原则和采血结束按压时间。 4．心脏视诊和叩诊方法正确。 5．保护病人隐私，人文关怀。

操作思维导图

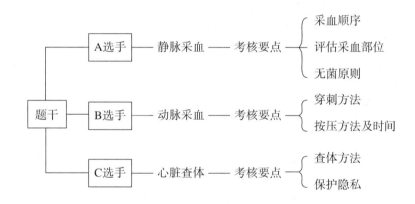

赛道式模拟题

第1站

考核题干	病人李某，男，60岁，呼吸科8床，住院号：657759。20年来反复出现咳嗽，咳白色泡沫样痰，时而咳黄痰，并出现气短，尤以过劳、受凉后症状明显。近1周以来出现少尿并伴双下肢水肿，口服双氢克尿噻及氨苯蝶啶治疗效果不佳而入院。 医嘱：生命体征测量。 　　　肺部查体。
考核要求	1．A选手生命体征测量。 2．B选手肺部查体。 3．C选手进行入院评估。
SP指引	1．肺部叩诊指引：过清音。 2．肺部听诊指引：双肺下叶可闻及干湿啰音。
考核要点	1．生命体征测量方法正确。 2．肺部叩诊手法及部位正确。 3．正确的肺部听诊部位。 4．入院护理评估全面。

操作思维导图

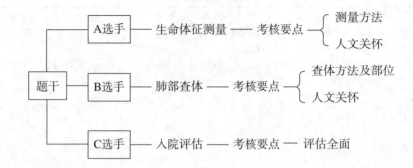

第 2 站

考核题干	病人神志清楚，端坐位，呼吸略促，口唇发绀，颈静脉怒张，桶状胸。 医嘱：心电监护。 　　　青霉素皮试。 　　　吸氧。
考核要求	1．A 选手心电监护。 2．B 选手皮内注射。 3．C 选手吸氧。
SP 指引	病人端坐：护士，我有点喘不上气。
考核要点	1．询问病人有无安装心脏起搏器，避开电磁波干扰。 2．心电监护各导联连接正确。 3．保护病人隐私。 4．正确配制青霉素皮试液及抢救药物的准备。 5．氧流量的正确选择。 6．用氧安全及注意事项的宣教。

操作思维导图

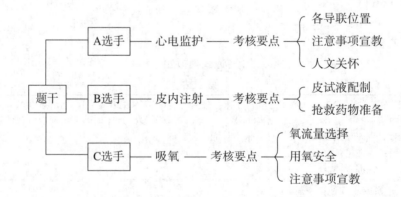

第 3 站

考核题干	次晨，医生查房时病人口唇发绀加重，自觉呼吸困难，双下肢水肿，自诉尿量减少。 医嘱：5%GS 100 ml，ivgtt，st。 　　　静脉采血（全血细胞分析，血生化，肝肾功能、凝血）。 　　　呋塞米 20 mg，iv，st。
考核要求	1．A 选手静脉输液。 2．B 选手静脉采血。 3．C 选手静脉注射。
SP 指引	病人：护士，我感觉喘不上气。

续表

考核要点	1．正确选择穿刺部位。 2．无菌操作原则。 3．静脉采血的顺序。 4．正确推注药物，交代药物的注意事项。

注：赛道式要求三站完成时间为 30 min。

操作思维导图

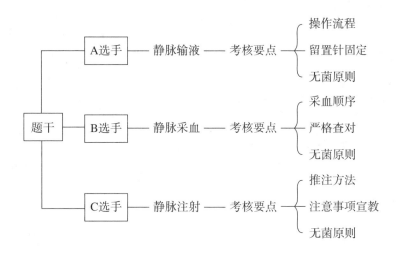

七、肺栓塞

站点式模拟题一

考核题干	病人许某，男，64 岁，呼吸科 13 床，住院号：343388。于 1 日前无明显诱因出现胸闷、气喘、咳嗽、呼吸困难，近日出现痰中带血。病人呼吸急促、唇发绀，双下肺闻及湿啰音，肝颈静脉回流征阳性，双下肢轻度凹陷性水肿，右下肢更明显。 医嘱：心电图检查。
考核要求	遵医嘱心电图检查。
SP 指引	病人胸闷、气喘、咳嗽、呼吸困难，不配合。
考核时间	8 min
考核要点	1．肢体导联及胸部导联连接正确。 2．病人平卧，无电磁波干扰。 3．遮挡病人，保护隐私。 4．操作过程中的人文关怀。

操作思维导图

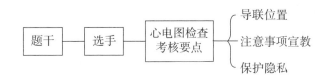

站点式模拟题二

考核题干	病人刘某，女，70岁，呼吸科25床，住院号：343455。因"突发呼吸困难伴胸痛10天"入院，于10日前无明显诱因出现呼吸困难，伴胸闷，大汗淋漓，并出现一过性晕厥，意识不清，持续约2 min后自行苏醒，无言语不利、口角歪斜、抽搐、口吐白沫等，送至医院治疗，诊断为肺动脉栓塞。 医嘱：静脉采血（全血细胞分析、血生化）。 　　　吸氧。 　　　心电监护。
考核要求	1. A选手静脉采血。 2. B选手吸氧。 3. C选手心电监护。
SP指引	病人精神差，呼吸困难。
考核时间	8 min
考核要点	1. 静脉采血的正确顺序及无菌原则。 2. 静脉采血部位评估及按压时间。 3. 氧流量选择及用氧安全。 4. 吸氧注意事项的宣教。 5. 心电监护各电极片位置正确，袖带、氧饱夹的正确位置。 6. 保护病人隐私，人文关怀。

操作思维导图

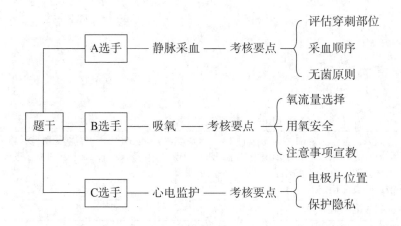

赛道式模拟题

第1站

考核题干	病人乔某，男，63岁，呼吸科17床，住院号：334566。主诉"咳嗽咳痰、发热4天"，4天前无明显诱因出现咳嗽，咳白色黏痰，量多，不易咳出，发热，最高体温39 ℃，伴全身酸痛、乏力，无胸痛、胸闷、气促、咯血等不适，3天前病人出现左侧胸部疼痛，伴背部放射痛。到我院检查，胸部CT显示：右侧胸膜局限性增厚；右肺中叶、右肺下叶纤维灶。诊断为肺部感染，收住入院。 医嘱：动脉采血。 　　　血糖监测。 　　　吸氧，3 L/min。
考核要求	1. A选手动脉采血。 2. B选手血糖监测。 3. C选手吸氧。
SP指引	1. 主诉"咳嗽咳痰、发热4天"，入院前4天无明显诱因出现咳嗽，咳白色黏痰，量多，不易咳出，发热，最高体温39 ℃，伴全身酸痛、乏力，无胸痛、胸闷、气促、咯血等不适，3天前病人出现左侧胸部疼痛，伴背部放射痛。 2. 查体：神志清楚。 3. 既往史：高血压12年，现口服厄贝沙坦分散片0.15 g，qd，控制血压，自诉血压可控制。2型糖尿病，重组人胰岛素注射液（甘舒灵R笔）6 U皮下注射控制血糖。

续表

SP 指引	4. 过敏史：无食物及药物过敏史。 5. 家族史：无。 6. 吸烟史：无。 7. 饮食：糖尿病饮食。
考核要点	1. 动脉采血部位选择正确及评估。 2. 动脉采血的按压方法及时间。 3. 血糖的正确监测。 4. 消毒试剂的选择。 5. 吸氧的正确方式、用氧安全及吸氧注意事项的宣教。

操作思维导图

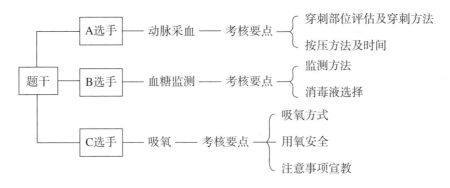

第 2 站

考核题干	查体：T 38 ℃，P 100 次 / 分，R 20 次 / 分，BP 126/72 mmHg；血气分析：pH 7.48，$PaCO_2$ 22.6 mmHg，PaO_2 63 mmHg，HCO_3^- 17 mmol/L，D- 二聚体 1531 ng/ml，CRP > 200 mg/L。诊断为急性肺栓塞，右下肢深静脉血栓。 医嘱：（甘舒灵 R 笔）重组人胰岛素注射液 6 U，H，st。 　　　头孢吡肟皮试。 　　　心电监护。
考核要求	1. A 选手皮下注射。 2. B 选手皮内注射。 3. C 选手心电监护。
SP 指引	既往无头孢过敏史。
考核要点	1. 严格查对，无菌原则。 2. 皮试结果的判断。 3. 皮下注射的正确手法及部位，正确消毒范围。 4. 避开电磁波干扰，保护病人隐私。 5. 各电极片的放置位置正确。 6. 操作过程中的人文关怀。

操作思维导图

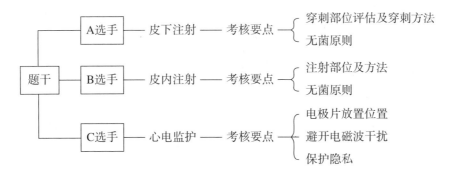

第 3 站

考核题干	病人于 9 月 10 日行双下肢静脉造影，下腔静脉滤器置入及肺动脉栓塞碎栓、溶栓术，术毕安返病房，未诉胸痛、咳血等不适。 医嘱：复方氯化钠注射液 500 ml，ivgtt，st。 　　　吸痰。
考核要求	1．A 选手肺栓塞相关知识的宣教。 2．B 选手静脉输液。 3．C 选手吸痰。
SP 指引	病人担心预后不好。
考核要点	1．相关知识的宣教（绝对卧床休息，防止下肢静脉血栓松动）。 2．正确穿刺手法及留置针的选择、固定。 3．无菌操作原则。 4．吸痰的正确方式及无菌原则。 5．每次吸痰的时间及注意事项。

注：赛道式要求三站完成时间为 30 min。

操作思维导图

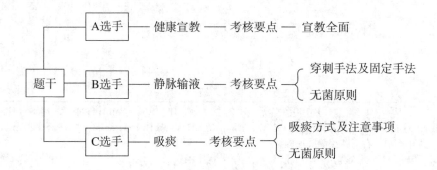

八、原发性支气管肺癌

站点式模拟题一

考核题干	病人王某，男，63 岁，呼吸科 18 床，住院号：990076。于 3 个月前无明显诱因出现咳嗽，咳少量白痰，无咯血及痰中带血，无声嘶、呛咳及吞咽困难，5 天前出现痰中带血丝。 医嘱：痰标本留取。
考核要求	遵医嘱 24 h 痰标本留取。
SP 指引	病人自诉胸闷。
考核时间	8 min
考核要点	1．在抗生素应用前留取痰标本。 2．注明起止时间。 3．留取痰标本过程中做好自我防护。 4．保证标本合格，避免污染，及时送检。

操作思维导图

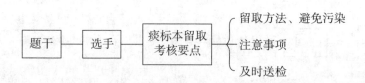

站点式模拟题二

考核题干	病人黄某，男，89岁，呼吸科4床，住院号：887655。因"反复咳嗽、咳痰、喘息30年，加重伴纳差5天"入院，其间病人有胸闷，无发热。于5日前症状加剧，气喘、痰鸣音明显。 医嘱：叩击排痰。 　　　心电监护。 　　　吸氧。
考核要求	1．A选手叩击排痰。 2．B选手心电监护。 3．C选手吸氧。
SP指引	自发病以来精神差，睡眠差。
考核时间	8 min
考核要点	1．翻身拍背排痰的正确手法。 2．心电监护电极片正确放置。 3．询问有无安装心脏起搏器，排除电磁波干扰。 4．吸氧的正确方法，用氧安全及注意事项的宣教。

操作思维导图

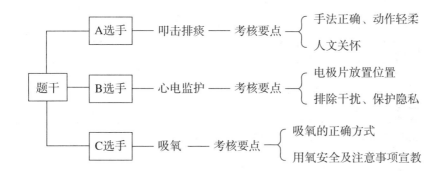

赛道式模拟题

第1站

考核题干	病人于某，男，58岁，呼吸科8床，住院号：667745。因"咳嗽1年，加重半个月"入院，病人神志清楚，情绪低落，咳嗽咳痰，睡眠及二便正常。该病人于1年前无明显诱因出现咳嗽，当时未予以重视，未使用任何药物治疗，半个月前咳嗽症状加重，行CT检查，考虑右下肺肺癌。为求进一步诊治来我院。 医嘱：吸氧。 　　　静脉采血（全血细胞分析、血生化、配血）。 　　　生命体征测量。
考核要求	1．A选手吸氧。 2．B选手静脉采血。 3．C选手生命体征测量。
SP指引	病人情绪低落，咳嗽咳痰。
考核要点	1．用氧安全及吸氧注意事项的宣教。 2．静脉采血的顺序。 3．无菌操作原则。 4．测量生命体征准确，人文关怀。

操作思维导图

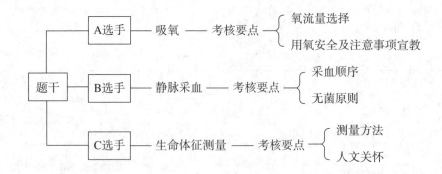

第 2 站

考核题干	入院给予二级护理，普食，于 1 天后行右下肺叶穿刺术，术前禁食水。 医嘱：留置导尿。 　　　异丙嗪 25 mg，im，st。 　　　0.9%NS 250 ml，ivgtt，st。
考核要求	1．A 选手留置导尿。 2．B 选手肌内注射。 3．C 选手静脉输液。
SP 指引	导尿时病人紧张，配合不佳。
考核要点	1．留置导尿的消毒顺序及无菌原则。 2．置入病人体内尿管的长度。 3．正确固定尿管。 4．留置针的选择及正确固定。 5．肌内注射的正确定位及"两快一慢"原则。

操作思维导图

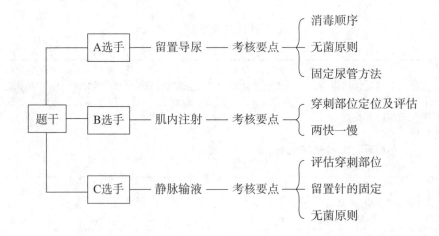

第 3 站

考核题干	病人术毕回室，查切口敷料固定在位，胸腔闭式引流管固定在位，尿管固定在位。 医嘱：心电监护。 　　　胸腔闭式引流瓶更换。
考核要求	1．A 选手心电监护。 2．B 选手辅助 A、C 完成护理操作。 3．C 选手胸腔闭式引流瓶更换。
SP 指引	病人自诉咳嗽时伤口略感疼痛。

续表

考核要点	1. 电极片正确放置。 2. 排除电磁波干扰，保护病人隐私。 3. 胸腔闭式引流瓶液体放置量准确。 4. 无菌操作原则，保证胸腔密闭。

注：赛道式要求三站完成时间为 30 min。

操作思维导图

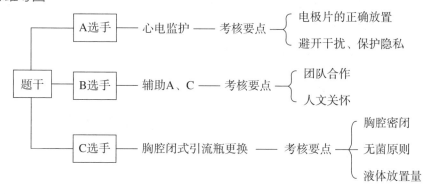

九、气胸

站点式模拟题一

考核题干	病人李某，男，50 岁，呼吸科 17 床，住院号：554432。主诉"阵咳后呼吸困难 3 天，右胸刺痛伴加重 1 天"，查体：胸廓饱满，肋间隙增宽，叩诊呈鼓音，闻及右侧呼吸音减弱。 医嘱：吸氧。
考核要求	遵医嘱吸氧。
SP 指引	吸氧时，病人疲乏无力，焦虑。
考核时间	8 min
考核要点	1. 评估病人缺氧情况并给予合适的体位。 2. 物品准备。 3. 氧流量选择。 4. 吸氧注意事项的宣教。 5. 操作过程中的人文关怀。

操作思维导图

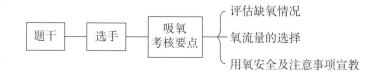

站点式模拟题二

考核题干	病人刘某，男，27 岁，呼吸科 8 床，住院号：554322。以"2 天前大笑后突然出现呼吸困难，右胸刺痛伴加重 1 天"为主诉入院，查体：神志清楚，呼吸急促，口唇发绀，胸廓饱满，T 36.2 ℃，P 92 次/分，R 23 次/分，BP 140/80 mmHg，听诊双下肺呼吸音粗，可闻及散在痰鸣音及少量干湿啰音，诊断为气胸。 医嘱：吸氧。 　　　动脉采血。 　　　肺功能检查。

26

续表

考核要求	1．A选手吸氧。 2．B选手动脉采血。 3．C选手辅助病人行肺功能检查。
SP指引	行肺功能检查时，病人吹气方法不当，紧张、焦虑。
考核时间	8 min
考核要点	1．注意无菌操作。 2．吸氧注意事项的宣教。 3．动脉采血的按压手法及时间。 4．肺功能检查的意义及注意事项的宣教。 5．操作过程中的人文关怀。

操作思维导图

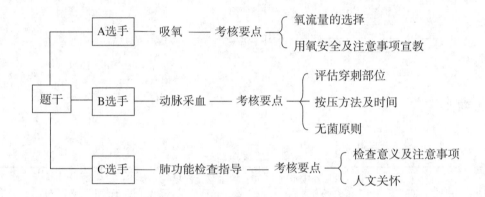

赛道式模拟题

第1站

考核题干	病人李某，男，45 岁，呼吸科45 床，住院号：657759。主诉"被硬物撞伤右侧胸部，伴呼吸困难1 天"，胸片示：右侧气胸。 医嘱：生命体征测量。 　　　　0.9%NS 250 ml，ivgtt，st。
考核要求	1．A选手评估病人病情并汇报。 2．B选手测量生命体征。 3．C选手静脉输液。
SP指引	1．基本信息：被硬物撞击右侧胸部疼痛，伴呼吸困难1 天，1 天前骑摩托车时不慎被车把撞到右侧胸部，当时自觉疼痛能忍受，未做任何处理，回家后自觉疼痛感逐渐加重，伴呼吸困难，咳嗽咳痰，痰中带血丝。 2．既往史：有外伤史，无高血压、糖尿病及结核史。 3．过敏史：无食物及药物过敏史。 4．家族史：无。 5．吸烟史：15 支 / 日 ×20 年。 6．饮食：近几日食欲欠佳。
考核要点	1．评估病情全面（基本信息、症状体征、既往史、过敏史、家族史、吸烟史）。 2．生命体征测量的操作流程及注意事项。 3．静脉留置针穿刺部位选择及评估。

操作思维导图

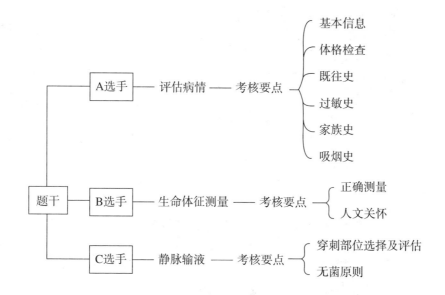

第 2 站

考核题干	医生行"胸腔闭式引流术"。 医嘱：心电图检查。 　　　　引流瓶的更换。 　　　　0.9%NS 2 ml 加盐酸山莨菪碱 10 mg，im，st。
考核要求	1. A 选手心电图检查。 2. B 选手引流瓶的更换。 3. C 选手肌内注射。
SP 指引	病人自诉右侧胸口疼痛。
考核要点	1. 心电图的操作流程及隐私保护。 2. 引流瓶更换的流程及注意事项。 3. 肌内注射药物的配制及无菌观念，严格查对。 4. 操作过程中的人文关怀。

操作思维导图

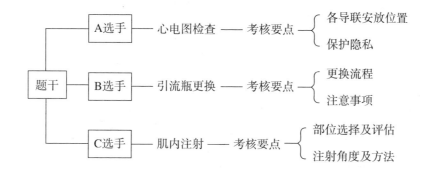

第 3 站

考核题干	引流瓶更换结束后，病人出现呼吸急促，咳嗽、咳痰，面色苍白，大汗淋漓。 医嘱：吸氧。 　　　　心电监护。 　　　　地塞米松注射液 5 mg，iv，st

续表

考核要求	1. A 选手吸氧。 2. B 选手心电监护。 3. C 选手静脉注射。
SP 指引	病人呼吸急促，紧张、焦虑。
考核要点	1. 吸氧的操作流程及注意事项。 2. 电极片正确放置。 3. 排除电磁波干扰，保护病人隐私。 4. 操作过程中的人文关怀

注：赛道式要求三站完成时间为 30 min。

操作思维导图

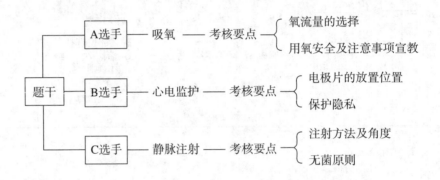

十、呼吸衰竭

站点式模拟题一

考核题干	病人李某，男，50 岁，呼吸科 7 床，住院号：008876。主诉"咳嗽、咳痰 4 年，活动后气促伴呼吸困难加重 3 天"，查体：神志清楚，口唇发绀，血气分析示：PaO_2 40 mmHg，$PaCO_2$ 75 mmHg。医嘱：心电图检查。
考核要求	遵医嘱心电图检查。
SP 指引	心电图检查时，病人紧张、焦虑。
考核时间	8 min
考核要点	1. 心电图导联的放置位置。 2. 操作过程中的人文关怀。

操作思维导图

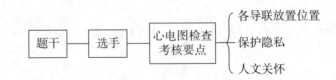

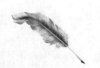

站点式模拟题二

考核题干	病人刘某，男，58岁，呼吸科6床，住院号：445677。以"咳嗽、咳痰，活动后气短、心悸2年，伴呼吸困难3天"为主诉入院，查体：神志清楚，口唇发绀，T 38.8 ℃，P 109次/分，R 23次/分，BP 160/80 mmHg。听诊两肺呼吸音降低，血气分析示：pH 7.25，PaO_2 50 mmHg，$PaCO_2$ 60 mmHg。X线示：右室扩大，考虑为Ⅱ型呼吸衰竭。 医嘱：吸痰。 　　　吸氧。 　　　静脉采血（血培养、全血细胞分析）。
考核要求	1．A选手吸痰。 2．B选手吸氧。 3．C选手静脉采血。
SP指引	吸痰时，病人紧张，全身出冷汗。
考核时间	8 min
考核要点	1．注意无菌操作。 2．吸痰的注意事项及宣教。 3．吸氧的注意事项及宣教。 4．抽取血培养的注意事项。 5．操作过程中的人文关怀。

操作思维导图

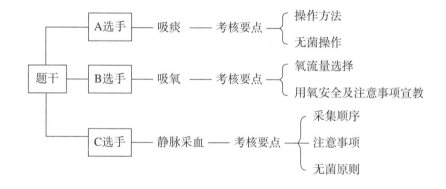

赛道式模拟题

第1站

考核题干	病人王某，女，58岁，呼吸科5床，住院号：586580。既往有风湿病、糖尿病病史20余年。2天前从广州来青海湖游玩，受凉后出现发热、咳嗽，今日突然出现乏力、心慌、呼吸困难，伴咳嗽、咳粉红色泡沫痰，双下肢水肿。入院查体：T 38.3 ℃，P 115次/分，R 24次/分，BP 100/75 mmHg，GLU 25 mmol/L。神志清楚，两肺底闻及湿啰音。初步诊断为急性肺水肿，Ⅰ型呼吸衰竭。 医嘱：吸氧。 　　　心电监护。 　　　5%GS 10 ml加去乙酰毛花苷K 0.2 mg，iv，st。
考核要求	1．A选手吸氧。 2．B选手心电监护。 3．C选手静脉注射。
SP指引	病人精神差，情绪紧张，呼吸困难。
考核要点	1．氧流量正确，乙醇湿化吸氧。 2．用氧安全及注意事项宣教。 3．电极片位置正确，保护隐私。 4．静脉推注去乙酰毛花苷K时严密观察生命体征，速度合适。 5．操作过程中的人文关怀。

操作思维导图

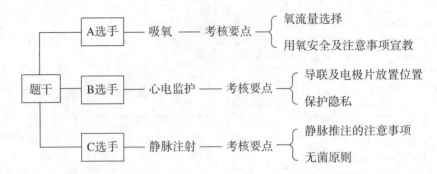

第 2 站

考核题干	病人吸氧后呼吸困难未缓解，面色发绀，听诊两肺可闻及痰鸣音，心电监护示：SpO$_2$ 78%。自诉头晕，恶心，痛苦面容。 医嘱：吸痰。 　　　　静脉采血（全血细胞分析、血生化）。 　　　　头孢吡肟皮试。
考核要求	1. A 选手吸痰。 2. B 选手静脉采血。 3. C 选手皮内注射。
SP 指引	病人自诉心搏快，呼吸费力。
考核要点	1. 吸痰的顺序及注意事项。 2. 静脉血采集的无菌原则及采集顺序。 3. 皮试液的配制及抢救药物的准备。

操作思维导图

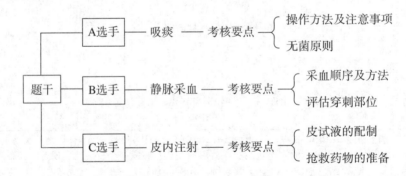

第 3 站

考核题干	病人突然出现意识不清，呼之不应，心电监护示：室颤，病人血压测不到。 医嘱：除颤。 　　　　吗啡 5 mg，im，st。 　　　　盐酸肾上腺素 1 mg，iv，st。
考核要求	1. A 选手静脉注射。 2. B 选手肌内注射。 3. C 选手除颤。
SP 指引	家属紧张，担心预后。
考核要点	1. 口头医嘱执行正确。 2. 无菌原则。 3. 肌内注射的部位、方法及麻药残余药液的处理。 4. 除颤部位及电量选择正确。

注：赛道式要求三站完成时间为 30 min。

操作思维导图

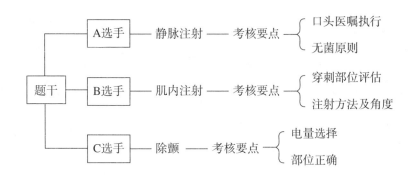

第二节　循环系统疾病

一、心力衰竭

站点式模拟题一

考核题干	病人江某，女，76岁，心内科17床，住院号：887666。主诉"咳嗽、咳痰20年，加重伴呼吸困难2天"，查体：左侧肢体活动障碍，双下肢呈凹陷性水肿，骶尾部皮肤破溃为5 cm×3 cm×0.5 cm，有少量渗液；CRP 20.50 mg/L，PCT 0.67 ng/L。 医嘱：压疮护理。
考核要求	遵医嘱压疮护理。
SP指引	病人自诉溃烂部位疼痛。
考核时间	8 min
考核要点	1. 给予病人合适的体位。 2. 污染伤口的处理。 3. 压疮护理的注意事项及宣教。

操作思维导图

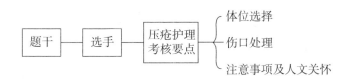

站点式模拟题二

考核题干	病人王某，女，58岁，心内科17床，住院号：443211。既往有风湿性心脏病病史20余年，糖尿病5年。2周前受凉后出现发热、咳嗽，近5天来逐渐出现乏力纳差、胸闷气短，伴咳嗽、咳白色泡沫痰，双下肢水肿。入院查体：T 38.3 ℃，P 115次/分，R 24次/分，BP 100/75 mmHg；神志清楚，端坐位，两肺底闻及湿啰音。诊断为慢性心力衰竭。 医嘱：5%GS 100 ml，ivgtt，st。 　　　吸氧。 　　　头孢吡肟皮试。
考核要求	1. A选手静脉输液。 2. B选手吸氧。 3. C选手皮内注射。
SP指引	病人不能平卧，呼吸困难。

续表

考核时间	8 min
考核要点	1. 注意无菌操作。 2. 静脉留置针的固定。 3. 吸氧注意事项的宣教。 4. 皮试液的配制及抢救药物的准备。 5. 操作过程中的人文关怀。

操作思维导图

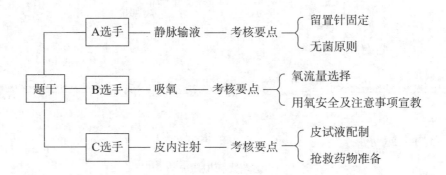

赛道式模拟题
第 1 站

考核题干	病人高某，女，45 岁，心内科 19 床，住院号：687865。主诉"心悸、气短 4 年，加重 2 个月"，发病以来病人纳差，腹胀，大便秘结，小便量少。查体：无发绀，无颈静脉怒张，双肺底可闻及少许湿啰音。HR 120 次／分，律不齐，第一心音强弱不等，腹部膨隆，移动性浊音阳性，双下肢凹陷性水肿；心电图示：心房颤动。诊断为扩张型心肌病，心力衰竭。 医嘱：生命体征测量。 　　　静脉采血（全血细胞分析、血生化、配血）。
考核要求	1. A 选手评估病人病情并汇报。 2. B 选手生命体征测量。 3. C 选手静脉采血。
SP 指引	1. 基本信息：心悸、气短 4 年，加重 2 个月，病人于 4 年前无明显诱因出现心悸、气短，近 2 个月上述症状加重。 2. 既往史：既往有晕厥史，否认冠心病、糖尿病病史。 3. 过敏史：香菜、海鲜过敏。 4. 家族史：无。 5. 吸烟史：无。 6. 饮食：食欲正常。
考核要点	1. 评估病情全面（基本信息、既往史、过敏史、家族史、吸烟史、饮食）。 2. 生命体征测量操作流程规范。 3. 评估采血部位及采血顺序准确。 4. 无菌原则及人文关怀。

操作思维导图

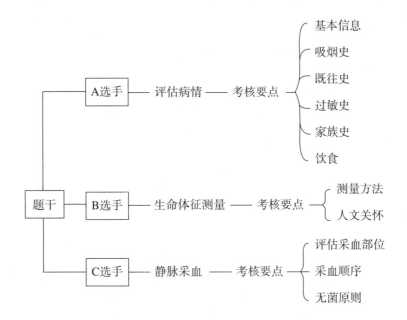

第 2 站

考核题干	实验室检查：K$^+$ 4.2 mmol/L，Na$^+$ 140 mmol/L，Cl$^-$ 100 mmol/L，PLT ＜18×10^9/L，BNP 2650 ng/L；心脏彩超示：左心室增大，EF 24%。医嘱：0.9%NS 50 ml 加重组人脑利钠肽 0.5 mg，3 ml/h 微量泵泵入。 　　头孢吡肟皮试。 　　静脉输注血小板 1 U。
考核要求	1．A 选手微量泵使用。 2．B 选手皮内注射。 3．C 选手静脉输血。
SP 指引	病人自诉呼吸困难。
考核要点	1．微量泵的操作方法和注意事项。 2．头孢吡肟皮试液的配制。 3．输血前的准备，输血的查对及观察不良反应。 4．操作过程中的人文关怀。

操作思维导图

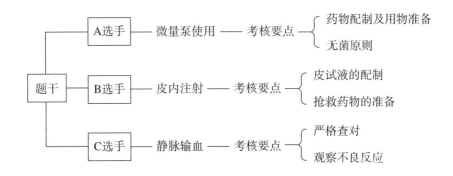

第 3 站

考核题干	输注血小板约 20 min 后，病人突然出现呼吸急促，面色潮红。 医嘱：吸氧。 　　　心电监护。 　　　盐酸肾上腺素 1 mg，iv，st。
考核要求	1．A 选手停止输血，给予吸氧。 2．B 选手心电监护。 3．C 选手静脉注射。
SP 指引	家属：护士，发生什么事情了？
考核要点	1．停止输血，保留静脉输液通路及吸氧的方法和流量。 2．电极片的位置。 3．静脉注射时的无菌操作及口头医嘱的执行。 4．病人家属的安抚及解释工作。

注：赛道式要求三站完成时间为 30 min。

操作思维导图

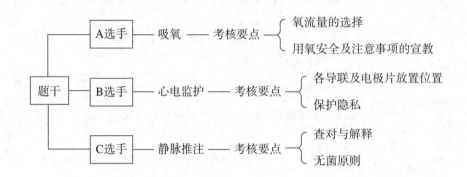

二、心律失常

站点式模拟题一

考核题干	病人王某，男，40 岁，心内科 4 床，住院号：665688。因"反复心悸 4 年，加重伴心前区不适 3 天"入院，查体：神志清楚，口唇发绀，双肺呼吸音粗，未闻及湿啰音，HR 136 次 / 分，P 98 次 / 分；心电图示：P 波消失，R-R 间隔绝对不等，诊断为房性心律失常。 医嘱：心电监护。
考核要求	遵医嘱心电监护。
SP 指引	病人配合不佳。
考核时间	8 min
考核要点	1．电极片的位置正确。 2．心电监护的注意事项及宣教。 3．操作过程中的人文关怀。

操作思维导图

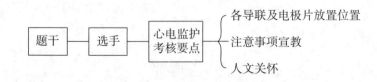

站点式模拟题二

考核题干	病人钮某，男，58 岁，心内科 7 床，住院号：665788。主诉"反复头晕、心悸 1 年，加重 2 天伴晕厥 1 次"，查体：神志清楚，口唇发绀，T 36.5 ℃，P 55 次 / 分，R 17 次 / 分，BP 88/45 mmHg，听诊两肺呼吸音减弱，心音遥远，心电图示：病态窦房结综合征。 医嘱：5%GS 100 ml，ivgtt，st。 　　　心电监护。 　　　静脉采血（全血细胞分析、血生化、凝血）。
考核要求	1．A 选手静脉输液。 2．B 选手心电监护。 3．C 选手静脉采血。
SP 指引	病人自诉头晕不适。
考核时间	8 min
考核要点	1．注意无菌操作及留置针固定方法。 2．心电监护的注意事项。 3．静脉采血的采集顺序及按压时间。 4．操作过程中的人文关怀。

操作思维导图

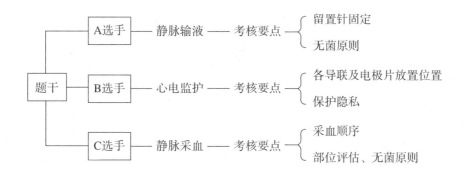

赛道式模拟题

第 1 站

考核题干	病人廖某，男，60 岁，心内科 9 床，住院号 657483。因"反复胸闷、心悸 10 年，加重 5 天"入院，10 年前出现胸闷、心悸，伴有头晕、恶心，平地稍活动时胸闷加重，伴气促，曾多次住院就诊，5 天前受凉后症状加重，至我院急诊就诊。查体：神志清楚，精神差，T 38.4 ℃，P 145 次 / 分，R 26 次 / 分，BP 134/89 mmHg；生活自理，小便正常，大便不畅，急诊以"心律失常"收住我科。 医嘱：血糖监测。 　　　5%GS 100 ml，ivgtt，st。
考核要求	1．A 选手评估病人病情并汇报。 2．B 选手血糖监测。 3．C 选手静脉输液。
SP 指引	1．基本信息：因"胸闷、心悸、气急 10 年，加重 5 天"入院。10 年前出现胸闷、心悸伴有头晕、恶心，平地稍活动时胸闷加重伴气促，5 天前受凉后感症状加重至我院急诊就诊。 2．既往史：有糖尿病史 3 年，口服二甲双胍降糖，血糖控制尚可，服地高辛控制心率 5 年，否认高血压，否认结核及外伤史。 3．过敏史：海鲜过敏。 4．家族史：无。 5．吸烟史：30 支 / 日 ×30 年。 6．饮食：食欲下降，体重下降。
考核要点	1．评估病情全面（基本信息、症状体征、既往史、过敏史、家族史、吸烟史、饮食）。 2．血糖监测流程准确，无菌原则。 3．静脉留置针穿刺部位选择及评估，无菌原则。

操作思维导图

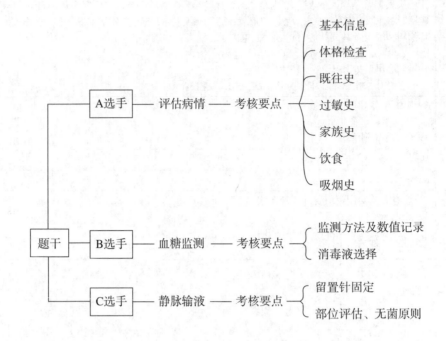

第 2 站

考核题干	实验室检查：WBC 11.99×10⁹/L，凝血功能正常，CK 225 U/L，BNP 97.7 pg/mL，ALT 512 U/L，AST 453 U/L，γ-GT 349 U/L，AKP 161 U/L，LDH 835 U/L，TB 11 mmol/L，DB 9.5 μmol/L，FBG 10.9 mmol/L；心电图：心房颤动，完全性右束支传导阻滞。 医嘱：头孢吡肟皮试。 　　　胰岛素 4 U，H，st。 　　　0.9%NS 20 ml 加去乙酰毛花苷 K 0.2 mg，iv，st。
考核要求	1．A 选手皮内注射。 2．B 选手皮下注射。 3．C 选手静脉注射。
SP 指引	病人自诉心慌，手抖。
考核要点	1．皮试液的配制方法及皮内注射的操作流程。 2．皮下注射的操作流程及注意事项。 3．静脉注射的操作流程、注意事项及观察要点。 4．操作过程中的人文关怀。

操作思维导图

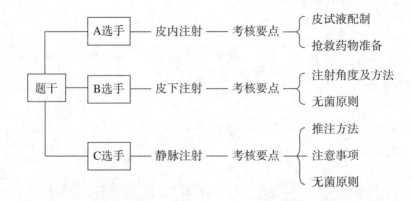

第3站

考核题干	护士静脉推注去乙酰毛花苷 K 后，病人出现恶心、呕吐等消化道症状，同时伴有心悸、头痛、头晕症状。 医嘱：吸氧。 　　　　心电监护。
考核要求	1．A 选手立即吸氧。 2．B 选手心电监护。 3．C 选手协助 A、B 完成抢救工作并记录。
SP 指引	家属：护士，是不是药物过敏了？
考核要点	1．吸氧的流程，调节氧流量和注意事项。 2．心电监护的正确位置及隐私保护。 3．病人家属的安抚及解释工作。 4．抢救记录的书写。

注：赛道式要求三站完成时间为 30 min。

操作思维导图

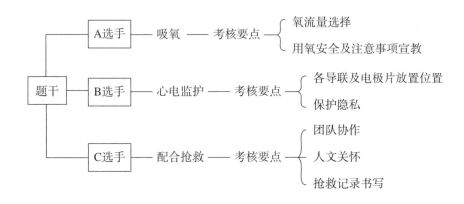

三、冠心病

站点式模拟题一

考核题干	病人赖某，男，60 岁，心内科 2 床，住院号：665664。主诉"反复胸痛 4 年余，活动后加重伴心悸 1 天"入院，查体：神志清楚，体型偏胖，未闻及干湿啰音，血象检查示：TC 5.43 mmol/L，LDL 4.52 mmol/L。病人入院 30 min 后，突发心前区憋气及咽喉梗阻感。 医嘱：硝酸甘油 20 mg，po，st。
考核要求	遵医嘱口服给药。
SP 指引	病人情绪紧张，心前区憋闷。
考核时间	8 min
考核要点	1．正确评估病人。 2．给药原则。 3．服药方式及注意事项。 4．操作过程中的人文关怀。

操作思维导图

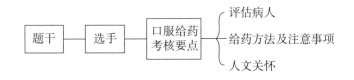

站点式模拟题二

考核题干	病人李某，男，68 岁，心内科 5 床，住院号：887006。反复活动后胸痛 5 年，加重 1 天，既往有高血压病史，血压控制不详，查体：T 36.5 ℃，P 70 次 / 分，R 20 次 / 分，BP 150/90 mmHg；神志清楚，精神差，口唇发绀，颈静脉怒张，双下肢凹陷性水肿；心电图示：窦性心律，ST 段压低 0.3 mV，入院诊断为冠心病，高血压。 　　医嘱：心电监护。 　　　　　5%GS 100 ml，ivgtt，st。
考核要求	1．A 选手心电监护。 2．B 选手静脉输液。 3．C 选手冠心病相关知识宣教。
SP 指引	病人精神差，紧张，焦虑，感觉呼吸不畅。
考核时间	8 min
考核要点	1．心电监护注意事项的宣教。 2．无菌操作。 3．留置针的固定。 4．冠心病相关知识宣教全面。 5．操作过程中的人文关怀。

操作思维导图

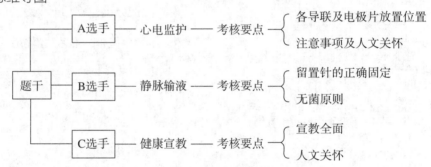

赛道式模拟题

第 1 站

考核题干	病人廖某，男，63 岁，心内科 10 床，住院号：689975。主诉"反复心前区疼痛 6 年，加重10 h"入院，6 年前出现心前区疼痛，多于劳累、饭后发作，每次持续 3 ~ 5 min，休息后缓解，未予重视，入院前 10 h，于睡眠中突感心前区剧痛，并向左肩部放射，伴大汗、呼吸困难，查体：神志清楚，精神差，口唇及甲床发绀，心界向左扩大，心音弱，以"急性冠脉综合征"收住我科。 　　医嘱：动脉采血。 　　　　　生命体征测量。
考核要求	1．A 选手评估病人病情并汇报。 2．B 选手动脉采血。 3．C 选手生命体征测量。
SP 指引	1．基本信息：因反复心前区疼痛 6 年，加重 10 h 入院，入院前 6 年感心前区疼痛，多于劳累、饭后发作，每次持续 3 ~ 5 min，休息后减轻，入院前 10 h，于睡眠中突感心前区剧痛，并向左肩部、臂部放射，伴大汗、呼吸困难。 2．既往史：高脂饮食多年，高血压病史 10 年，降压药服用不规律，血压控制不理想，否认糖尿病、结核及外伤病史。 3．过敏史：无食物及药物过敏史。 4．家族史：父亲有冠心病、高血压病史。 5．吸烟史：20 支 / 日 ×20 年。 6．饮食：食欲下降。
考核要点	1．评估病情全面（基本信息、既往史、过敏史、家族史、吸烟史、饮食）。 2．动脉采血前的准备工作、穿刺部位选择及无菌原则。 3．生命体征测量操作流程。 4．操作过程中的人文关怀。

操作思维导图

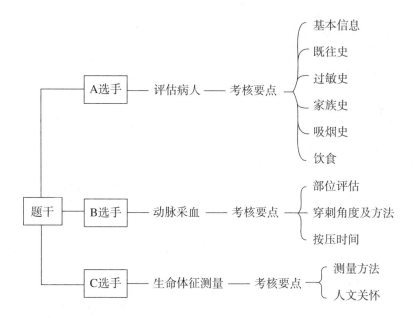

第 2 站

考核题干	实验室检查：CK 190 U/L，AST 30 U/L，LDH 300 U/L，WBC 11×10⁹/L，TnI 1.4 ng/L；心电图示：Ⅱ、Ⅰ、aVF 导联 ST 段弓背向上举高，V_2 ~ V_6 胸前导联 ST 段压低，V_3R、V_4R、V_5R，ST 段抬高 0.3 mV。 医嘱：注射用青霉素钠 80 万 U，id，st。 　　物理降温。 　　0.9%NS 50 ml 加阿替普酶 40 mg，2 ml/h 微量泵泵入。
考核要求	1．A 选手皮内注射。 2．B 选手物理降温。 3．C 选手微量泵使用。
SP 指引	病人面色潮红，虚弱无力。
考核要点	1．青霉素皮试液的配制方法与皮内注射的操作流程。 2．物理降温的部位及注意事项。 3．微量泵的使用方法及注意事项。 4．操作过程中的人文关怀。

操作思维导图

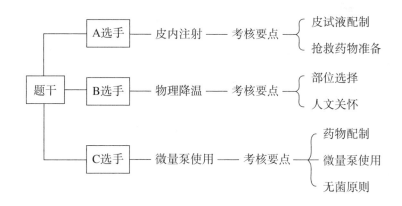

第 3 站

考核题干	病人突然出现心前区疼痛难忍，呼吸急促。 医嘱：吸氧。 　　　心电监护。
考核要求	1．A 选手吸氧。 2．B 选手心电监护。 3．C 选手安抚家属。
SP 指引	家属紧张，反复询问病情。
考核要点	1．吸氧的流程及注意事项。 2．电极片的位置及隐私保护。 3．病人家属的安抚及解释工作。 4．病人体位摆放。

注：赛道式要求三站完成时间为 30 min。

操作思维导图

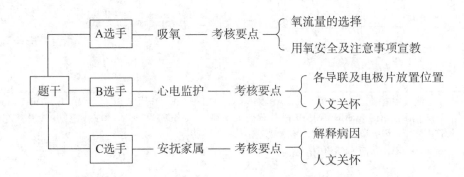

四、原发性高血压

站点式模拟题一

考核题干	病人张某，男，74 岁，老年科 12 床，住院号：665433。因"体检发现血压偏高 1 周"入院，查体：神志清楚，体型肥胖；心肺未见明显异常，心电图示：窦性心律，电轴左偏，T 波改变。医嘱：生命体征测量。
考核要求	遵医嘱生命体征测量。
SP 指引	病人询问测量结果。
考核时间	8 min
考核要点	1．生命体征测量的方法。 2．操作过程中的人文关怀。

操作思维导图

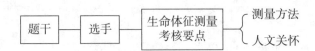

站点式模拟题二

考核题干	病人林某，男，63岁，心内科13床，住院号：665499。因"反复头痛、头晕5年，加重伴心悸、胸闷1周"入院，查体：神志清楚，面色潮红，T 36.2 ℃，P 110次/分，R 28次/分，BP 165/100 mmHg；心电图示：QRS波群的电压增高，电轴轻度左偏；双肺未闻及干湿啰音，双下肢轻度水肿，平时未规律服用降压药物，未监测血压。 医嘱：5%GS 100 ml，ivgtt，st。 　　　心电监护。 　　　0.9%NS 50 ml 加硝普钠 50 mg，2 ml/h 微量泵泵入。
考核要求	1．A选手静脉输液。 2．B选手心电监护。 3．C选手微量泵使用。
SP指引	使用微量泵时，病人紧张，焦虑。
考核时间	8 min
考核要点	1．心电监护仪正确使用及健康宣教。 2．静脉输液时无菌操作及注意事项的宣教。 3．使用微量泵的方法及注意事项。 4．操作过程中的人文关怀。

操作思维导图

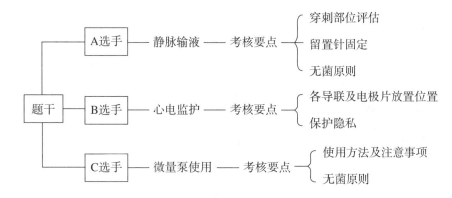

赛道式模拟题

第1站

考核题干	病人张某，男，52岁，心内科13床，住院号：654545。因"血压升高5年、加重伴头晕1周"入院，其间夜尿增多、心慌、胸闷，饮食和睡眠佳，夜间打鼾明显，便秘严重，自诉4天未排便，查体：神志清楚，T 36.9 ℃，P 97次/分，R 23次/分，BP 168/99 mmHg；体重89 kg，身高169 cm；心肺及腹部查体：均无异常，以"原发性高血压"收住我科。 医嘱：静脉采血（全血细胞分析、血生化）。 　　　吸氧。
考核要求	1．A选手评估病人病情并汇报。 2．B选手静脉采血。 3．C选手吸氧。
SP指引	1．基本信息：因血压升高5年、加重伴头晕1周入院，5年前体检时发现血压高达150～170/90～100 mmHg，无不适，未诊治。3年前血压升高明显，最高至180/120 mmHg，开始服用降压药物，间断应用多种药物，近半年血压控制不佳，时感头晕，1个月前降压药调整为硝苯地平控释片30 mg，比索洛尔5 mg 1粒，每天1次，血压仍在150/100 mmHg左右，夜尿增多、心慌、胸闷，饮食和睡眠佳，夜间打鼾明显，便秘严重。 2．既往史：有高血压史5年余，糖尿病史3年。 3．过敏史：无食物及药物过敏史。 4．家族史：母亲及姐姐有高血压、糖尿病病史。 5．吸烟史：15支/日，30年。 6．饮食：食欲正常，近1年体重增加5 kg。

续表

考核要点	1. 评估病情全面（基本信息、既往史、过敏史、家族史、吸烟史、饮食）。 2. 静脉采血的部位选择及操作流程。 3. 用氧安全，氧流量及注意事项。

操作思维导图

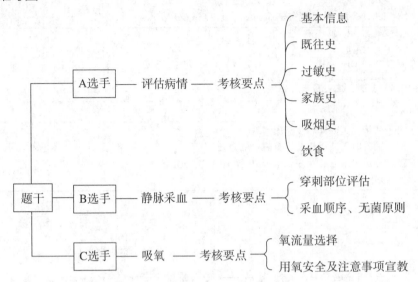

第 2 站

考核题干	口服葡萄糖耐量试验（OGTT）空腹及 1 h、2 h、3 h 的血糖水平依次为 8.9 mmol/L、12.6 mmol/L、13.8 mmol/L、14.3 mmol/L；24 h 尿蛋白定量结果为 200 mg/1.5 L；24 h 平均血压 159/97 mmHg，昼夜节律消失。心电图示 T 波变化，心脏超声示左心室舒张功能减退。 　医嘱：0.9%NS 50 ml 加硝普钠 50 mg，5 ml/h 微量泵泵入。 　　　　头孢吡肟皮试。 　　　　5%GS 250 ml，ivgtt，st。
考核要求	1. A 选手微量泵使用。 2. B 选手皮内注射。 3. C 选手静脉输液。
SP 指引	病人焦虑。
考核要点	1. 药液的配制及微量泵的正确使用。 2. 头孢吡肟皮试液的配制。 3. 穿刺血管评估，留置针固定。 4. 操作过程中的人文关怀。

操作思维导图

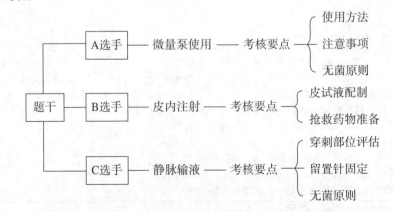

第 3 站

考核题干	硝普钠以 5 ml/h 泵入 10 min 后，病人突然出现意识丧失，口唇发绀，面色苍白，测血压下降至 60/34 mmHg，呼之不应。 医嘱：心电监护。 　　　心肺复苏。
考核要求	1．A 选手心电监护。 2．B 选手心肺复苏。 3．C 选手协助 A、B 完成抢救工作并记录。
SP 指引	家属：护士，怎么突然变成这样了？
考核要点	1．心电监护电极片的位置及隐私保护。 2．心肺复苏的判断和按压部位、频率、节律及深度。 3．病人家属的安抚及解释工作。 4．抢救记录的书写。

注：赛道式要求三站完成时间为 30 min。

操作思维导图

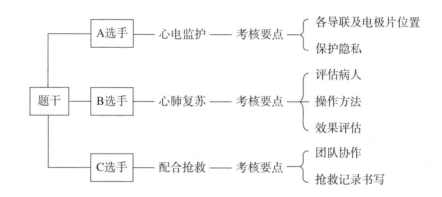

第三节　消化系统疾病

一、消化性溃疡

站点式模拟题一

考核题干	病人李某，男，45 岁，消化科 15 床，住院号：334667。主诉"反复上腹部疼痛 3 年，加重 2 天"，查体：神志清楚，痛苦面容，腹平，全腹软，中上腹压痛明显，无反跳痛及肌紧张。 医嘱：静脉采血（全血细胞分析、凝血及血生化）。
考核要求	遵医嘱静脉采血。
SP 指引	采血时病人神志清楚，痛苦面容。
考核时间	8 min
考核要点	1．采血的顺序。 2．无菌原则。 3．操作过程中的人文关怀。

操作思维导图

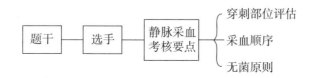

站点式模拟题二

考核题干	病人王某，男，47 岁，消化科 13 床，住院号：443456。因"间断上腹痛 5 年，呕吐 3 天"入院，查体：神志清楚，体型消瘦，上腹压痛（+），无反跳痛及肌紧张，振水音阳性；T 36.2 ℃，P 72 次 / 分，R 16 次 / 分，BP 90/60 mmHg；胃镜示：十二指肠球部黏膜潮红水肿，前壁近大弯处有一椭圆形溃疡，表面覆盖白苔，周围黏膜肿胀。 医嘱：盐酸甲氧氯普胺 10 mg，im，st。 　　　5%GS 500 ml，ivgtt，st。
考核要求	1．A 选手肌内注射。 2．B 选手静脉输液。 3．C 选手给予消化性溃疡相关知识宣教。
SP 指引	肌内注射时病人情绪紧张，不配合。
考核时间	8 min
考核要点	1．无菌操作。 2．注射部位评估及注射方法。 3．向病人及家属宣教疾病的诱因、临床表现及预防措施。 4．操作过程中的人文关怀。

操作思维导图

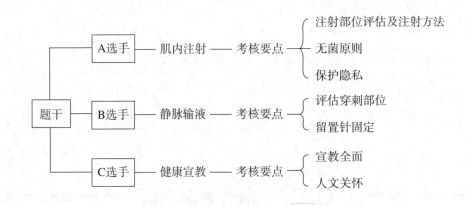

赛道式模拟题

第 1 站

考核题干	病人丁某，男，67 岁，消化科 12 床，住院号：328565。主诉"进食后上腹部疼痛不适数日，加重 1 天"，查体：神志清楚，SpO_2 90%，双下肢无水肿，以"腹痛待查、消化性溃疡？"收住院。 医嘱：静脉采血（全血细胞分析）。 　　　生命体征测量。
考核要求	1．A 选手评估病人病情并汇报。 2．B 选手静脉采血。 3．C 选手生命体征测量。
SP 指引	1．基本信息：数日前进食后出现上腹部疼痛，加重 1 天。 2．查体：神志清楚。 3．既往史：有高血压史 15 年余，否认糖尿病及冠心病，否认结核及外伤病史。 4．过敏史：无食物及药物过敏史。 5．家族史：无。 6．吸烟史：20 支 / 日，15 年。 7．饮酒史：偶饮，每次量 200 ～ 300 ml。 8．饮食：近几日来不思饮食，食欲下降。
考核要点	1．评估病情全面（基本信息、既往史、过敏史、家族史、吸烟史、饮酒史、饮食）。 2．静脉采血穿刺部位选择及无菌原则。 3．生命体征测量的注意事项及人文关怀。

操作思维导图

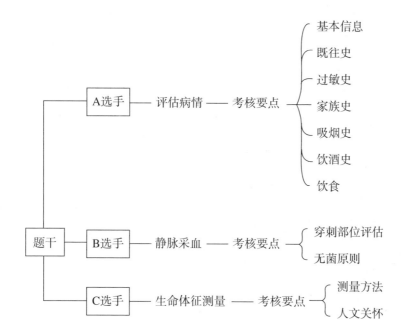

第2站

考核题干	生化检查：K^+ 3.1 mmol/L，Na^+ 129 mmol/L，BGS 4.2 mmol/L，BUN 19.26 mmol/L；全血细胞分析：WBC 10.2×10^9/L，NE 80%，Hb 136 g/L，PLT 96×10^9/L。 医嘱：0.9%NS 250 ml，ivgtt，st。 　　　头孢吡肟皮试。 　　　0.9%NS 50 ml 加 10%KCl 10 ml，2 ml/h 微量泵泵入。
考核要求	1. A 选手静脉输液。 2. B 选手皮内注射。 3. C 选手微量泵使用。
SP 指引	病人紧张，配合不佳。
考核要点	1. 留置针穿刺部位的评估。 2. 留置针的固定。 3. 头孢吡肟皮试液的配制。 4. 微量泵的使用及药物的配制。

操作思维导图

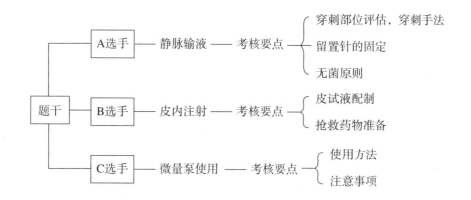

第 3 站

考核题干	病人进食后上腹部疼痛难忍，面色苍白，以剑突下为主，呈阵发性绞痛，伴呕吐，呕吐物为胃内容物。 医嘱：盐酸甲氧氯普胺 10 mg，im，st。 　　　心电监护。 　　　口腔护理。
考核要求	1．A 选手肌内注射。 2．B 选手心电监护。 3．C 选手口腔护理。
SP 指引	病人恶心呕吐，上腹部疼痛难忍。
考核要点	1．注射部位及注射方法。 2．电极片的位置及隐私保护。 3．口腔护理的操作方法及注意事项。

注：赛道式要求三站完成时间为 30 min。

操作思维导图

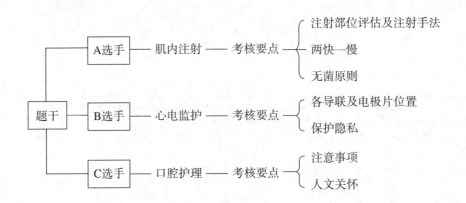

二、肝硬化

站点式模拟题一

考核题干	病人王某，男，64 岁，消化科 12 床，住院号：554566。主诉"间歇性乏力，纳差 2 年，加重伴腹胀 1 周"，1 天前进食不洁食物后，出现高热，频繁呕吐，查体：肝病面容，颈部可见蜘蛛痣，四肢湿冷，腹壁静脉曲张，脾肋下 4 cm，肝未触及，移动性浊音阳性。 医嘱：盐酸甲氧氯普胺 10 mg，im，st。
考核要求	遵医嘱肌内注射。
SP 指引	病人询问用药目的。
考核时间	8 min
考核要点	1．评估并正确定位穿刺部位。 2．无菌操作。 3．肌内注射时注意"两快一慢"原则。 4．操作中向病人解释药物作用以及安抚病人情绪。

操作思维导图

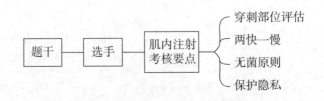

站点式模拟题二

考核题干	病人蔡某，男，48岁，消化科34床，住院号：009877。因"呕血伴柏油样便1天"入院，查体：神志恍惚，精神欠佳，T 37.8 ℃，P 113 次/分，R 23 次/分，BP 85/49 mmHg；皮肤巩膜无黄染，肝掌蜘蛛痣未见；WBC 9.4×10^9/L，Hb 58 g/L，PLT 44×10^9/L。 医嘱：复方氯化钠注射液 500 ml，ivgtt，st。 　　　心电监护。 　　　静脉输注悬浮红细胞 2 U。
考核要求	1．A选手静脉输液。 2．B选手心电监护。 3．C选手静脉输血。
SP指引	输血时病人精神紧张，配合不佳。
考核时间	8 min
考核要点	1．无菌操作。 2．心电监护的注意事项宣教及保护隐私。 3．输血时的"三查十对"及不良反应观察。 4．操作中安抚病人情绪。

操作思维导图

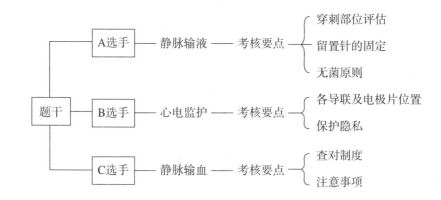

赛道式模拟题

第1站

考核题干	病人杜某，女，65岁，消化科13床，住院号：588274。家人代诉"右上腹不适、恶心、厌油、乏力1个月余"，查体：神志清楚，肝掌阳性，可见蜘蛛痣；T 36 ℃，P 92 次/分，R 26 次/分，BP 120/90 mmHg，SpO_2 86%，以"肝硬化"收住院。 医嘱：静脉采血（全血细胞分析）。 　　　血糖监测。
考核要求	1．A选手评估病人病情并汇报。 2．B选手静脉采血。 3．C选手血糖监测。
SP指引	1．基本信息：1个月前无明显诱因出现左上腹不适，恶心、厌油、乏力，肝掌阳性，可见蜘蛛痣。 2．既往史：慢性乙型肝炎10年余，2型糖尿病5年，否认结核及外伤病史。 3．过敏史：无食物及药物过敏史。 4．家族史：无。 5．吸烟史：无。 6．饮食：近几日来不思饮食，食欲下降。
考核要点	1．评估病情全面（基本信息、既往史、过敏史、家族史、吸烟史、饮食）。 2．静脉采血的穿刺部位选择及无菌原则。 3．血糖监测消毒液的选择，穿刺部位的评估及注意事项。

操作思维导图

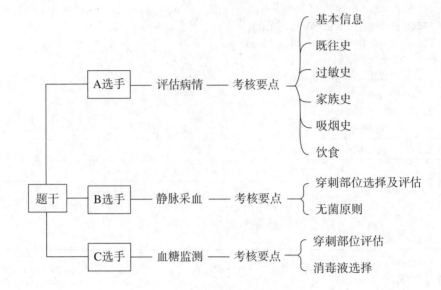

第 2 站

考核题干	生化检查：TB 26.8 μmol/L，DB 7.1 μmol/L，IB 19.7 μmol/l，ALP 162 U/L，GLU 19.6 mmol。 医嘱：0.9%NS 250 ml，ivgtt，st。 　　　胰岛素 6 U，H，st。 　　　吸氧。
考核要求	1. A 选手静脉输液。 2. B 选手皮下注射。 3. C 选手吸氧。
SP 指引	病人自诉右上腹不适。
考核要点	1. 留置针穿刺部位选择及固定。 2. 皮下注射的部位及注射方法。 3. 氧流量选择及注意事项的宣教。 4. 操作中人文关怀。

操作思维导图

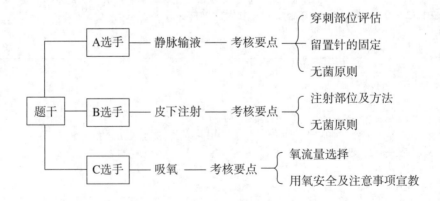

第 3 站

考核题干	病人午餐后突然呕血 1200 ml。 医嘱：三腔两囊管置入。 心电监护。
考核要求	1. A 选手三腔两囊管压迫止血。 2. B 选手心电监护。 3. C 选手协助 A、B 完成抢救工作并记录。
SP 指引	家属：护士，怎么突然变成这样了？
考核要点	1. 三腔两囊管置入的操作要点及注意事项。 2. 电极片位置及隐私保护。 3. 病人家属的安抚及解释工作。

注：赛道式要求三站完成时间为 30 min。

操作思维导图

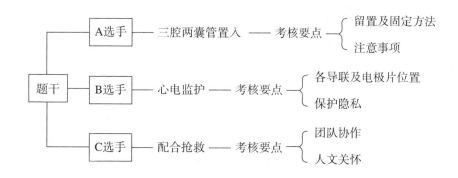

三、急性胰腺炎

站点式模拟题一

考核题干	病人马某，男，63 岁，消化科 34 床，住院号：334566。主诉"中上腹疼痛伴呕吐 14 h"，查体：T 38.0 ℃，P 104 次 / 分，R 23 次 / 分，BP 160/100 mmHg；急性痛苦面容，蜷曲体位，腹软，剑突下及剑脐间有压痛，无明显反跳痛。 医嘱：胃肠减压。
考核要求	遵医嘱胃肠减压。
SP 指引	病人疼痛明显，配合度较差。
考核时间	8 min
考核要点	1. 正确评估并留置胃管。 2. 操作中注意病人的反应，避免插入病人气道中。 3. 操作中动作轻柔，减轻病人的不适感。

操作思维导图

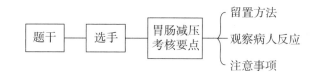

站点式模拟题二

考核题干	病人张某，男，45 岁，消化科 3 床，住院号：554677。因昨晚饮酒后出现上腹痛，呈持续性钝痛，疼痛评分为 8 分，伴恶心、呕吐 2 次，呕吐物为胃内容物，有排气、排便，无反酸、烧心，无发热、寒战，无皮肤及巩膜黄染。门诊查：WBC 19.38×10^9/L，CRP 128 mg/L。AMY 120 U/L，UAMY 1190 U/L 以"急性胰腺炎"收住院。 医嘱：0.9%NS 250 ml，ivgtt，st。 　　　心电监护。 　　　胃肠减压。
考核要求	1. A 选手静脉输液。 2. B 选手心电监护。 3. C 选手胃肠减压。
SP 指引	病人腹痛难忍，配合不佳。
考核时间	8 min
考核要点	1. 胃肠减压的注意事项。 2. 心电监护各导联及电极片位置。 3. 操作过程中的人文关怀。

操作思维导图

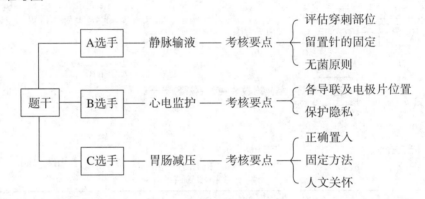

赛道式模拟题
第 1 站

考核题干	病人冯某，女，47 岁，消化科 3 床，住院号：602318。因"突发上腹部疼痛不适半天"入院，自诉昨晚进食大量油腻食物后不适，今晨 6 点开始出现持续性上腹部疼痛，伴恶心、呕吐，呕吐物为胃内容物，无畏寒、发热，感腹胀、无腹泻，查体：神志清，痛苦面容，T 37.8 ℃，P 96 次 / 分，R 22 次 / 分，BP 140/80 mmHg；B 超示：急性胰腺炎？ 医嘱：静脉采血（全血细胞分析）。 　　　胃肠减压。
考核要求	1. A 选手评估病人病情并汇报。 2. B 选手静脉采血。 3. C 选手胃肠减压。
SP 指引	1. 基本信息：病人自诉昨晚进食大量油腻食物后不适，今晨 6 点开始出现上腹部疼痛，伴恶心、呕吐，呕吐物为胃内容物，无畏寒、发热，感腹胀、无腹泻。 查体：神志清，痛苦面容。 2. 既往史：否认高血压、糖尿病及冠心病，否认肝炎、结核及外伤病史。 3. 过敏史：无食物及药物过敏史。 4. 家族史：无。 5. 吸烟史：无。 6. 饮食：如常。
考核要点	1. 评估病情全面（基本信息、既往史、过敏史、家族史、吸烟史、饮食）。 2. 静脉采血穿刺部位的选择及无菌原则。 3. 正确评估并留置胃管。

操作思维导图

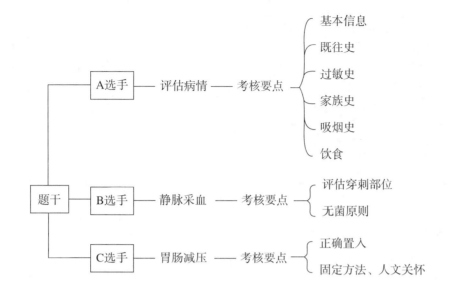

第 2 站

考核题干	生化检查：血 Ca^{2+} 0.9 mmol/L，AMY 654 U/L，UAMY 1289 U/L；全血细胞分析：WBC 13.2 × 10^9/L，NE 78%，HGB 126 g/L，PLT 116 × 10^9/L。 医嘱：0.9%NS 50 ml 加奥曲肽 0.2 mg，3.0 ml/h 微量泵泵入。 　　　头孢吡肟皮试。
考核要求	1．A 选手微量泵使用。 2．B 选手皮内注射。 3．C 选手阅读题卡并处理。（题卡：检验科电话告知血 Ca^{2+} 0.9 mmol/L）
SP 指引	病人疼痛难忍，呻吟不止。
考核要点	1．微量泵的使用方法及药物的正确泵入速度。 2．头孢皮试液的配制及抢救药物的准备。 3．危急值的上报及处理。 4．无菌原则及操作过程中的人文关怀。

操作思维导图

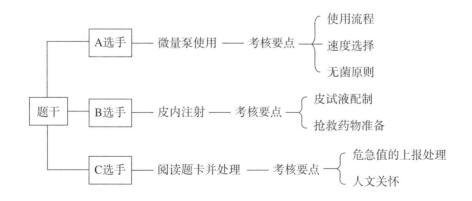

第 3 站

考核题干	病人仍诉疼痛难忍，查体：上腹部压痛、反跳痛，肌紧张，肠鸣音消失，手足抽搐。 医嘱：盐酸山莨菪碱 10 mg，im，st。 　　　　心电监护。
考核要求	1．A 选手肌内注射。 2．B 选手心电监护。 3．C 选手进行急性胰腺炎相关知识宣教。
SP 指引	家属：护士，怎么突然变成这样了？
考核要点	1．肌内注射部位评估及注射方法。 2．电极片位置及隐私保护。 3．急性胰腺炎相关知识宣教全面。 4．操作过程中的人文关怀。

注：赛道式要求三站完成时间为 30 min。

操作思维导图

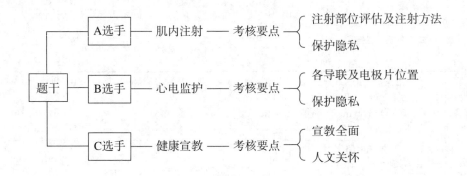

四、上消化道出血

站点式模拟题一

考核题干	病人李某，男，38 岁，消化科 4 床，住院号：007765。主诉"呕血黑便 4 h"，查体：神志清，精神萎靡，T 36.2 ℃，P 102 次 / 分，R 23 次 / 分，BP 95/60 mmHg；实验室检查：HGB 110 g/L，PLT 12×10^{12}/L。 医嘱：蛇毒血凝酶 1 KU，H，st。
考核要求	遵医嘱皮下注射。
SP 指引	注射时，病人精神萎靡，配合度较差。
考核时间	8 min
考核要点	1．评估并正确选择注射部位。 2．询问药物过敏史。 3．无菌操作。 4．操作时的进针角度及按压时间。 5．操作过程中的人文关怀，解释药物的作用。

操作思维导图

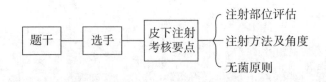

站点式模拟题二

考核题干	病人王某，男，56 岁，消化科 7 床，住院号：665688。乙肝伴肝硬化 20 年，餐后 2 h 突然呕吐大量暗红色血液 1 次，查体：T 36.4 ℃，P 96 次 / 分，R 18 次 / 分，BP 90/50 mmHg；神志清，精神差，急性面容，贫血貌，皮肤、巩膜无黄染，口唇、甲床结膜苍白；腹部膨隆，肝右侧肋弓及剑突下未触及，移动性浊音阳性，以"上消化道大出血"收住院。 医嘱：蛇毒血凝酶 1 KU，H，st. 　　　0.9%NS 250 ml，ivgtt，st. 　　　三腔两囊管置入。
考核要求	1. A 选手皮下注射。 2. B 选手静脉输液。 3. C 选手三腔两囊管压迫止血。
SP 指引	病人精神萎靡，配合度较差。
考核时间	8 min
考核要点	1. 三腔两囊管注意事项的宣教。 2. 皮下注射的注意事项。 3. 操作过程中的人文关怀。 4. 无菌原则。

操作思维导图

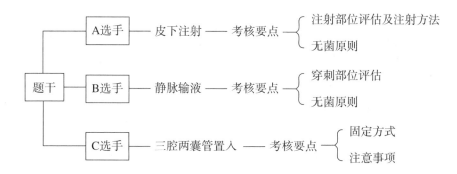

赛道式模拟题

第 1 站

考核题干	病人王某，男，57 岁，消化内科 9 床，住院号：554322。主诉"黑便 2 天，伴呕血 2 次"，于 2 天前无明显诱因出现上腹部不适，解黑便 2 次，每次约 100 g，入院前 4 h 呕血 2 次，为暗红色血液伴血凝块，每次约 100 ml，以"上消化道出血"收住院。查体：T 36.5 ℃，P 96 次 / 分，R 22 次 / 分，BP 106/64 mmHg。 医嘱：静脉采血（全血细胞分析、配血）。 　　　复方氯化钠注射液 500 ml，ivgtt，st。
考核要求	1. A 选手评估病人病情并汇报。 2. B 选手静脉采血。 3. C 选手静脉输液。
SP 指引	1. 基本信息：主诉黑便 2 天，伴呕血 2 次，于 2 天前无明显诱因出现上腹部不适，解黑便 2 次，每次约 100 g，入院前 4 h 呕血 2 次，为暗红色血液伴血凝块，每次约 100 ml。 2. 查体：神志清，精神差，急性面容，贫血貌，口唇、甲床、睑结膜苍白，皮肤、巩膜无黄染，触诊腹软，腹部无压痛、反跳痛，肝脾肾未触及。 3. 既往史：否认糖尿病及冠心病病史，否认结核及外伤病史。 4. 过敏史：无食物及药物过敏史。 5. 家族史：无。 6. 饮食：近几日食欲下降。
考核要点	1. 评估病情全面（基本信息、体格检查、既往史、过敏史、家族史、饮食）。 2. 静脉采血的穿刺部位选择及无菌原则。 3. 静脉输液穿刺部位评估及无菌原则。

操作思维导图

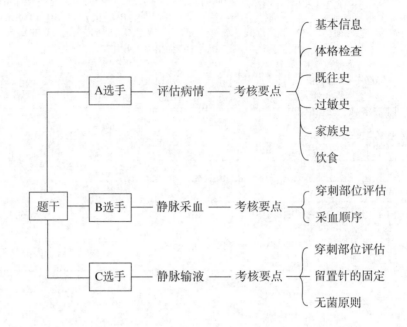

第 2 站

考核题干	全血细胞分析：WBC 6.23×10^9/L，RBC 3.20×10^9/L，HGB 96 g/L，PLT 112×10^9/L；大便隐血（+++）。 医嘱：吸氧。 　　　蛇毒血凝酶 1 KU，H，st。 　　　心电监护。
考核要求	1．A 选手吸氧。 2．B 选手皮下注射。 3．C 选手心电监护。
SP 指引	家属询问病情。
考核要点	1．吸氧的流量及注意事项的宣教。 2．皮下注射的部位及注射方法、注射角度。 3．心电监护的电极片位置及隐私保护。 4．操作过程中的人文关怀。

操作思维导图

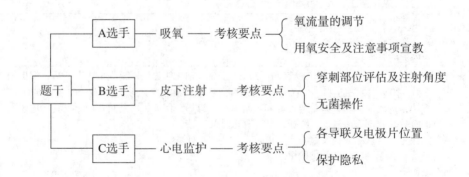

第3站

考核题干	病人再次呕血后，出现肢端湿冷，继之面色、肢端苍白，呼吸困难。 医嘱：动脉采血。 　　　静脉输入悬浮红细胞2 U。
考核要求	1．A选手吸引，保持呼吸道通畅。 2．B选手动脉采血。 3．C选手静脉输血。
SP指引	家属：护士，我家人喘不上气，你快看看！
考核要点	1．吸引的方法和时间。 2．动脉采血的按压方法和时间。 3．输血的查对正确。 4．做好家属的安抚工作。

注：赛道式要求三站完成时间为30 min。

操作思维导图

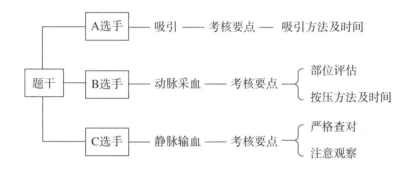

第四节　泌尿系统疾病

一、肾小球肾炎

站点式模拟题一

考核题干	病人马某，男，33岁，泌尿科4床，住院号：665700。主诉"间断水肿3年，伴尿色加深10天"，查体：腹平软，无压痛，肝脾肋下未触及，移动性浊音（–），肾区无叩痛，双下肢轻度凹陷性水肿。 医嘱：留置导尿。
考核要求	遵医嘱留置导尿并留取尿液标本。
SP指引	留置导尿时，病人情绪紧张，配合不佳。
考核时间	8 min
考核要点	1．留置导尿的操作流程。 2．无菌操作。 3．留取尿液标本时注意留取中段尿液。 4．操作过程中的人文关怀。

操作思维导图

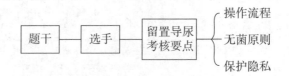

站点式模拟题二

考核题干	病人吴某，男，63 岁，泌尿科 7 床，住院号：665400。因"水肿 1 月余，加重 5 天"入院，查体：神志清，精神差，T 36.2 ℃，P 68 次 / 分，R 18 次 / 分，BP 110/70 mmHg，双眼睑轻度水肿，睑结膜无苍白，化验结果示：尿蛋白（+++），诊断为肾小球肾炎。 医嘱：留置导尿。 　　　吸氧。 　　　静脉采血（全血细胞分析、血生化）。
考核要求	1．A 选手留置导尿留取尿液标本。 2．B 选手吸氧。 3．C 选手静脉采血。
SP 指引	采血时，病人紧张，全身出冷汗。
考核时间	8 min
考核要点	1．留置导尿的无菌操作及留取尿液的方法。 2．氧流量选择及注意事项的宣教。 3．静脉采血的顺序。 4．无菌原则。 5．操作过程中的人文关怀。

操作思维导图

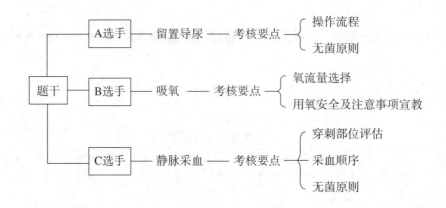

赛道式模拟题

第 1 站

考核题干	病人崔某，男，27 岁，泌尿科 19 床，住院号：348524。因"尿常规异常"入院，体检发现尿常规异常，尿蛋白（++），隐血（++）。查体：神志清，偏瘦，全身皮肤轻度黄染，无出血点，浅表淋巴结未扪及肿大，眼睑无肿胀，腹平软，无压痛、反跳痛及肌紧张，双下肢无水肿，T 36.0 ℃，P 76 次 / 分，R 18 次 / 分，BP 120/70 mmHg。 医嘱：静脉采血（全血细胞分析、血生化）。 　　　动脉采血。
考核要求	1．A 选手评估病人病情并汇报。 2．B 选手静脉采血。 3．C 选手动脉采血。

续表

SP 指引	1．基本信息：病人体检发现尿常规异常。 2．查体：神志清，偏瘦，自主体位，全身皮肤轻度黄染，无出血点，浅表淋巴结未扪及肿大，眼睑无肿胀，腹平软，无压痛、反跳痛及肌紧张，双下肢无水肿。 3．既往史：否认高血压、糖尿病及冠心病，既往乙型病毒性肝炎 5 年，未治疗，否认结核及外伤病史。 4．过敏史：不详。 5．家族史：无。 6．吸烟史：10 支 / 日，8 年。 7．饮食：正常。
考核要点	1．评估病情全面（基本信息、体格检查、既往史、过敏史、家族史、吸烟史、饮食）。 2．静脉采血的穿刺部位选择及无菌原则。 3．正确评估并采集动脉血。 4．动脉采血按压方法及时间。 5．无菌原则。

操作思维导图

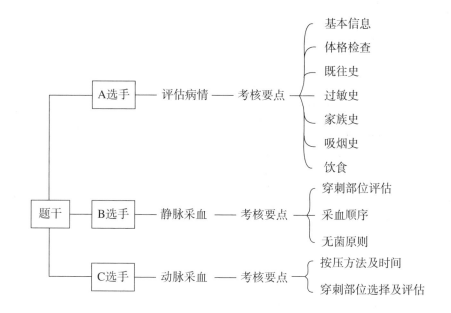

第 2 站

考核题干	全血细胞分析：WBC 12.6×10^9/L，NE 85%，HGB 98 g/L，PLT 123×10^9/L。 医嘱：0.9%NS 250 ml，ivgtt，st。 　　　头孢吡肟皮试。 　　　吸氧。
考核要求	1．A 选手静脉输液。 2．B 选手皮内注射。 3．C 选手吸氧。
SP 指引	病人自诉既往无头孢用药史。
考核要点	1．留置针穿刺部位选择及固定。 2．头孢皮试液的配制及抢救药物的准备。 3．氧流量的正确选择及注意事项的宣教。 4．无菌操作。

操作思维导图

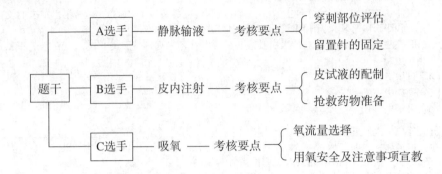

第 3 站

考核题干	皮试 10 min 后，病人出现烦躁不安，全身出冷汗，继之呼吸困难，神志不清。 医嘱：心肺复苏。 　　　心电监护。
考核要求	1. A 选手通知医生并给予心肺复苏。 2. B 选手心电监护。 3. C 选手阅读题卡并执行。（题卡：盐酸肾上腺素 1 mg，iv，st。 　　　　　　　　　　　　　0.9%NS 100 ml 加尼可刹米 0.375 g，ivgtt，st。）
SP 指引	家属：护士，怎么突然变成这样了？
考核要点	1. 正确实施心肺复苏。 2. 电极片位置及隐私保护。 3. 口头医嘱的执行及药物的正确配制。

注：赛道式要求三站完成时间为 30 min。

操作思维导图

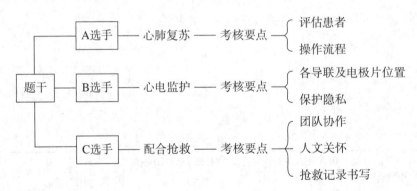

二、尿路感染

站点式模拟题一

考核题干	病人王某，女，58 岁，泌尿科 16 床，住院号：223455。主诉"间断尿频、尿急、尿痛、腰痛伴发热 5 年，再发加重 3 天"，查体：腹部平坦，下腹有轻压痛，无反跳痛，双肾区叩击痛（+）。 医嘱：静脉采血（全血细胞分析、血生化、凝血）。
考核要求	遵医嘱静脉采血。
SP 指引	采血时，病人怀疑自己得了癌症。
考核时间	8 min
考核要点	1. 评估并选择穿刺部位。 2. 无菌操作。 3. 操作过程中的人文关怀。

操作思维导图

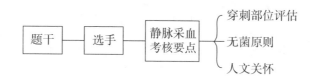

站点式模拟题二

考核题干	病人张某，女，70岁，泌尿科17床，住院号：443566。主诉"尿频、尿急、尿痛、排尿不适伴下腹部酸胀，尿时呈灼烧感"入院，查体：神志清，T 38.7 ℃，P 80 次／分，R 23 次／分，BP 120/80 mmHg，双肾区明显叩击痛，腹部无明显压痛、反跳痛及肌紧张。 医嘱：静脉采血（全血细胞分析、血生化、凝血）。 头孢吡肟皮试。
考核要求	1．A选手静脉采血。 2．B选手皮内注射。 3．C选手尿路感染相关知识指导。
SP指引	病人紧张焦虑，不愿配合。
考核时间	8 min
考核要点	1．无菌原则。 2．皮试液的正确配制，操作注意事项。 3．尿路感染相关知识的指导。 4．操作过程中的人文关怀。

操作思维导图

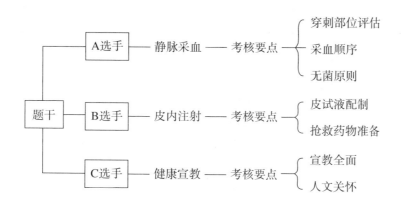

赛道式模拟题

第1站

考核题干	病人马某，女，25岁，泌尿科23床，住院号：452987。因"尿频、尿急、尿痛伴发热3天"入院，三天前因劳累，饮水少，出现尿频、尿急、排尿时烧灼痛，伴发热，最高体温达39.5 ℃，睡眠可，大便正常，查体：神志清，精神可，营养正常，全身皮肤无黄染及出血点，肾区叩击痛（-），T 38.4 ℃，P 96 次／分，R 24 次／分，BP 110/60 mmHg。 医嘱：静脉采血（全血细胞分析）。 动脉采血。
考核要求	1．A选手评估病人病情并汇报。 2．B选手静脉采血。 3．C选手动脉采血。

续表

SP 指引	1. 基本信息：因"尿频、尿急、尿痛伴发热 3 天"入院，病人 3 天前因劳累，饮水少，出现尿频、尿急、排尿时烧灼痛，伴发热，睡眠可，大便正常。 2. 神志清，精神可，营养正常，全身皮肤及黏膜无黄染及出血点，肾区叩击痛（–）。 3. 既往史：否认高血压、糖尿病及冠心病，否认肝炎、结核及外伤病史。 4. 过敏史：不详。 5. 家族史：无。 6. 饮食：正常。
考核要点	1. 评估病情全面（诱因、症状体征、就诊史、既往史、过敏史、家族史、吸烟史）。 2. 静脉采血的穿刺部位选择及无菌原则。 3. 正确评估并采集动脉血。 4. 无菌原则。 5. 动脉采血的按压方法及时间。

操作思维导图

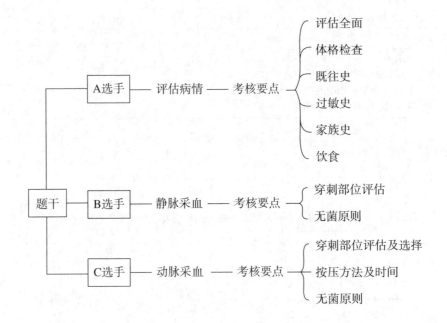

第 2 站

考核题干	全血细胞分析：WBC 13.6×10⁹/L，NE 86%，HGB 111 g/L，PLT 189×10⁹/L。尿常规：白细胞（+++），尿蛋白（+++）。 医嘱：0.9%NS 250 ml，ivgtt，st。 　　　头孢吡肟皮试。 　　　物理降温。
考核要求	1. A 选手静脉输液。 2. B 选手皮内注射。 3. C 选手物理降温。
SP 指引	病人自诉既往无头孢用药史。
考核要点	1. 留置针穿刺部位选择。 2. 头孢吡肟皮试液的配制及抢救药物的准备。 3. 物理降温的方法。 4. 操作过程中的人文关怀。

操作思维导图

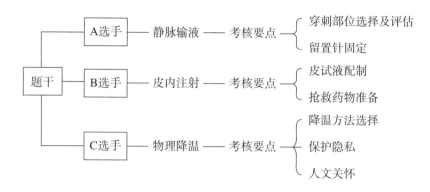

第 3 站

考核题干	皮试 10 min 后，病人出现烦躁不安，全身出冷汗，继之呼吸困难，神志不清。 医嘱：心肺复苏。 　　　心电监护。
考核要求	1．A 选手通知医生并给予心肺复苏。 2．B 选手心电监护。 3．C 选手阅读题卡并处理。（题卡：盐酸肾上腺素 1 mg，iv，st。 　　　　　　　　　　　　　　0.9%NS 100 ml 加尼可刹米 0.375 g，ivgtt，st。）
SP 指引	家属：护士，怎么突然变成这样了？
考核要点	1．正确实施心肺复苏。 2．电极片位置及隐私保护。 3．口头医嘱的执行及药物的正确配制。 4．抢救记录的书写。

注：赛道式要求三站完成时间为 30 min。

操作思维导图

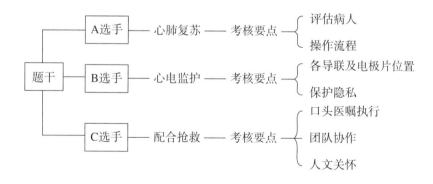

三、慢性肾衰竭

站点式模拟题一

考核题干	病人王某，女，48 岁，肾内科 25 床，住院号：223356。主诉"乏力、食欲缺乏 4 年，加重伴头晕、水肿 2 天"，查体：精神恍惚，慢性病容，双眼睑水肿，睑结膜苍白，口腔黏膜溃烂，双下肢中度凹陷性水肿。尿常规：潜血（+），蛋白质（+++）；泌尿系彩超示：双肾缩小，双肾弥漫性改变。医嘱：呋塞米 20 mg，iv，st。
考核要求	遵医嘱静脉注射。
SP 指引	病人精神恍惚，慢性病容。
考核时间	8 min

续表

| 考核要点 | 1．无菌原则。
2．穿刺部位评估。
3．推注速度及病情观察。 |

操作思维导图

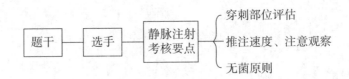

站点式模拟题二

考核题干	病人李某，男，43 岁，肾内科 6 床，住院号：445677。因"夜尿增多，高血压 3 年，头晕、恶心、呕吐一周"入院，查体：BP 180/110 mmHg，贫血貌，双下肢凹陷性水肿；CCr 488.1 μmol/L，尿蛋白（+++），蜡样管型 1/HP，尿红细胞 3/HP。 　　医嘱：盐酸甲氧氯普胺 10 mg，im，st。 　　　　　血糖监测。 　　　　　心电图检查。
考核要求	1．A 选手肌内注射。 2．B 选手血糖监测。 3．C 选手心电图检查。
SP 指引	病人无药物过敏史，无乙醇过敏史。
考核时间	8 min
考核要点	1．肌内注射皮肤评估、定位及操作流程。 2．监测血糖时，消毒液的选择及监测方法。 3．心电图检查时各导联的位置。 4．操作过程中的人文关怀。

操作思维导图

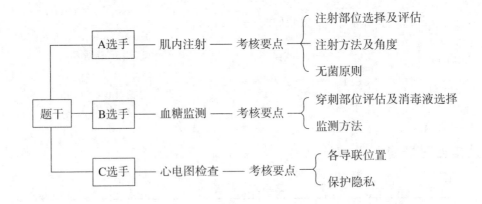

赛道式模拟题
第 1 站

| 考核题干 | 　　病人马某，女，65 岁，肾内科 26 床，住院号：398643。因"慢性肾衰竭"入院，近日来双下肢水肿加重，排尿困难。查体：神志清，精神欠佳，全身皮肤无黄染及出血点，双肺呼吸音粗，肝脾未触及，肾区叩击痛（-），膀胱区高度膨隆。T 37.4 ℃，P 86 次 / 分，R 21 次 / 分，BP 150/90 mmHg。
　　医嘱：静脉采血（全血细胞分析）。
　　　　　动脉采血。 |

续表

考核要求	1．A 选手评估病人病情并汇报。 2．B 选手静脉采血。 3．C 选手动脉采血。
SP 指引	1．基本信息：因"慢性肾衰竭"行保肾、排氮、血液透析等对症治疗，近日来双下肢水肿加重，排尿困难。 2．查体：神志清，精神欠佳，全身皮肤无黄染及出血点，双肺呼吸音粗，肝脾未触及，肾区叩击痛（-），膀胱区高度膨隆。 3．既往史：否认糖尿病及冠心病，否认肝炎、结核及外伤病史。 4．过敏史：无。 5．家族史：无。 6．吸烟史：无。 7．饮食：近日来，食欲下降。
考核要点	1．评估病情全面（基本信息、体格检查、既往史、过敏史、家族史、吸烟史、饮食）。 2．静脉采血的穿刺部位选择及无菌原则。 3．正确评估并采集动脉血。 4．无菌原则。 5．动脉采血的按压方法及时间。

操作思维导图

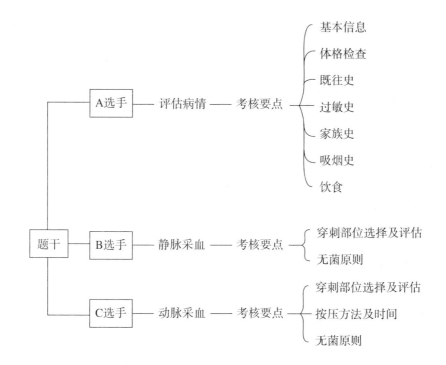

第 2 站

考核题干	全血细胞分析：WBC 13.1×10^9/L，NE 78%，HGB 98 g/L，PLT 201×10^9/L。 医嘱：0.9%NS 250 ml，ivgtt，st。 　　　头孢吡肟皮试。 　　　0.9%NS 50 ml 加硝普钠 50 mg，2 ml/h 微量泵泵入。
考核要求	1．A 选手静脉输液。 2．B 选手皮内注射。 3．C 选手微量泵使用。
SP 指引	病人神志清，精神差，配合不佳。

续表

考核要点	1. 留置针穿刺部位选择。 2. 头孢皮试液的正确配制及抢救药物的准备。 3. 微量泵的使用方法及避光输液装置的选择。 4. 操作过程中的人文关怀。 5. 无菌原则。

操作思维导图

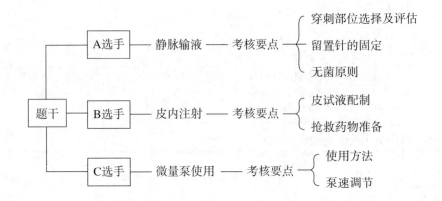

第 3 站

考核题干	病人自诉排尿困难。 医嘱：留置导尿。 　　　　心电监护。 　　　　呋塞米 20 mg，iv，st。
考核要求	1. A 选手留置导尿。 2. B 选手心电监护。 3. C 选手静脉注射。
SP 指引	病人自诉导尿后不适。
考核要点	1. 正确实施留置导尿。 2. 电极片位置及隐私保护。 3. 静脉注射的方法。 4. 无菌原则。 5. 操作过程中的人文关怀。

注：赛道式要求三站完成时间为 30 min。

操作思维导图

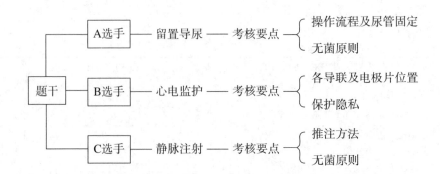

四、肾病综合征

站点式模拟题一

考核题干	病人王某，男，48 岁，肾内科 27 床，住院号：332344。主诉"双下肢水肿半年余，反复全身水肿 3 月"，查体：双下肢轻度水肿，眼睑轻度水肿，皮肤萎黄，自诉尿量较少，含较多泡沫，实验室检查：尿蛋白（++）。 医嘱：呋塞米 20 mg，iv，st。
考核要求	遵医嘱静脉注射。
SP 指引	病人精神较差。
考核时间	8 min
考核要点	1．评估并选择穿刺部位。 2．无菌操作。 3．向病人解释药物的作用及反应。 4．操作过程中的人文关怀。

操作思维导图

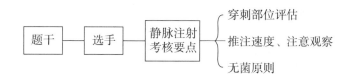

站点式模拟题二

考核题干	病人李某，男，63 岁，肾内科 27 床，住院号：665577。因"反复双下肢水肿 4 年余，加重 2 月"入院，查体：神志清，体型肥胖，全身水肿，眼睑水肿，睑结膜苍白，口腔未见溃疡，桶状胸，双下肺呼吸音粗，可闻及少量痰鸣音。 医嘱：呋塞米 20 mg，iv，st。 　　　　吸氧。 　　　　静脉采血（全血细胞分析、肝肾功能、凝血）。
考核要求	1．A 选手静脉注射。 2．B 选手吸氧。 3．C 选手静脉采血。
SP 指引	病人焦虑。
考核时间	8 min
考核要点	1．无菌操作。 2．吸氧时氧流量选择及注意事项的宣教。 3．采集血标本的顺序及按压方法、时间。 4．操作过程中的人文关怀。

操作思维导图

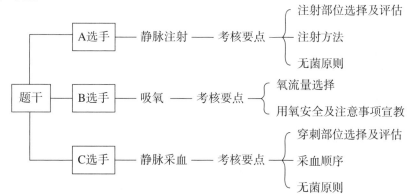

赛道式模拟题

第 1 站

考核题干	病人文某，女，55 岁，肾内科 32 床，住院号：564124。因"反复晨起眼睑和双下肢水肿 2 年余，加重 1 周"入院，查体：神志清，精神欠佳，T 36.4 ℃，P 76 次 / 分，R 17 次 / 分，BP 130/75 mmHg。间断口服激素、抗炎、护肾、营养支持等药物，具体不详。 　　医嘱：血糖监测。 　　　　　　静脉采血（全血细胞分析）。
考核要求	1．A 选手评估病人病情并汇报。 2．B 选手血糖监测。 3．C 选手静脉采血。
SP 指引	1．基本信息：因"反复晨起眼睑和双下肢水肿 2 年余，加重 1 周"入院。 2．查体：神志清，精神欠佳。 3．既往史：既往糖尿病史 7 年，未正规治疗，血糖控制不佳，否认冠心病，否认肝炎、结核及外伤病史。 4．过敏史：无。 5．家族史：无。 6．饮食：近日来，食欲下降。
考核要点	1．评估病情全面（评估病情、体格检查、既往史、过敏史、家族史、饮食）。 2．静脉采血的穿刺部位选择。 3．血糖监测的正确方法。 4．无菌原则。

操作思维导图

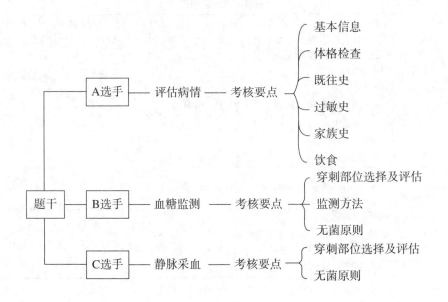

第 2 站

考核题干	检查示：BUN 90.5 μmol/L，CR 7.98 mmol/L，K⁺ 3.1 mmol/L，GLU：13.8 mmol/L，尿蛋白（+++），尿隐血（++）。 　　医嘱：5%GS 100 ml，ivgtt，st。 　　　　　　胰岛素 8 U，H，st。 　　　　　　0.9%NS 50 ml 加 10% KCl 10 ml，1 ml/h 微量泵泵入。
考核要求	1．A 选手静脉输液。 2．B 选手皮下注射。 3．C 选手微量泵使用。
SP 指引	病人精神欠佳，焦虑。

续表

考核要点	1.留置针穿刺部位选择及固定。 2.胰岛素的正确注射。 3.微量泵的正确使用方法。 4.操作过程中的人文关怀。

操作思维导图

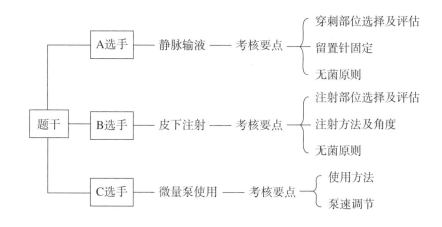

第3站

考核题干	为完善检查,进一步行动脉血气分析检查。 医嘱:动脉采血。
考核要求	1.A选手动脉采血。 2.B选手血糖控制的相关知识宣教。 3.C选手答题(补钾的注意事项)。
SP指引	病人询问如何控制血糖。
考核要点	1.动脉采血部位选择及评估。 2.按压方法及时间。 3.糖尿病的相关知识宣教。 4.回答全面。

注:赛道式要求三站完成时间为30 min。

操作思维导图

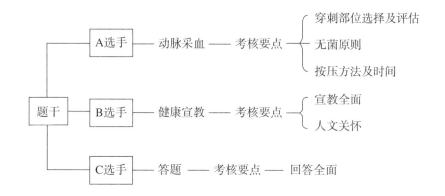

第五节 血液系统疾病

一、缺铁性贫血

站点式模拟题一

考核题干	病人王某，女，21 岁，血液科 32 床，住院号：776650。以"头晕、乏力，面色苍白 2 月"入院，查体：神志清，偏瘦，睑结膜、口唇苍白，匙状甲，平日月经量多，周期短。 医嘱：右旋糖酐铁 10 ml，po，st。
考核要求	遵医嘱口服给药。
SP 指引	病人头晕，乏力。
考核时间	8 min
考核要点	1．口服铁剂的注意事项。 2．给药原则。 3．操作过程中的人文关怀。

操作思维导图

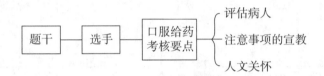

站点式模拟题二

考核题干	病人李某，女，25 岁，血液科 35 床，住院号：332344。以"发现异食癖 1 月"入院，病人无明显诱因出现异食癖、伴反甲，皮肤苍白，以口唇最明显。查体：神志清，精神较差，慢性病容，T 36.5 ℃，P 120 次 / 分，R 25 次 / 分，律齐，心音有力，心脏听诊未闻及杂音。 医嘱：静脉采血（全血细胞分析、血生化、电解质）。 　　　5%GS 250 ml，ivgtt，st。
考核要求	1．A 选手静脉采血。 2．B 选手静脉输液。 3．C 选手缺铁性贫血相关知识宣教。
SP 指引	病人精神较差，慢性病容。
考核时间	8 min
考核要点	1．采集血标本的顺序。 2．无菌原则。 3．留置针的穿刺方法及固定。 4．缺铁性贫血相关知识宣教。

操作思维导图

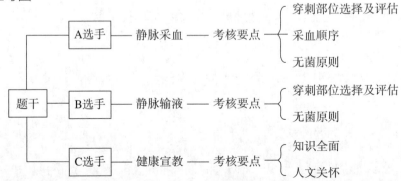

赛道式模拟题

第1站

考核题干	病人李某，女，39 岁，血液科 32 床，住院号：623421。主诉"头晕、乏力、食欲减退、心慌、气短 3 月余"，查体：神志清，表情淡漠，T 36.7 ℃，P 72 次 / 分，R 20 次 / 分，BP 120/80 mmHg。为求进一步诊治，收住入院。 医嘱：静脉采血（全血细胞分析）。 　　　吸氧。
考核要求	1．A 选手评估病人病情并汇报。 2．B 选手静脉采血。 3．C 选手吸氧。
SP 指引	1．基本信息：自诉头晕、乏力、食欲减退，心慌气短 3 月余。 2．查体：神志清，表情淡漠。 3．既往史：否认肝炎、结核及外伤病史。 4．过敏史：无食物及药物过敏史。 5．家族史：无。 6．饮食：食欲下降。
考核要点	1．评估病情全面（基本信息、体格检查、既往史、过敏史、家族史、饮食）。 2．静脉采血的穿刺部位选择及无菌原则。 3．评估用氧安全，氧流量准确及注意事项指导。

操作思维导图

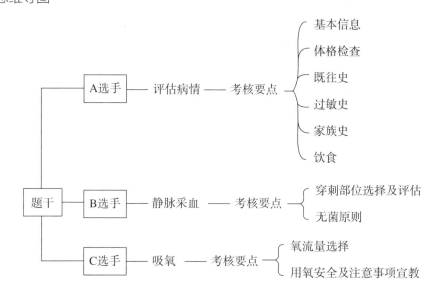

第2站

考核题干	全血细胞分析：RBC 3.99×10^{12}/L，WBC 13.5×10^9/L，HGB 78 g/L，PLT 220×10^9/L。病人受凉后出现发热，T 38.9 ℃，咽部疼痛。 医嘱：0.9%NS 250 ml，ivgtt，st。 　　　头孢吡肟皮试。 　　　右旋糖酐铁 10 ml，po，bid。
考核要求	1．A 选手静脉输液。 2．B 选手皮内注射。 3．C 选手口服给药。
SP 指引	病人自诉四肢乏力，心慌，胸闷，腹泻，恶心。
考核要点	1．留置针穿刺部位选择。 2．头孢皮试液的配制及抢救药物的准备。 3．核对病人信息，铁剂口服方法的指导。 4．操作过程中的人文关怀。

操作思维导图

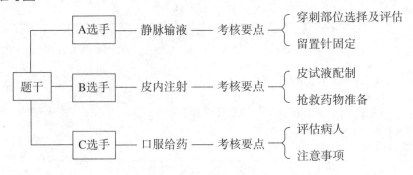

第3站

考核题干	为完善进一步检查。 医嘱：心电图检查。 　　　动脉采血。 　　　血糖监测。
考核要求	1．A选手心电图检查。 2．B选手动脉采血。 3．C选手血糖监测。
SP指引	病人做心电图感觉不好意思，不愿配合。
考核要点	1．心电图的导联位置放置正确。 2．动脉采血穿刺部位的选择及按压时间、方法。 3．血糖监测的操作方法及注意事项。

注：赛道式要求三站完成时间为30 min。

操作思维导图

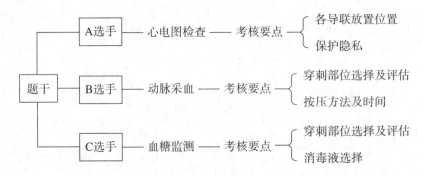

二、血小板减少性紫癜

站点式模拟题一

考核题干	病人王某，女，28岁，血液科34床，住院号：665779。主诉"间断牙龈出血、鼻衄伴皮肤紫癜5天"，查体：前胸及四肢皮肤可见散在出血点，双鼻孔有陈旧性血迹，牙龈有少量新鲜渗血；Hb 112 g/L，PLT 8×10^9/L，WBC 8.5×10^9/L。 医嘱：口腔护理。
考核要求	遵医嘱口腔护理。
SP指引	口腔护理时病人牙龈有少量的渗血。
考核时间	8 min
考核要点	1．评估病人口腔内有无溃烂及其他部位的渗血。 2．操作前后清点棉球数量。 3．操作中注意动作轻柔以免发生感染及出血。

操作思维导图

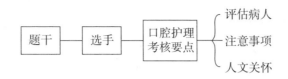

站点式模拟题二

考核题干	病人李某，女，65岁，血液科35床，住院号：990076。主诉"反复皮肤瘀点、瘀斑1年余，咳嗽、咳痰1周"入院，查体：全身皮肤散见瘀点、瘀斑，以四肢为多，色暗淡，压之不褪色，口腔黏膜光滑，无出血灶，咽部充血，心肺查体：阴性。腹部膨隆，自诉5日未解大便，实验室检查：PLT 22×10^9/L。 医嘱：灌肠。 　　　　0.9%NS 100 ml，ivgtt，st。
考核要求	1. A选手灌肠。 2. B选手静脉输液。 3. C选手疾病健康宣教。
SP指引	灌肠时，病人配合不佳。
考核时间	8 min
考核要点	1. 无菌原则。 2. 评估穿刺部位。 3. 灌肠液的温度及隐私保护。 4. 操作过程中的人文关怀。

操作思维导图

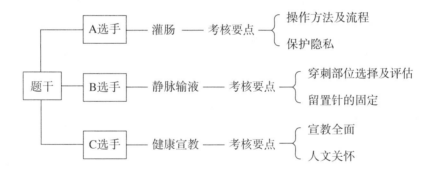

赛道式模拟题

第1站

考核题干	病人许某，女，32岁，血液科17床，住院号：632148。因"全身皮肤瘀斑13天，阴道出血11天，头痛3天"入院，查体：T 37.4 ℃，P 103次/分，R 21次/分，BP 100/60 mmHg，呈急性面容，神志恍惚。全身皮肤可见密集分布的瘀斑，腹部软，体重50 kg。 医嘱：静脉采血（全血细胞分析）。 　　　　吸氧。
考核要求	1. A选手评估病人病情并汇报。 2. B选手静脉采血。 3. C选手吸氧。
SP指引	1. 基本信息：自诉"全身皮肤瘀斑13天，阴道出血11天，头痛3天"。 2. 既往史：否认高血压、糖尿病及冠心病，否认结核及外伤病史。 3. 过敏史：无食物及药物过敏史。 4. 家族史：无。 5. 饮食：近几日食欲下降。

续表

考核要点	1．评估病情全面（基本信息、既往史、过敏史、家族史、饮食）。 2．静脉采血的穿刺部位选择及无菌原则。 3．评估用氧安全，氧流量准确及指导注意事项。

操作思维导图

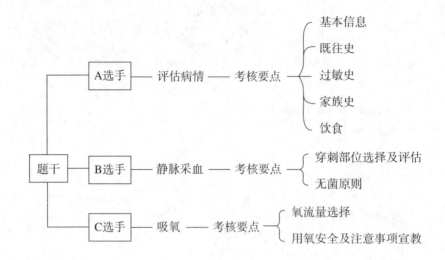

第 2 站

考核题干	全血细胞分析：WBC 8.63×10^9/L，HGB 101 g/L，PLT 7×10^9/L。 医嘱：0.9%NS 100 ml，ivgtt，st。 　　　重组人促血小板生成素 300 U/（kg·d），H，st。
考核要求	1．A 选手静脉输液。 2．B 选手提出正确护理诊断。 3．C 选手皮下注射。
SP 指引	病人自诉头痛，恶心。
考核要点	1．留置针穿刺部位选择及固定。 2．护理诊断正确。 3．皮下注射位置及注射角度准确。

操作思维导图

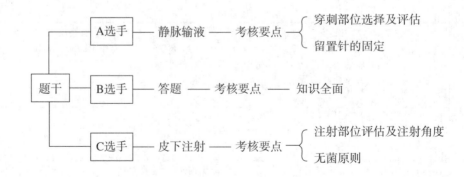

第 3 站

考核题干	病人口服醋酸泼尼松后出现头痛、恶心、呕吐 1 次，为胃内容物，量约 200 ml。 医嘱：心电监护。 口腔护理。 盐酸甲氧氯普胺 10 mg，im，st。
考核要求	1．A 选手心电监护。 2．B 选手口腔护理。 3．C 选手肌内注射。
SP 指引	病人询问药物的作用。
考核要点	1．心电监护操作方法准确。 2．口腔护理的擦拭顺序及棉球传递无污染。 3．注射部位评估及注射角度，按压时间。 4．操作过程中的人文关怀。

注：赛道式要求三站完成时间为 30 min。

操作思维导图

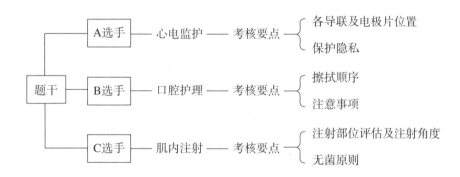

三、白血病

站点式模拟题一

考核题干	病人祁某，男，28 岁，血液科 36 床，住院号：554677。因"左上腹坠胀不适，伴发热、头晕、乏力、消瘦 3 月"入院，查体：T 39.0 ℃，R 24 次/分，P 96 次/分，BP 110/65 mmHg，胸骨下段压痛阳性，诊断为白血病。 医嘱：注射用赖氨匹林 0.9 g，im，st。
考核要求	遵医嘱肌内注射。
SP 指引	病人头晕、乏力，精神差。
考核时间	8 min
考核要点	1．评估并选择注射部位。 2．注意选择针头型号及注射深度。 3．无菌原则。 4．操作过程中的人文关怀。

操作思维导图

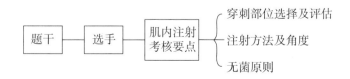

站点式模拟题二

考核题干	病人李某，女，57 岁，血液科 32 床，住院号：554677。因"发热伴全身皮肤瘀点 10 天"入院，查体：T 39.2 ℃，P 100 次 / 分，R 25 次 / 分，BP 105/60 mmHg，前胸及下肢皮肤散在出血点；Hb 85 g/L，WBC 43.8×10⁹/L，PLT 20×10⁹/L，诊断为白血病。 医嘱：吸氧。 　　　　0.9%NS 250 ml 加柔红霉素 45 mg，ivgtt，st。 　　　　头孢吡肟皮试。
考核要求	1．A 选手吸氧。 2．B 选手静脉输液。 3．C 选手皮内注射。
SP 指引	病人高热寒战。
考核时间	8 min
考核要点	1．氧流量调节及注意事项的宣教。 2．穿刺血管的选择、留置针的固定及化疗药物使用的注意事项。 3．无菌原则及输液用物的选择。 4．皮试液的配制及抢救药物的准备。 5．操作过程中的人文关怀。

操作思维导图

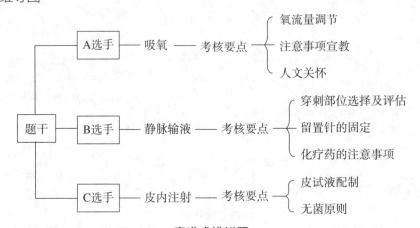

赛道式模拟题

第 1 站

考核题干	病人马某，女，45 岁，血液科 34 床，住院号：637844。因"反复乏力，头晕 5 月余"入院，于 5 月前无明显诱因出现乏力、头晕、恶心，食欲下降，咳嗽，无咳痰，腹胀，无明显腹痛，无牙龈出血，无便血、血尿，诊断为白血病。 医嘱：静脉采血（全血细胞分析）。 　　　　生命体征测量。
考核要求	1．A 选手评估病人病情并汇报。 2．B 选手静脉采血。 3．C 选手生命体征测量。
SP 指引	1．基本信息：主诉反复乏力、头晕 5 月余，于 5 月前无明显诱因出现乏力，头晕、恶心，食欲下降，咳嗽，无咳痰，腹胀，无明显腹痛，无牙龈出血，无便血、血尿。 2．查体：神志清。 3．既往史：否认糖尿病及冠心病史，否认结核及外伤史，否认输血及血制品史。 4．过敏史：无食物及药物过敏史。 5．家族史：无。 6．吸烟史：无。 7．饮食：食欲下降。
考核要点	1．评估病情全面（基本信息、体格检查、既往史、过敏史、家族史、吸烟史）。 2．静脉采血的穿刺部位选择及无菌原则。 3．生命体征测量的方法准确。

操作思维导图

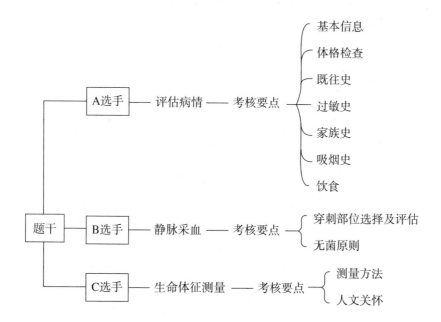

第 2 站

考核题干	病人高热症状未见明显好转，并进行性加重。 医嘱：0.9%NS 250 ml，ivgtt，st。 注射用青霉素钠 80 万 U，id，st。 静脉采血（血培养）。
考核要求	1. A 选手静脉输液。 2. B 选手皮内注射。 3. C 选手静脉采血。
SP 指引	家属：病人体温升高至 40 ℃，出现乏力、头晕。
考核要点	1. 留置针穿刺部位选择及固定。 2. 青霉素皮试液的配制及抢救药物的准备。 3. 抽取血培养的方法及采集顺序、时间。 4. 操作过程中的人文关怀。

操作思维导图

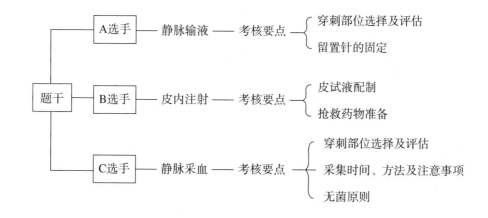

第 3 站

考核题干	全血细胞分析检查示：WBC 59.2×10^9/L，RBC 1.16×10^9/L，HGB 42 g/L，PLT 5×10^9/L。 医嘱：心电监护。 　　　静脉输注悬浮红细胞 2 U。
考核要求	1．A 选手心电监护。 2．B 选手静脉输血。 3．C 选手进行白血病相关知识宣教。
SP 指引	家属紧张，询问输血的目的。
考核要点	1．电极片位置及隐私保护。 2．评估及正确选择输血通路。 3．输血时的查对。 4．向病人及家属解释说明输血的注意事项及不良反应。 5．操作过程中的人文关怀。

注：赛道式要求三站完成时间为 30 min。

操作思维导图

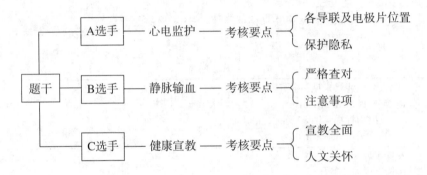

第六节　内分泌系统疾病

一、甲状腺疾病

站点式模拟题一

考核题干	病人张某，女，35 岁，乳甲科 19 床，住院号：234421。确诊甲状腺亢进 4 年，一直服用甲硫氧嘧啶治疗，最近由于家庭遭遇变故，出现烦躁不安，四肢无力，心慌气短，多汗，查体：T 39.2 ℃，P 150 次 / 分，R 23 次 / 分，BP 130/80 mmHg。 医嘱：静脉采血（血培养）。
考核要求	遵医嘱静脉采血。
SP 指引	病人伤心，难过。
考核时间	8 min
考核要点	1．抽取血培养的顺序。 2．无菌原则。 3．操作过程中的人文关怀。

操作思维导图

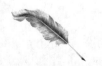

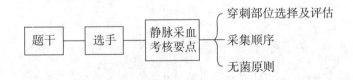

站点式模拟题二

考核题干	病人李某，女，54岁，乳甲科24床，住院号：887800。主诉"咳嗽、咳痰、心悸、气促8天"，既往有甲状腺功能亢进病史10年，查体：神志清，T 37.5 ℃，P 118次/分，R 23次/分，BP 135/80 mmHg，甲状腺二度肿大，轻度突眼，家属代诉"情绪起伏大，对甲亢了解不多，服药时有忘记"，T_3 40.12 nmol/L，T_4 89.56 nmol/L，TSH < 0.012 mIU/L。 医嘱：头孢吡肟皮试。 　　　吸氧。
考核要求	1. A选手入院护理评估。 2. B选手皮内注射。 3. C选手吸氧。
SP指引	病人情绪激动。
考核时间	8 min
考核要点	1. 入院评估的注意事项。 2. 皮试液的正确配制及抢救药物的准备。 3. 吸氧流程正确，人文关怀到位。

操作思维导图

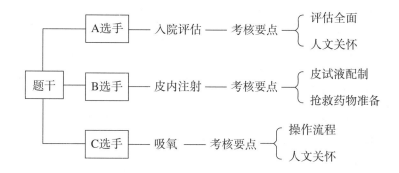

赛道式模拟题

第1站

考核题干	病人刘某，女，42岁，乳甲科18床，住院号：332455。以"突眼、颈部增粗、心悸2个月"入院。自诉2个月前因精神刺激出现心悸，活动时加重，眼睑水肿，眼球逐渐突出，颈部增粗，多食易饥，大便每日4~5次，未曾就诊。 医嘱：静脉采血（全血细胞分析、血生化）。 　　　生命体征测量。
考核要求	1. A选手评估病人病情并汇报。 2. B选手静脉采血。 3. C选手生命体征测量。
SP指引	1. 基本信息：2个月前因精神刺激出现心悸，活动时加重，眼睑水肿，眼球逐渐突出，颈部增粗，多食易饥，大便4~5次/日。 2. 既往史：既往体健。 3. 过敏史：无食物及药物过敏史。 4. 家族史：无。 5. 吸烟史：无。 7. 饮食：多食易饥饿。
考核要点	1. 评估病情全面（基本信息、既往史、过敏史、家族史、吸烟史、饮食）。 2. 静脉采血的穿刺部位选择、无菌原则。 3. 生命体征测量准确。

操作思维导图

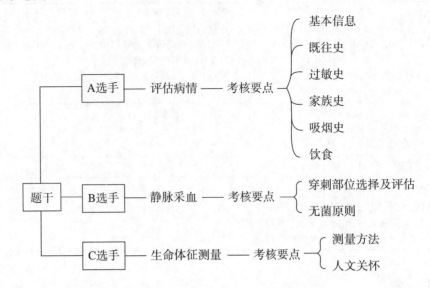

第2站

考核题干	生化检查：FT_3、FT_4 增高，TSH 降低。 医嘱：5%GS 100 ml，ivgtt，st。 　　　心电监护。 　　　低碘饮食。
考核要求	1．A 选手静脉输液。 2．B 选手心电监护。 3．C 选手低碘饮食指导。
SP 指引	病人自诉心慌难受。
考核要点	1．留置针穿刺部位选择。 2．电极片位置。 3．低碘饮食的指导。 4．操作过程中的人文关怀。

操作思维导图

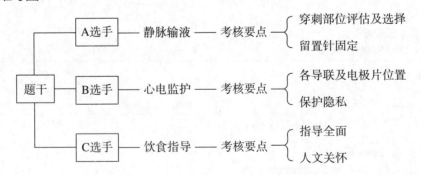

第3站

考核题干	病人自诉"心悸加重，呼吸困难"。 医嘱：吸氧。 　　　动脉采血。
考核要求	1．A 选手吸氧。 2．B 选手疾病相关知识宣教。 3．C 选手动脉采血。

SP指引	病人自诉呼吸困难。
考核要点	1．吸氧浓度和时间。 2．动脉采血的部位选择及按压方法。 3．病人的安抚及解释工作。

注：赛道式要求三站完成时间为 30 min。

操作思维导图

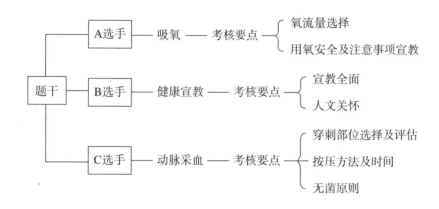

二、糖尿病

站点式模拟题一

考核题干	病人，李某，男，40 岁，内分泌科 25 床，住院号：665677。患 1 型糖尿病 5 年，未正规药物治疗，未定期监测血糖，坚持饮食、运动疗法，今日突发恶心、呕吐，头痛，呼吸深大，呼气有烂苹果味，收住入院。 医嘱：血糖监测。
考核要求	遵医嘱血糖监测。（题卡：血糖 20.8 mmol/L。）
SP指引	病人恶心、呕吐，头痛，呼吸深大。
考核时间	8 min
考核要点	1．消毒液的选择。 2．血糖监测的方法及注意事项。 3．异常值的判读及通知医生。 4．糖尿病酮症酸中毒相关知识宣教及操作过程中的人文关怀。

操作思维导图

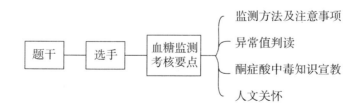

站点式模拟题二

考核题干	病人万某，男，65 岁，内分泌科 36 床，住院号：223444。主诉"血糖偏高 10 年，乏力 20 天"，10 年前体检发现血糖偏高予以饮食控制，3 年前出现口干、多饮多尿明显，口服降糖药治疗，症状改善后即自行停药，体重下降约 5 kg，入院后测得 GLU 23.6 mmol/L。 医嘱：胰岛素 6 U，H，st。 　　　静脉采血（全血细胞分析、血生化）。
考核要求	1．A 选手皮下注射。 2．B 选手静脉采血。 3．C 选手糖尿病酮症酸中毒相关知识宣教。
SP 指引	病人询问"我的血糖这么高，会有什么危险？"
考核时间	8 min
考核要点	1．胰岛素皮下注射的注意事项。 2．穿刺部位选择及评估、采血顺序。 3．糖尿病的健康宣教。 4．操作过程中的人文关怀。

操作思维导图

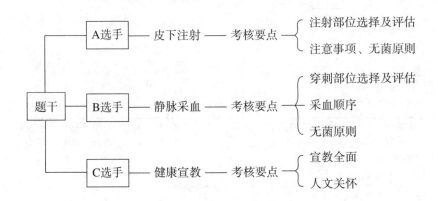

赛道式模拟题

第 1 站

考核题干	病人章某，男，48 岁，内分泌科 23 床，住院号：023455。于 1 h 前无明显诱因出现突发性头晕，伴四肢乏力，以"糖尿病合并酮症酸中毒"收住院。查体：神志清，双侧瞳孔等大等圆，直径 3 mm，对光反射灵敏；呼吸深大，全身皮肤潮湿；T 36.2 ℃，P 88 次 / 分，R 16 次 / 分，BP 110/65 mmHg，GLU 28.3 mmol/L。既往有糖尿病 5 年，自行注射胰岛素，血糖控制不佳。 医嘱：心电监护。 　　　静脉采血（全血细胞分析、血生化）。 　　　0.9%NS 100 ml，ivgtt，st。
考核要求	1．A 选手心电监护。 2．B 选手静脉采血。 3．C 选手静脉输液。
SP 指引	1．基本信息：病人 1 h 前无明显诱因出现突发性头晕，伴四肢乏力。 2．既往史：糖尿病 5 年，否认高血压及冠心病，否认结核及外伤史。 3．过敏史：食物及药物过敏史不详。 4．家族史：无。 5．饮食：食欲亢进。
考核要点	1．电极片位置及隐私保护。 2．静脉采血的穿刺部位选择，采血顺序及无菌原则。 3．静脉输液的无菌原则及穿刺部位评估。

操作思维导图

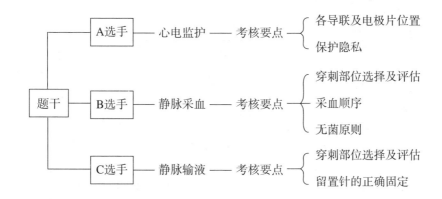

第 2 站

考核题干	全血细胞分析：WBC 12.3×10^9/L，NE 0.851%，HGB 128 g/L，生化：BGS 31.0 mmol/L，BUN 12.3 mmol/L，Cr 120.3 μmol/L，UA 489 μmol/L。 医嘱：0.9%NS 50 ml 加 RI 50 U，5 ml/h 微量泵泵入。 　　　　血糖监测，Q2 h。 　　　　胰岛素 6 U，H，st。
考核要求	1. A 选手微量泵使用。 2. B 选手血糖监测。 3. C 选手皮下注射。
SP 指引	家属询问病人病情。
考核要点	1. 微量泵药物的配制及泵速的调节。 2. 测血糖的方法。 3. 胰岛素的剂量及注射方法。 4. 操作过程中的人文关怀。

操作思维导图

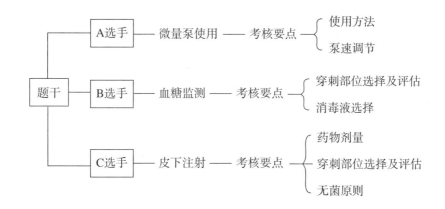

第 3 站

考核题干	经过治疗，病人病情趋于平稳，沟通过程中发现病人对糖尿病未予重视，胰岛素注射不规范。 医嘱：动脉采血。
考核要求	1. A 选手动脉采血。 2. B 选手指导胰岛素笔的正确使用及疾病健康宣教。 3. C 选手理论答题（糖尿病的病因）。
SP 指引	病人缺乏糖尿病相关知识。

续表

考核要点	1. 动脉采血部位选择及评估，按压手法和时间。 2. 胰岛素笔的正确使用及注意事项。 3. 理论答题全面。

注：赛道式要求三站完成时间为 30 min。

操作思维导图

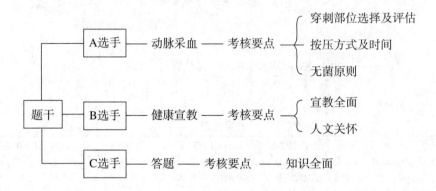

三、肥胖症

站点式模拟题一

考核题干	病人汪某，男，40 岁，内分泌科 23 床，住院号：334566。2 年前无明显诱因出现体重增加，无多饮、多食、多尿，无心悸、胸闷，无恶心、呕吐、腹胀，身高 175 cm，体重 85 kg，体重逐年增加明显。 医嘱：生命体征测量。 　　　　静脉采血（全血细胞分析）。
考核要求	遵医嘱静脉采血。
SP 指引	采血时病人紧张，配合不佳。
考核时间	8 min
考核要点	1. 评估并选择穿刺部位。 2. 无菌操作。 3. 采血的先后顺序。 4. 操作过程中的人文关怀。

操作思维导图

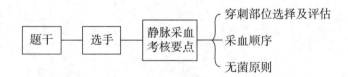

站点式模拟题二

考核题干	患儿李某，男，2 岁，儿科 13 床，住院号：955043。体重 16 kg，诊断为儿童单纯性肥胖。 医嘱：生命体征测量。 　　　　静脉采血（全血细胞分析）。
考核要求	1. A 选手生命体征测量。 2. B 选手静脉采血。 3. C 选手相应的饮食指导。
SP 指引	测量生命体征时患儿不配合。

续表

考核时间	8 min
考核要点	1. 测量方法的准确性。 2. 静脉采血的操作方法。 3. 饮食指导知识全面。

操作思维导图

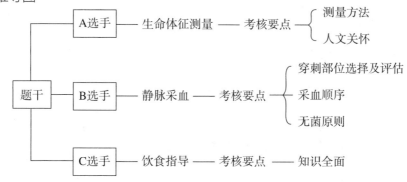

赛道式模拟题

第 1 站

考核题干	病人王某，男，32 岁，内分泌科 13 床，住院号：345567。10 年前开始出现体型发胖，食欲好，喜食荤食、甜食及油炸食品，伴有关节疼痛、走路气喘，曾尝试通过控制饮食、加强运动及中医疗法控制体重，效果不佳，其后病人体重进行性增加，自诉体重最高达到 180 kg。 医嘱：静脉采血（全血细胞分析）。 　　　生命体征测量。
考核要求	1. A 选手评估病人病情并汇报。 2. B 选手静脉采血。 3. C 选手生命体征测量，计算 BMI。
SP 指引	1. 基本信息：体型明显发胖 10 年。 2. 既往史：体健。 3. 过敏史：无食物及药物过敏史。 4. 家族史：无。 5. 吸烟史：无。
考核要点	1. 评估病情全面（基本信息、既往史、过敏史、家族史、吸烟史）。 2. 静脉采血的穿刺部位选择及无菌原则。 3. 生命体征测量及 BMI 指数准确。

操作思维导图

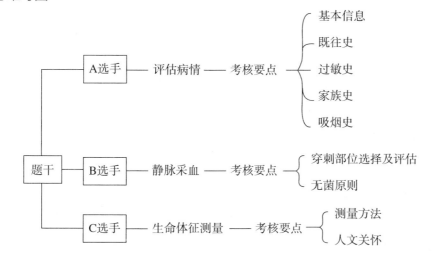

第 2 站

考核题干	生化检查：GLU 5.26 mmol/L，URIC 300 μmol/L，ALT 33 U/L，AST 22 U/L，TCHOL 4.48 mmol/L，TG 1.17 mmol/L。 医嘱：0.9%NS 100 ml，ivgtt，st。
考核要求	1．A 选手静脉输液。 2．B 选手提出护理诊断。 3．C 选手肥胖症相关知识宣教。
SP 指引	病人自卑焦虑，心情不好，配合不佳。
考核要点	1．留置针穿刺部位选择及固定。 2．答题全面。 3．饮食、运动及药物的宣教。

操作思维导图

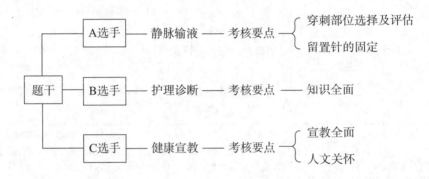

第 3 站

考核题干	进一步排查疾病。 医嘱：动脉采血。 　　　结核菌素试验。
考核要求	1．A 选手动脉采血。 2．B 选手皮内注射。 3．C 选手回答无菌技术操作原则。
SP 指引	病人心情不好，配合不佳。
考核要点	1．动脉采血的部位选择及按压方法、时间。 2．结核菌素皮试液配制的方法及注射的方法。 3．无菌原则。

注：赛道式要求三站完成时间为 30 min。

操作思维导图

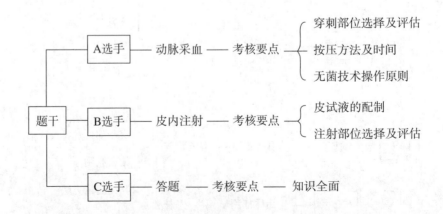

四、高尿酸血症及痛风

站点式模拟题一

考核题干	病人徐某，男，50岁，内分泌科35床，住院号：665677。午夜突然出现左脚第一跖关节剧痛，约3 h后局部出现红、肿、热、痛和活动困难，查体：BUA 500 μmol/L。 医嘱：静脉采血（全血细胞分析、血生化、凝血）。
考核要求	遵医嘱静脉采血。
SP指引	病人跖关节处疼痛难忍。
考核时间	8 min
考核要点	1．评估并选择穿刺部位。 2．无菌操作。 3．采集血标本的顺序。 4．操作过程中的人文关怀。

操作思维导图

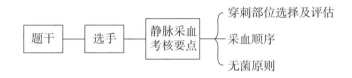

站点式模拟题二

考核题干	病人张某，男，60岁，内分泌科36床，住院号：334522。主诉"口干、多饮、多尿8年"，既往反复膝关节、踝关节疼痛8年，诊断为痛风性关节炎、糖尿病。 医嘱：血糖监测。 　　　复方氯化钠注射液 500 ml，ivgtt，st。
考核要求	1．A选手血糖监测。 2．B选手静脉输液。 3．C选手疾病相关知识健康指导。
SP指引	血糖监测时病人紧张。
考核时间	8 min
考核要点	1．血糖监测的方法及注意事项。 2．无菌操作。 3．静脉留置针的注意事项。 4．操作过程中的人文关怀。 5．健康宣教全面。

操作思维导图

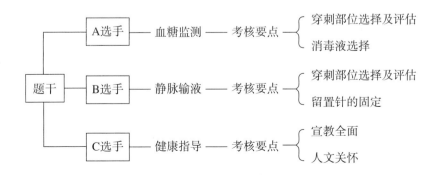

赛道式模拟题

第 1 站

考核题干	病人崔某，男，41 岁，内分泌科 17 床，住院号：334566。痛风病程 12 年，查体：T 38.5 ℃，P 88 次 / 分，R 22 次 / 分，BP 187/122 mmHg，满月脸，心肺腹未见明显异常，双腕、双手背、双肘、双膝及右踝关节红肿热痛，右踝关节处可见痛风石形成。 医嘱：静脉采血（全血细胞分析、血生化）。 　　　血糖监测。
考核要求	1．A 选手评估病人病情并汇报。 2．B 选手静脉采血。 3．C 选手血糖监测。
SP 指引	1．基本信息：病人痛风病程 12 年，既往痛风发作时不正规使用激素治疗，未正规降尿酸治疗，全身多关节红肿热痛 3 天。 2．既往史：痛风 12 年。 3．过敏史：无食物及药物过敏史。 4．家族史：不详。 5．吸烟史：吸烟 20 年，每日 10 支。
考核要点	1．评估病情全面（基本信息、既往史、过敏史、家族史、吸烟史）。 2．静脉采血的穿刺部位选择及无菌原则。 3．消毒液的选择，血糖监测方法正确。

操作思维导图

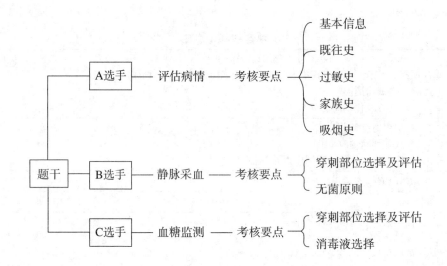

第 2 站

考核题干	生化检查：Hb 93 g/L，CRP 80 mg/L，Cr 164 μmol/L，GLU 18 mmol/L，UA 533 μmol/L，ESR 28 mm/L；小便常规示：蛋白（+），隐血（+++）。 医嘱：复方氯化钠 500 ml，ivgtt，st。 　　　物理降温。 　　　胰岛素 4 U，H，st。
考核要求	1．A 选手静脉输液。 2．B 选手物理降温。 3．C 选手皮下注射。
SP 指引	病人双腕、双手背、双肘、双膝及右踝关节疼痛难忍。
考核要点	1．留置针穿刺部位的选择及固定。 2．物理降温的乙醇浓度及擦拭部位。 3．胰岛素的注射方法及部位。 4．操作过程中的人文关怀。

操作思维导图

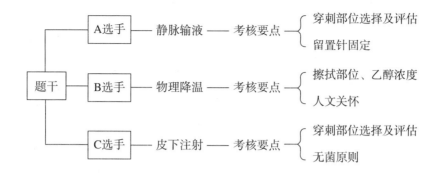

第 3 站

考核题干	病人自诉头晕、恶心。 医嘱：血压测量。
考核要求	1．A 选手血压测量。 2．B 选手疾病健康宣教。 3．C 选手提出护理诊断。
SP 指引	病人自诉血压控制不佳。
考核要点	1．血压测量方法正确。 2．疾病相关知识的掌握。 3．控制血压的注意事项。

注：赛道式要求三站完成时间为 30 min。

操作思维导图

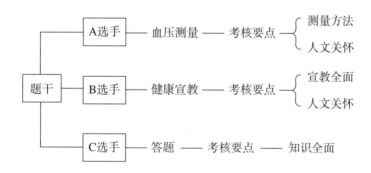

第七节　风湿性疾病

一、系统性红斑狼疮

站点式模拟题一

考核题干	病人李某，女，28 岁，风湿免疫科 22 床，住院号：232344。因"系统性红斑狼疮"入院，查体：面颊部红斑明显，手指末端和指甲周围皮肤可见红斑，口唇发绀，胸闷、气憋明显；实验室检查：血抗核抗体阳性，抗双链 DNA 阳性。 医嘱：动脉采血。
考核要求	遵医嘱动脉采血。
SP 指引	病人怕疼，配合不佳。

续表

考核时间	8 min
考核要点	1. 穿刺部位的评估及选择。 2. 穿刺的方法及按压时间、手法。 3. 无菌原则。 4. 操作过程中的人文关怀。

操作思维导图

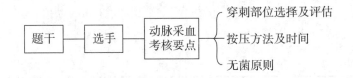

站点式模拟题二

考核题干	病人刘某，女，32岁，风湿免疫科24床，住院号：667544。3个月前出现全身关节疼痛和面部红斑，日晒后明显。近2天来出现发热，以"系统性红斑狼疮"收住院，查体：神志清，精神差，口唇及双手指间发绀，胸闷、气短，双下肢水肿，膀胱高度充盈，排尿困难，T 38.3 ℃，SpO_2 85%，GLU 3.2 mol/L。 医嘱：吸氧。 　　　留置导尿。 　　　10%GS 250 ml，ivgtt，st。
考核要求	1. A选手吸氧。 2. B选手留置导尿。 3. C选手静脉输液。
SP指引	病人乏力，耐受程度差。
考核时间	8 min
考核要点	1. 氧流量的选择及注意事项宣教。 2. 留置导尿的操作方法。 3. 留置针的穿刺及固定。 4. 无菌操作。 5. 操作过程中的人文关怀。

操作思维导图

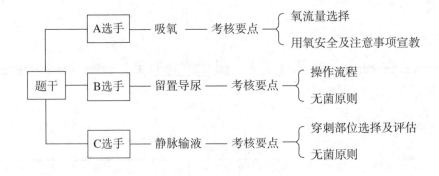

赛道式模拟题
第1站

考核题干	病人王某，男，59岁，风湿免疫科27床，住院号：343455。5个月前无明显诱因出现头晕、乏力、牙龈出血，未予特殊处理，近1个月来颜面部红斑加重，多关节红肿伴脱发，口腔溃疡反复出现。1周前出现牙痛，头晕、头痛、乏力、面色苍白、关节疼痛较前加重。查体：抗核抗体1∶1000，抗SSA（++），抗SSB（+）；SpO_2 86%。 医嘱：心电图检查。 　　　　生命体征测量。
考核要求	1．A选手评估病人病情并汇报。 2．B选手生命体征测量。 3．C选手心电图检查。
SP指引	1．基本信息：病人于5个月前无明显诱因出现头晕、乏力、牙龈出血，未予特殊处理，后出血反复出现，颜面红斑，近1个月以来颜面红斑加重，多关节红肿伴脱发，反复口腔溃疡，1周前牙痛、头晕、头痛、乏力、关节疼痛较前加重。 2．既往史：否认高血压、糖尿病史，否认个人不良嗜好。 3．过敏史：无食物及药物过敏史。 4．家族史：无。 5．吸烟史：无。 6．饮食：食欲正常。
考核要点	1．评估病情全面（基本信息、既往史、过敏史、家族史、吸烟史、饮食）。 2．生命体征测量的操作流程。 3．心电图的导联位置及隐私保护。 4．操作过程中的人文关怀。

操作思维导图

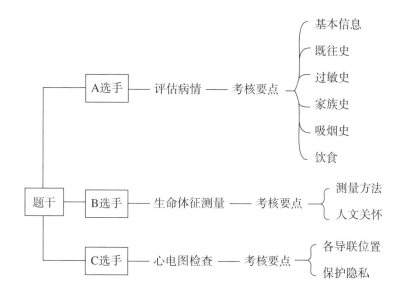

第2站

考核题干	全血细胞分析：Hb 89 g/L，WBC 0.95×10^9/L，N 71%，PLT 56 g/L。 医嘱：静脉采血（血生化）。 　　　　吸氧。 　　　　头孢吡肟皮试。
考核要求	1．A选手静脉采血。 2．B选手吸氧。 3．C选手皮内注射。

续表

SP指引	病人关节疼痛难忍。
考核要点	1. 静脉采血的部位选择及无菌原则。 2. 氧流量的选择及注意事项的宣教。 3. 头孢皮试的配制及抢救药物的准备。 4. 操作过程中的人文关怀。

操作思维导图

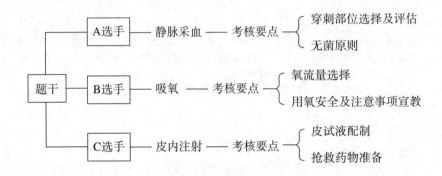

第3站

考核题干	头孢皮试 3 min 后，病人皮肤发红、起皮疹，伴有瘙痒、心慌、手抖、出冷汗。 医嘱：0.9%NS 250 ml，ivgtt，st。 　　　心电监护。
考核要求	1. A 选手静脉输液。 2. B 选手心电监护。 3. C 选手协助 A、B 完成抢救工作并记录。
SP指引	家属询问原因。
考核要点	1. 留置针的操作及固定。 2. 电极片位置及隐私保护。 3. 口头医嘱的执行及记录。 4. 病人家属的安抚及解释工作。

注：赛道式要求三站完成时间为 30 min。

操作思维导图

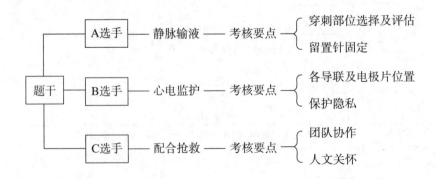

二、类风湿性关节炎

站点式模拟题一

考核题干	病人王某，男，42 岁，关节脊柱科 27 床，住院号：232355。双颞颌关节、腕关节、膝关节对称性肿痛伴晨僵 3 个月，RF（−）。ESR 34 mm/h，CRP 56 mg/L，手部 X 线显示骨质疏松，诊断为类风湿性关节炎。 医嘱：地塞米松 10 mg，iv，st。
考核要求	遵医嘱静脉注射。
SP 指引	病人关节肿痛难忍，不断呻吟。
考核时间	8 min
考核要点	1．无菌操作。 2．静脉注射的方法及注意事项。 3．按压方法及时间。 4．操作过程中的人文关怀。

操作思维导图

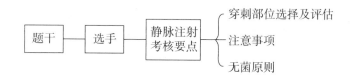

站点式模拟题二

考核题干	病人保某，女，60 岁，关节脊柱科 27 床，住院号：232455。类风湿性关节炎 10 年，关节疼痛，双手掌指关节表现为尺侧畸形，持物困难，生活不能自理，双下肢出现针尖大小的散在出血点。全血细胞分析示：Hb 95 g/L，PLT 20×10^9/L，自诉 4 天未解大便。 医嘱：静脉输注悬浮红细胞 2 U。 　　　吸氧。 　　　灌肠。
考核要求	1．A 选手静脉输血。 2．B 选手吸氧。 3．C 选手灌肠。
SP 指引	病人自诉无输血史，血型 A 型。
考核时间	8 min
考核要点	1．输血的查对及注意事项。 2．氧流量的选择及注意事项的宣教。 3．灌肠的注意事项。 4．操作过程中的人文关怀。

操作思维导图

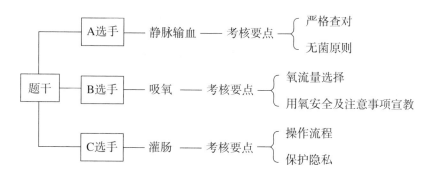

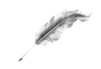

赛道式模拟题

第 1 站

考核题干	病人李某，男，48 岁，风湿科 25 床，住院号：334544。近 5 年来反复出现四肢多关节疼痛，以双膝、双肘关节明显，活动时症状加剧，偶有发热，伴晨僵，持续 1 ~ 2 h 后自行缓解，无头痛、恶心、呕吐，无胸痛、胸闷，无腹痛、腹泻，未予以正规治疗，3 年来反复发作，症状逐渐加重，且出现双手指间关节、双手掌指关节、肘关节屈曲畸形，入院 3 天前不慎感冒，出现全身酸痛、乏力及头晕症状。 医嘱：生命体征测量。 　　　　心电图检查。
考核要求	1．A 选手评估病人病情并汇报。 2．B 选手生命体征测量。 3．C 选手行心电图检查。
SP 指引	1．基本信息：近 5 年来反复出现四肢多关节疼痛，以双膝、双肘关节明显，活动时症状加剧，偶有发热，伴晨僵，持续 1 ~ 2 h 后自行缓解，无头痛、恶心、呕吐，无胸痛、胸闷，无腹痛、腹泻，3 年来症状反复发作，逐渐加重，且出现双手指间关节、双手掌指关节、肘关节屈曲畸形。 2．既往史：否认高血压、糖尿病史，否认个人不良嗜好。 3．过敏史：无食物及药物过敏史。 4．家族史：无。 5．吸烟史：无。 6．饮食：食欲下降。
考核要点	1．评估病情全面（基本信息、既往史、过敏史、家族史、吸烟史、饮食）。 2．生命体征测量的操作流程。 3．心电图导联的位置。 4．操作过程中的人文关怀。

操作思维导图

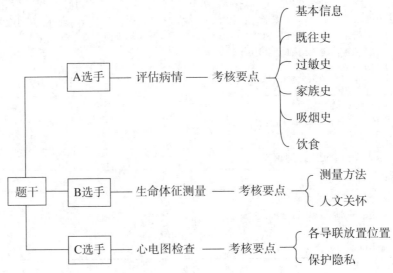

第 2 站

考核题干	病人出现咳嗽咳痰、发热，T 38.8 ℃，4 天无大便。 医嘱：静脉采血（全血细胞分析、血生化）。 　　　　灌肠。 　　　　注射用青霉钠 80 万 U，id，st。
考核要求	1．A 选手静脉采血。 2．B 选手灌肠。 3．C 选手皮内注射。

续表

SP 指引	病人发热，精神差。
考核要点	1. 静脉采血的操作流程及无菌操作。 2. 灌肠的操作流程和注意事项。 3. 青霉素皮试的配制，操作流程及抢救药物的准备。 4. 操作过程中的人文关怀。

操作思维导图

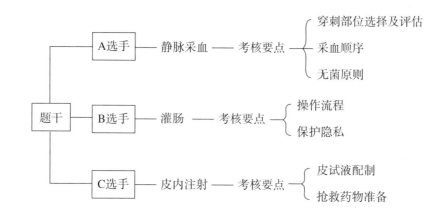

第 3 站

考核题干	青霉素皮试 3 min 后，病人皮肤发红、起皮疹，伴有瘙痒、心慌、胸闷，HR 102 次 / 分，手抖，出冷汗。 医嘱：吸氧。 心电监护。
考核要求	1. A 选手吸氧。 2. B 选手心电监护。 3. C 选手协助 A、B 完成抢救工作并记录。
SP 指引	家属询问病情。
考核要点	1. 氧流量的选择及注意事项的宣教。 2. 电极片位置及隐私保护。 3. 病人家属的安抚及解释工作。

注：赛道式要求三站完成时间为 30 min。

操作思维导图

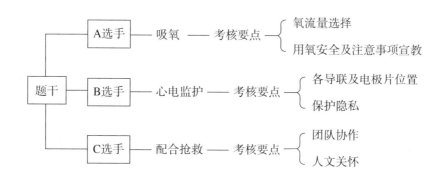

第八节 神经系统疾病

一、脑出血

站点式模拟题一

考核题干	病人李某，男，68岁，神经内科34床，住院号：232355。高血压病史10余年，不规律服用降压药，2 h前起身倒水时突然出现头痛，右侧肢体不能活动，继而呼之不应，意识丧失。查体：神志不清，呈浅昏迷，双侧瞳孔不等大，左侧4.0 mm，对光反射迟钝，右侧2.0 mm，对光反射灵敏；BP 170/100 mmHg，P 64次/分，R 16次/分；头颅CT示：左侧基底节区高密度影。 医嘱：20%甘露醇250 ml，ivgtt，st。
考核要求	遵医嘱静脉输液。
SP指引	病人神志不清。
考核时间	8 min
考核要点	1．评估穿刺部位皮肤，无菌操作。 2．观察生命体征，重点观察神志、瞳孔、血压变化。 3．操作过程中的人文关怀。

操作思维导图

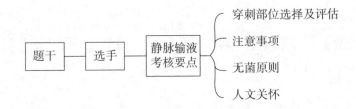

站点式模拟题二

考核题干	病人王某，男，53岁，急诊号：234533。饮酒时与他人发生争执，突发言语不清，呕吐一次，随即昏迷，右侧肢体瘫痪，立即送往急诊。查体：神志不清，呈浅昏迷，双侧瞳孔不等大，左侧3.0 mm，对光反射迟钝，右侧2.0 mm，对光反射灵敏，尿潴留，头颅CT示：脑出血。 医嘱：生命体征测量。 　　　留置导尿。 　　　吸氧。
考核要求	1．A选手生命体征测量。 2．B选手留置导尿。 3．C选手吸氧。
SP指引	家属担心病人的预后。
考核时间	8 min
考核要点	1．生命体征测量袖带位置及准确记录。 2．留置导尿的注意事项，无菌原则。 3．氧流量调节及注意事项宣教。

操作思维导图

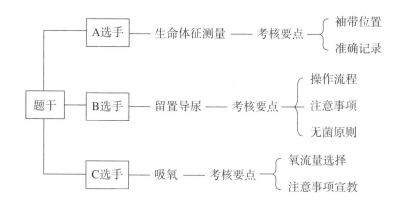

赛道式模拟题

第 1 站

考核题干	王某，女，58岁，神经内科15床，住院号：121233。家人代诉"2 h前因生气后突发神志不清，口角歪斜，小便失禁"，以"急性脑血管病"收住入院。查体：神志不清，左侧瞳孔直径4.0 mm，对光反射迟钝，右侧瞳孔直径2.0 mm，对光反射灵敏，小便失禁；T 36 ℃，P 68次/分，R 19次/分，BP 168/95 mmHg，SpO_2 98%，右侧肢体肌力0级，左侧肢体肌力5级，GLS评分8分。医嘱：吸氧。 静脉采血（全血细胞分析、血生化）。
考核要求	1. A选手评估病情并查体（Babinski征）。 2. B选手吸氧。 3. C选手静脉采血。
SP指引	1. 基本信息：家人代诉2 h前因与家人吵架突发神志不清，口角歪斜，小便失禁。 2. 查体：神志不清，小便失禁，右侧肢体肌力0级，左侧肢体肌力5级，Babinski征阳性。 3. 既往史：既往有高血压数年，自行服用降压药，具体药物不详，否认结核及外伤病史。 4. 过敏史：无食物及药物过敏史。 5. 家族史：父亲有高血压。 6. 饮食：食欲下降。
考核要点	1. 询问病史全面（基本信息、体格检查、既往史、过敏史、家族史、饮食）。 2. 氧流量的选择及用氧安全的宣教。 3. 静脉采血的采集顺序，无菌原则。

操作思维导图

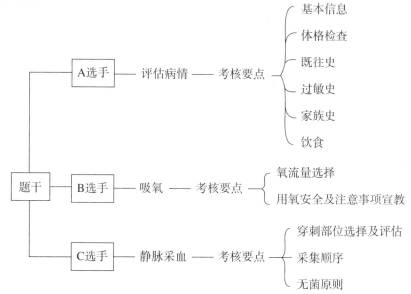

第 2 站

考核题干	全血细胞分析：WBC 6.3×10^9/L，NE 0.651%，HGB 123 g/L；生化：K^+ 3.4 mmol/L，BUN 10.6 mmol/L，CR 98.5 μmol/L；UA 121 μmol/L。 医嘱：20% 甘露醇 250 ml，ivgtt，st。 　　　留置导尿。 　　　心电图检查。
考核要求	1. A 选手静脉输液。 2. B 选手留置导尿。 3. C 选手心电图检查。
SP 指引	家属焦虑紧张，十分担心病人状况。
考核要点	1. 正确选择输液部位及甘露醇的输注速度。 2. 留置导尿保护隐私及无菌操作，宣教注意事项。 3. 心电图导联位置及人文关怀。

操作思维导图

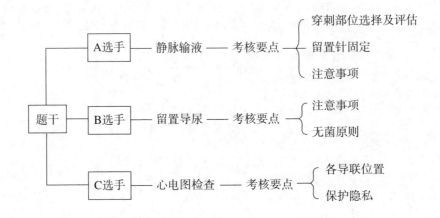

第 3 站

考核题干	操作结束后，病人呕吐一次，为胃内容物约 30 ml。 医嘱：心电监护。 　　　呋塞米 20 mg，iv，st。 　　　口腔护理。
考核要求	1. A 选手心电监护。 2. B 选手静脉注射。 3. C 选手口腔护理。
SP 指引	家属担心病人预后。
考核要点	1. 心电监护注意事项的宣教。 2. 静脉推注的方法、速度与部位，无菌原则。 3. 口腔护理的擦拭顺序及棉球传递无污染。

注：赛道式要求三站完成时间为 30 min。

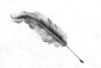

操作思维导图

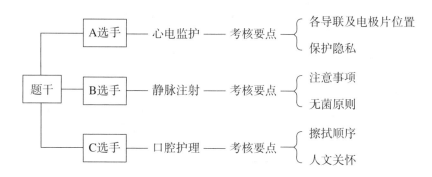

二、帕金森病

站点式模拟题一

考核题干	病人李某，女，70 岁，门诊号：232255。因"左上肢不自主抖动，僵硬、动作不灵活 5 年，加重 1 周"入院。查体：神志清，精神倦怠，心肺听诊无异常，既往否认高血压、糖尿病史，否认肝炎、结核等传染病史。 医嘱：静脉采血（全血细胞分析、血生化、凝血）
考核要求	遵医嘱静脉采血。
SP 指引	病人询问抽血目的。
考核时间	8 min
考核要点	1．无菌操作。 2．采血后的按压手法及时间。 3．采血顺序。 4．操作过程中的人文关怀。

操作思维导图

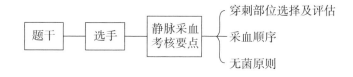

站点式模拟题二

考核题干	病人，刘某，男，50 岁，神经内科 17 床，住院号：232455。1 年前出现右手不自主抖动，以安静状态下明显，紧张、激动时加重，伴右侧肢体活动不灵活、僵硬，近日上述症状逐渐加重，出现面部表情呆板，口角流涎，行走缓慢。查体：神志清，精神一般，双侧瞳孔等大等圆，直径3.0 cm，无眼球震颤；双下肢轻度水肿；T 36.5 ℃，P 71 次 / 分，R 19 次 / 分，BP 122/75 mmHg。 医嘱：静脉采血（全血细胞分析、肝肾功能、电解质）。 　　　　吸氧。 　　　　5%GS 100 ml，ivgtt，st。
考核要求	1．A 选手静脉采血。 2．B 选手吸氧。 3．C 选手静脉输液。
SP 指引	病人不自觉手抖，输液时配合不佳。
考核时间	8 min
考核要点	1．采集血标本的顺序和量，无菌原则。 2．氧流量选择及注意事项的宣教。 3．留置针的穿刺及固定，无菌操作。

操作思维导图

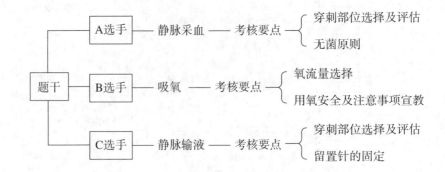

赛道式模拟题

第1站

考核题干	病人张某，女，65岁，神经内科16床，住院号：234566。因"肢体不自主抖动、行动迟缓6年，加重半年"入院，查体：面部表情呆板，双侧眼球各方向运动良好，前倾前屈步态、步速慢、双上肢无摆臂，转身慢，颈僵硬，四肢腱反射对称存在，双侧上下肢肌张力增高。 医嘱：静脉采血（血培养）。 　　　生命体征测量。
考核要求	1．A选手评估病人病情并汇报。 2．B选手静脉采血。 3．C选手生命体征测量。
SP指引	1．基本信息：以"肢体不自主抖动、行动迟缓6年，加重半年"入院，查体：面部表情呆板，双侧眼球各方向运动良好，前倾前屈步态、步速慢、双上肢无摆臂，转身慢，颈僵硬，四肢腱反射对称存在，双侧上下肢肌张力增高。 2．既往史：无。 3．过敏史：无食物及药物过敏史。 4．家族史：无。 5．吸烟史：无。 6．饮食：食欲正常。
考核要点	1．评估病情全面（对病人做系统评估，对肌力做出分级）。 2．静脉采血的穿刺部位选择及无菌原则，抽取血培养的顺序。 3．生命体征测量的方法准确。

操作思维导图

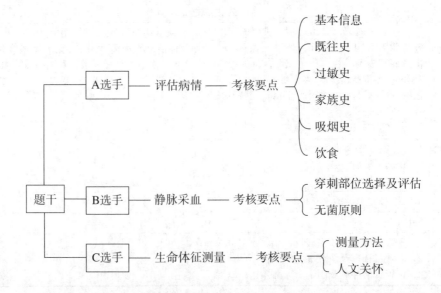

第 2 站

考核题干	病人出现静止性震颤，反应迟钝。全血细胞分析示：WBC 12.5×10^9/L，N 92%，HGB 113 g/L，PLT 102×10^9/L。 医嘱：心电图检查。 　　　　0.9%NS 250 ml，ivgtt，st。 　　　　注射用青霉素钠 80 万 U，id，st。
考核要求	1．A 选手心电图检查。 2．B 选手静脉输液。 3．C 选手青霉素皮试。
SP 指引	病人自诉无青霉素用药史。
考核要点	1．心电图各导联放置正确。 2．留置针的穿刺部位选择及固定。 3．皮试液的配制及皮试方法正确，抢救药物的准备。 4．操作过程中的人文关怀。

操作思维导图

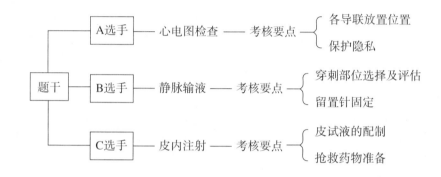

第 3 站

考核题干	皮试 5 min 后，出现呼吸困难，随后呼之不应。 医嘱：心肺复苏。 　　　　心电监护。
考核要求	1．A 选手通知医生并进行心肺复苏。 2．B 选手心电监护。 3．C 选手协助 A、B 完成抢救工作并记录，安抚家属。
SP 指引	家属：护士，怎么突然变成这样了？
考核要点	1．心肺复苏的操作流程。 2．电极片位置及隐私保护。 3．口头医嘱的执行及抢救记录的书写。

注：赛道式要求三站完成时间为 30 min。

操作思维导图

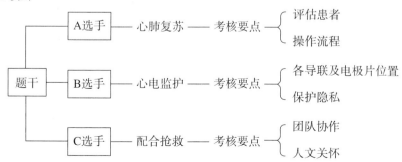

三、癫痫

站点式模拟题一

考核题干	患儿王某，女，8岁，儿科26床，住院号：232566。1月前家长发现其做作业时突然中断，手中持笔落地，两眼凝视，呆立不动，持续约10 s后恢复正常，又能继续做作业，近来连续发作，一周发作4次，每次发作均无记忆，诊断为癫痫失神发作。 医嘱：心电监护。
考核要求	遵医嘱心电监护。
SP指引	患儿担忧自己的疾病会耽误学习。
考核时间	8 min
考核要点	1. 电极片位置。 2. 报警范围设置准确。 3. 保护病人的隐私，人文关怀。

操作思维导图

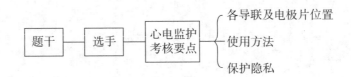

站点式模拟题二

考核题干	病人周某，男，52岁，神经内科26床，住院号：345677。在商场突然倒地，意识丧失，四肢抽搐发作，1～2 min抽搐停止，商场人员急忙拨打"120"，送往急诊，查体：神志清，精神尚可，双侧瞳孔等大等圆，对光反射灵敏，四肢肌张力正常，右手背有3 cm×4 cm皮肤擦伤，既往有癫痫病史，诊断为癫痫发作。 医嘱：吸氧。 　　　　地西泮注射液10 mg，iv，st。 　　　　静脉采血（全血细胞分析、电解质）。
考核要求	1. A选手吸氧。 2. B选手静脉注射。 3. C选手静脉采血。
SP指引	采血时，病人抽搐配合不佳。
考核时间	8 min
考核要点	1. 氧流量选择及注意事项宣教。 2. 地西泮注射速度，生命体征观察。 3. 采集血标本的顺序，无菌操作。

操作思维导图

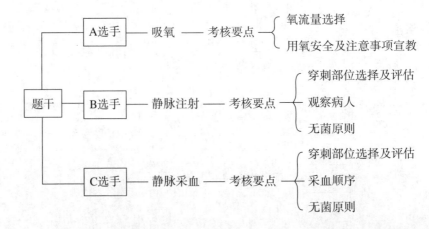

赛道式模拟题
第 1 站

考核题干	患儿宋某，男，12 岁，儿科 35 床，住院号：234577。主诉"无明显诱因咳嗽 4 月余"，表现为自发性连声剧烈干咳，无痰，无喘息，咳嗽为发作样，有时为上午发作，每次咳嗽持续 30 min，加剧时伴有头痛，后自行缓解，无流涕、咽痛等，且患儿咳嗽后出现头晕、乏力症状，诊断为癫痫。医嘱：静脉采血（全血细胞分析）。 　　生命体征测量。
考核要求	1．A 选手评估病人并进行病情汇报。 2．B 选手静脉采血。 3．C 选手生命体征测量。
SP 指引	1．基本信息：患儿 4 个月前无明显诱因开始出现咳嗽，表现为自发性连声剧烈干咳，无痰，无喘息，咳嗽为发作样，有时为上午发作，每次咳嗽持续 30 min，加剧时伴有头痛，后自行缓解，无流涕、咽痛等，且患儿咳嗽后出现头晕、乏力症状。 2．既往史：无。 3．过敏史：无食物及药物过敏史。 4．家族史：无。 5．饮食：食欲正常。
考核要点	1．评估病情全面（诱因、症状体征、就诊史、既往史、过敏史、家族史）。 2．静脉采血部位的评估及无菌操作。 3．生命体征测量准确。

操作思维导图

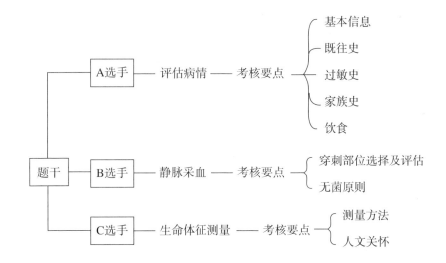

第 2 站

考核题干	病人前胸及后背见"牛奶咖啡斑"，脑电图发现枕区及颞区有癫痫样放电。 医嘱：0.9%NS 250 ml，ivgtt，st。 　　　　0.9%NS 2 ml 加布地奈德 2 ml 雾化吸入，bid。
考核要求	1．A 选手癫痫相关知识宣教。 2．B 选手静脉输液。 3．C 选手雾化吸入。
SP 指引	患儿剧烈咳嗽。
考核要点	1．健康宣教全面，人文关怀。 2．留置针的穿刺部位选择、固定及无菌原则。 3．雾化吸入的操作流程及注意事项。

操作思维导图

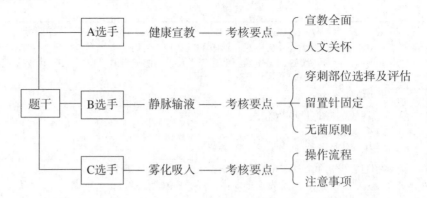

第 3 站

考核题干	患儿突然出现呼吸困难。 医嘱：吸氧。 　　　　心电监护。 　　　　地塞米松 5 mg，iv，st。
考核要求	1. A 选手吸氧。 2. B 选手心电监护。 3. C 选手静脉注射。
SP 指引	家属紧张，不断询问病情。
考核要点	1. 体位摆放与氧流量选择。 2. 电极片位置及隐私保护。 3. 静脉注射的操作流程及注意事项。 4. 患儿家属的安抚及解释工作。

注：赛道式要求三站完成时间为 30 min。

操作思维导图

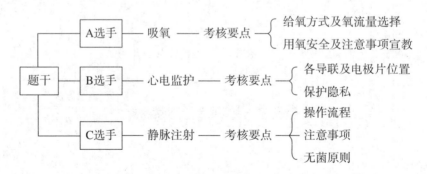

四、中枢性面瘫及周围性瘫痪

站点式模拟题一

考核题干	病人高某，男，50 岁，神经内科 15 床，住院号：878299。活动后突发头痛，伴恶心、呕吐，查体：右侧中枢性面瘫、肢体瘫痪，左侧瞳孔 4.0 mm，右侧瞳孔 3.0 mm，对光反应迟钝。 医嘱：生命体征测量。
考核要求	遵医嘱生命体征测量。
SP 指引	病人配合不佳。
考核时间	8 min
考核要点	1. 根据病情选择合适的测量位置。 2. 生命体征的测量方法。 3. 操作过程中的人文关怀。

操作思维导图

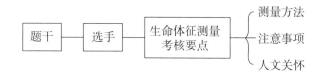

站点式模拟题二

考核题干	病人张某，女，70岁，神经内科14床，住院号：345476。高血压15年，晨起时发现右侧鼻唇沟变浅，说话口齿不清，右侧肢体瘫痪，神志清，无大小便失禁，被家人送到医院进行治疗,CT示：左侧颅脑区部分低密度影。 医嘱：心电图检查。 　　　复方氯化钠注射液 500 ml，ivgtt，st。 　　　吸氧。
考核要求	1．A选手心电图检查。 2．B选手静脉输液。 3．C选手吸氧。
SP指引	病人询问输液部位选择的原因。
考核时间	8 min
考核要点	1．心电图各导联连接正确。 2．静脉输液无菌操作，正确选择穿刺部位。 3．氧流量的选择及注意事项的宣教。 4．操作过程中的人文关怀。

操作思维导图

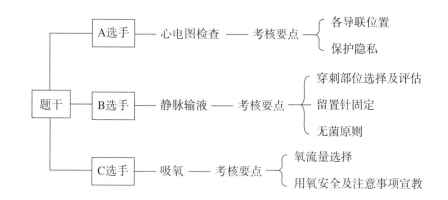

赛道式模拟题
第1站

考核题干	病人张某，女，54岁，神经内科16床，住院号：234566。于10天前右耳出现疱疹并伴有疼痛，3天前出现头晕，伴视物模糊，无呕吐、行走不稳等不适，曾到卫生院就诊，具体用药不详，于昨夜发现口角向左歪斜，右眼睑下垂，右鼻唇沟消失，饮水时水由右侧口角流出，进食时食物滞留在右腮处，头晕头痛，右耳廓疱疹无流脓，面部无红肿热痛等不适，为进一步诊治收住入院。 医嘱：静脉采血（全血细胞分析）。 　　　生命体征测量。
考核要求	1．A选手评估病人病情并汇报。 2．B选手静脉采血。 3．C选手生命体征测量。

SP 指引	1. 基本信息：病人昨日突然出现口角歪斜，右眼歪斜，右眼闭合不全半天，10 天前右耳出现疱疹并伴有疼痛，3 天前出现头晕，伴视物模糊，无呕吐、行走不稳等不适，病初曾到卫生院就诊，于昨夜发现口角向右歪斜，右眼睑下垂，右鼻唇沟消失，饮水时水由右侧口角流出，进食时食物滞留在右腮处，头晕头痛，右耳廓疱疹无流脓，面部无红肿热痛等不适。 2. 查体：口角向右歪斜，右眼睑下垂，右鼻唇沟消失。 3. 既往史：无。 4. 过敏史：无食物及药物过敏史。 5. 家族史：无。 6. 饮食：食欲减退。
考核要点	1. 评估病情全面（诱因、症状体征、就诊史、既往史、过敏史、家族史、吸烟史）。 2. 静脉采血的穿刺部位选择及无菌原则。 3. 生命体征测量准确。

操作思维导图

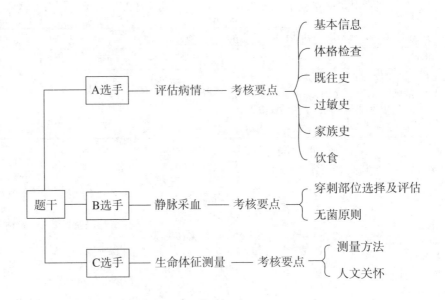

第 2 站

考核题干	生化检查示：K^+ 2.1 mmol/L。 医嘱：动脉采血。 　　　　0.9%NS 500 ml 加 10% 氯化钾 7.5 ml，ivgtt，st。 　　　　留置胃管。
考核要求	1. A 选手动脉采血。 2. B 选手静脉输液。 3. C 选手留置胃管。
SP 指引	留置胃管时，病人恐惧，配合不佳。
考核要点	1. 动脉采血的部位选择及消毒范围，穿刺后按压时间。 2. 留置针穿刺部位的选择及固定方法。 3. 留置胃管的注意事项及饮食指导。 4. 操作过程中的人文关怀。

操作思维导图

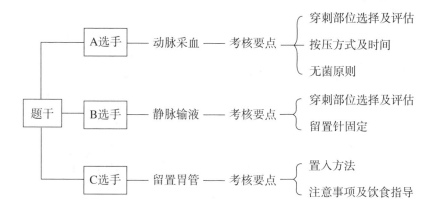

第3站

考核题干	病人输液 5 min 后突然出现发冷，面色苍白，血压下降。 医嘱：心电监护。
考核要求	1. A 选手实施抢救措施。 2. B 选手心电监护。 3. C 选手做好家属安抚及解释工作。
SP 指引	家属：护士，怎么突然变成这样了？
考核要点	1. 立即更换输液装置。 2. 电极片位置及隐私保护。 3. 操作过程中的人文关怀。

注：赛道式要求三站完成时间为 30 min。

操作思维导图

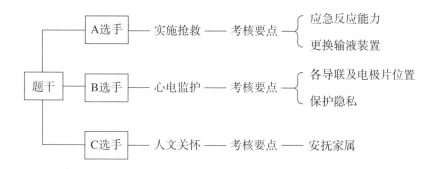

第二章

外　科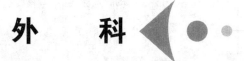

第一节　外科休克与平衡失调性疾病

一、低血容量性休克

站点式模拟题一

考核题干	病人王某，男，53岁，急诊外科10床，住院号：567567。直肠癌术后2 h，T 36 ℃、P 118次/分、R 28次/分，BP 82/65 mmHg，CVP 4 cmH$_2$O。查体：下腹部膨隆，叩诊呈浊音；实验室检查：RBC 3.2×10^{12}/L，Hb 73 g/L，WBC 9×10^9/L。医嘱：静脉输注悬浮红细胞2 U。
考核要求	遵医嘱静脉输血。
SP指引	烦躁不安、面色苍白、肢体冰凉。
考核时间	8 min
考核要点	1. 输血的查对。 2. 输血过程中的人文关怀。 3. 健康教育全面到位。

操作思维导图

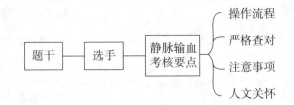

站点式模拟题二

考核题干	病人罗某，35岁，急诊外科19床，住院号：675464。因"车祸腹部受到撞击20 min"入院，查体：T 36.2 ℃，P 115次/分，R 28次/分，BP 80/65 mmHg，呼吸浅快，面色苍白，皮肤湿冷；全血细胞分析：RBC 3.5×10^9/L，Hb 80 g/L，WBC 9×10^9/L，CVP 3cmH$_2$O。诊断性腹腔穿刺抽出不凝血液20 ml。 医嘱：心电监护。 　　　复方氯化钠注射液500 ml，ivgtt，st。 　　　吸氧。
考核要求	1. A选手心电监护。 2. B选手静脉输液。 3. C选手吸氧。
SP指引	病人腹痛、烦躁不安。
考核时间	8 min
考核要点	1. 电极片位置及参数调节。 2. 采用静脉留置针输液，操作方法正确。 3. 吸氧的操作流程及氧流量选择。

操作思维导图

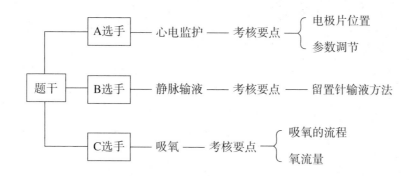

赛道式模拟题

第1站

考核题干	病人张某,男,28岁,急诊号:567858。以"腹部闭合性损伤2 h"到急诊就诊,查体:T 37.1 ℃,P 140次/分,R 36次/分,BP 52/40 mmHg。诊断性腹腔穿刺抽出不凝血约15 ml,诊断为脾破裂。 医嘱:复方氯化钠注射液500 ml,ivgtt,st。 　　　心电监护。 　　　吸氧。
考核要求	1. A选手静脉输液。 2. B选手心电监护。 3. C选手吸氧。
SP指引	1. 基本信息:病人2 h前车祸致腹部闭合性损伤。 2. 体格检查:腹部无伤口,呼吸浅快,面色苍白,皮肤湿冷。 3. 既往史:无。 4. 过敏史:无药物及食物过敏史。 5. 家族史:无。 6. 饮食:平时饮食规律。
考核要点	1. 输液部位,留置针型号及输液速度。 2. 电极片位置及参数调节。 3. 吸氧方式、氧流量,操作的准确性,用氧安全教育。

操作思维导图

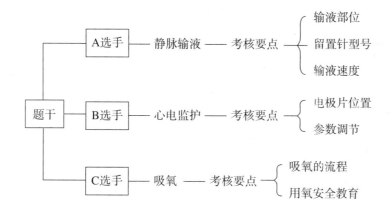

第 2 站

考核题干	立即收住重症医学科 5 床，住院号：345654。 医嘱：静脉输注悬浮红细胞 2 U。 　　　留置导尿。 　　　静脉采血（全血细胞分析、血生化）。
考核要求	1．A 选手静脉输血。 2．B 选手留置导尿。 3．C 选手静脉采血。
SP 指引	病人意识模糊，口唇发绀。
考核要点	1．输血的查对，人文关怀。 2．导尿操作流程，保护病人隐私。 3．采血顺序正确，采血管选择准确，操作规范。

操作思维导图

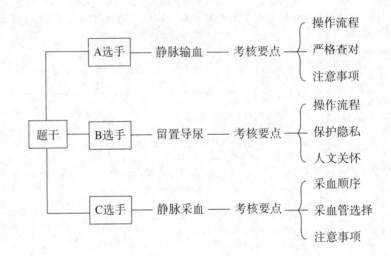

第 3 站

考核题干	急诊行"脾切除术"，术毕安返病房，术后第 1 天刀口敷料外观少量渗血，腹腔引流管引流出淡血性液体约 50 ml。 医嘱：酮咯酸氨丁三醇注射液 30 mg，im，st。 　　　伤口换药。 　　　引流管护理。
考核要求	1．A 选手肌内注射。 2．B 选手伤口换药。 3．C 选手引流管护理。
SP 指引	病人自述腹部刀口疼痛，难以忍受。
考核要点	1．操作流程，位置选择正确，保护病人隐私。 2．无菌操作，伤口换药顺序。 3．引流袋更换方法，记录引流量、颜色及性状。

注：赛道式要求三站完成时间为 30 min。

操作思维导图

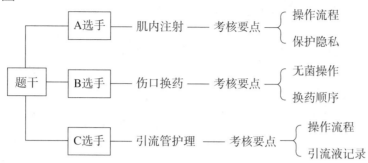

二、感染性休克

站点式模拟题一

考核题干	病人唐某，男，47 岁，急诊外科 6 床，住院号：656757。因急性腹膜炎手术治疗后第 2 天，BP 80/56 mmHg，P 130 次 / 分，CVP 1.18 kPa（12 cmH$_2$O）。 医嘱：动脉采血。
考核要求	遵医嘱动脉采血。
SP 指引	病人烦躁不安、面色发绀。
考核时间	8 min
考核要点	1. 严格查对。 2. 选择合适动脉。 3. 消毒范围。 4. 正确留取标本，立即送检。

操作思维导图

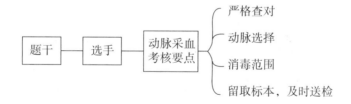

站点式模拟题二

考核题干	病人刘某，男，43 岁，急诊外科 19 床，住院号：474778。因"车祸伤 2 h"入院，病人极度烦躁、面色苍白、肢体冰凉。查体：T 38.3 ℃，P 136 次 / 分，R 32 次 / 分，BP 75/53 mmHg，CVP 0.4 kPa，全腹明显压痛、反跳痛、腹肌紧张，以左上腹为甚，1 h 尿量 7 ml；实验室检查：WBC 25×10^9/L。
	医嘱：复方氯化钠注射液 500 ml，ivgtt，st。
	    胃肠减压。
	    吸氧。

考核要求	1. A 选手静脉输液。 2. B 选手胃肠减压。 3. C 选手吸氧。
SP 指引	病人烦躁不安，配合不佳。
考核时间	8 min
考核要点	1. 采用静脉留置针输液，建立两条静脉通道。 2. 判断胃管在胃内的方法正确，注意事项指导到位。 3. 吸氧的操作流程及氧流量选择，用氧安全教育。

操作思维导图

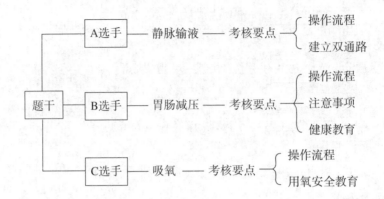

赛道式模拟题

第 1 站

考核题十	病人张某，男，41 岁，急诊外科 7 床，住院号：776458。1 日前被木棒击中腹部，2 h 后呕吐并腹痛急剧，呕吐少许清水样物，卫生所曾给予治疗，疗效不佳。于今晨收住入院。 医嘱：复方氯化钠注射液 500 ml，ivgtt，st。 动脉采血。
考核要求	1．A 选手评估病人情况及汇报。 2．B 选手静脉输液。 3．C 选手动脉采血。
SP 指引	1．基本信息：1 日前被木棒击中腹部，2 h 后腹痛加剧，呕吐少许清水样物，卫生所曾给予治疗，疗效不佳。 2．查体：腹部平坦、腹部肌肉紧张，呈板状腹，全腹均有压痛及反跳痛。肝脾触诊不满意，肝浊音界消失，肠鸣音消失。 3．既往史：无。 4．过敏史：无药物及食物过敏史。 5．家族史：无。 6．饮食：平时饮食规律。
考核要点	1．询问病史全面（基本信息、体格检查、既往史、过敏史、家族史、饮食）。 2．采用静脉留置针输液，留置针型号合适。 3．动脉采血操作规范。

操作思维导图

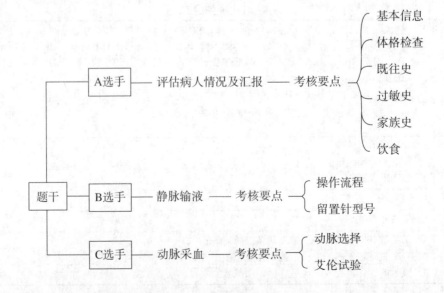

第2站

考核题干	X线片示：膈下有游离气体；Hb 112 g/L，WBC 13×10^9/L，N 82%，L 18%；尿黄、透明、酸性反应，蛋白微量，伤后小便2次，色深，每次约200 ml。 医嘱：心电监护。 　　　吸氧。 　　　留置导尿。
考核要求	1．A选手心电监护。 2．B选手吸氧。 3．C选手留置导尿。
SP指引	病人自诉腹胀。
考核要点	1．电极片位置及参数调节。 2．吸氧的方式，流程及流量的选择，用氧安全教育。 3．导尿操作规范，有无菌观念及相关教育到位。

操作思维导图

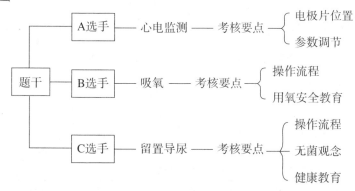

第3站

考核题干	入院后2 h后在硬膜外麻醉下行剖腹探查术。术中血压逐渐下降至60/40 mmHg，心音低钝，出现潮式呼吸。清点敷料无误后关腹，当缝腹膜时，患者突然呕吐、呼吸心搏停止，立即组织抢救。 医嘱：心肺复苏。 　　　除颤。 　　　盐酸肾上腺素1 mg，iv，st。
考核要求	1．A选手心肺复苏。 2．B选手除颤。 3．C选手静脉注射。
SP指引	家属情绪紧张，焦虑。
考核要点	1．双人心肺复苏的配合及对整体情况的把握。 2．除颤位置和电量的选择。 3．病情发生变化立即通知医生及口头医嘱的正确执行。 4．抢救记录的书写。

注：赛道式要求三站完成时间为30 min。

操作思维导图

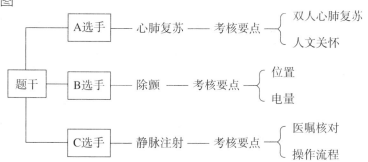

三、水、电解质、酸碱平衡失调

站点式模拟题一

考核题干	病人王某，男，25 岁，急诊外科 15 床，住院号：234659。肠梗阻术后第 2 天，T 36 ℃，P 110 次 / 分，R 22 次 / 分，BP 80/50 mmHg，24 h 尿量 1000 ml。自诉头晕、四肢无力，因肠功能尚未恢复，今日仍需禁饮食。 医嘱：复方氯化钠注射液 500 ml，ivgtt，st。
考核要求	遵医嘱静脉输液。
SP 指引	病人自诉头晕，饥饿感强，想要进食。
考核时间	8 min
考核要点	1. 采用静脉留置针输液，操作方法正确。 2. 选用合适的留置针型号。 3. 输液过程中的人文关怀。 4. 健康教育全面到位。

操作思维导图

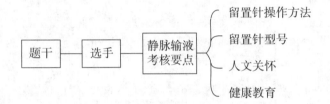

站点式模拟题二

考核题干	病人李某，男，40 岁，急诊外科 26 床，住院号：567587。因"急性腹膜炎"住院，查体：T 40 ℃，P 110 次 / 分，R 28 次 / 分，BP 80/55 mmHg，呼气时有烂苹果味；血气分析示：pH 7.31，$PaCO_2$ 20 mmHg，HCO_3^- 12 mmol/L。 医嘱：吸氧。 　　　复方氯化钠注射液 500 ml，ivgtt，st。 　　　注射用赖氨匹林 0.9 g，im，st。
考核要求	1. A 选手吸氧。 2. B 选手静脉输液。 3. C 选手肌内注射。
SP 指引	病人腹痛、烦躁不安。
考核时间	8 min
考核要点	1. 吸氧的操作流程及氧流量选择。 2. 采用静脉留置针输液，留置针型号的选择及输液速度。 3. 肌内注射操作流程，位置选择合适，观察降温效果。

操作思维导图

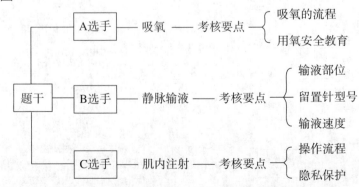

赛道式模拟题

第 1 站

考核题干	病人王某，男，52 岁，急诊号：456457。因"上腹疼痛 4 h"入院，4 h 前无明显诱因出现上腹疼痛，疼痛剧烈，伴恶心、呕吐，呕吐物为胃内容物，量较多。自诉头晕，四肢乏力，发病以来食欲、精神欠佳。 医嘱：心电监护。 　　静脉采血（全血细胞分析、凝血、肝肾、心功及电解质）。
考核要求	1．A 选手评估病人情况及汇报。 2．B 选手心电监护。 3．C 选手静脉采血。
SP 指引	1．基本信息：4 h 前无明显诱因出现上腹疼痛，疼痛剧烈，伴恶心、呕吐，呕吐物为胃内容物，量较多。自诉头晕，四肢乏力。发病以来食欲、精神欠佳。 2．查体：上腹疼痛，腹膜刺激征明显。 3．既往史：有胃、十二指肠溃疡病史 5 年。 4．过敏史：无药物及食物过敏史。 5．家族史：无。 6．烟酒史：吸烟 10 年，5 支 / 日。 7．饮食：平时饮食不规律。
考核要点	1．询问病史全面（基本信息、体格检查、既往史、过敏史、家族史、烟酒史、饮食）。 2．电极片位置及参数调节。 3．采血顺序正确，采血前告知全面，操作规范。

操作思维导图

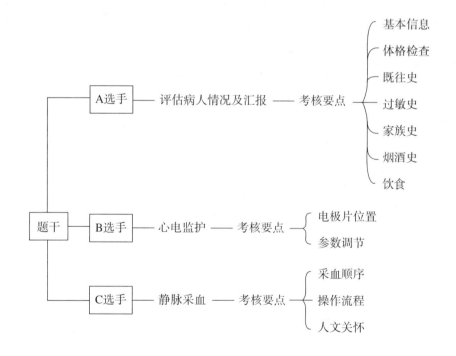

第 2 站

考核题干	全血细胞分析：RBC 5.5×10^{12}/L，Hb 155 g/L，HCT 65%，WBC 16.5×10^{9}/L，K^+ 3.5 mmol/L。 医嘱：复方氯化钠注射液 500 ml，ivgtt，st。 　　吸氧。 　　动脉采血。
考核要求	1．A 选手静脉输液。 2．B 选手吸氧。 3．C 选手动脉采血。

续表

SP 指引	病人烦躁不安，呼吸急促。
考核要点	1. 采用静脉留置针输液，操作方法正确。 2. 吸氧的操作流程及氧流量选择，用氧安全宣教。 3. 动脉采血有无菌观念，艾伦试验，送检过程符合要求。

操作思维导图

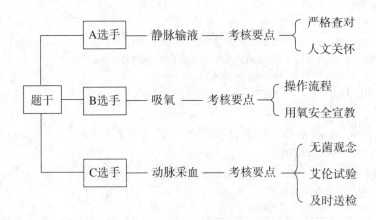

第 3 站

考核题干	病人出现意识不清，呈嗜睡状，心电监护示：P 134 次 / 分，BP 70/50 mmHg，腹膜刺激征明显，立即行急诊手术。 医嘱：留置导尿。 　　　胃肠减压。 　　　注射用青霉素钠 80 万 U，id，st。
考核要求	1. A 选手留置导尿。 2. B 选手胃肠减压。 3. C 选手皮内注射。
SP 指引	家属：护士，怎么突然变成这样了？
考核要点	1. 导尿操作规范，有无菌观念及相关教育到位。 2. 判断胃管在胃内的方法正确，注意事项指导到位。 3. 皮试液的配制，询问药物过敏史。

注：赛道式要求三站完成时间为 30 min。

操作思维导图

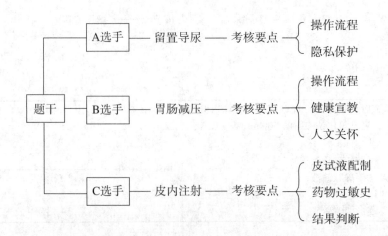

第二节 外科感染

一、破伤风

站点式模拟题一

考核题干	病人蔡某，男，40岁，急诊号：656476。右足部被铁钉刺伤后7 h立即到急诊科就诊。医嘱：TAT 1500 IU，id，st。
考核要求	遵医嘱皮内注射。
SP指引	右足底有一伤口，直径约0.5 cm，局部红肿。
考核时间	8 min
考核要点	1. 皮内注射操作流程正确。 2. 询问药物过敏史。 3. 操作过程中的人文关怀。

操作思维导图

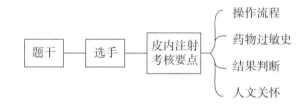

站点式模拟题二

考核题干	病人郭某，男，40岁，创伤外科2床，住院号：576574。在割芦苇时左脚底被芦苇根刺伤，在当地卫生院给予简单清创处理，1周后感全身乏力、头晕、头痛、咀嚼无力，背部、胸部肌肉较僵硬，拟"破伤风"急诊入院。全身肌肉强直性收缩、阵发性痉挛，呼吸急促，呼吸道分泌物多。查体：T 38.6 ℃，P 95次/分，BP 124/80 mmHg，左足底有一伤口，直径约0.5 cm，局部红肿，挤压时有脓液流出；实验室检查：WBC 14×10^9/L，N 82%。 医嘱：吸痰。 　　　　伤口换药。 　　　　接触隔离。
考核要求	1. A选手吸痰。 2. B选手伤口换药。 3. C选手接触隔离。
SP指引	病人意识清醒，苦笑面容，颈项强直，腹肌紧张，全腹无压痛和反跳痛。
考核时间	8 min
考核要点	1. 规范行吸痰术及吸痰后评估病人生命体征。 2. 按照感染伤口进行换药，医用垃圾正确处理。 3. 无菌操作。 4. 接触隔离措施到位。

操作思维导图

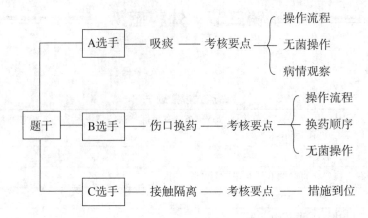

赛道式模拟题

第1站

考核题干	病人陈某，女，76岁，急诊号：227646。5天前病人无明显诱因出现咀嚼肌乏力，不伴畏寒、发热、呕吐、腹痛、腹泻等，病人未予以重视。半天前病人出现张口困难，伴背痛、乏力、纳差，但无发热、抽搐等，急诊来院就诊。 医嘱：心电监护。 　　　　吸氧。 　　　　TAT 1500 IU，id，st。
考核要求	1. A选手心电监护。 2. B选手吸氧。 3. C选手皮内注射。
SP指引	1. 基本信息：5天前无明显诱因出现咀嚼肌乏力，不伴畏寒、发热、呕吐、腹痛、腹泻等，病人未予以重视。半天前病人出现张口困难，伴背痛、乏力、纳差，但无发热、抽搐，无头痛、呕吐，无腹泻，无咳嗽、咳痰，无晕厥、昏迷，无大小便失禁，未诊治。 2. 查体：神志清醒，苦笑面容，表情痛苦，颈强直，腹肌稍紧张，四肢肌力正常，肌张力稍高。 3. 既往史：1个月前在县人民医院行"肝脓肿穿引流术"，1个月前发现2型糖尿病。 4. 过敏史：无药物及食物过敏史。 5. 家族史：无。 6. 饮食：平时饮食规律，近期食欲欠佳，进流质饮食。
考核要点	1. 电极片位置及参数调节。 2. 吸氧的操作流程及氧流量选择。 3. TAT皮试液的配制及结果判断。

操作思维导图

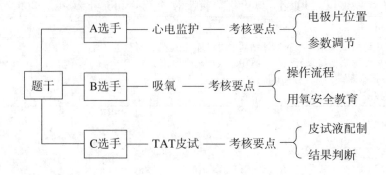

第 2 站

考核题干	急诊以"破伤风"收住普外科，23 床，住院号：675432。予以"青霉素、甲硝唑"抗破伤风杆菌、解痉、补液、对症、支持治疗。 医嘱：0.9%NS 250 ml，ivgtt，st。 　　　静脉采血（全血细胞分析、血培养）。 　　　TAT 脱敏治疗。
考核要求	1．A 选手静脉输液。 2．B 选手静脉采血。 3．C 选手肌内注射。
SP 指引	病人烦躁不安，呼吸急促。
考核要点	1．采用静脉留置针输液，留置针型号选择。 2．采血顺序正确，操作准确。 3．TAT 脱敏治疗方法正确。

操作思维导图

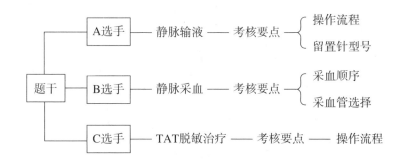

第 3 站

考核题干	病人突发呼吸困难，烦躁不安，口唇发绀、呼之不应，SpO_2 36%，立即转入抢救室，P 46 次 / 分，呼吸深大，R 12 次 / 分，伴鼾声。 医嘱：心肺复苏。 　　　吸氧。
考核要求	1．A 选手心肺复苏。 2．B 选手吸氧。 3．C 选手阅读题卡并执行。（题卡：盐酸肾上腺素 1 mg，iv，st。）
SP 指引	家属：护士，怎么突然变成这样了？
考核要点	1．准确高效心肺复苏，观察病人情况。 2．吸氧方式，氧流量的选择。 3．口头医嘱的正确执行，静脉注射的方法。

注：赛道式要求三站完成时间为 30 min。

操作思维导图

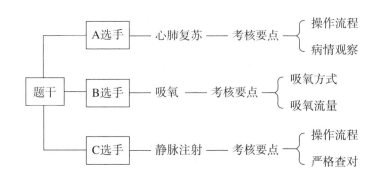

二、气性坏疽

站点式模拟题一

考核题干	病人李某，男，56岁，创伤外科12床，住院号：674568。地震时下肢被挤压到建筑物中2天，下肢开放性骨折伴血管损伤。自诉伤肢疼痛、包扎过紧感。于第2日出现伤口"胀裂样"剧痛，查体：T 39 ℃，P 120次/分，R 28次/分，BP 95/60 mmHg。 医嘱：复方氯化钠注射液500 ml，ivgtt，st。
考核要求	遵医嘱静脉输液。
SP指引	病人神志清，表情淡漠，口唇苍白，大汗淋漓。
考核时间	8 min
考核要点	1．采用静脉留置针输液，操作方法正确。 2．选用合适的留置针型号。 3．输液过程中的人文关怀。 4．健康教育全面。

操作思维导图

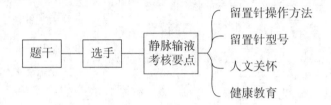

站点式模拟题二

考核题干	病人陈某，女，38岁，骨科23床，住院号：356479。以"右下肢气性坏疽"收住院，2日后出现右下肢及腰背部剧烈肿胀，右下肢运动功能丧失。 医嘱：青霉素皮试。 　　　5%GS 100 ml，ivgtt，st。 　　　静脉采血（全血细胞分析、凝血、肝肾心功能及电解质）。
考核要求	1．A选手皮内注射。 2．B选手静脉输液。 3．C选手静脉采血。
SP指引	右膝关节以下皮色灰暗，可见花斑样改变，散在水泡，部分表皮剥脱。
考核时间	8 min
考核要点	1．青霉素皮试液配制，询问药物过敏史。 2．采用静脉留置针输液，操作方法正确。 3．采血顺序正确。

操作思维导图

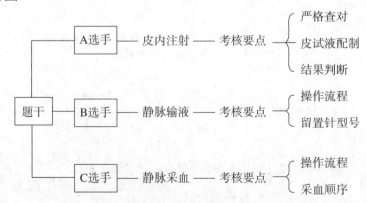

赛道式模拟题

第 1 站

考核题干	病人魏某，男，40 岁，骨科 4 床，住院号：675549。因"右前臂摔伤伴畸形 5 h"入院。X 线示：右尺桡骨骨折，右肘关节脱位；WBC 9×10^9/L。诊断为右尺桡骨开放性骨折，右肘关节脱位。 医嘱：青霉素皮试。 　　　生命体征测量。
考核要求	1．A 选手评估病人情况及汇报。 2．B 选手皮内注射。 3．C 选手生命体征测量。
SP 指引	1．基本信息：前臂摔伤伴畸形 5 h 收住院治疗。 2．查体：右前臂肿胀，畸形，活动受限，尺侧有一长约 2 cm 伤口。 3．既往史：无。 4．过敏史：无药物及食物过敏史。 5．家族史：无。 6．饮食：平时饮食不规律。
考核要点	1．询问病史全面（基本信息、体格检查、既往史、过敏史、家族史、饮食）。 2．青霉素皮试液配制，询问药物过敏史。 3．生命体征测量过程中选择合适肢体，操作准确及人文关怀。

操作思维导图

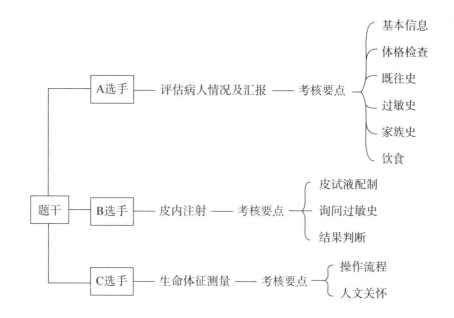

第 2 站

考核题干	在臂丛麻醉下行"右尺桡骨内固定术"，术毕安返病房。 医嘱：复方氯化钠注射液 500 ml，ivgtt，st。 　　　心电监护。 　　　吸氧。
考核要求	1．A 选手静脉输液。 2．B 选手心电监护。 3．C 选手吸氧。
考核要点	1．采用静脉留置针输液，留置针型号合适。 2．电极片位置正确，操作熟练。 3．吸氧的操作流程及氧流量选择。

操作思维导图

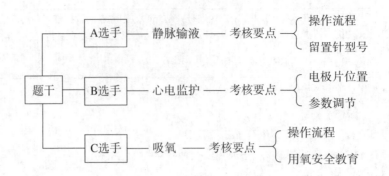

第 3 站

考核题干	术后当晚右前臂肿胀明显，皮肤苍白，疼痛剧烈，考虑右前臂骨筋膜室综合征，并出现发热、口渴、烦躁、全身不适感，伤口周围有捻发音，X 线示：肌群内有积气阴影；实验室检查：WBC 11.6×10^9/L，RBC 2.7×10^9/L，Hb 95 g/L。确诊为创伤后气性坏疽，即行紧急手术处理，右上肢高位截肢。 医嘱：20% 甘露醇 250 ml，ivgtt，st。 　　　酮咯酸氨丁三醇注射液 30 mg，im，st。 　　　静脉输注悬浮红细胞 2 U。
考核要求	1. A 选手静脉输液。 2. B 选手肌内注射。 3. C 选手静脉输血。
SP 指引	血型 A 型，无输血史，无过敏史。
考核要点	1. 采用静脉留置针输液，操作方法正确，甘露醇滴速。 2. 肌内注射操作流程，位置选择。 3. 输血的查对。

注：赛道式要求三站完成时间为 30 min。

操作思维导图

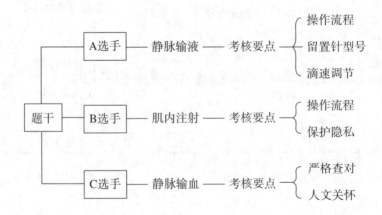

第三节　损　伤

一、创伤

站点式模拟题一

考核题干	病人郭某，男，40岁，创伤外科7床，住院号：556878。酒后驾车发生车祸，右上腹受伤。神志清楚，上腹部压痛明显，P 130次/分，BP 80/60 mmHg，尿少，口渴，过度换气。 医嘱：复方氯化钠注射液500 ml，ivgtt，st。
考核要求	遵医嘱静脉输液。
SP指引	病人面色苍白，四肢湿冷。
考核时间	8 min
考核要点	1．采用静脉留置针输液，操作方法正确。 2．选用合适的留置针型号。 3．静脉输液过程中的人文关怀。 4．健康教育到位。

操作思维导图

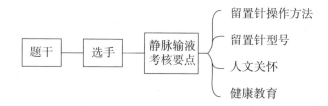

站点式模拟题二

考核题干	病人杨某，男，33岁，创伤外科8床，住院号：456456。在某建筑工地房屋拆迁时，不慎被倒塌的房屋压住双下肢。经过积极抢救，3 h后被救出，1 h后送到医院，病人出现尿少，呈暗红色。 查体：P 58次/分，BP 86/60 mmHg。 医嘱：5%碳酸氢钠注射液250 ml，ivgtt，st。 　　　留置导尿。 　　　0.9%NS 30 ml加呋塞米20 mg，3 ml/h微量泵泵入。
考核要求	1．A选手静脉输液。 2．B选手留置导尿。 3．C选手微量泵使用。
SP指引	病人双下肢明显肿胀，有淤血斑。
考核时间	8 min
考核要点	1．采用静脉留置针输液，碳酸氢钠滴速。 2．留置导尿操作方法，隐私保护。 3．正确使用微量泵，准确调节泵速。

操作思维导图

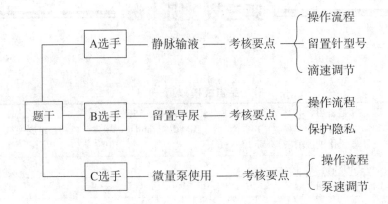

赛道式模拟题
第 1 站

考核题干	病人刘某，男，36 岁，车祸致右上腹部损伤，右前臂畸形，活动受限，右头顶出血，病人出现呼吸急促、口渴、心悸、烦躁、颜面及结膜明显苍白，肢端湿冷，全腹有明显压痛，以左上腹为著，肌紧张不明显。家属拨打"120"，作为急救人员到达现场后，请相应处理。 医嘱：复方氯化钠注射液 500 ml，ivgtt，st。 　　　骨折固定。 　　　止血包扎。
考核要求	1. A 选手静脉输液。 2. B 选手骨折固定。 3. C 选手止血包扎。
SP 指引	病人及家属情绪紧张。
考核要点	1. 采用静脉留置针输液，留置针型号合适。 2. 固定手法熟练，保持功能位。 3. 止血方法正确，包扎手法熟练。

操作思维导图

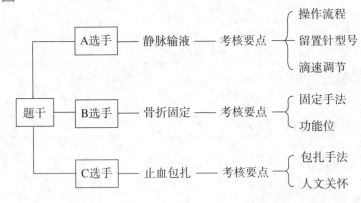

第 2 站

考核题干	到达医院后，收住急诊外科 23 床，住院号：386522。为明确诊断，拟行开腹探查术。 医嘱：胃肠减压。 　　　静脉采血（全血细胞分析、配血）。 　　　心电监护。
考核要求	1. A 选手胃肠减压。 2. B 选手静脉采血。 3. C 选手心电监护。

续表

SP 指引	病人烦躁不安，呼吸急促。
考核要点	1．判断胃管在胃内的方法，注意事项指导。 2．采血顺序。 3．电极片位置及参数调节。

操作思维导图

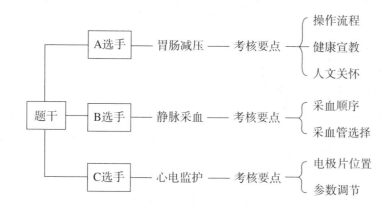

第3站

考核题干	病人已做好术前准备，在手术室等待手术。作为手术室护士在完成外科洗手、穿手术衣后协助医生铺单。 医嘱：0.9%NS 40 ml 加多巴胺 100 mg，8 ml/h 微量泵泵入。 蛇毒血凝酶 0.5 KU，im，st。
考核要求	1．A 选手外科洗手、穿手术衣、铺单。 2．B 选手微量泵使用。 3．C 选手肌内注射。
SP 指引	病人紧张。
考核要点	1．外科洗手步骤，建立无菌区，保持无菌。 2．正确使用微量泵，操作熟练，使用单独的静脉通道，泵速正确。 3．肌内注射操作流程，位置选择。

注：赛道式要求三站完成时间为 30 min。

操作思维导图

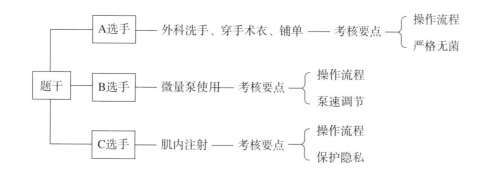

二、烧伤

站点式模拟题一

考核题干	病人兰某，女，35 岁，烧伤科 15 床，住院号：675656。当日上午 8 时不慎被沸水烫伤右上肢及胸腹部，1 h 后被送往医院。查体：T 36.5 ℃，P 140 次 / 分，BP 90/60 mmHg，神志清楚，痛苦面容，右上肢及胸腹部可见烫伤创面，出现水疱，基底红润。 　　医嘱：5% 碳酸氢钠 250 ml，ivgtt，st。
考核要求	遵医嘱静脉输液。
SP 指引	病人自诉创面疼痛，感觉口渴、胸闷、紧张害怕。
考核时间	8 min
考核要点	1．操作前评估。 2．采用静脉留置针输液，操作方法正确。 3．输液过程中的人文关怀。 4．刺激性药物输液的注意事项。

操作思维导图

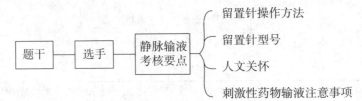

站点式模拟题二

考核题干	病人郭某，男，34 岁，烧伤科 45 床，住院号：674657。体重 60 kg，上午不慎被烫伤，1 h 后被送往医院。自诉创面疼痛、口渴、胸闷、紧张、害怕。面部、胸部、腹部、两前臂、双手、两小腿、双足部广泛烫伤，且背部散在有约三手掌大小的创面，均有水疱，手术室清创后返回病房。 　　医嘱：复方氯化钠注射液 500 ml，ivgtt，st。 　　　　　酮咯酸氨丁三醇注射液 30 mg，im，st。 　　　　　计算烧伤面积及判断程度。
考核要求	1．A 选手静脉输液。 2．B 选手肌内注射。 3．C 选手计算烧伤面积及判断程度。
SP 指引	病人烦躁不安，呻吟，表情痛苦。
考核时间	8 min
考核要点	1．采用静脉留置针输液，操作熟练。 2．肌内注射操作流程，止痛效果评价。 3．计算烧伤面积及判断烧伤程度。

操作思维导图

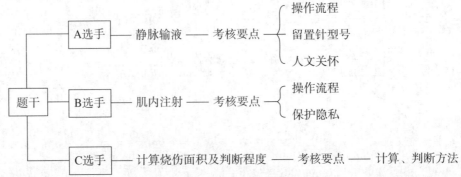

赛道式模拟题

第 1 站

考核题干	病人霍某，男，60 岁，烧伤科 34 床，住院号：667465。以"全身多处烧伤 1 h"入院，病人夜间睡眠中因室内着火多处烧伤，急送我院治疗。 医嘱：复方氯化钠注射液 500 ml，ivgtt，st。 计算烧伤面积及判断程度。
考核要求	1. A 选手评估病人情况及汇报。 2. B 选手计算烧伤面积及判断烧伤程度。 3. C 选手静脉输液。
SP 指引	1. 基本信息：1 h 前夜间睡眠中因室内着火，被烧伤头、面、颈、背及臀部。 2. 查体：神志恍惚，头、面、颈、背部有大量水疱，水疱小，创面呈红白相间，臀部呈皮革样。 3. 既往史：无。 4. 过敏史：无药物及食物过敏史。 5. 家族史：无。 6. 烟酒史：抽烟 20 年，已戒烟 5 年，喝酒 20 年，偶有饮酒。 7. 饮食：平时饮食规律。
考核要点	1. 询问病史全面（基本信息、体格检查、既往史、过敏史、家族史、饮食）。 2. 计算烧伤面积及判断烧伤程度。 3. 选择静脉留置针输液，操作熟练。

操作思维导图

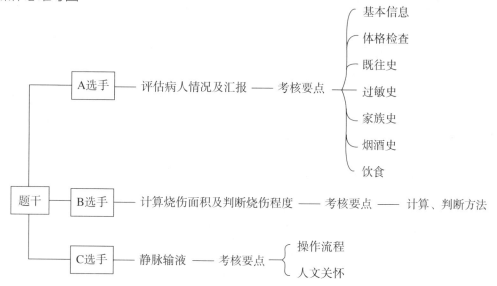

第 2 站

考核题干	病人治疗 8 h 后出现发热，面色苍白，四肢湿冷，口渴，烦躁不安，呼吸急促，尿量减少。 医嘱：静脉采血（全血细胞分析、凝血、肝肾心功能及电解质）。 心电监护。 青霉素皮试。
考核要求	1. A 选手静脉采血。 2. B 选手心电监护。 3. C 选手皮内注射。
SP 指引	病人自诉心搏快、呼吸急促。
考核要点	1. 采血顺序，采血管选择，人文关怀。 2. 电极片位置。 3. 皮试液的配制，询问药物过敏史。

操作思维导图

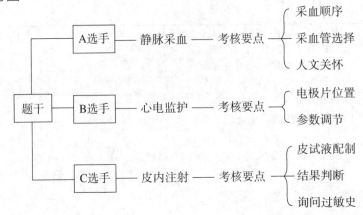

第 3 站

考核题干	予以对症处理后，病人休克症状得以纠正，BP 120/80 mmHg。继而病人出现声音嘶哑、呛咳、呼吸费力，血氧饱和度进行性下降，医生予气管插管后气管导管内有大量痰液。 医嘱：吸痰。
考核要求	1. A 选手简述气管插管后护理要点。 2. B 选手吸痰。 3. C 选手安抚家属情绪。
SP 指引	家属紧张。
考核要点	1. 回答全面。 2. 吸痰的无菌操作及病情观察。 3. 操作过程中的人文关怀。

注：赛道式要求三站完成时间为 30 min。

操作思维导图

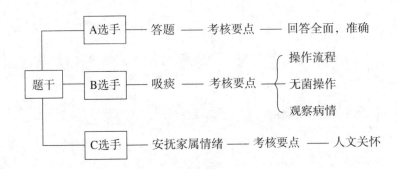

三、咬伤

站点式模拟题一

考核题干	病人牛某，男，55 岁，普外科 45 床，住院号：756549。野外工作者，在树林中被蛇咬伤后，局部皮肤有一对大而深的齿痕。 医嘱：伤口包扎。
考核要求	遵医嘱伤口包扎。
SP 指引	病人伤口出血，周围皮肤迅速出现瘀斑、血疱。
考核时间	8 min
考核要点	1. 包扎的位置及方法。 2. 毒蛇咬伤的处理原则。 3. 消毒液的准备。

操作思维导图

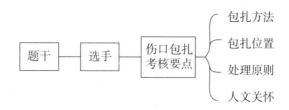

站点式模拟题二

考核题干	病人张某，男，34 岁，急诊科 45 床，急诊号：554348。因被毒蛇（中华眼镜蛇）咬伤右小腿致疼痛、肿胀，偶感恶心，无呕吐，全身皮肤灼热，伴右上腹疼痛，无昏迷史，发病以来小便正常，大便未解。急诊救治后送入急诊监护室。 医嘱：抗蛇毒血清 6000 U，ivgtt，st。 　　　心电监护。 　　　留置导尿。
考核要求	1．A 选手静脉输液。 2．B 选手心电监护。 3．C 选手留置导尿。
SP 指引	病人神志清，精神差。
考核时间	8 min
考核要点	1．采用静脉留置针输液，操作熟练。 2．电极片位置及参数调节。 3．留置导尿操作流程及隐私保护。

操作思维导图

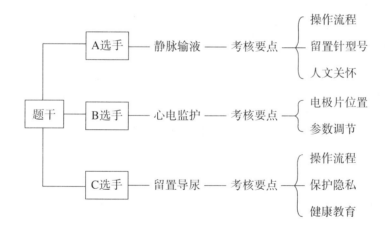

赛道式模拟题

第 1 站

考核题干	病人程某，男，36 岁，急诊号：312456。于 1 h 前割草时不慎被毒蛇咬伤左手指，迅速下山，急诊就诊。 医嘱：抗蛇毒血清 8000 U，ivgtt，st。 　　　伤口包扎。 　　　酮咯酸氨丁三醇注射液 30 mg，im，st。
考核要求	1．A 选手静脉输液。 2．B 选手伤口包扎。 3．C 选手肌内注射。

续表

SP 指引	病人左上肢肿胀，局部疼痛明显。
考核要点	1. 静脉输液操作流程。 2. 包扎手法熟练，注意毒蛇咬伤的处理原则。 3. 肌内注射操作流程，止痛效果评价。

操作思维导图

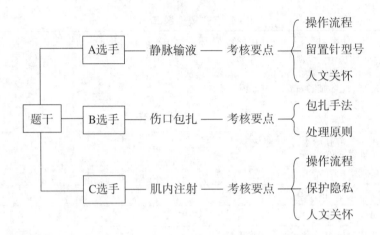

第 2 站

考核题干	病人左上肢无麻木、活动障碍，无胸闷、气促，无黑矇、晕厥，无面色苍白、大汗淋漓，无头昏、头痛、呕吐，现局部伤口疼痛明显，伴肿胀。 医嘱：静脉输注悬浮红细胞 2 U。 　　　青霉素皮试。
考核要求	1. A 选手评估病人情况及汇报。 2. B 选手静脉输血。 3. C 选手皮内注射。
SP 指引	1. 基本信息：1 h 前割草时不慎被毒蛇咬伤左手指，致左上肢肿痛，无麻木、活动障碍，无胸闷、气促，无黑矇、晕厥，无面色苍白、大汗淋漓，无头昏、头痛、呕吐，局部伤口疼痛明显，伴肿胀。 2. 体格检查：左上肢肿痛，局部疼痛明显，伴肿胀。 3. 既往史：无。 4. 过敏史：无药物及食物过敏史。 5. 家族史：无。 6. 饮食：平时饮食规律。 7. 血型：B 型。
考核要点	1. 询问病史全面（基本信息、体格检查、既往史、过敏史、家族史、饮食）。 2. 输血的查对。 3. 皮试液配制，询问药物过敏史。

操作思维导图

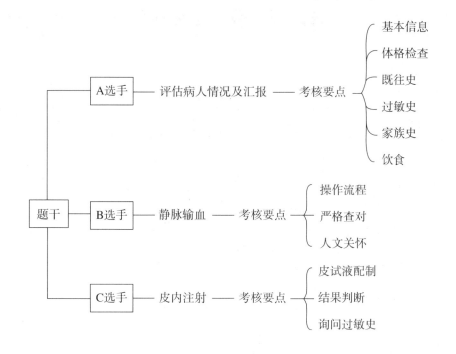

第 3 站

考核题干	急诊就诊后，转至我院急诊外科 14 床，住院号：887654。入院后继续输注抗蛇毒血清时出现全身皮疹伴呼吸急促，全身肌肉震颤。 医嘱：心电监护。 　　　　吸氧。 　　　　地塞米松 5 mg，iv，st。
考核要求	1. A 选手心电监护。 2. B 选手吸氧。 3. C 选手静脉注射。
SP 指引	家属：护士，怎么突然变成这样了？
考核要点	1. 电极片位置及参数调节。 2. 吸氧的操作流程及氧流量选择。 3. 静脉注射的速度，操作过程中的人文关怀。

注：赛道式要求三站完成时间为 30 min。

操作思维导图

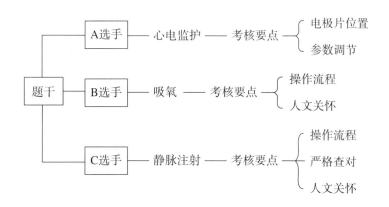

第四节　头、颈部疾病

一、头皮损伤

站点式模拟题一

考核题干	病人李某，女，34岁，神经外科5床，住院号：656544。因车祸外伤30 min，查体：T 36.3 ℃，P 83次/分，R 12次/分，BP 150/90 mmHg，双侧颞顶部头皮及软组织裂伤伴头部皮下血肿，伤口渗血。 医嘱：止血包扎。
考核要求	遵医嘱止血包扎。
SP指引	病人焦虑，紧张。
考核时间	8 min
考核要点	1．评估病人病情，选择合适的止血方法及材料。 2．包扎时用力均匀，松紧适度。 3．注意先止血后包扎。 4．操作过程中的人文关怀。

操作思维导图

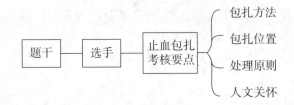

站点式模拟题二

考核题干	病人李某，男，25岁，神经外科2床，住院号：654650。被刀砍伤头部2 h，急来我院就诊，查体：T 36.3 ℃，P 120次/分，R 21次/分，BP 85/60 mmHg，右侧头顶部头皮及软组织多处裂伤伴头部皮下血肿，伤口大量渗血。 医嘱：止血包扎。 　　复方氯化钠注射液500 ml，ivgtt，st。 　　酮咯酸氨丁三醇注射液30 mg，im，st。
考核要求	1．A选手止血包扎。 2．B选手静脉输液。 3．C选手肌内注射。
SP指引	病人面色苍白，疼痛剧烈。
考核时间	8 min
考核要点	1．止血包扎的方法正确，操作熟练。 2．采用静脉留置针输液，操作熟练。 3．肌内注射操作流程及隐私保护。

操作思维导图

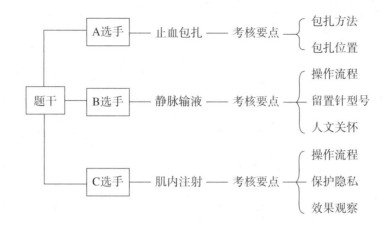

赛道式模拟题
第 1 站

考核题干	病人李某，女，25 岁，急诊科 3 床，急诊号：765430。在工作时不慎将头发卷入运转的机器中，造成头皮完全性撕脱，当时感到剧烈头痛并伴有出血，急诊就诊。 医嘱：加压包扎并处理撕脱的头皮。 　　　复方氯化钠注射液 500 ml，ivgtt，st。 　　　盐酸哌替啶 25 mg，im，st。
考核要求	1．A 选手加压包扎并处理撕脱的头皮。 2．B 选手静脉输液。 3．C 选手肌内注射。
SP 指引	家属及病人神情紧张，焦虑、恐惧。
考核要点	1．加压包扎的方法正确，注意加压的压力，撕脱的头皮处理。 2．采用静脉留置针输液，操作熟练。 3．肌内注射的操作流程、隐私保护及毒麻药残余药液的处理。

操作思维导图

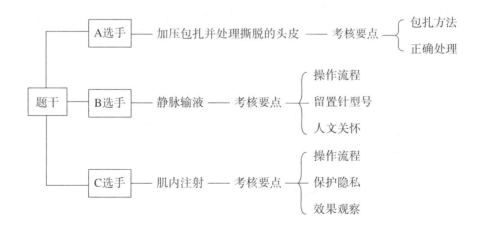

第 2 站

考核题干	急诊处理后立即收住神经外科 13 床，住院号：984326。病人无意识丧失，无恶心呕吐。经过骨科及神经外科会诊，排除手术禁忌后，在全麻下行"血管吻合及撕脱头皮回植术"。 医嘱：静脉输注悬浮红细胞 2 U。 　　　　动脉采血。 　　　　吸氧。
考核要求	1. A 选手静脉输血。 2. B 选手动脉采血。 3. C 选手吸氧。
SP 指引	1. 基本信息：在工作时不慎将头发卷入运转的机器中，造成头皮完全性撕脱，当时感到剧烈头痛并伴有出血。 2. 查体：无意识丧失，无恶心呕吐。 3. 既往史：无。 4. 过敏史：无药物及食物过敏史。 5. 家族史：无。 6. 饮食：正常规律。 7. 血型：A 型。
考核要点	1. 输血的查对。 2. 动脉采血操作流程及血运评估。 3. 给氧方式，吸氧的操作流程及操作过程中的人文关怀。

操作思维导图

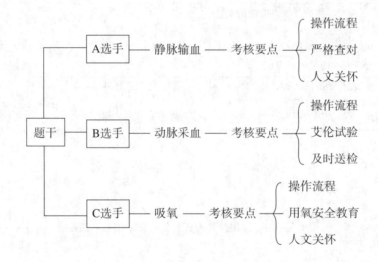

第 3 站

考核题干	为进一步观察皮瓣血运，以"头皮撕脱回植术后"收治入 SICU。 医嘱：观察皮瓣血运。 　　　　心电监护。 　　　　青霉素皮试。
考核要求	1. A 选手观察皮瓣血运并记录。 2. B 选手心电监护。 3. C 选手皮内注射。
SP 指引	病人昏睡。
考核要点	1. 皮瓣血运情况观察。 2. 电极片位置及参数调节。 3. 皮试液的配制，询问药物过敏史。

注：赛道式要求三站完成时间为 30 min。

操作思维导图

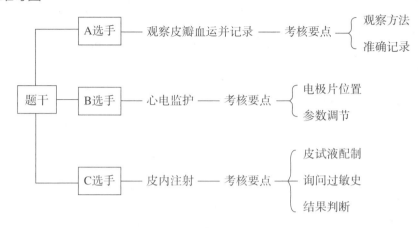

二、颅骨损伤

考核题干	病人李某，男，23 岁，神经外科 27 床，住院号：654657。主诉"车祸外伤后头部疼痛 1 天"入院，诊断为头部外伤，颅底骨折。 医嘱：脑脊液漏护理。
考核要求	请进行脑脊液漏的护理及相关知识的宣教。
SP 指引	病人意识清，耳鼻有清亮液体流出。
考核时间	8 min
考核要点	1. 鉴别脑脊液方法正确。 2. 体位选择合适。 3. 局部清洁消毒方法正确。 4. 预防脑脊液逆流方法正确。

操作思维导图

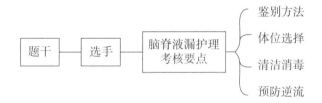

考核题干	患儿李某，女，3 岁，急诊号：684650。于 6 h 前乘坐摩托车转弯时不慎摔倒，头部着地，无昏迷、呕吐，无抽搐，急诊就诊。查体：额部正中偏右可见一约 2.5 cm 纵行伤口，右眼下睑内侧至右侧颧骨可及一长约 5 cm 弧形伤口，内可见清亮液体流出，右侧颊部、眼睑肿胀。 医嘱：复方氯化钠注射液 500 ml，ivgtt，st。 　　　吸氧。 　　　止血包扎。
考核要求	1. A 选手静脉输液。 2. B 选手吸氧。 3. C 选手止血包扎。
SP 指引	患儿紧张，哭闹。
考核时间	8 min
考核要点	1. 采用静脉留置针输液，建立两条静脉通道。 2. 吸氧的操作流程及氧流量选择。 3. 止血方法正确，包扎手法熟练。 4. 操作过程中的人文关怀。

操作思维导图

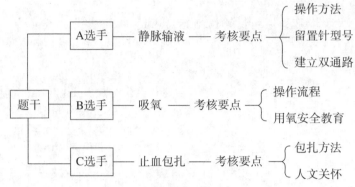

赛道式模拟题

第1站

考核题干	病人李某，男，60岁，神经外科25床，住院号：654950。3 h前车祸致头部外伤、伤时情况及昏迷史不详，呕吐胃内容物，急诊就诊后收住入院。 医嘱：静脉采血（全血细胞分析、凝血）。 　　心电监护。
考核要求	1．A选手评估病人情况。 2．B选手静脉采血。 3．C选手心电监护。
SP指引	1．基本信息：3 h前车祸致头部外伤、伤时情况及昏迷史不详，呕吐胃内容物，急诊就诊后收住入院。无眼、耳、口、鼻出血，有小便失禁，无四肢抽搐及呼吸困难。 2．查体：枕部头皮血肿，双侧瞳孔等大等圆，直径2.0 mm，光反射灵敏，耳鼻未见出血，伸舌不合作，颈部有抵抗。 3．既往史：有高血压病史5年，血压控制不详。 4．过敏史：无药物及食物过敏史。 5．家族史：无。 6．饮食：饮食规律。
考核要点	1．询问病史全面（基本信息、体格检查、既往史、过敏史、家族史、饮食、烟酒史）。 2．采血顺序正确，采血管的选择。 3．电极片位置及参数调节。

操作思维导图

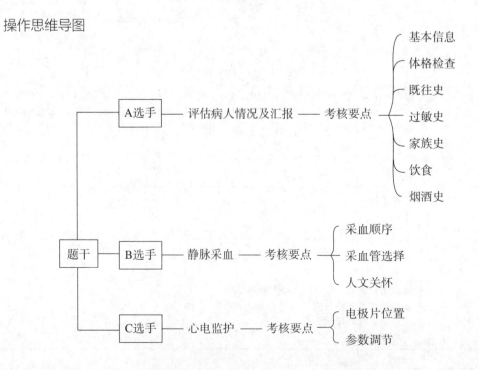

第 2 站

考核题干	行 CT 检查示：右侧额颞顶部急性硬膜下血肿、双侧额颞顶叶脑挫伤伴脑内血肿、双侧颞顶骨骨折，诊断为颅脑外伤。 医嘱：20% 甘露醇 250 ml，ivgtt，st。 　　　吸氧。 　　　注射用赖氨匹林 0.9 g，im，st。
考核要求	1. A 选手静脉输液。 2. B 选手吸氧。 3. C 选手肌内注射。
SP 指引	家属紧张，不断询问病情。
考核要点	1. 采用静脉留置针输液，甘露醇快速滴注。 2. 吸氧的操作流程及氧流量选择。 3. 肌内注射操作流程及隐私保护。

操作思维导图

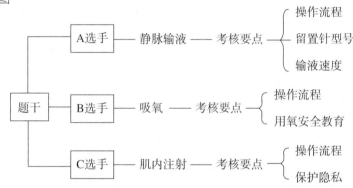

第 3 站

考核题干	病人入院后积极完善各项术前检查，即刻在急诊全麻下行"右额颞顶、左颞顶开颅血肿清除 + 去骨瓣减压术 + 气管切开术"，现术后第 10 天，意识仍呈浅昏迷状，双侧瞳孔等大等圆，直径 2.5 mm，对光反射灵敏，气管切开后，在院接受相关治疗。 医嘱：丙戊酸钠 0.2 g 胃管内注入，st。 　　　口腔护理。 　　　气管切开的护理。
考核要求	1. A 选手鼻饲。 2. B 选手口腔护理。 3. C 选手气管切开的护理。
SP 指引	家属询问病人病情有无好转。
考核要点	1. 鼻饲液的配制，注入的温度、量及操作手法。 2. 口腔护理操作流程及人文关怀。 3. 气管切开护理的操作流程及家属解释。

注：赛道式要求三站完成时间为 30 min。

操作思维导图

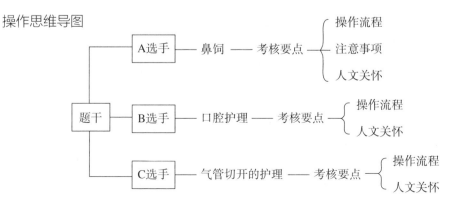

三、脑损伤

站点式模拟题一

考核题干	病人宋某，男，54 岁，神经外科 20 床，住院号：689050。因摔伤后 4 h，右侧额部着地，进行性意识障碍加重 1 h，肢体无自主活动急诊入院。查体：右侧瞳孔直径 6 mm，对光反射消失，左侧瞳孔直径 3 mm，对光反应迟钝。T 37.2 ℃，P 120 次 / 分钟，R 12 次 / 分钟，BP 150/70 mmHg，病人出现舌后坠、意识不清，呼之不应。 医嘱：口咽通气管置入。
考核要求	遵医嘱口咽通气管置入。
SP 指引	病人舌后坠，意识不清。
考核时间	8 min
考核要点	1．评估病人病情。 2．选择适宜的体位和口咽通气管。 3．吸净口腔及咽部分泌物。 4．放置手法规范。

操作思维导图

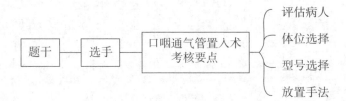

站点式模拟题二

考核题干	病人梁某，男，50 岁，神经外科 13 床，住院号：545480。于 1 h 前自高处跌落摔伤，受伤当时即昏迷，持续时间约 10 min，醒后感头痛、头晕，对受伤过程不能清楚忆起，无恶心、呕吐，无肢体抽搐；颅脑 CT 示：右侧枕骨骨折并气颅形成，右枕部硬膜外血肿，以"颅脑损伤"收住院。在全麻下行"右枕部开颅血肿清除术"，术毕安返病房。 医嘱：心电监护。 　　　　吸氧。 　　　　引流管护理。
考核要求	1．A 选手心电监护。 2．B 选手吸氧。 3．C 选手引流管护理。
SP 指引	病人神志不清。
考核时间	8 min
考核要点	1．电极片位置及参数调节。 2．吸氧的操作流程及氧流量选择。 3．脑室引流管护理的流程及准确记录。

操作思维导图

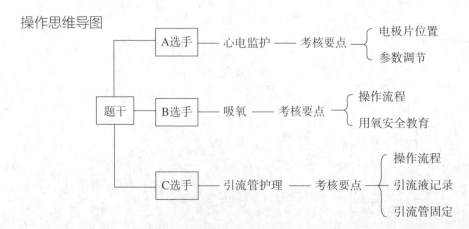

赛道式模拟题

第1站

考核题干	病人苏某，男，46岁，创伤外科12床，住院号：674746。因"车祸半小时"入院，查体：T 36.5 ℃，P 66次/分，R 16次/分，BP 140/90 mmHg；神清，双瞳孔不等大，左瞳孔1.5 mm，右瞳孔3 mm，对光反射左侧迟钝，右侧正常；左侧头顶部3 cm×4 cm裂伤。诊断为硬膜外血肿。 医嘱：头部包扎。 　　　　吸氧。
考核要求	1．A选手评估病人情况及汇报。 2．B选手头部包扎。 3．C选手吸氧。
SP指引	1．基本信息：因车祸半小时被"120"接诊入住创伤外科。 2．既往史：无。 3．过敏史：无药物及食物过敏史。 4．家族史：无。 5．饮食：平时饮食规律。
考核要点	1．询问病史全面（基本信息、体格检查、既往史、过敏史、家族史、饮食）。 2．包扎方法正确，敷料固定稳妥，清理伤口内污染物。 3．吸氧的流程，用氧的目的及注意事项。 4．操作过程中的人文关怀。

操作思维导图

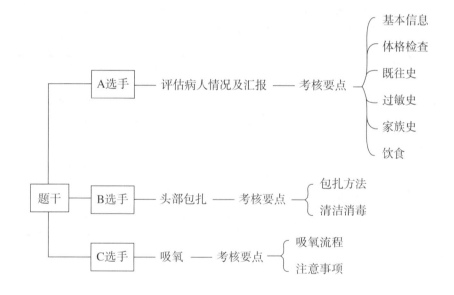

第2站

考核题干	立即入手术室行"硬膜外血肿清除术"，术毕安返病房。 医嘱：心电监护。 　　　　留置导尿。 　　　　引流管护理。
考核要求	1．A选手心电监护。 2．B选手留置导尿。 3．C选手脑室引流管护理。
SP指引	家属询问手术情况。
考核要点	1．电极片位置及参数调节。 2．严格无菌操作，隐私保护。 3．脑室引流管的护理流程及准确记录。 4．家属的解释、安抚。

操作思维导图

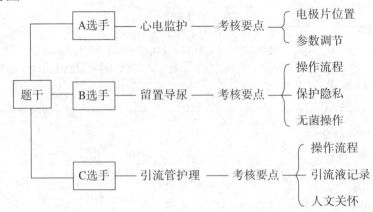

第 3 站

考核题干	病人突然出现呼吸、心搏骤停。 医嘱：心肺复苏。 　　　　除颤。
考核要求	1．A 选手立即评估病人病情并进行心肺复苏。 2．B 选手除颤。 3．C 选手协助 A 选手予以简易呼吸器辅助通气，安抚家属情绪。
SP 指引	家属：护士，手术做完怎么突然变成这样了？
考核要点	1．病情的评估，心肺复苏的操作流程。 2．除颤的部位、电量选择。 3．操作过程中的人文关怀。

注：赛道式要求三站完成时间为 30 min。

操作思维导图

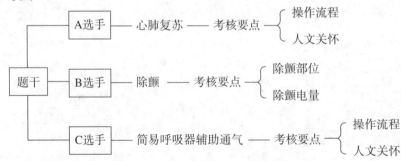

四、颅内压增高

站点式模拟题一

考核题干	病人王某，男，17 岁，神经外科 13 床，住院号：433429。因"持续性头痛阵发性加剧，饭后严重呕吐"入院。前额部头痛，烦躁不安，眼底视神经乳头水肿。 医嘱：20% 甘露醇 250 ml，ivgtt，st。
考核要求	遵医嘱静脉输液。
SP 指引	家属：护士，我家孩子一直烦躁是怎么回事？
考核时间	8 min
考核要点	1．采用静脉留置针输液，操作方法正确。 2．选用合适的留置针型号。 3．输液过程中的人文关怀。 4．甘露醇的输注速度。

操作思维导图

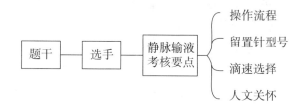

站点式模拟题二

考核题干	病人马某,男,24 岁,神经外科 42 床,住院号:534328。头痛 3 个月,用力时加重,多见于清晨及晚间,常伴有恶心,有时呕吐。经 CT 检查诊断为颅内占位性病变、颅内压增高,为行手术治疗入院。入院后第 3 天,因便秘、用力排便,突然出现剧烈头痛、呕吐。 医嘱:心电监护。 　　　吸氧。 　　　灌肠。
考核要求	1. A 选手心电监护。 2. B 选手吸氧。 3. C 选手灌肠。
SP 指引	病人排便困难,头痛。
考核时间	8 min
考核要点	1. 电极片位置及参数调节。 2. 吸氧的操作流程,氧流量的选择。 3. 灌肠方法正确,注意灌肠压力。

操作思维导图

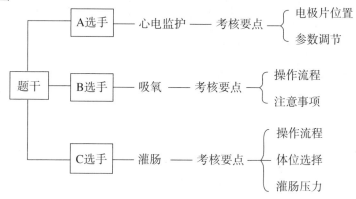

赛道式模拟题

第 1 站

考核题干	病人罗某,男,36 岁,神经外科 13 床,住院号:343230。因"头痛、视物不清 1 个月"入院。 医嘱:生命体征测量。 　　　腰椎穿刺术后护理。
考核要求	1. A 选手评估病人情况及汇报。 2. B 选手生命体征测量。 3. C 选手腰椎穿刺术后护理。
SP 指引	1. 基本信息:1 个月前无明显诱因出现头痛,为全颅间断性剧烈胀痛,伴视物模糊,呈进行性加重,无恶心、呕吐、发热。5 日前出现右枕部隐痛,呈持续性,时轻时重,仍视物模糊,遂入院治疗。 2. 既往史:无。 3. 过敏史:无药物及食物过敏史。 4. 家族史:无。 5. 饮食:平时饮食规律。

续表

考核要点	1. 询问病史全面（基本信息、体格检查、既往史、过敏史、家族史、饮食）。 2. 生命体征测量的流程及人文关怀。 3. 腰椎穿刺术后护理的方法。

操作思维导图

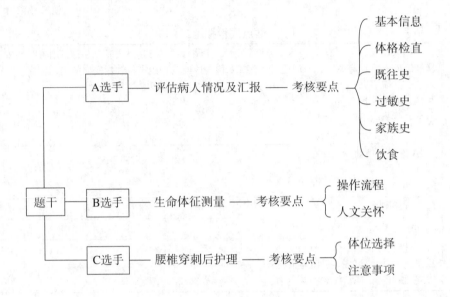

第 2 站

考核题干	瞳孔等大等圆，对光反射灵敏，眼科光学相关断层扫描（OCT）示：双眼视神经盘，盘周视网膜水肿，神经轻度萎缩。拟行"脑脊液外引流术"。 医嘱：20% 甘露醇 250 ml，ivgtt，st。 　　吸氧。 　　静脉采血（全血细胞分析、凝血、肝肾心功能及电解质）。
考核要求	1. A 选手静脉输液。 2. B 选手吸氧。 3. C 选手静脉采血。
SP 指引	病人自诉头痛。
考核要点	1. 采用静脉留置针输液，甘露醇滴注速度。 2. 吸氧的操作流程及氧流量的选择。 3. 采血顺序及操作规范。

操作思维导图

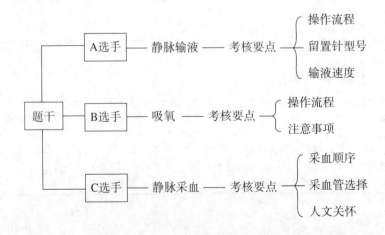

第3站

考核题干	病人行"脑脊液外引流术",术毕回病房,放置脑室引流管1根,现病人术后第5天。 医嘱:心电监护。 灌肠。 引流管护理。
考核要求	1. A选手心电监护。 2. B选手灌肠。 3. C选手脑室引流管的护理。
SP指引	病人便秘,3天未解大便。
考核要点	1. 电极片位置及参数调节。 2. 灌肠方法正确,注意灌肠压力。 3. 脑室引流管护理的操作流程及准确记录。

注:赛道式要求三站完成时间为30 min。

操作思维导图

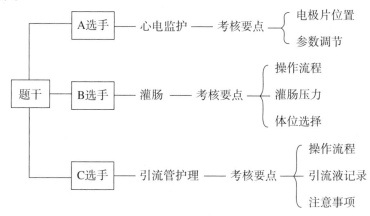

五、脑疝

站点式模拟题一

考核题干	病人刘某,男,37岁,神经外科2床,住院号:323215。头痛7个月,用力时加重,多见于清晨及晚间,常伴有恶心、呕吐。经CT检查诊断为颅内占位性病变。入院后第3日,因便秘、用力排便,突然出现头痛、呕吐,左侧肢体瘫痪,随即意识丧失。 医嘱:心肺复苏。
考核要求	请立即行心肺复苏术。
SP指引	病人意识丧失。
考核时间	8 min
考核要点	1. 评估病人意识、脉搏搏动、呼吸并呼救。 2. 按压深度频率,按压和送气比。 3. 简易呼吸器的使用手法。 4. 复苏中的人文关怀。

操作思维导图

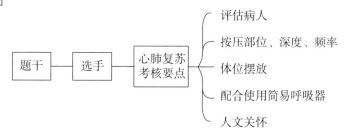

站点式模拟题二

考核题干	病人代某，男，67 岁，神经外科 6 床，住院号：353246。14 h 前病人无明显诱因出现头晕，无头痛呕吐，无肢体抽搐，未引起重视，未治疗。5 h 前病人上述症状加重，出现站立不稳，呕吐 1 次，呕吐胃内容物，被送往当地医院就诊，CT 示：颅内出血。 医嘱：20% 甘露醇 250 ml，ivgtt，st。 　　　　吸氧。 　　　　呋塞米 40 mg，iv，st。
考核要求	1．A 选手静脉输液。 2．B 选手吸氧。 3．C 选手静脉注射。
SP 指引	配合不佳，颈阻抗阳性，四肢肌力 4 级。
考核时间	8 min
考核要点	1．采用静脉留置针输液，甘露醇滴注速度。 2．吸氧的操作流程，氧流量的选择。 3．静脉推注方法正确，观察尿量。

操作思维导图

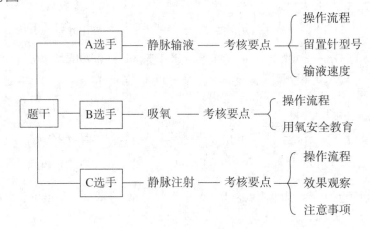

赛道式模拟题

第 1 站

考核题干	病人李某，男，54 岁，神经外科 6 床，住院号：434320。他人代诉"头痛，意识障碍 30 min"，病人半小时前摔倒后出现头痛，同时伴喷射状呕吐，呕吐物为胃内容物，随之出现意识障碍，急诊入院。查体：T 37 ℃，P 78 次 / 分，R 24 次 / 分，BP 184/96 mmHg，SpO_2 80%。右侧上肢肌力 2 级，下肢肌力 3 级。急诊行 CT 示：脑出血。 医嘱：心电监护。 　　　　吸氧。
考核要求	1．A 选手评估病人情况并查体（脑膜刺激征）。 2．B 选手心电监护。 3．C 选手吸氧。
SP 指引	1．基本信息：他人代诉"头痛，意识障碍 30 min"，病人半小时前摔倒后出现头痛，同时伴喷射状呕吐，呕吐物为胃内容物，随之出现意识障碍，急诊入院。 2．查体：脑膜刺激征阳性。 3．既往史：有高血压史近 20 年。 4．过敏史：无药物及食物过敏史。 5．家族史：无。 6．饮食：平时喜欢吃油腻食物、动物肝脏。
考核要点	1．询问病史全面（基本信息、查体、意识判断准确、既往史、过敏史、家族史、饮食）。 2．电极片、袖带的位置及参数调节。 3．吸氧的操作流程及氧流量选择。

操作思维导图

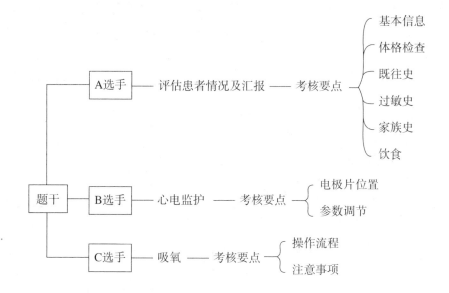

第 2 站

考核题干	现遵医嘱完善术前准备。 医嘱：20% 甘露醇 250 ml，ivgtt，st。 头孢吡肟皮试。 0.9%NS 50 ml 加硝普纳 50 mg，2 ml/h 微量泵泵入。
考核要求	1. A 选手静脉输液。 2. B 选手皮内注射。 3. C 选手微量泵使用。
SP 指引	家属：护士，我家人怎么样了？
考核要点	1. 采用静脉留置针输液，操作熟练。 2. 头孢吡肟皮试液的配制，询问药物过敏史。 3. 微量泵的操作流程及注意事项。

操作思维导图

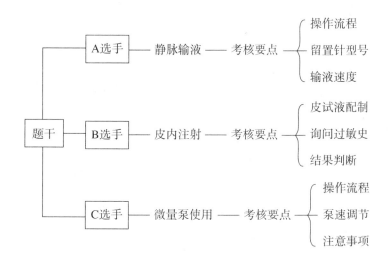

第 3 站

考核题干	病人突然病情变化，立即转入重症医学科，出现深大呼吸、瞳孔不等大，左侧 6.0 mm，右侧 2.0 mm，对光反射迟钝，心电监护示：R 10 次 / 分，HR 42 次 / 分，血压测不出。 医嘱：心肺复苏。 　　　　除颤。 　　　　盐酸肾上腺素 1mg，iv，st。
考核要求	1．A 选手心肺复苏。 2．B 选手除颤。 3．C 选手静脉注射。
SP 指引	家属焦虑并询问病人病情。
考核要点	1．双人心肺复苏的配合及操作过程中的人文关怀。 2．除颤电极板的位置和电量的选择。 3．口头医嘱的正确执行，抢救记录的书写。

注：赛道式要求三站完成时间为 30 min。

操作思维导图

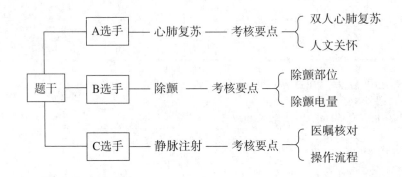

六、甲状腺疾病

站点式模拟题一

考核题干	病人李某，女，30 岁，肿外二 23 床，住院号：454360。双侧甲状腺肿大 1 年，易疲劳、失眠、食欲亢进、消瘦、心悸、性情急躁。查体：双侧甲状腺弥漫性肿大，质软，腺体血管杂音明显，诊断为原发性甲亢。 医嘱：基础代谢率测量。
考核要求	遵医嘱基础代谢率测量。
SP 指引	病人双手震颤。
考核时间	8 min
考核要点	1．基础代谢率测量方法熟练，公式正确。 2．选择基础代谢率测量的时机。 3．测量基础代谢率过程中体现人文关怀。 4．操作轻柔，保持病室安静。

操作思维导图

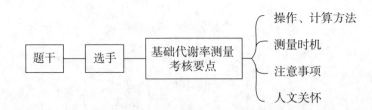

站点式模拟题二

考核题干	病人季某，女，47 岁，急诊号：322314。以"恶心、呕吐、腹痛 2 天"入院，查体：T 39.8 ℃，P 170 次 / 分，R 30 次 / 分，BP 145/80 mmHg。既往有甲亢病史 10 年，近期因上呼吸道感染服用药物治疗，具体不详，入院后给予吸氧，绝对卧床。 医嘱：心电图检查。 　　　0.9%NS 500 ml，ivgtt，st。 　　　丙硫氧嘧啶 200 mg，po，tid。
考核要求	1．A 选手心电图检查。 2．B 选手静脉输液。 3．C 选手口服给药。
SP 指引	病人神志淡漠，回答不切题。
考核时间	8 min
考核要点	1．心电图检查的操作流程及隐私保护。 2．静脉输液的部位选择及留置针固定。 3．口服给药剂量、方法正确，注意事项宣教全面。 4．操作过程中的人文关怀。

操作思维导图

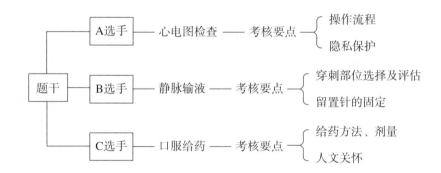

赛道式模拟题

第 1 站

考核题干	病人杨某，女，23 岁，肿外二 1 床，住院号：656450。因体检发现右侧甲状腺结节 10 天入院。超声检查示：甲状腺右侧叶异常低回声。 医嘱：基础代谢率测量。 　　　静脉采血（全血细胞分析、血生化）。
考核要求	1．A 选手评估病人情况及汇报。 2．B 选手基础代谢率测量。 3．C 选手静脉采血。
SP 指引	1．基本信息：病人于 10 天前体检发现颈部有一肿块，无自觉疼痛，无多饮多食，无声嘶。颈部超声检查示：甲状腺右侧叶实质性肿物。发病以来，病人精神睡眠尚可，大小便正常，体重无明显减轻。 2．既往史：无。 3．过敏史：无药物及食物过敏史。 4．家族史：无。 5．饮食：平时饮食规律。
考核要点	1．询问病史全面（基本信息、体格检查、既往史、过敏史、家族史、饮食）。 2．基础代谢率测量时机准确、方法熟练掌握。 3．采血顺序正确，操作规范。

操作思维导图

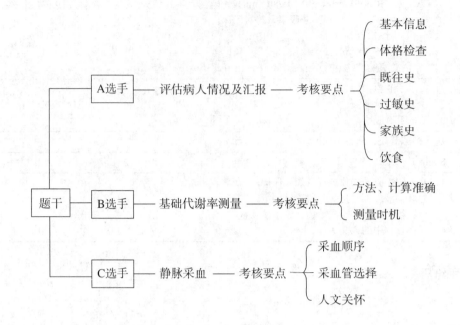

第2站

考核题干	病人在全麻下行"右侧甲状腺全切除术加颈部淋巴结清扫术",术毕返回病房。 医嘱:心电监护。 　　　吸氧。 　　　引流管护理。
考核要求	1. A选手心电监护。 2. B选手吸氧。 3. C选手引流管护理。
SP指引	病人:护士,为何会引流出血液?
考核要点	1. 电极片位置及参数调节。 2. 吸氧的操作流程及氧流量选择。 3. 引流管护理的流程及准确记录。

操作思维导图

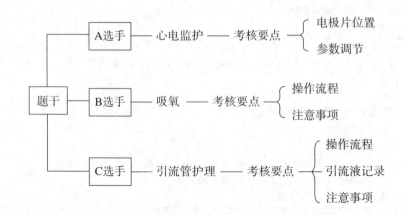

第 3 站

考核题干	术后 2 h，病人主诉胸闷、气急，随后出现颈部增粗，呼吸困难，发绀。医生拟行"气管切开术"。 医嘱：吸痰。 　　　术前准备。
考核要求	1. A 选手协助医生拆开缝线，进行气管切开。 2. B 选手吸痰。 3. C 选手术前准备。
SP 指引	病人颈部伤口处出现渗血。
考核要点	1. 配合医生，行气管切开，措施到位。 2. 吸痰技术方法正确，操作规范。 3. 术前准备完善。

注：赛道式要求三站完成时间为 30 min。

操作思维导图

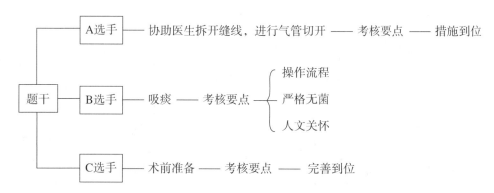

第五节　乳腺疾病

一、急性乳腺炎

站点式模拟题一

考核题干	病人李某，女，25 岁，乳甲科 20 床，住院号：543340。主诉"产后 1 月余，发现右乳包块伴疼痛 1 周，3 天前包块增大并伴红肿"，诊断为急性乳腺炎。 医嘱：头孢吡肟皮试。
考核要求	遵医嘱皮内注射。
SP 指引	双乳胀痛。
考核时间	8 min
考核要点	1. 皮试液配制正确。 2. 询问药物过敏史。 3. 操作过程中的人文关怀。

操作思维导图

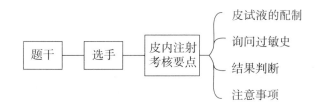

站点式模拟题二

考核题干	病人柳某，女，25 岁，乳甲科 22 床，住院号：234556。产后 1 个月，母乳喂养。2 天前右侧乳房胀痛，局部红肿，有硬结、压痛。1 天前出现全身乏力，体温升高，诊断为急性乳腺炎。 医嘱：青霉素皮试。 　　　静脉采血（全血细胞分析、肝功能五项）。 　　　0.9%NS 500 ml，ivgtt，st。
考核要求	1．A 选手皮内注射。 2．B 选手静脉采血并回答如何预防溶血。 3．C 选手静脉输液。
SP 指引	病人心情焦虑，担心孩子的喂养问题。
考核时间	8 min
考核要点	1．皮试液的配制，询问药物过敏史。 2．采血操作熟练，注意事项到位。 3．采用静脉留置针输液，操作熟练。

操作思维导图

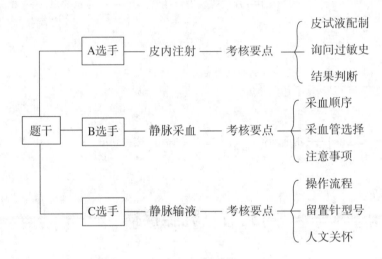

赛道式模拟题
第 1 站

考核题干	病人王某，女，25 岁，乳甲科 6 床，住院号：634509。初产妇，4 个月前产一健康男婴，纯母乳喂养。自述 3 天前出现右乳胀痛，局部红肿、发热，乳汁减少，今日 T 38.5 ℃，浑身发冷，来院就诊，诊断为急性乳腺炎。 医嘱：生命体征测量。 　　　静脉采血（全血细胞分析、电解质、血培养）。
考核要求	1．A 选手评估病人情况及汇报。 2．B 选手生命体征测量。 3．C 选手静脉采血。
SP 指引	1．基本信息：4 个月前产一健康男婴，纯母乳喂养。3 天前出现右乳胀痛，局部红肿、发热，乳汁减少，今日体温升高，浑身发冷，来院就诊。 2．既往史：无。 3．过敏史：无药物及食物过敏史。 4．家族史：无。 5．饮食：平时饮食规律。
考核要点	1．询问病史全面（基本信息、体格检查、既往史、过敏史、家族史、饮食）。 2．生命体征测量准确。 3．采血操作熟练，采血顺序正确。

操作思维导图

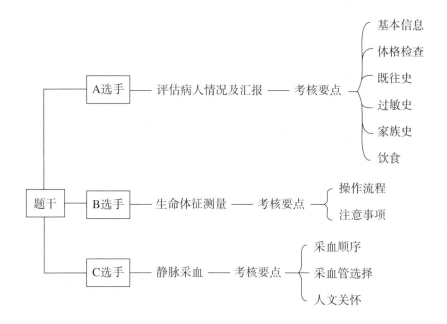

第 2 站

考核题干	B 超示：左乳声像改变，诊断为积乳伴脓肿形成。 医嘱：青霉素皮试。 　　　　注射用赖氨匹林 0.9 g，im，st。 　　　　25% 硫酸镁湿热敷右乳红肿处。
考核要求	1．A 选手皮内注射。 2．B 选手肌内注射。 3．C 选手 25% 硫酸镁湿热敷。
SP 指引	病人询问肌内注射的药物作用。
考核要点	1．皮试液的配制，询问药物过敏史。 2．肌内注射操作正确，降温效果评价。 3．湿热敷的操作流程及注意事项。

操作思维导图

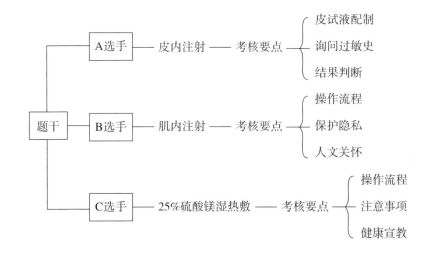

第 3 站

考核题干	病人右乳肿块增大，疼痛加重、呈搏动性跳痛，皮肤潮红，表浅静脉扩张，压痛明显。 医嘱：0.9%NS 250 ml 加青霉素 400 万 U，ivgtt，st。 　　　酮咯酸氨丁三醇 30 mg，im，st。 　　　伤口换药。
考核要求	1．A 选手静脉输液。 2．B 选手肌内注射。 3．C 选手伤口换药。
SP 指引	肿块破溃，流出黄色脓液。
考核要点	1．采用静脉留置针输液，操作熟练。 2．肌内注射操作正确，止痛效果评价。 3．无菌操作及伤口换药顺序。

注：赛道式要求三站完成时间为 30 min。

操作思维导图

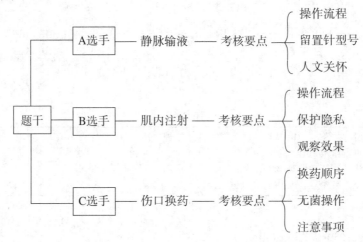

二、乳腺癌

站点式模拟题一

考核题干	病人关某，女，43 岁，乳甲科 7 床，住院号：234589。因"左乳无痛性肿块 1 周"入院，活组织病理学检查示：浸润性低分化导管癌。在全麻下行"左乳癌改良根治术"，胸壁负压引流管引流出暗红色血性液约 50 ml。 医嘱：胸腔负压引流管护理。
考核要求	遵医嘱胸腔负压引流管护理。
SP 指引	病人情绪低落。
考核时间	8 min
考核要点	1．评估胸壁情况。 2．胸腔负压引流管护理的流程及准确记录。 3．操作过程中的人文关怀。

操作思维导图

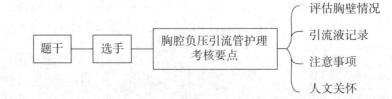

站点式模拟题二

考核题干	病人边某，女，39 岁，乳甲科 9 床，住院号：123467。主诉"右乳无痛性肿块 3 个月"，查体：右乳外上象限 10 点处距乳头 3 cm 处可触及 2 cm×2 cm 大小结节，表面不光滑，质地较硬、无压痛、活动度差不易推动，无乳头溢液，右侧腋窝可触及 1 cm×1 cm 大小结节，表面光滑，质地较硬；活组织病理学检查示：浸润性低分化导管癌。 医嘱：乳房查体。 　　　术前准备。
考核要求	1. 选手评估病人情况及汇报。 2. B 选手乳房查体。 3. C 选手术前准备。
SP 指引	病人心情焦虑，担心预后。
考核时间	8 min
考核要点	1. 询问病史全面（基本情况、体格检查、既往史、过敏史、家族史、饮食）。 2. 乳房查体手法正确，操作轻柔。 3. 术前准备完善。

操作思维导图

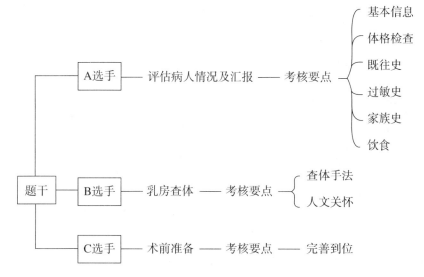

赛道式模拟题

第 1 站

考核题干	病人冯某，女，43 岁，乳甲科 12 床，住院号：343409。主诉"右乳无痛性肿块 1 年"，查体：右乳外上象限 11 点处距乳头 2 cm，可触及多个坚硬小结节，呈条索状，固定于胸壁不易推动，右侧腋窝可扪及 3 cm×3 cm 大小结节，表面光滑，质地较硬。 医嘱：生命体征测量。 　　　静脉采血（全血细胞分析、肿瘤标记物、血生化、电解质）。
考核要求	1. A 选手评估病人情况及汇报。 2. B 选手生命体征测量。 3. C 选手静脉采血。
SP 指引	1. 基本信息：主诉"右乳无痛性肿块 1 年"。精神睡眠尚可，大小便正常，体重无明显变化。 2. 既往史：无。 3. 过敏史：无药物及食物过敏史。 4. 家族史：母亲罹患乳腺癌，已故。 5. 月经及婚育史：11 岁月经初潮，经期 7/28～30，量中。G_2P_1，未母乳喂养，现女儿体健。 6. 饮食：平时饮食规律。
考核要点	1. 询问病史全面（基本信息、体格检查、既往史、过敏史、家族史、饮食、月经婚育史）。 2. 生命体征测量准确。 3. 采血顺序正确，操作规范。

操作思维导图

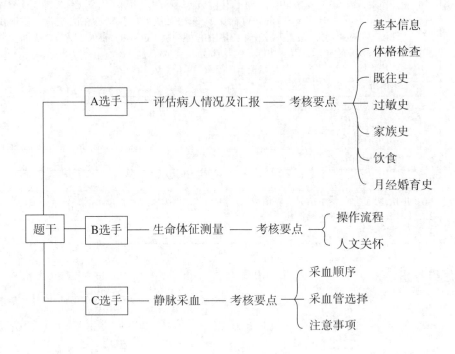

第 2 站

考核题干	活组织病理学检查示：浸润性低分化导管癌。在全麻下行"右乳癌改良根治术"。术毕返回病房。 医嘱：心电监护。 　　　　吸氧。 　　　　复方氯化钠注射液 500 ml，ivgtt，st。
考核要求	1. A 选手心电监护。 2. B 选手吸氧。 3. C 选手静脉输液。
SP 指引	病人焦虑，担心预后。
考核要点	1. 电极片位置及参数调节。 2. 吸氧的操作流程及氧流量选择。 3. 采用静脉留置针输液，操作方法正确。

操作思维导图

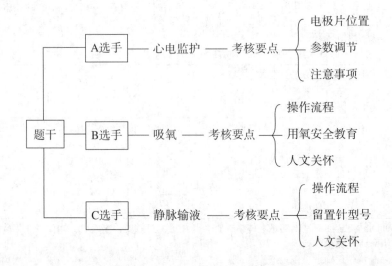

第 3 站

考核题干	病人术后第 2 天可下床活动，诉患肢活动时疼痛。 医嘱：引流管护理。 　　　功能锻炼指导。 　　　乳房自查指导。
考核要求	1．A 选手引流管护理。 2．B 选手观察病人患肢，指导患肢功能锻炼。 3．C 选手指导健侧乳房自查的方法。
SP 指引	胸壁负压引流管引流出暗红色血性液约 70 ml。
考核要点	1．引流管护理的流程及准确记录。 2．观察患肢血运及指导患肢功能锻炼方法准确。 3．乳房自查时间及方法准确。

注：赛道式要求三站完成时间为 30 min。

操作思维导图

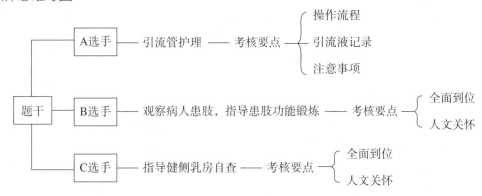

第六节　心、胸、食管和肺部疾病

一、房间隔缺损

站点式模拟题一

考核题干	患儿刘某，男，3 岁，心外科 6 床，住院号：244559。因"咳嗽、呼吸急促 2 天"入院。 医嘱：吸氧，2 L/min。
考核要求	遵医嘱吸氧。
SP 指引	平素易感冒，体重及身高发育较同龄儿童稍差。
考核时间	8 min
考核要点	1．吸氧的操做流程及氧流量的选择。 2．选择合适型号的吸氧管道。 3．操作过程中的人文关怀。 4．用氧安全宣教全面到位。

操作思维导图

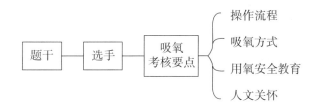

站点式模拟题二

考核题干	患儿李某，女，3岁，心外科2床，住院号：765675。发现心脏杂音5个月余，心脏彩超示：房间隔缺损。 医嘱：心电监护。 　　　吸氧。 　　　动脉采血。
考核要求	1．A选手心电监护。 2．B选手吸氧。 3．C选手动脉采血。
SP指引	患儿父母紧张，质疑彩超结果。
考核时间	8 min
考核要点	1．电极片位置及参数调节。 2．吸氧的操作流程及氧流量的选择。 3．动脉采血的操作流程。

操作思维导图

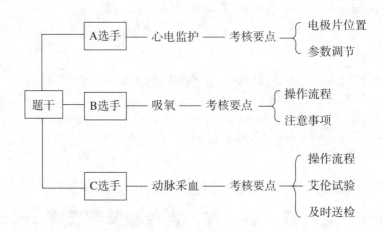

赛道式模拟题
第 1 站

考核题干	患儿李某，女，4岁，心内科20床，住院号：323424。在3周岁时因感冒、肺炎在当地医院治疗，查体：体重18 kg，P 90次/分，窦性心律，心脏杂音；心脏彩超示：房间隔缺损，无发绀、晕厥史。 医嘱：吸氧。 　　　心电图检查。
考核要求	1．A选手评估病人情况并汇报。 2．B选手吸氧。 3．C选手心电图检查。
SP指引	1．基本信息：发现房间隔缺损一年。 2．既往史：无。 3．过敏史：无药物及食物过敏史。 4．家族史：无。 5．饮食：平时饮食规律。
考核要点	1．询问病史全面（基本信息、体格检查、既往史、过敏史、家族史、饮食）。 2．体格检查全面。 3．吸氧的操作流程及氧流量的选择。 4．心电图检查的操作流程及人文关怀。

操作思维导图

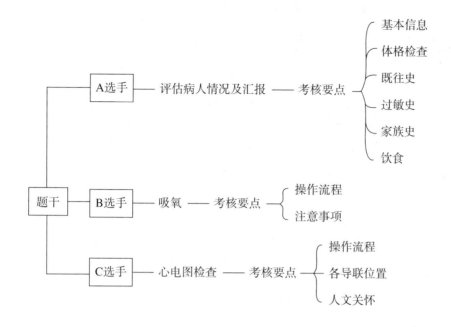

第 2 站

考核题干	拟行"房缺封堵术"。 医嘱：5%GS 100 ml, ivgtt, st。 术区清洁。 开塞露肛注。
考核要求	1. A 选手静脉输液。 2. B 选手术区皮肤清洁。 3. C 选手肛注。
SP 指引	患儿恐惧，哭闹不止。
考核要点	1. 选择静脉留置针位置正确，操作规范。 2. 术区皮肤清洁，隐私保护。 3. 开塞露肛注到位，动作轻柔。

操作思维导图

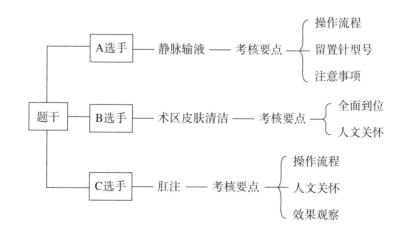

第 3 站

考核题干	在 DSA 室局麻下行"房缺封堵术"，术毕安返病房。 医嘱：心电监护。 　　　低分子肝素钙（100 U/kg），H，st。
考核要求	1．A 选手心电监护。 2．B 选手观察术区敷料情况、触摸足背动脉。 3．C 选手皮下注射。
SP 指引	家属：护士，我家孩子腿上绷带包扎的太紧了，孩子喊疼，能不能松一点？
考核要点	1．电极片位置，参数调节。 2．观察术区敷料及足背动脉搏动方法正确。 3．皮下注射的操作流程及人文关怀。

注：赛道式要求三站完成时间为 30 min。

操作思维导图

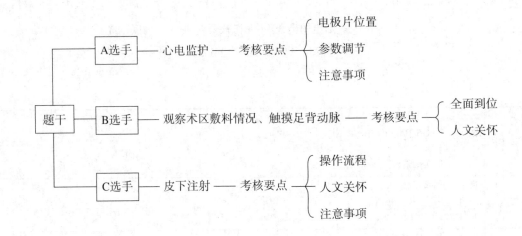

二、主动脉夹层

站点式模拟题一

考核题干	病人李某，男，56 岁，急诊号：567560。因"突发胸痛 5 小时"急诊就诊，5 h 前无明显诱因出现胸部剧烈疼痛，呈撕裂样，口服硝酸甘油无好转。 医嘱：血压测量。
考核要求	遵医嘱血压测量。
SP 指引	既往高血压病史 8 年，最高血压达 180/160 mmHg。
考核时间	8 min
考核要点	1．血压测量的操作流程。 2．操作过程中的人文关怀。 3．主动脉夹层血压测量的注意事项。

操作思维导图

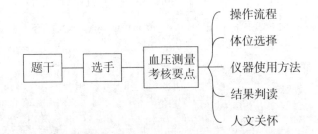

站点式模拟题二

考核题干	病人蒋某，女，32岁，急诊号：245557。因"胸闷胸痛2天，加重5小时余"急诊就诊，胸部CTA示：主动脉夹层。 医嘱：心电监护。 　　　　吸氧。 　　　　5%GS 50 ml 加硝普纳 100 mg，5 ml/h 微量泵泵入。
考核要求	1. A选手心电监护。 2. B选手吸氧。 3. C选手微量泵使用。
SP指引	病人胸部撕裂样疼痛，烦躁不安，大汗淋漓，有濒死感。
考核时间	8 min
考核要点	1. 电极片位置及参数调节。 2. 吸氧的操作流程及氧流量选择。 3. 微量泵的使用，避光用物的选择。

操作思维导图

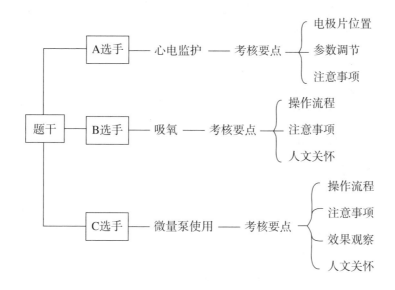

赛道式模拟题

第1站

考核题干	病人李某，男，52岁，心内科8床，住院号：231325。因"胸部剧烈疼痛2小时"入院，胸片示：纵隔影增宽，主动脉扩大；胸部CTA示：主动脉夹层。 医嘱：心电监护。 　　　　吸氧。
考核要求	1. A选手评估病人情况及汇报。 2. B选手心电监护。 3. C选手吸氧。
SP指引	1. 基本信息：胸部剧烈疼痛2 h。 2. 查体：口唇无发绀，无颈静脉怒张，双下肢无水肿。 3. 既往史：有高血压病史近20年，最高达190/170 mmHg，不规律服用降压药。 4. 过敏史：无药物及食物过敏史。 5. 家族史：无。 6. 饮食：平时喜欢吃面食。
考核要点	1. 询问病史全面（基本信息、体格检查、既往史、过敏史、家族史、饮食）。 2. 电极片位置及参数调节。 3. 吸氧的操作流程及氧流量选择。

操作思维导图

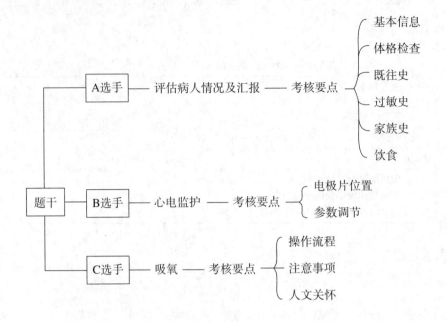

第 2 站

考核题干	现遵医嘱完善术前准备。 医嘱：5%GS 250 ml，ivgtt，st。 术前准备。 5%GS 50 ml 加硝普纳 100 mg，5 ml/h 微量泵泵入。
考核要求	1. A 选手静脉输液。 2. B 选手术前准备。 3. C 选手微量泵使用。
SP 指引	家属：护士，我爸爸疼痛难忍，血压怎么这么高？
考核要点	1. 采用静脉留置针输液，操作方法正确。 2. 术前准备完善，人文关怀。 3. 微量泵的使用流程及避光用物的选择。

操作思维导图

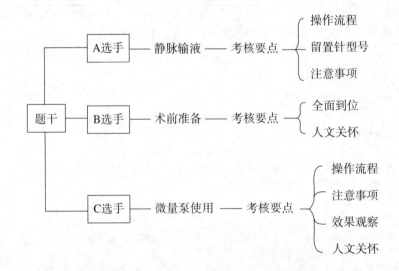

第 3 站

考核题干	完善相关实验室检查，无手术禁忌，行介入手术治疗。在送往手术室途中，病人突然出现心搏、呼吸停止。 医嘱：心肺复苏。 　　　　除颤。
考核要求	1. A 选手评估病人病情并进行心肺复苏。 2. B 选手除颤。 3. C 选手协助 A、B 完成抢救工作并记录。
SP 指引	家属：护士，怎么突然变成这样了。
考核要点	1. 心搏骤停的判断，双人心肺复苏的配合。 2. 除颤位置和电量的选择。 3. 抢救记录的书写，安抚病人家属情绪。

注：赛道式要求三站完成时间为 30 min。

操作思维导图

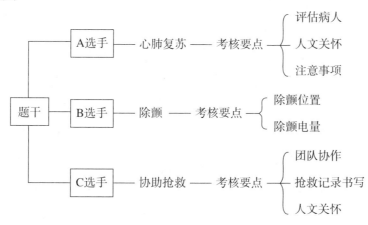

三、气胸

站点式模拟题一

考核题干	病人王某，男，16 岁，胸外科 20 床，住院号：235570。体型偏瘦高型，平日喜欢运动，在上体育课时，突感左胸憋闷，有压迫感，呼吸时感觉左胸疼痛明显，不敢大口呼吸，到医院诊治。 医嘱：吸氧，3 L/min。
考核要求	遵医嘱吸氧。
SP 指引	病人左胸憋闷，呼吸时感觉到左胸疼痛。
考核时间	8 min
考核要点	1. 吸氧的操作流程及氧流量选择。 2. 操作过程中的人文关怀。 3. 用氧安全宣教全面到位。

操作思维导图

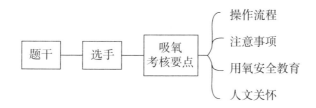

站点式模拟题二

考核题干	病人韩某，男，23 岁，胸外科 1 床，住院号：674800。骑摩托车时被小型面包车撞伤，伤后病人即感胸闷、气憋、疼痛难忍，查体：右侧胸部擦伤。 医嘱：吸氧。 　　　　5%GS 250 ml，ivgtt，st。 　　　　酮咯酸氨丁三醇注射液 30 mg，im，st。
考核要求	1．A 选手吸氧。 2．B 选手静脉输液。 3．C 选手肌内注射。
SP 指引	右侧胸部擦伤，病人感到胸闷、气憋、疼痛。
考核时间	8 min
考核要点	1．吸氧的操作流程及氧流量选择。 2．采用静脉留置针输液，留置针型号的选择。 3．肌内注射的操作流程及隐私保护。

操作思维导图

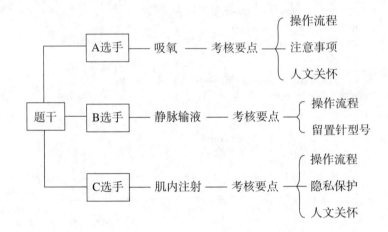

赛道式模拟题
第 1 站

考核题干	病人何某，男，44 岁，胸外科 23 床，住院号：234447。从建筑工地坠落钢筋刺入右胸部 2 h，自诉胸痛、胸闷、呼吸困难，呼吸受限。 医嘱：封闭伤口。 　　　　吸氧。
考核要求	1．A 选手评估病人情况及汇报。 2．B 选手紧急封闭伤口。 3．C 选手吸氧。
SP 指引	1．基本信息：从建筑工地坠落钢筋刺入右胸部 2 h，胸痛、胸闷、呼吸困难，呼吸受限。 2．既往史：无。 3．过敏史：无药物及食物过敏史。 4．家族史：无。 5．饮食：平时饮食规律。
考核要点	1．询问病史全面（基本情况、体格检查、既往史、过敏史、家族史、饮食）。 2．封闭伤口及时，严格无菌操作。 3．吸氧的操作流程及氧流量的选择。

操作思维导图

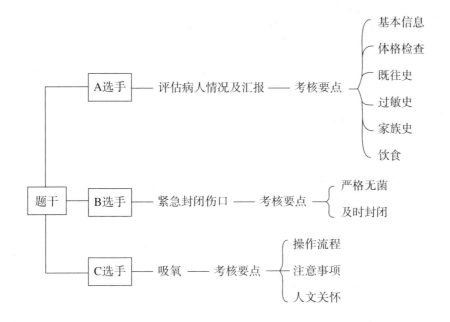

第 2 站

考核题干	胸部 CT 示：右侧气胸，医生已行"胸腔闭式引流术"。 医嘱：5%GS 100 ml，ivgtt，st。 胸腔闭式引流管护理。 0.9%NS 50 ml 加酮咯酸氨丁三醇注射液 90 mg，4 ml/h 微量泵泵入。
考核要求	1. A 选手静脉输液。 2. B 选手胸腔闭式引流管护理。 3. C 选手微量泵使用。
SP 指引	病人胸闷气短，呼吸困难。
考核要点	1. 采用静脉留置针输液，操作方法正确。 2. 无菌操作，胸腔闭式引流护理的操作流程及人文关怀。 3. 微量泵操作熟练，泵速正确。

操作思维导图

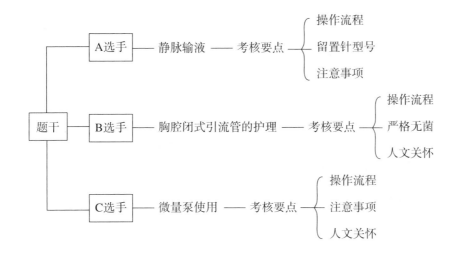

第 3 站

考核题干	病人突然出现呼吸困难，鼻翼扇动，口唇发绀。立即行急诊手术。
	医嘱：口咽通气管置入及术前准备。
	         静脉采血（配血、电解质、全血细胞分析）。
	         心电监护。

考核要求	1．A 选手行口咽通气管置入及术前准备。 2．B 选手静脉采血。 3．C 选手心电监护。
SP 指引	家属紧张询问病情。
考核要点	1．术前准备完善。 2．采血操作规范。 3．电极片位置及参数调节。

注：赛道式要求三站完成时间为 30 min。

操作思维导图

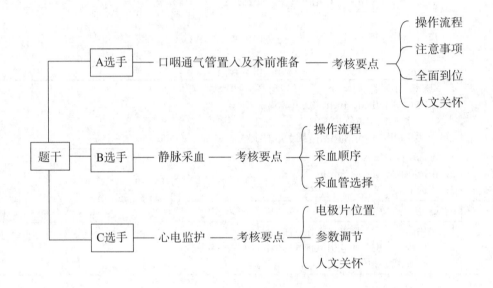

四、血胸

站点式模拟题一

考核题干	病人沈某，男，25 岁，胸外科 13 床，住院号：123323。被人用刀刺伤左前胸部 1 h 到医院诊治。 医嘱：生命体征测量。
考核要求	遵医嘱生命体征测量。
SP 指引	用刀刺伤左前胸部，病人出现细脉。
考核时间	8 min
考核要点	1．生命体征测量准确。 2．操作过程中的人文关怀。 3．细脉的测量方法。 4．测量时的注意事项。

操作思维导图

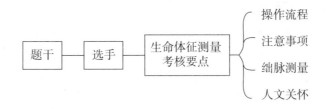

站点式模拟题二

考核题干	病人严某，男，40岁，胸外科7床，住院号：334770。在工地摔倒后钢筋插入胸部，病人面色苍白，脉搏细速，出血不止，疼痛难忍。 医嘱：吸氧。 　　　　复方氯化钠注射液 500 ml，ivgtt，st。 　　　　酮咯酸氨丁三醇注射液 30 mg，im，st。
考核要求	1．A选手吸氧。 2．B选手静脉输液。 3．C选手肌内注射。
SP指引	病人面色苍白，脉搏细速，出血不止，疼痛难忍。
考核时间	8 min
考核要点	1．吸氧的操作流程，氧流量的选择。 2．采用静脉留置针输液，操作方法正确。 3．肌内注射的操作流程及隐私保护。

操作思维导图

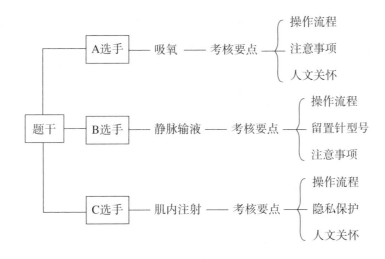

赛道式模拟题

第1站

考核题干	病人金某，男，25岁，急诊号：545647。2 h前发生车祸撞伤胸部，查体：面色苍白，血压下降，四肢湿冷，疼痛难忍，由救护车送到急诊就诊。 医嘱：复方氯化钠注射液 500 ml，ivgtt，st。 　　　　吸氧。
考核要求	1．A选手评估病人情况及汇报。 2．B选手静脉输液。 3．C选手吸氧。

续表

SP 指引	1. 基本信息：车祸撞伤胸部 2 h，面色苍白，四肢湿冷，疼痛难忍。 2. 查体：胸部压痛明显。 3. 既往史：无。 4. 过敏史：无药物及食物过敏史。 5. 家族史：无。 6. 饮食：平时饮食规律。
考核要点	1. 询问病史全面（基本信息、体格检查、既往史、过敏史、家族史、饮食）。 2. 采用静脉留置针输液，操作方法正确。 3. 吸氧的操作流程及氧流量的选择。

操作思维导图

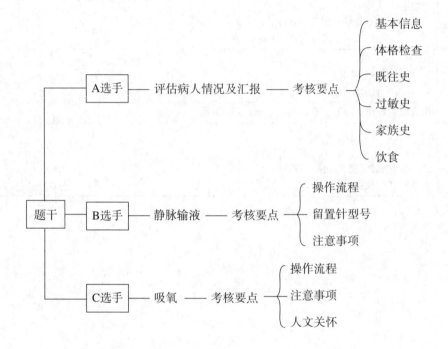

第 2 站

考核题干	胸部 CT 示：血胸。病人突然出现呼吸困难，血压进行性下降，立即行急诊手术。 医嘱：心电监护。 　　　中心静脉压测量。 　　　静脉采血（配血、全血细胞分析、凝血）。
考核要求	1. A 选手心电监护。 2. B 选手中心静脉压测量。 3. C 选手静脉采血。
SP 指引	病人面色苍白，呼吸困难。
考核要点	1. 电极片位置及参数调节。 2. 中心静脉压测量方法正确。 3. 采血操作熟练，采血顺序正确。

操作思维导图

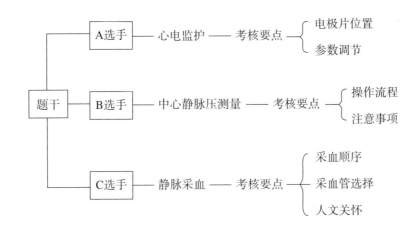

第 3 站

考核题干	术后第一天，胸腔闭式引流瓶中引流量超过 300 ml。 医嘱：蛇毒血凝酶 2 KU，im，tid。 　　　静脉输注悬浮红细胞 2 U。 　　　胸腔闭式引流管护理。
考核要求	1．A 选手肌内注射。 2．B 选手静脉输血。 3．C 选手胸腔闭式引流管的护理。
SP 指引	病人面色苍白。
考核要点	1．准确执行医嘱，选择合适部位，操作熟练，保护病人隐私。 2．输血的查对。 3．胸腔闭式引流管护理的操作流程及人文关怀。

注：赛道式要求三站完成时间为 30 min。

操作思维导图

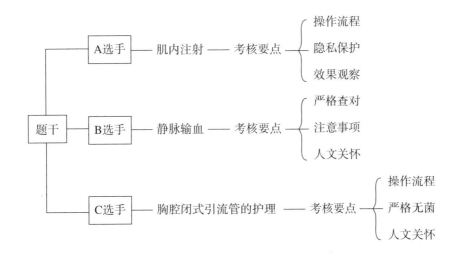

五、肋骨骨折

站点式模拟题一

考核题干	病人吕某，男，24 岁，骨科 2 床，住院号：123457。因"右侧 4 ～ 7 肋骨骨折"收住院。医嘱：酮咯酸氨丁三醇注射液 30 mg，im，st。
考核要求	遵医嘱肌内注射。
SP 指引	病人呼吸困难，极度疼痛。
考核时间	8 min
考核要点	1．肌内注射的操作流程及隐私保护。 2．操作过程中的人文关怀。

操作思维导图

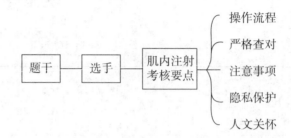

站点式模拟题二

考核题干	病人曹某，男，44 岁，骨科 19 床，住院号：198753。骑摩托车时被小型面包车撞伤，右侧第 4、5、6 多发肋骨骨折，病人诉胸闷、胸痛、呼吸困难，痰多黏稠不易咳出。 医嘱：吸氧。 　　　　乙酰半胱氨酸 3 ml 雾化吸入。 　　　　酮咯酸氨丁三醇注射液 30 mg，im，st。
考核要求	1．A 选手吸氧。 2．B 选手雾化吸入。 3．C 选手肌内注射。
SP 指引	病人自诉胸闷、胸痛、呼吸困难。
考核时间	8 min
考核要点	1．吸氧的操作流程及氧流量的选择。 2．雾化吸入操作流程及注意事项。 3．肌内注射的操作流程及隐私保护。

操作思维导图

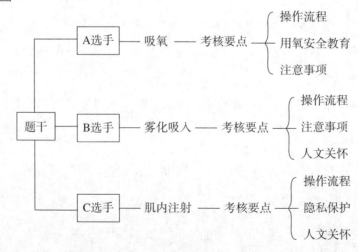

赛道式模拟题

第 1 站

考核题干	病人朱某，男，35 岁，骨科 9 床，住院号：133560。从建筑工地坠落摔伤铁架插入胸部，病人胸部肿胀、畸形，出现骨擦感，胸壁可见反常呼吸运动。 医嘱：复方氯化钠注射液 500 ml，ivgtt，st。 　　　　吸氧。
考核要求	1．A 选手评估病人情况及汇报。 2．B 选手静脉输液。 3．C 选手吸氧。
SP 指引	1．基本信息：从建筑工地坠落摔伤铁架插入胸部，胸部肿胀、畸形，出现骨擦感，胸壁可见反常呼吸运动。 2．查体：胸部畸形。 3．既往史：无。 4．过敏史：无药物及食物过敏史。 5．家族史：无。 6．饮食：平时饮食规律。
考核要点	1．询问病史全面（基本情况、体格检查、既往史、过敏史、家族史、饮食）。 2．采用静脉留置针输液，建立两条静脉通道。 3．吸氧的操作流程及氧流量的选择。

操作思维导图

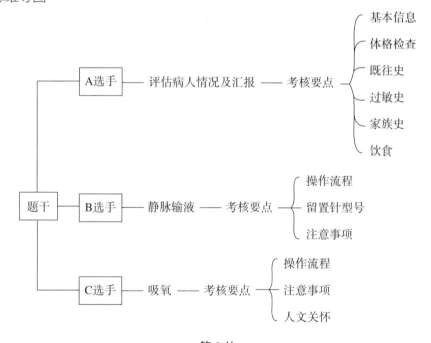

第 2 站

考核题干	受伤以来，病人精神较差，大小便正常，胸廓无畸形，胸部有明显压痛，尤以右侧胸部为甚。 医嘱：心电监护。 　　　　0.9%NS 50 ml 加酮咯酸氨丁三醇注射液 90 mg，4 ml/h 微量泵泵入。
考核要求	1．A 选手用弹性绷带固定胸部。 2．B 选手心电监护。 3．C 选手微量泵使用。
SP 指引	病人胸痛被迫体位。
考核要点	1．固定有效，操作过程中的人文关怀。 2．电极片位置及参数调节。 3．微量泵使用操作熟练，泵速正确。

操作思维导图

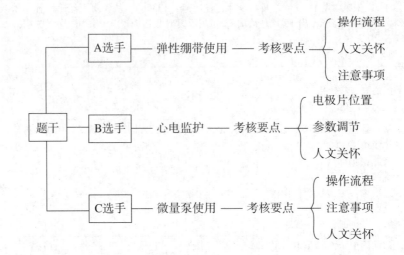

第 3 站

考核题干	病人出现呼吸困难，口唇发绀，痰鸣音明显，血压进行性下降。 医嘱：吸痰。 　　　　异丙托溴铵 2 ml 雾化吸入。
考核要求	1. A 选手协助医生完成气管插管术。 2. B 选手吸痰。 3. C 选手雾化吸入。
SP 指引	病人疼痛不敢咳嗽，呼吸道分泌物较多。
考核要点	1. 气管插管妥善固定，固定气囊压力适宜。 2. 吸痰的无菌操作及人文关怀。 3. 雾化吸入的操作流程及注意事项。

注：赛道式要求三站完成时间为 30 min。

操作思维导图

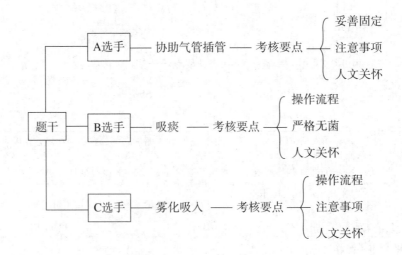

六、食管癌

站点式模拟题一

考核题干	病人王某，男，44 岁，消化内科 5 床，住院号：645667。因"进行性吞咽困难 2 月"入院。医嘱：复方氨基酸 500 ml，ivgtt，st。
考核要求	遵医嘱静脉输液。
SP 指引	病人吞咽困难 2 月，体重减轻 5 kg 左右。
考核时间	8 min
考核要点	1．采用静脉留置针输液，操作方法正确。 2．选用合适的留置针型号。 3．操作过程中的人文关怀。

操作思维导图

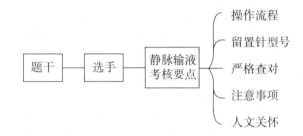

站点式模拟题二

考核题干	病人邓某，男，78 岁，消化内科 4 床，住院号：678890。进行性吞咽困难 5 个月，病人消瘦，自诉"胸部疼痛，进食时剧烈呛咳"。 医嘱：吸氧。 　　5%GS 100 ml，ivgtt，st。 　　酮咯酸氨丁三醇注射液 30 mg，im，st。
考核要求	1．A 选手吸氧。 2．B 选手静脉输液。 3．C 选手肌内注射。
SP 指引	进行性吞咽困难 5 个月，自诉胸部疼痛，进食时剧烈呛咳。
考核时间	8 min
考核要点	1．吸氧的操作流程及氧流量的选择。 2．采用静脉留置针输液，操作方法正确。 3．肌内注射的操作流程及隐私保护。

操作思维导图

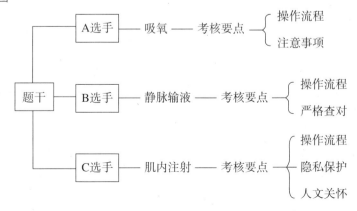

赛道式模拟题
第 1 站

考核题干	病人李某，男，66 岁，消化内科 32 床，住院号：890234。因"无明显诱因出现进食梗阻感 4 月"入院，进干硬食物时较为明显，半流质饮食梗阻感较轻，进食后偶感胸骨后针刺样疼痛，偶有呕吐，呈泡沫样，无恶心、黑便。 　　医嘱：复方氯化钠注射液 500 ml，ivgtt，st。 　　　　　静脉采血（全血细胞分析、血生化）。
考核要求	1．A 选手评估病人情况及汇报。 2．B 选手静脉输液。 3．C 选手静脉采血。
SP 指引	1．基本信息：进干硬食物时较为明显，半流质饮食梗阻感较轻，进食后偶感胸骨后针刺样疼痛，偶有呕吐，呈泡沫样，无恶心、黑便。 2．体格检查：胸骨后压痛感。 3．既往史：无。 4．过敏史：无药物及食物过敏史。 5．家族史：父亲因食管癌死亡，母亲因高血压脑出血死亡。 6．饮食：进食快，饮热茶，喜进干硬食物。 7．烟酒史：吸烟史 40 年，平均每天 1 包。
考核要点	1．询问病史全面（基本情况、体格检查、既往史、过敏史、家族史、饮食、烟酒史）。 2．采用静脉留置针输液，操作方法正确。 3．采血操作熟练，采血顺序正确。

操作思维导图

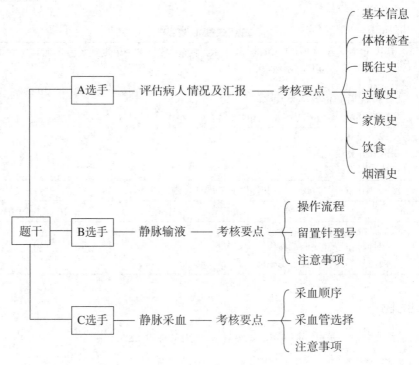

第 2 站

考核题干	胃镜示：食管鳞状细胞癌，积极行相关检查，无手术禁忌，遂行"食管癌根治术"。术后接气管插管、胃肠减压管、鼻空肠营养管 1 根。 　　医嘱：心电监护。 　　　　　吸氧。 　　　　　气管插管护理。

续表

考核要求	1．A选手心电监护。 2．B选手吸氧。 3．C选手气管插管护理。
SP指引	病人充分了解病情，积极配合。
考核要点	1．电极片位置及参数调节。 2．吸氧的操作流程及氧流量选择。 3．气管插管的护理，固定气囊压力适宜。

操作思维导图

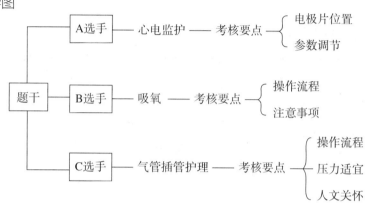

第3站

考核题干	术后切口无渗血，静脉留置针处放置镇痛泵。 医嘱：镇痛泵护理。 　　　鼻饲。 　　　口腔护理。
考核要求	1．A选手镇痛泵护理及健康教育。 2．B选手鼻饲。 3．C选手口腔护理。
SP指引	病人切口处疼痛、禁食。
考核要点	1．严密监测呼吸情况及镇痛效果。 2．鼻饲液的配制，注入的温度、量及操作手法。 3．口腔护理的注意事项及操作流程。

注：赛道式要求三站完成时间为30 min。

操作思维导图

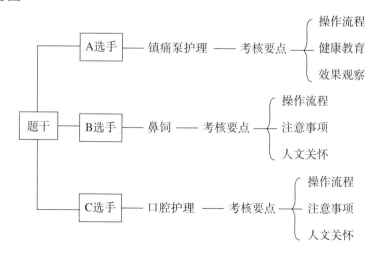

七、肺癌

站点式模拟题一

考核题干	病人孔某，男，33岁，呼吸科20床，住院号：134656。因"刺激性干咳2年，痰中带血3月，胸部疼痛1月"入院。 医嘱：吸氧。
考核要求	遵医嘱吸氧。
SP指引	刺激性干咳，痰中带血，胸部疼痛。
考核时间	8 min
考核要点	1. 吸氧的操作流程及氧流量的选择。 2. 吸氧过程中的人文关怀。 3. 用氧安全宣教全面到位。

操作思维导图

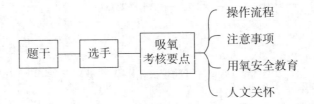

站点式模拟题二

考核题干	病人刘某，男，54岁，呼吸科20床，住院号：214356。于5个月前无明显诱因出现刺激性干咳，偶有痰中带血，无胸痛、发热、盗汗。X线示：右肺门处孤立性球形阴影，直径2.5 cm，诊断为右肺中央型肺癌。病人已在全麻下行"右肺叶全切除加淋巴结清扫术"，术毕带胸腔引流管返回病房。 医嘱：吸氧。 　　　异丙托溴铵2 ml雾化吸入，st。 　　　胸腔引流管护理。
考核要求	1. A选手吸氧。 2. B选手雾化吸入。 3. C选手胸腔引流管的护理。
SP指引	病人术后伤口疼痛，不敢咳嗽。
考核时间	8 min
考核要点	1. 吸氧的操作流程及氧流量的选择。 2. 雾化吸入的操作流程及注意事项。 3. 无菌操作，胸腔引流管护理的操作流程及注意事项。

操作思维导图

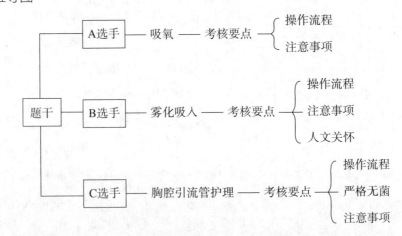

赛道式模拟题
第 1 站

考核题干	病人李某，男，50 岁，急诊号：345679。近 2 个月出现咳嗽、咳少量痰，胸闷、气促等表现，今日出现咯血，胸部疼痛难忍，急诊就诊。经询问得知病人为石棉装饰材料公司生产车间员工。 医嘱：复方氯化钠注射液 500 ml，ivgtt，st。 静脉采血（电解质、肿瘤指标、全血细胞分析、凝血七项）。
考核要求	1．A 选手评估病人情况及汇报。 2．B 选手静脉输液。 3．C 选手静脉采血。
SP 指引	1．基本信息：近 2 个月出现咳嗽、咳少量痰，胸闷、气促等表现，今日出现咯血，胸部疼痛难忍。 2．体格检查：胸部疼痛明显。 3．既往史：10 年前曾患右上肺结核。 4．过敏史：青霉素过敏。 5．家族史：20 年前父亲因肺癌去世，母亲健在。 6．饮食：喜食甜食。 7．烟酒史：吸烟 40 年，每日 2 包，现已戒烟 4 年。
考核要点	1．询问病史全面（基本信息、体格检查、既往史、过敏史、家族史、饮食、烟酒史）。 2．采用静脉留置针输液，留置针型号选择及注意事项。 3．采血操作熟练，采血顺序正确。

操作思维导图

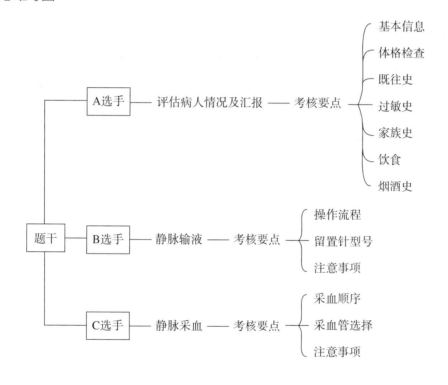

第 2 站

考核题干	门诊 X 线示：右肺门处有一直径约 3.2 cm 球形阴影，后行 CT 检查和经胸壁穿刺检查，诊断为肺鳞癌。拟行"右侧全肺切除术加淋巴结清扫术"。 医嘱：心电监护。 吸氧。 0.9%NS 50 ml 加垂体后叶激素 4 ml，4 ml/h 微量泵泵入。
考核要求	1．A 选手心电监护。 2．B 选手吸氧。 3．C 选手微量泵使用。

续表

SP 指引	病人咯血，胸部疼痛。
考核要点	1．电极片位置及参数调节。 2．吸氧的操作流程及氧流量的选择。 3．微量泵操作流程，滴速准确。

操作思维导图

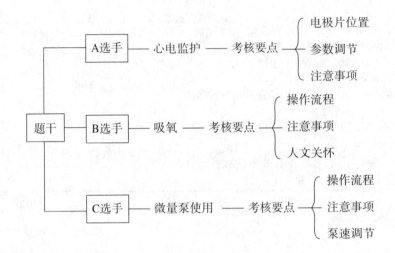

第3站

考核题干	病人发生大咯血，出现窒息，呼吸、心搏停止。 医嘱：心肺复苏。 　　　　除颤。 　　　　盐酸肾上腺素 1 mg，iv，st。
考核要求	1．A 选手心肺复苏。 2．B 选手除颤。 3．C 选手静脉注射。
SP 指引	家属情绪紧张。
考核要点	1．双人心肺复苏的配合。 2．除颤的部位、电量选择。 3．口头医嘱的正确执行及抢救记录的书写。

注：赛道式要求三站完成时间为 30 min。

操作思维导图

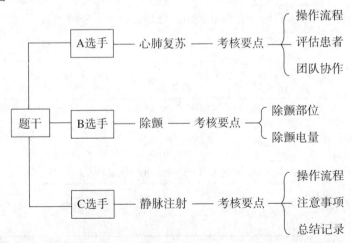

第七节 腹外疝疾病

一、腹股沟疝

站点式模拟题一

考核题干	病人李某，男，76 岁，普外科 32 床，住院号：324367。体重 70 kg，腹股沟疝嵌顿，自诉头晕乏力，恶心呕吐，腹胀难忍。查体：T 37.8 ℃，P 110 次/分，R 28 次/分，BP 80/50 mmHg。医嘱：胃肠减压。
考核要求	遵医嘱胃肠减压。
SP 指引	病人自诉胃肠道胀气明显。
考核时间	8 min
考核要点	1. 胃肠减压操作流程及胃管的型号选择。 2. 引流液的记录及注意事项。 3. 操作过程中的人文关怀。

操作思维导图

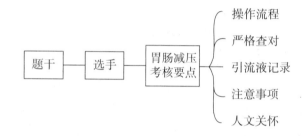

站点式模拟题二

考核题干	病人牛某，男，33 岁，普外科 20 床，住院号：633568。右侧腹股沟可复性包块 2 年余，站立位时包块明显，平卧位时消失，有时包块进入阴囊，但可回纳。有阑尾炎手术史、长期便秘和吸烟史。查体：T 38.7 ℃，左侧腹股沟 6 cm×8 cm 大小包块，质地软，可回纳，压住内环口后，包块不再出现，透光试验阴性，择期手术治疗。 医嘱：物理降温。 　　　术前准备。 　　　开塞露 100 ml 肛注。
考核要求	1. A 选手物理降温。 2. B 选手术前准备。 3. C 选手开塞露 100 ml 肛注。
SP 指引	自觉发热，近日便秘加重。
考核时间	8 min
考核要点	1. 物理降温的方法正确，效果观察。 2. 术区皮肤清洁及术前准备正确，隐私保护。 3. 开塞露肛注到位、动作轻柔，效果观察。

操作思维导图

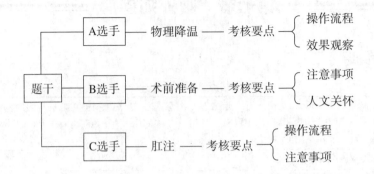

赛道式模拟题
第 1 站

考核题干	病人李某，男，67 岁，普外科 13 床，住院号：625440。因"右侧腹股沟可复性包块 2 年"入院。神志清，步态正常，近几日便秘。 医嘱：开塞露 100 ml 肛注。 　　　静脉采血（全血细胞分析、凝血、肝肾心功能及电解质）。
考核要求	1. A 选手评估病人情况及汇报。 2. B 选手肛注。 3. C 选手静脉采血。
SP 指引	1. 基本信息：剧烈活动后右腹疼痛，并伴腹胀难忍，神志清，步态正常。 2. 既往史：腹股沟疝病史 2 年。 3. 过敏史：无药物及食物过敏史。 4. 家族史：无。 5. 饮食：平时饮食规律。 6. 烟酒史：吸烟 10 年，5 支 / 日。
考核要点	1. 询问病史全面（基本信息、体格检查、既往史、过敏史、家族史、饮食、烟酒史）。 2. 开塞露肛注到位，动作轻柔，效果观察。 3. 采血顺序正确，操作规范。

操作思维导图

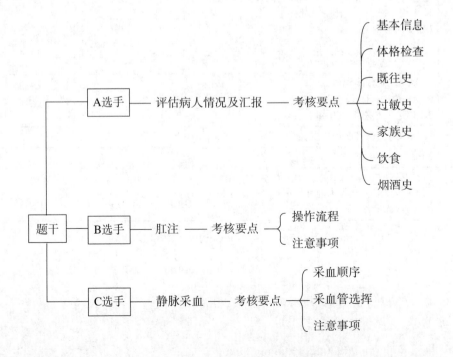

第 2 站

考核题干	B 超示：右侧腹股沟疝。于明日上午行"右侧腹股沟斜疝高位结扎＋修补术"。 医嘱：0.9%NS 250 ml，ivgtt，st。 　　　头孢吡肟皮试。 　　　术前准备。
考核要求	1．A 选手静脉输液。 2．B 选手皮内注射。 3．C 选手术前准备。
SP 指引	病人情绪不稳，担心预后。
考核要点	1．采用静脉留置针输液，操作方法正确。 2．皮试液的配制，询问药物过敏史。 3．术前准备正确及隐私保护。

操作思维导图

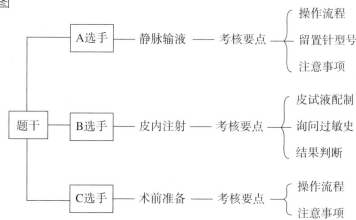

第 3 站

考核题干	术毕安返病房。 医嘱：心电监护。 　　　留置导尿。
考核要求	1．A 选手心电监护。 2．B 选手留置导尿。 3．C 选手卧位指导及相关健康教育。
SP 指引	病人自诉腹胀，小便不能自解。
考核要点	1．电极片位置及参数调节。 2．留置导尿的操作流程及隐私保护。 3．卧位安置正确，注意事项指导到位。

注：赛道式要求三站完成时间为 30 min。

操作思维导图

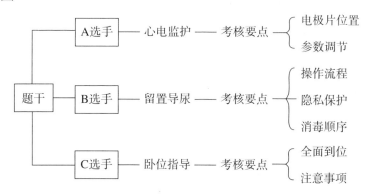

二、股疝

站点式模拟题一

考核题干	病人苏某，女，34 岁，普外科 14 床，住院号：342434。主诉"右腹股沟包块 10 年"，2 天前无明显诱因出现腹痛，进行性加重，伴恶心、呕吐，肛门停止排便、排气。 医嘱：酮咯酸氨丁三醇注射液 30 mg，im，st。
考核要求	遵医嘱肌内注射。
SP 指引	病人恶心、呕吐。
考核时间	8 min
考核要点	1．严格执行查对制度和无菌操作。 2．操作过程中的人文关怀。 3．止痛效果评价，严密观察病情的变化。

操作思维导图

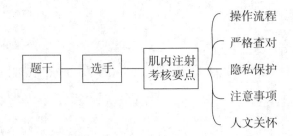

站点式模拟题二

考核题干	病人赵某，女，56 岁，普外科 4 床，住院号：875309。1 天前出现腹痛，进行性加重，伴恶心、呕吐。查体：体形偏胖，右侧腹股沟韧带内侧下方扪及半球形包块，有触痛。 医嘱：0.9%NS 250 ml，ivgtt，st。 　　　　胃肠减压。 　　　　灌肠。
考核要求	1．A 选手静脉输液。 2．B 选手胃肠减压。 3．C 选手灌肠。
SP 指引	病人 5 天未解大便。
考核时间	8 min
考核要点	1．采用静脉留置针输液，操作规范。 2．插管动作轻柔，固定稳妥。 3．灌肠操作规范，体位选择正确。 4．操作过程中的人文关怀。

操作思维导图

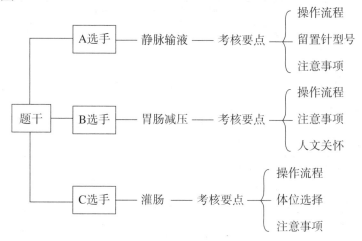

赛道式模拟题

第1站

考核题干	病人方某，女，34岁，普外科28床，住院号：233230。腹股沟区可复性包块20年余，平躺可回纳，2天前无明显诱因下出现腹痛，进行性加重，伴恶心、呕吐，肛门停止排便、排气。 医嘱：胃肠减压。 静脉采血（全血细胞分析、凝血、肝肾心功能及电解质）。
考核要求	1. A选手评估病人情况及汇报。 2. B选手胃肠减压。 3. C选手静脉采血。
SP指引	1. 基本信息：腹股沟区可复性包块20年余，平躺可回纳。 2. 既往史：无。 3. 过敏史：无药物及食物过敏史。 4. 家族史：无。 5. 饮食：平时饮食规律。
考核要点	1. 询问病史全面（基本信息、体格检查、既往史、过敏史、家族史、饮食）。 2. 插管动作轻柔，固定稳妥。 3. 采血顺序正确，操作规范。 4. 操作过程中的人文关怀。

操作思维导图

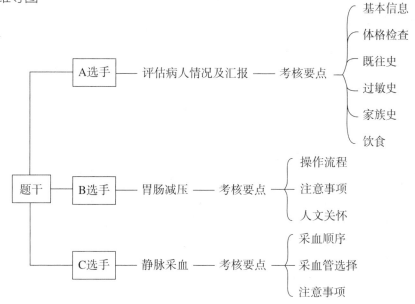

第 2 站

考核题干	收住疝外科，拟行"腹股沟疝无张力修补术"，完成术前准备。 医嘱：留置导尿。 　　　0.9%NS 250 ml，ivgtt，st。 　　　青霉素皮试。
考核要求	1．A 选手留置导尿。 2．B 选手静脉输液。 3．C 选手皮内注射。
SP 指引	病人焦虑、紧张。
考核要点	1．操作流程及无菌观念。 2．采用静脉留置针输液，操作规范。 3．皮试液的配制，询问药物过敏史。 4．操作过程中的人文关怀。

操作思维导图

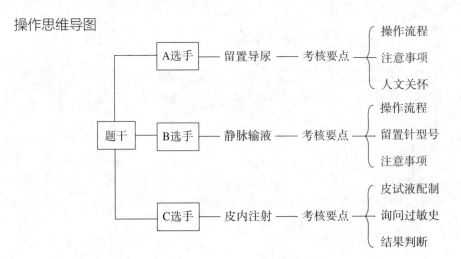

第 3 站

考核题干	在全麻下行"腹股沟疝无张力修补术"，术毕安返病房。 医嘱：心电监护。 　　　吸氧。
考核要求	1．A 选手心电监护。 2．B 选手吸氧。 3．C 选手观察术区敷料情况及告知注意事项。
SP 指引	家属询问手术情况。
考核要点	1．电极片位置及参数调节。 2．吸氧的操作流程及氧流量的选择。 3．观察到位，注意事项宣教全面。

注：赛道式要求三站完成时间为 30 min。

操作思维导图

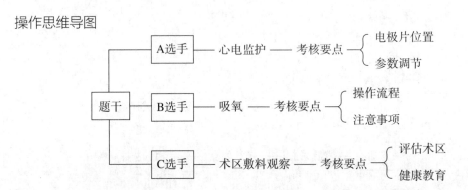

三、切口疝

站点式模拟题一

考核题干	病人李某，男，76岁，普外科8床，住院号：354354。阑尾术后10年，出现下腹部切口疝8年余，来院就诊。 医嘱：血压测量。
考核要求	遵医嘱血压测量。
SP指引	病人自诉头晕。
考核时间	5 min
考核要点	1．血压测量规范，体位选择适宜。 2．操作过程中的人文关怀。 3．安全措施到位。

操作思维导图

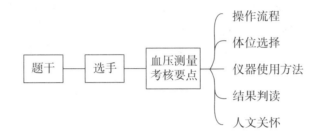

站点式模拟题二

考核题干	病人窦某，男，75岁，普外科21床，住院号：234254。因"腹部切口疝10年"入院，口唇发绀。 医嘱：吸氧。 　　　　动脉采血。 　　　　心电图检查。
考核要求	1．A选手吸氧。 2．B选手动脉采血。 3．C选手心电图检查。
SP指引	病人自诉呼吸困难。
考核时间	8 min
考核要点	1．吸氧的操作流程及氧流量选择。 2．动脉采血位置及消毒范围正确，操作规范。 3．心电图检查各导联位置正确。

操作思维导图

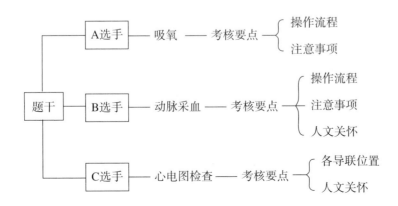

赛道式模拟题
第 1 站

考核题干	病人袁某，男，56 岁，普外科 43 床，住院号：654570。因"腹部术后切口膨隆 1 年伴进行性增大"入院，1 年前行"直肠癌根治术"，术后 1 个月发现术区出现膨隆，逐渐增大，诊断为腹部巨大切口疝。 医嘱：术前准备。 　　　　静脉采血（全血细胞分析、凝血、肝肾心功能及电解质）。
考核要求	1．A 选手评估病人情况及汇报。 2．B 选手术前准备。 3．C 选手静脉采血。
SP 指引	1．基本信息：1 年前行"直肠癌根治术"，术后 1 个月发现术区出现膨隆，逐渐增大。 2．既往史：高血压病史 15 年，直肠癌 1 年。 3．过敏史：无药物及食物过敏史。 4．家族史：高血压遗传史。 5．饮食：平时饮食不规律。
考核要点	1．询问病史全面（基本信息、体格检查、既往史、过敏史、家族史、饮食）。 2．术前准备完善到位。 3．采血顺序正确，操作规范。

操作思维导图

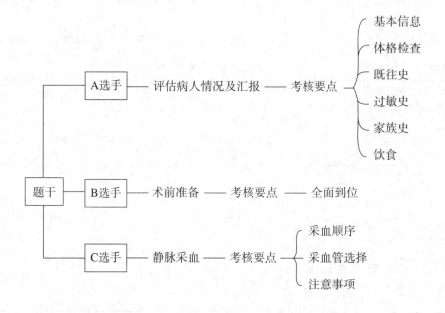

第 2 站

考核题干	在手术室全麻下行"腹壁巨大切口疝无张力修补术"，术毕安返病房。 医嘱：心电监护。 　　　　胃肠减压。 　　　　引流管护理。
考核要求	1．A 选手心电监护。 2．B 选手胃肠减压。 3．C 选手引流管护理。
SP 指引	左右腹部皮下引流管引流液较多。
考核要点	1．电极片位置及参数调节。 2．判断胃管在胃内的方法正确，注意事项指导到位。 3．引流管护理的操作流程及准确记录。 4．操作过程中的人文关怀。

操作思维导图

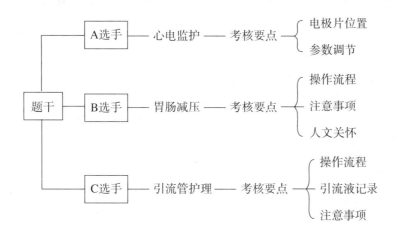

第 3 站

考核题干	术后第 3 天,病人出现心率加快,立即通知医生。 医嘱:心电图检查。 　去乙酰毛花苷 K 注射液 0.2 g,iv,st。 吸氧。
考核要求	1. A 选手心电图检查。 2. B 选手静脉注射。 3. C 选手吸氧。
SP 指引	家属紧张,询问病情。
考核要点	1. 心电图检查各导联位置正确。 2. 静脉注射方法正确,心率观察到位。 3. 吸氧的操作流程及氧流量选择。

注:赛道式要求三站完成时间为 30 min。

操作思维导图

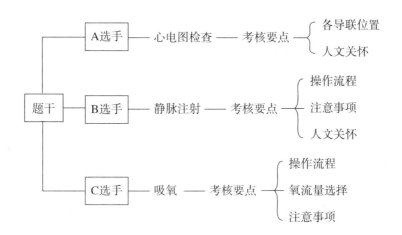

第八节　急性化脓性腹膜炎

一、急性化脓性腹膜炎

站点式模拟题一

考核题干	患儿李某，男，4 岁 5 个月，肝胆科 12 床，住院号：232349。家属代诉"持续性右下腹痛 3 天，伴恶心、呕吐"，腹部 B 超示：腹腔肠系膜走形区淋巴结增大，右侧髂窝少量积液。诊断为急性化脓性腹膜炎。 医嘱：盐酸甲氧氯普胺 5 mg，im，st。
考核要求	遵医嘱肌内注射。
SP 指引	家属紧张，询问患儿病情。
考核时间	8 min
考核要点	1．严格执行查对制度和无菌操作。 2．操作注意事项及隐私保护。 3．操作过程中的人文关怀。

操作思维导图

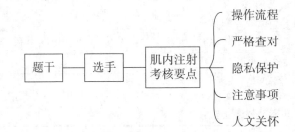

站点式模拟题二

考核题干	病人杜某，男，23 岁，急诊外科 8 床，住院号：223440。20 天前病人无明显诱因出现腹痛、腹胀，伴呕吐，查体：P 73 次 / 分，R 20 次 / 分，BP 89/56 mmHg，SpO_2 90%，腹平，未见肠型及蠕动波，未见腹壁静脉曲张，全腹压痛、反跳痛阳性，腹部叩诊呈鼓音，急诊就诊。 医嘱：吸氧 　　　　0.9%NS 250 ml，ivgtt，st。 　　　　青霉素皮试。
考核要求	1．A 选手吸氧。 2．B 选手静脉输液。 3．C 选手皮内注射。
SP 指引	病人腹痛、腹胀。
考核时间	8 min
考核要点	1．吸氧的操作流程及氧流量选择。 2．采用静脉留置针输液，操作规范。 3．皮试液的配制，询问药物过敏史。

操作思维导图

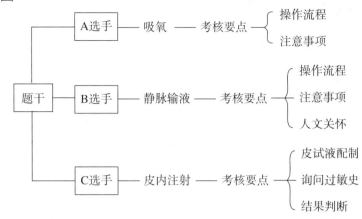

赛道式模拟题

第 1 站

考核题干	病人葛某，男，32 岁，急诊外科 23 床，住院号：432345。因"转移性右下腹疼痛 4 天，加重 4 小时"就诊，B 超示：急性阑尾炎伴周边积液形成，以"急性化脓性阑尾炎伴弥漫性腹膜炎"收住院。查体：T 39.4 ℃，P 78 次 / 分，R 22 次 / 分，BP 100/62 mmHg，SpO_2 92%。 医嘱：注射用赖氨匹林 0.9 g，im，st。 静脉采血（全血细胞分析、凝血、肝肾心功能及电解质）。
考核要求	1. A 选手评估病人情况及汇报。 2. B 选手肌内注射。 3. C 选手静脉采血。
SP 指引	1. 基本信息：转移性右下腹疼痛 4 天，加重 4 h。 2. 查体：急性病容，步入病室，神清合作，言语清，被动蜷曲体位。右下腹麦氏点可触及明显压痛及反跳痛。 3. 既往史：无。 4. 过敏史：无药物及食物过敏史。 5. 家族史：否认高血压、糖尿病等家族遗传病史。 6. 饮食：由于疼痛食欲降低。
考核要点	1. 询问病史全面（基本信息、体格检查、既往史、过敏史、家族史、饮食）。 2. 肌内注射操作流程及隐私保护。 3. 采血顺序正确，操作规范。

操作思维导图

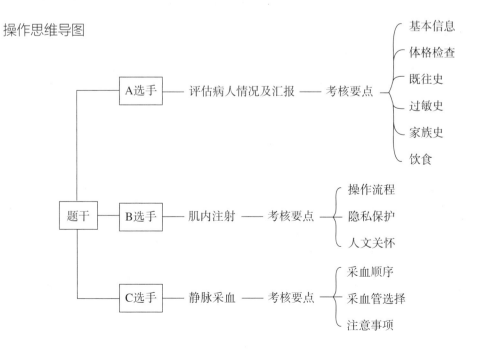

第 2 站

考核题干	全血细胞分析：WBC 13.9×10⁹/L。 医嘱：0.9%NS 250 ml，ivgtt，st。 　　　头孢吡肟皮试。 　　　留置胃管。
考核要求	1. A 选手静脉输液。 2. B 选手皮内注射。 3. C 选手留置胃管。
SP 指引	病人自诉疼痛剧烈。
考核要点	1. 采用静脉留置针输液，操作规范。 2. 皮试液的配制，询问药物过敏史。 3. 插管动作轻柔，固定稳妥。 4. 操作过程中的人文关怀。

操作思维导图

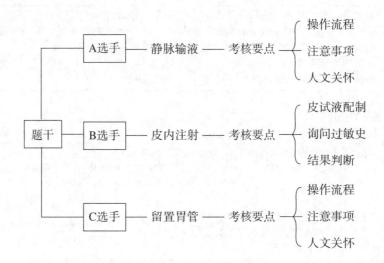

第 3 站

考核题干	病人大汗淋漓，呼吸浅快，腹部疼痛加重，立即行"阑尾切除及剖腹探查术"。术毕安返病房，留置腹腔引流管 1 根。 医嘱：动脉采血。 　　　心电监护。 　　　引流管护理。
考核要求	1. A 选手动脉采血。 2. B 选手心电监护。 3. C 选手引流管护理。
SP 指引	病人高热、寒战，配合不佳。
考核要点	1. 动脉采血操作规范。 2. 电极片位置及参数调节。 3. 引流管护理的操作流程及准确记录。 4. 操作过程中的人文关怀。

注：赛道式要求三站完成时间为 30 min。

操作思维导图

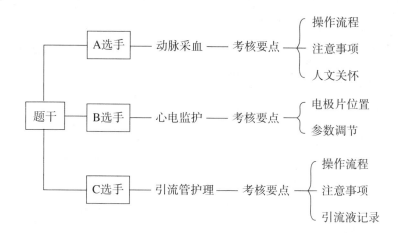

二、腹腔脓肿

站点式模拟题一

考核题干	病人史某，男，32岁，急诊外科8床，住院号：432345。因"咳嗽、发热3天"收住院，查体：右中下腹部包块8 cm×10 cm，质地中等，能活动。 医嘱：青霉素皮试。
考核要求	遵医嘱皮内注射。
SP指引	无药物过敏史，既往注射过青霉素。
考核时间	8 min
考核要点	1. 皮试液的配置，询问药物过敏史。 2. 操作过程中查对及人文关怀。 3. 结果判断准确。

操作思维导图

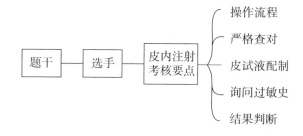

站点式模拟题二

考核题干	病人于某，男，32岁，急诊外科18床，住院号：543256。因"腹痛、腹胀、发热半月，里急后重1周"入院，无便血，食欲差，口渴，小便少。查体：T 38.7 ℃，P 106次/分，R 22次/分，BP 112/55 mmHg。 医嘱：吸氧。 　　　　复方氯化钠注射液500 ml，ivgtt，st。 　　　　物理降温。
考核要求	1. A选手吸氧。 2. B选手静脉输液。 3. C选手物理降温。
SP指引	病人主诉腹胀，发热。

续表

考核时间	8 min
考核要点	1. 吸氧的操作流程及氧流量选择。 2. 采用静脉留置针输液，操作方法正确。 3. 物理降温的方法正确，观察降温效果。

操作思维导图

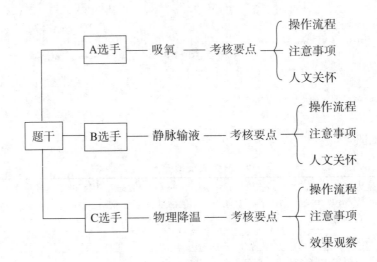

赛道式模拟题

第 1 站

考核题干	病人张某，男，26 岁，急诊外科 39 床，住院号：675667。因腹部手术数日后，出现发热、腹痛，X 线示：患侧膈肌升高，随呼吸活动力受限，肋膈角模糊，积液；B 超示：液性平段及脓肿。医嘱：吸氧。 　　静脉采血（全血细胞分析、肝功能、肾功能、电解质）。
考核要求	1. A 选手评估病人情况及汇报。 2. B 选手吸氧。 3. C 选手静脉采血。
SP 指引	1. 基本信息：因腹部手术数日后，出现发热、腹痛。 2. 查体：腹部压痛呈阳性。 3. 既往史：1 周前行腹腔镜下阑尾切除术。 4. 过敏史：无药物及食物过敏史。 5. 家族史：无。 6. 饮食：术后因疼痛发热食欲下降。 7. 烟酒史：吸烟 10 年，每日 5 支左右。
考核要点	1. 询问病史全面（基本信息、体格检查、既往史、过敏史、家族史、饮食、烟酒史）。 2. 吸氧的操作流程及氧流量选择。 3. 采血顺序正确，操作规范。

操作思维导图

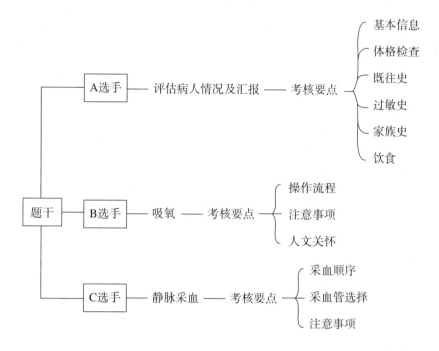

第 2 站

考核题干	X 线示：胸膜反应，膈下可见占位阴影。 医嘱：0.9%NS 250 ml，ivgtt，st。 青霉素皮试。
考核要求	1．A 选手静脉输液。 2．B 选手皮内注射。 3．C 选手进行腹腔脓肿相关知识宣教。
SP 指引	病人询问青霉素皮试的原因。
考核要点	1．采用静脉留置针输液，操作方法正确。 2．皮试液的配制，询问药物过敏史。 3．腹腔脓肿相关知识宣教全面。

操作思维导图

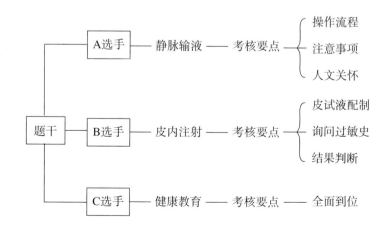

第 3 站

考核题干	病人出现意识不清，呈嗜睡状，心电监护示：P 110 次 / 分，BP 88/40 mmHg，立即行"经皮穿刺引流术"。 医嘱：术前准备。 　　　心电监护。 　　　吸氧。
考核要求	1．A 选手术前准备。 2．B 选手心电监护。 3．C 选手吸氧。
SP 指引	家属紧张，不断询问病情。
考核要点	1．术前准备完善到位。 2．电极片位置及参数调节。 3．吸氧的操作流程及氧流量选择。

注：赛道式要求三站完成时间为 30 min。

操作思维导图

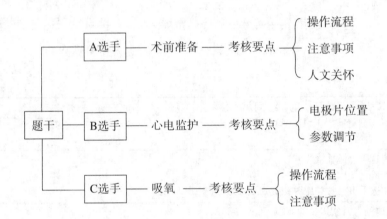

第九节　腹部损伤疾病

一、脾损伤

站点式模拟题一

考核题干	病人付某，男，56 岁，肝胆外科 40 床，住院号：545666。因"摔伤致左上腹疼痛 4 h"入院，轮椅推入病房，4 h 前骑自行车时摔落，左上腹受撞击，即感疼痛难忍，未做任何处理，住院后病人面色苍白，BP 90/50 mmHg。 医嘱：静脉输注红细胞悬液 2 U。
考核要求	遵医嘱静脉输血。
SP 指引	无输血史，无过敏史，血型 B 型。
考核时间	8 min
考核要点	1．输血的查对。 2．输血的注意事项。 3．操作过程中的人文关怀。

操作思维导图

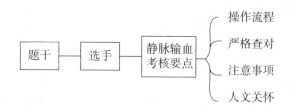

考核题干	病人毕某，男，55 岁，急诊外科 27 床，住院号：435436。主诉"腹部外伤 3 小时"。3 h 前发生车祸，撞击腹部。CT 示：脾破裂。 医嘱：静脉采血（全血细胞分析、配血）。 　　　复方氯化钠注射液 500 ml，ivgtt，st。 　　　术前准备。
考核要求	1．A 选手静脉采血。 2．B 选手静脉输液。 3．C 选手术前准备。
SP 指引	病人腹部疼痛，配合不佳。
考核时间	8 min
考核要点	1．采血顺序，操作规范。 2．采用静脉留置针输液，留置针型号选择及注意事项。 3．术前准备完善到位。 4．操作过程中的人文关怀。

操作思维导图

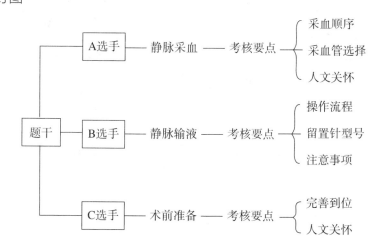

第 1 站

考核题干	病人罗某，女，32 岁，急诊外科 39 床，住院号：555688。因"腹部疼痛 1 天"入院。疼痛呈持续性隐胀痛，有阵发性绞痛。 医嘱：生命体征测量。 　　　静脉采血（全血细胞分析、凝血七项、血生化、电解质）。
考核要求	1．A 选手评估病人情况及汇报。 2．B 选手生命体征测量。 3．C 选手静脉采血。

续表

SP 指引	1. 基本信息：腹部疼痛 1 天，呈持续性隐胀痛，有阵发性绞痛。 2. 查体：贫血貌，腹部稍隆起。 3. 既往史：1 个月前有"腹部撞击伤"病史，"地中海贫血"病史 5 年。 4. 过敏史：无药物及食物过敏史。 5. 家族史：无。 6. 烟酒史：无。 7. 饮食：平时饮食规律。
考核要点	1. 询问病史全面（基本情况、体格检查、既往史、过敏史、家族史、饮食）。 2. 生命体征测量规范，操作熟练。 3. 采血顺序正确，操作规范。 4. 操作过程中的人文关怀。

操作思维导图

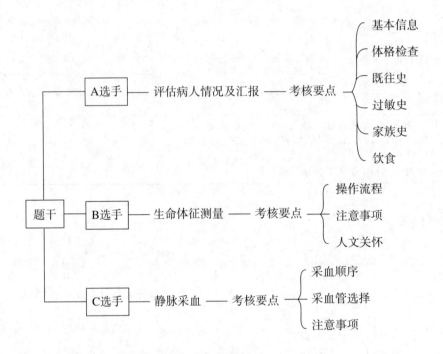

第 2 站

考核题干	胸腹部 CT 示：脾脏血肿，腹腔、盆腔积液。 医嘱：心电监护。 　　　吸氧。 　　　复方氯化钠注射液 500 ml，ivgtt，st。
考核要求	1. A 选手心电监护。 2. B 选手吸氧。 3. C 选手静脉输液。
SP 指引	病人自诉乏力，呼吸困难。
考核要点	1. 电极片位置及参数调节。 2. 吸氧的操作流程及氧流量选择。 3. 采用静脉留置针输液，操作方法正确。

操作思维导图

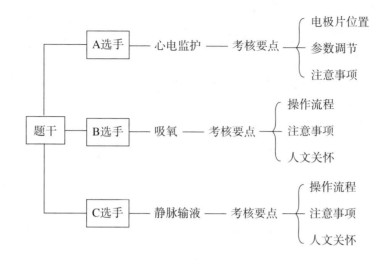

第3站

考核题干	全血细胞分析：Hb 67 g/L，行腹腔穿刺置管术，引出暗红色血性液。 医嘱：静脉输注悬浮红细胞 2 U。 　　　头孢吡肟皮试。 　　　引流管护理。
考核要求	1．A 选手静脉输血。 2．B 选手皮内注射。 3．C 选手引流管护理。
SP 指引	病人腹痛加剧。
考核要点	1．输血的查对。 2．皮试液的配制，询问药物过敏史。 3．引流管护理的流程及准确记录。

注：赛道式要求三站完成时间为 30 min。

操作思维导图

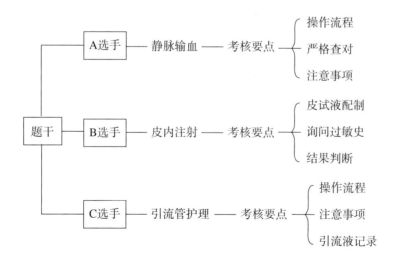

二、肝损伤

站点式模拟题一

考核题干	病人段某，男，26 岁，急诊号：445668。骑车摔伤后，感头痛头晕，腹痛明显，腹部彩超示：肝挫裂伤、腹腔积液。 医嘱：复方氯化钠注射液 500 ml，ivgtt，st。
考核要求	遵医嘱静脉输液。
SP 指引	病人自诉头晕，腹痛。
考核时间	8 min
考核要点	1．采用静脉留置针，操作方法正确。 2．选用合适的留置针型号。 3．输液过程中的人文关怀。

操作思维导图

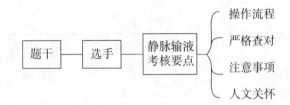

站点式模拟题二

考核题干	病人张某，女，25 岁，急诊外科 9 床，住院号：679067。4 h 前被他人用铁棒击伤右上腹后出现上腹闷胀不适，脉速，头晕，逐渐出现四肢湿冷，脸色苍白，查体：BP 60/40 mmHg，P 112 次 / 分。 医嘱：静脉采血（全血细胞分析、凝血七项、配血、血生化）。 　　　　复方氯化钠注射液 500 ml，ivgtt，st。 　　　　心电监护。
考核要求	1．A 选手静脉采血。 2．B 选手静脉输液。 3．C 选手心电监护。
SP 指引	病人出现恶心、呕吐，呕出少量胃内容物。
考核时间	8 min
考核要点	1．采血顺序正确，操作规范。 2．采用静脉留置针输液，操作方法正确。 3．电极片位置及参数调节。

操作思维导图

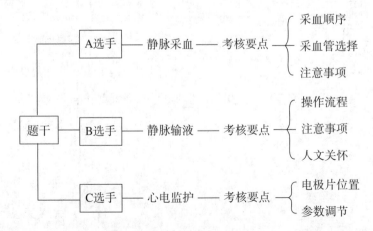

赛道式模拟题

第 1 站

考核题干	病人董某，男，17 岁，急诊号：675654。1 h 前发生车祸后急诊就诊，查体：T 36.2 ℃，P 118 次 / 分，R 18 次 / 分，BP 95/60 mmHg。 医嘱：乳酸林格氏液 500 ml，ivgtt，st.。 　　静脉采血（全血细胞分析、配血、凝血七项、血生化、电解质）。
考核要求	1．A 选手评估病人情况及汇报。 2．B 选手静脉输液。 3．C 选手静脉采血。
SP 指引	1．基本信息：1 h 前发生车祸，四肢湿冷、皮肤巩膜苍白，右上腹明显压痛及反跳痛，肝区叩击痛。 2．既往史：无。 3．过敏史：无药物及食物过敏史。 4．家族史：无。 5．饮食：平时饮食规律。
考核要点	1．询问病史全面（基本信息、体格检查、既往史、过敏史、家族史、饮食）。 2．采用静脉留置针输液，操作方法正确。 3．采血顺序正确，操作规范。

操作思维导图

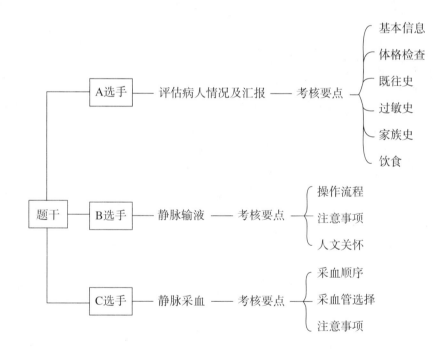

第 2 站

考核题干	胸腹部 CT 示：两肺多发挫伤，右侧少量气胸，右侧多发肋骨骨折。 医嘱：心电监护。 　　　　吸氧。 　　　　青霉素皮试。
考核要求	1．A 选手心电监护。 2．B 选手吸氧。 3．C 选手皮内注射。
SP 指引	病人无青霉素过敏史。
考核要点	1．电极片位置及参数调节。 2．吸氧的操作流程及氧流量选择。 3．皮试液的配制，询问药物过敏史。

操作思维导图

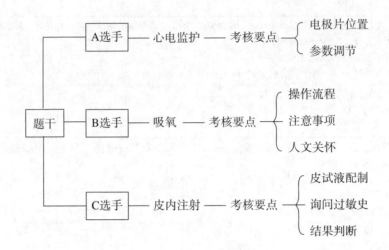

第3站

考核题干	急诊行"腹腔镜检查 + 中转开腹肝破裂修补 + 胆囊切除 + 肝动脉结扎术 + 腹腔冲洗引流术"，术中置温氏孔引流管、盆腔引流管、尿管各1根，术毕转EICU。 医嘱：静脉输注悬浮红细胞2 U。 　　　气管插管护理。 　　　引流管护理。
考核要求	1. A选手静脉输血。 2. B选手气管插管护理。 3. C选手引流管护理。
SP指引	病人自诉无输血史，血型O型。
考核要点	1. 输血的查对。 2. 气管插管护理的流程，固定气囊压力适宜。 3. 引流管护理的流程及准确记录。

注：赛道式要求三站完成时间为30 min。

操作思维导图

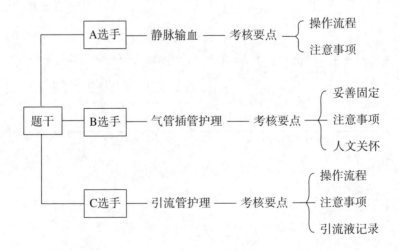

第十节 胃十二指肠疾病

一、胃十二指肠溃疡

站点式模拟题一

考核题干	病人张某，男，56 岁，急诊外科 44 床，住院号：454579。既往有胃溃疡病史，2 h 前突然上腹刀割样痛，迅速波及全腹，不能直腰走路。 医嘱：胃肠减压。
考核要求	遵医嘱胃肠减压。
SP 指引	病人自诉疼痛难忍。
考核时间	8 min
考核要点	1. 胃肠减压操作流程及型号选择。 2. 插管动作轻柔，固定稳妥。 3. 操作过程中的人文关怀。

操作思维导图

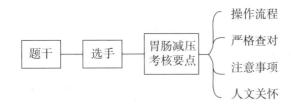

站点式模拟题二

考核题干	病人伍某，男，66 岁，急诊号：432342。十二指肠溃疡病史 6 年，今晨起突然排出大量柏油样黑便，并出现恶心、头晕、心悸、乏力。 医嘱：静脉采血（全血细胞分析、凝血七项、配血、血生化）。 　　　复方氯化钠注射液 500 ml，ivgtt，st。 　　　胃肠减压。
考核要求	1. A 选手静脉采血。 2. B 选手静脉输液。 3. C 选手胃肠减压。
SP 指引	病人面色苍白、出冷汗、四肢湿冷。
考核时间	8 min
考核要点	1. 采血顺序正确，操作规范。 2. 采用静脉留置针输液，操作方法正确。 3. 胃肠减压的操作流程及型号选择。 4. 操作过程中的人文关怀。

操作思维导图

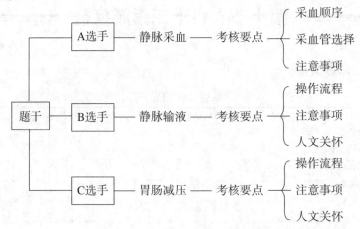

赛道式模拟题

第 1 站

考核题干	病人杨某，男，33 岁，急诊外科 32 床，住院号：345568。3 天前无明显诱因出现黑便，伴有恶心、呕吐，呕吐物为胃内容物，带少许血丝，自觉头晕、乏力不适，以"十二指肠球部溃疡活动性出血"收住入院。 医嘱：0.9%NS 250 ml，ivgtt，st。 　　静脉采血（全血细胞分析、配血、凝血七项、血生化、电解质）。
考核要求	1．A 选手评估病人情况及汇报。 2．B 选手静脉输液。 3．C 选手静脉采血。
SP 指引	1．基本信息：3 天前无明显诱因出现黑便，伴有恶心、呕吐，呕吐物为胃内容物，带少许血丝，自觉头晕、乏力不适。 2．查体：腹平软，无明显压痛及反跳痛，肠鸣音亢进。 3．既往史：糜烂性胃炎 5 年。 4．过敏史：无药物及食物过敏史。 5．家族史：无。 6．饮食：平时饮食规律，喜辣。
考核要点	1．询问病史全面（基本信息、体格检查、既往史、过敏史、家族史、饮食）。 2．采用静脉留置针输液，操作方法及注意事项。 3．采血顺序正确，操作规范。

操作思维导图

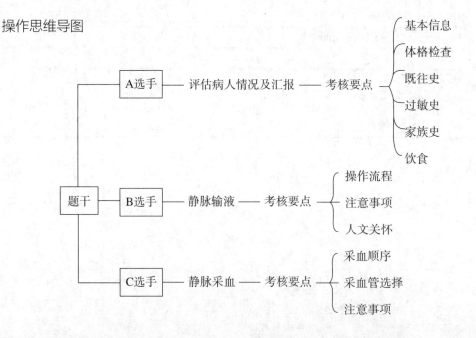

第 2 站

考核题干	在全麻下行"远端胃大部切除术"，术毕安返病房。 医嘱：心电监护。 　　　吸氧。 　　　胃肠减压。
考核要求	1．A 选手心电监护。 2．B 选手吸氧。 3．C 选手胃肠减压。
SP 指引	家属询问为何会引流出血性液。
考核要点	1．电极片位置及参数调节。 2．吸氧的操作流程及氧流量选择。 3．判断胃管在胃内的方法正确，注意事项指导到位。 4．操作过程中的人文关怀。

操作思维导图

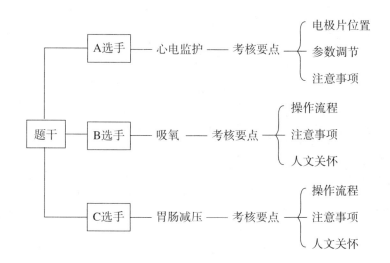

第 3 站

考核题干	术后第 2 天，胃管引流出血性液约 500 ml，T 39.5 ℃，BP 90/50 mmHg。 医嘱：静脉输注悬浮红细胞 2U。 　　　蛇毒凝血酶 2 KU，iv，st。 　　　注射用赖氨比林 0.9 g，im，st。
考核要求	1．A 选手静脉输血。 2．B 选手静脉注射。 3．C 选手肌内注射。
SP 指引	病人面色苍白，无输血史，血型 B 型。
考核要点	1．输血的查对。 2．静脉注射的操作流程及注意事项。 3．肌内注射的操作流程及注意事项。 4．保护病人隐私及人文关怀。

注：赛道式要求三站完成时间为 30 min。

操作思维导图

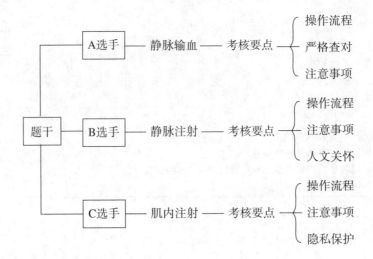

二、胃癌

站点式模拟题一

考核题干	病人刘某，男，34 岁，急诊外科 10 床，住院号：444329。于 10 天前无明显诱因下出现上腹饱胀伴恶心、呕吐，呕吐物为胃内容物，现拟行胃镜检查。 医嘱：0.9%NS 250 ml，ivgtt，st。
考核要求	遵医嘱静脉输液。
SP 指引	病人恐惧，配合不佳。
考核时间	8 min
考核要点	1．采用静脉留置针，操作方法正确。 2．选用合适的留置针型号。 3．操作过程中的人文关怀。

操作思维导图

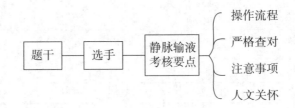

站点式模拟题二

考核题干	病人段某，男，37 岁，急诊外科 3 床，住院号：675670。因"上腹部胀痛 1 周"入院，查体：T 36.7 ℃，P 78 次 / 分，R 18 次 / 分，BP 117/73 mmHg。拟在全麻下行"胃癌根治术"。 医嘱：胃肠减压。 　　　复方氯化钠注射液 500 ml，ivgtt，st。 　　　酮咯酸氨丁三醇注射液 30 mg，im，st。
考核要求	1．A 选手胃肠减压。 2．B 选手静脉输液。 3．C 选手肌内注射。

右上角：续表

SP 指引	病人腹部胀痛，难以忍受。
考核时间	8 min
考核要点	1. 判断胃管在胃内的方法正确，注意事项指导到位。 2. 采用静脉留置针输液，操作规范。 3. 肌内注射的操作流程及隐私保护。

操作思维导图

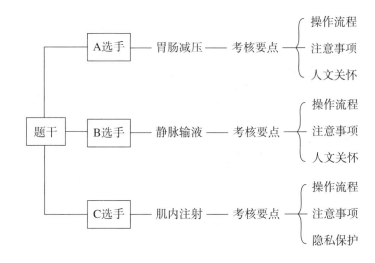

赛道式模拟题

第 1 站

考核题干	徐某，男，44 岁，急诊号：354566。因"上腹部阵发性疼痛 1 年，进食后疼痛缓解"急诊就诊，胃镜示：胃体溃疡；病理诊断：印戒细胞癌，病人情绪紧张。 医嘱：心理护理。 静脉采血（全血细胞分析、凝血、肝肾心功能及电解质）。
考核要求	1. A 选手评估病人情况及汇报。 2. B 选手心理护理。 3. C 选手静脉采血。
SP 指引	1. 基本信息：上腹部阵发性疼痛 1 年，进食后疼痛缓解。 2. 查体：上腹疼痛，无放射痛。 3. 既往史：20 余年前因腹部外伤行手术治疗，有输血史。 4. 过敏史：无药物及食物过敏史。 5. 家族史：否认高血压、糖尿病等家族遗传病史。 6. 饮食：长期食用腌制食物。 7. 烟酒史：有吸烟史 20 年。
考核要点	1. 询问病史全面（基本信息、体格检查、既往史、过敏史、家族史、饮食、烟酒史）。 2. 心理疏导有效。 3. 采血顺序正确，操作规范。

操作思维导图

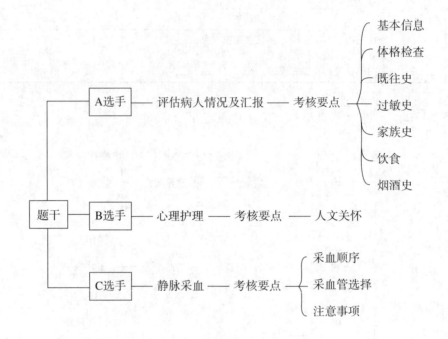

第2站

考核题干	全血细胞分析: WBC 5.97×10⁹/L, PLT 254×10¹²/L, RBC 4.13×10¹²/L, 拟行"胃癌根治术"。 医嘱: 温盐水洗胃。 复方氨基酸 500 ml, ivgtt, st。 灌肠。
考核要求	1. A选手温盐水洗胃。 2. B选手静脉输液。 3. C选手灌肠。
SP指引	病人腹痛不适。
考核要点	1. 洗胃的操作流程及人文关怀。 2. 采用静脉留置针, 操作方法正确。 3. 灌肠的体位选择及隐私保护。

操作思维导图

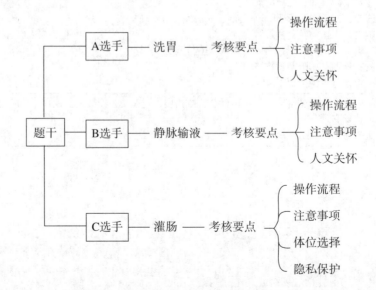

第 3 站

考核题干	病人在全麻下行"腹腔镜下胃癌根治术",术毕安返病房,接胃肠减压管 1 根、腹腔引流管 1 根。 医嘱:心电监护。 　　　吸氧。 　　　引流管护理。
考核要求	1. A 选手心电监护。 2. B 选手吸氧。 3. C 选手引流管护理。
SP 指引	病人疑虑为何引流出那么多的液体。
考核要点	1. 电极片位置及参数调节。 2. 吸氧的操作流程及氧流量选择。 3. 引流管护理的流程及准确记录。

注:赛道式要求三站完成时间为 30 min。

操作思维导图

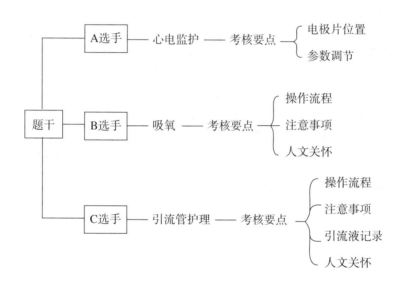

第十一节　肠道疾病

一、肠梗阻

站点式模拟题一

考核题干	病人张某,女,28 岁,急诊外科 14 床,住院号:453546。于 1 天前无明显诱因出现阵发性腹痛,呈绞痛,下腹为重,同时腹胀,停止肛门排便、排气,伴恶心、呕吐,呕吐物为胃液及胆汁,既往大小便正常,2 年前曾做阑尾切除术。 医嘱:胃肠减压。
考核要求	遵医嘱胃肠减压。
SP 指引	病人恶心、呕吐。
考核时间	8 min
考核要点	1. 判断胃管在胃内的方法正确。 2. 插管动作轻柔,固定稳妥。 3. 告知病人及家属操作的目的及注意事项。 4. 操作过程中的人文关怀。

操作思维导图

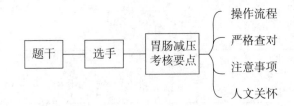

站点式模拟题二

考核题干	病人徐某，男，44 岁，急诊号：656780。自述"腹部绞痛 2 小时余，呈阵发性加剧"，查体：全腹膨隆，腹部张力较高，未见肠型及蠕动波，未扪及包块，无压痛及肌紧张。叩诊呈鼓音，无移动性浊音，肠鸣音低，急诊就诊。 医嘱：胃肠减压。 　　　复方氯化钠注射液 500 ml，ivgtt，st。 　　　盐酸山莨菪碱注射液 10 mg，im，st。
考核要求	1．A 选手胃肠减压。 2．B 选手静脉输液。 3．C 选手肌内注射。
SP 指引	病人腹痛、烦躁不安。
考核时间	8 min
考核要点	1．判断胃管在胃内的方法正确，注意事项指导到位。 2．采用静脉留置针输液，操作方法正确。 3．肌内注射的操作流程及隐私保护。

操作思维导图

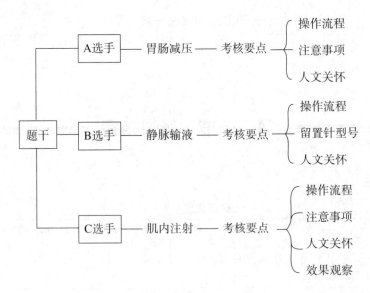

赛道式模拟题

第 1 站

考核题干	病人马某，男，40 岁，急诊外科 22 床，住院号：435468。以"右下腹疼痛 13 天"收住院，13 天前无明显诱因出现下腹疼痛，呈持续性隐痛，并阵发性加剧。伴发热，最高体温 38.6 ℃，无畏寒，间断恶心、呕吐，肛门排便、排气减少至停止，并出现腹胀，已行胃肠减压。 医嘱：灌肠。 　　　静脉采血（全血细胞分析、凝血、肝肾心功能及电解质）。

续表

考核要求	1. A 选手评估病人情况及汇报。 2. B 选手灌肠。 3. C 选手静脉采血。
SP 指引	1. 基本信息：病人意识清，面色苍白，13 天前无明显诱因出现下腹疼痛，持续性隐痛，并阵发性加剧。 2. 既往史：3 年前做过阑尾切除术。 3. 过敏史：无药物及食物过敏史。 4. 家族史：无。 5. 饮食：平时饮食规律。 6. 烟酒史：吸烟 25 年，10 支／日。
考核要点	1. 询问病史全面（诱因、症状发展、就诊史、既往史、过敏史、家族史、烟酒史）。 2. 灌肠的体位选择及隐私保护。 3. 采血顺序正确，操作规范。

操作思维导图

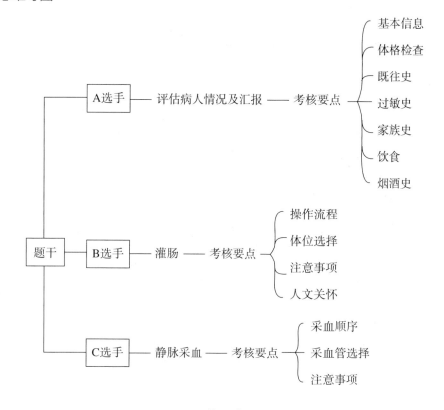

第 2 站

考核题干	全血细胞分析：WBC 15.9×10⁹/L，NE 85.2%，HGB 99 g/L，血清电解质：K⁺ 3.5 mmol/L，Na⁺ 135 mmol/L。 医嘱：0.9%NS 250 ml，ivgtt，st。 　　　头孢吡肟皮试。 　　　吸氧。
考核要求	1. A 选手静脉输液。 2. B 选手皮内注射。 3. C 选手吸氧。
SP 指引	病人频繁呕吐。
考核要点	1. 采用静脉留置针输液，操作方法正确。 2. 皮试液的配制，询问药物过敏史。 3. 吸氧的操作流程及氧流量选择。

操作思维导图

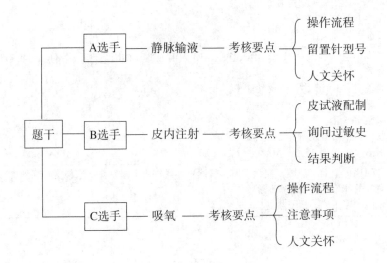

第3站

考核题干	病人胃管出现血性液体，查体：腹膜刺激征阳性，P 134 次 / 分，BP 70/50 mmHg，立即行急诊手术。 医嘱：静脉输注悬浮红细胞 2 U。 　　　术前准备。 　　　留置导尿。
考核要求	1. A 选手静脉输血。 2. B 选手术前准备。 3. C 选手留置导尿。
SP 指引	病人自诉心慌，腹部疼痛加剧。
考核要点	1. 输血的查对。 2. 术前准备完善到位。 3. 留置导尿的操作流程及人文关怀。

注：赛道式要求三站完成时间为 30 min。

操作思维导图

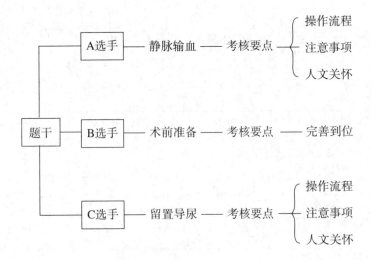

二、急性阑尾炎

站点式模拟题一

考核题干	病人姚某，男，31岁，急诊外科6床，住院号：465680。8 h前感上腹部疼痛，随后转移至脐周，并有恶心、呕吐，2 h前疼痛转移至右下腹，局部伴压痛，并逐渐加重。急诊行"阑尾切除术"，术后伤口有渗血。 医嘱：蛇毒凝血酶2 KU，H，st。
考核要求	遵医嘱皮下注射。
SP指引	伤口敷料外观有渗血、渗液。
考核时间	8 min
考核要点	1. 评估病人全面。 2. 皮下注射的操作流程及注意事项。 3. 操作过程中的人文关怀。

操作思维导图

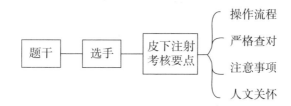

站点式模拟题二

考核题干	病人张某，男，35岁，急诊外科21床，住院号：334456。2天前无明显诱因出现上腹部疼痛不适，呈持续性钝痛，无放射痛，伴恶心、呕吐胃内容物1次。现腹痛转移至右下腹，呈持续性疼痛，阵发性加重，无腹胀、腹泻，无腰痛、血尿。拟行"阑尾切除术"。
	医嘱：术前准备。
	    0.9%NS 250 ml，ivgtt，st。
	    酮咯酸胺丁三醇注射液30 mg，im，st。

考核要求	1. A选手术前准备。 2. B选手静脉输液。 3. C选手肌内注射。
SP指引	病人担心预后。
考核时间	8 min
考核要点	1. 术前准备完善到位。 2. 采用静脉留置针输液，操作方法正确。 3. 肌内注射的操作流程及隐私保护。

操作思维导图

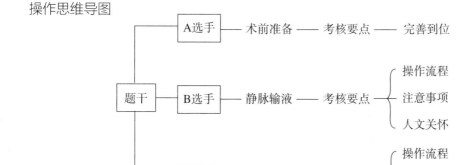

赛道式模拟题

第 1 站

考核题干	病人周某，女，46 岁，急诊外科 12 床，住院号：455567。因"进食后出现腹痛、腹泻、发热、呕吐 14 h"入院。 医嘱：静脉采血（全血细胞分析、凝血四项、配血、血生化）。 　　　青霉素皮试。
考核要求	1．A 选手评估病人情况及汇报。 2．B 选手静脉采血。 3．C 选手皮内注射。
SP 指引	1．基本信息：病人 14 h 前进食后出现上腹部疼痛，呈阵发性加剧并伴有恶心、呕吐，呕吐物为胃内容物，2 h 前腹痛加重，由上腹部转移至下腹部。 2．查体：右下腹麦氏点压痛阳性。 3．既往史：无。 4．过敏史：无药物及食物过敏史。 5．家族史：无。 6．饮食：平时喜欢吃油腻食物。
考核要点	1．询问病史全面（基本信息、体格检查、既往史、过敏史、家族史、饮食）。 2．体格检查腹部包括视听叩触。 3．采血顺序正确，操作规范。 4．皮试液的配制，询问药物过敏史。

操作思维导图

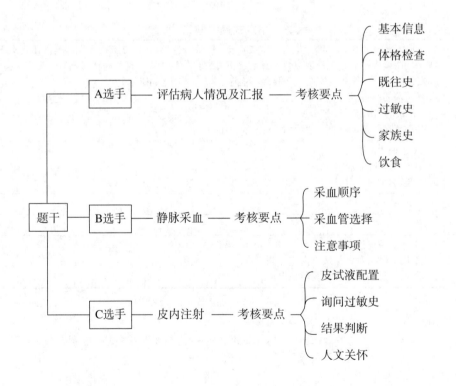

第 2 站

考核题干	全血细胞分析示：Hb 124 g/L，WBC 21.3×10^9/L；腹部 X 线示：盲肠及回肠末端扩张和气液平面。10 min 后病人突发右下腹痛加剧，被动体位，P 140 次 / 分，BP 148/99 mmHg，R 30 次 / 分，拟行"腹腔镜下阑尾切除术"。 医嘱：复方氯化钠注射液 500 ml，ivgtt，st。 　　　吸氧。

续表

考核要求	1. A 选手再次评估病人情况及汇报、术前准备。 2. B 选手静脉输液。 3. C 选手吸氧。
SP 指引	全腹压痛、反跳痛阳性，肌紧张。
考核要点	1. 术前准确完善到位，查体腹膜刺激征阳性。 2. 采用静脉留置针输液，操作方法正确。 3. 吸氧的操作流程及氧流量选择。

操作思维导图

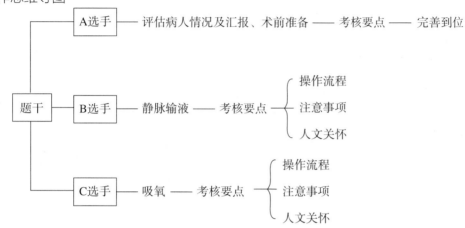

第 3 站

考核题干	行"腹腔镜下阑尾切除术"，术毕安返病房，带腹腔引流管 1 根。 医嘱：心电监护。 　　　引流袋护理。 　　　腹腔镜术后护理。
考核要求	1. A 选手心电监护。 2. B 选手引流袋护理。 3. C 选手腹腔镜术后护理。
SP 指引	家属紧张，询问手术情况。
考核要点	1. 电极片位置及参数调节。 2. 引流袋更换的操作流程及准确记录。 3. 腹腔镜术后护理的流程及人文关怀。

注：赛道式要求三站完成时间为 30 min。

操作思维导图

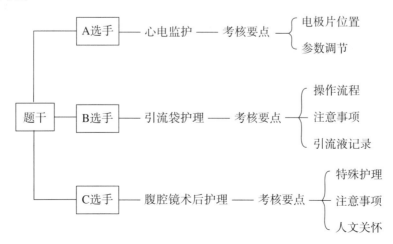

三、大肠癌

站点式模拟题一

考核题干	病人张某，女，40岁，急诊外科13床，住院号：577659。6个月前无明显诱因出现粪便表面带血及黏液，伴大便次数增多，每日3～4次，时有排便不尽感，无腹痛。以"直肠癌"收住院，行"经腹直肠癌切除、近端造口远端封闭术"。 医嘱：造口护理。
考核要求	遵医嘱造口护理。
SP指引	病人担心预后。
考核时间	8 min
考核要点	1. 保持造口周围皮肤的清洁干燥。 2. 定期更换造口袋，注意保持私密性。 3. 指导并鼓励家属参与造口护理，及时倾倒清洗。 4. 给予心理支持，注意事项指导到位。

操作思维导图

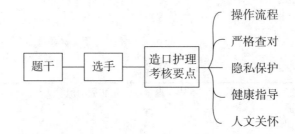

站点式模拟题二

考核题干	病人李某，男，40岁，胃肠外科15床，住院号：345577。1个月前出现腹膨隆，腹胀，进食后加重，排气减少。发病后体重下降10 kg，诊断为"结肠肿瘤"，拟行手术治疗。 医嘱：静脉采血（全血细胞分析、凝血七项、血生化）。 　　　　复方氯化钠注射液500 ml，ivgtt，st。 　　　　灌肠。
考核要求	1. A选手静脉采血。 2. B选手静脉输液。 3. C选手灌肠。
SP指引	病人焦虑紧张，询问手术情况。
考核时间	8 min
考核要点	1. 采血顺序正确，操作规范。 2. 采用静脉留置针输液，操作方法正确。 3. 灌肠的体位选择及隐私保护。

操作思维导图

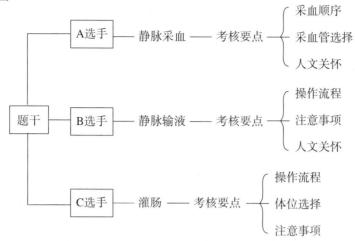

赛道式模拟题

第 1 站

考核题干	病人张某，女，32岁，消化科12床，住院号：955460，因"消化道出血"收住院。 医嘱：灌肠。 静脉采血（全血细胞分析、配血、凝血七项、电解质）。
考核要求	1. A选手评估病人情况及汇报。 2. B选手灌肠。 3. C选手静脉采血。
SP指引	1. 基本信息：便血3个月。 2. 体格检查：腹平软，无明显压痛及反跳痛，肠鸣音亢进。 3. 既往史：糖尿病20年。 4. 过敏史：无药物及食物过敏史。 5. 家族史：无。 6. 饮食：平时饮食规律，喜欢吃腌制食物。
考核要点	1. 询问病史全面（基本信息、体格检查、既往史、过敏史、家族史、饮食）。 2. 灌肠的体位选择及隐私保护。 3. 采血顺序正确，操作规范。

操作思维导图

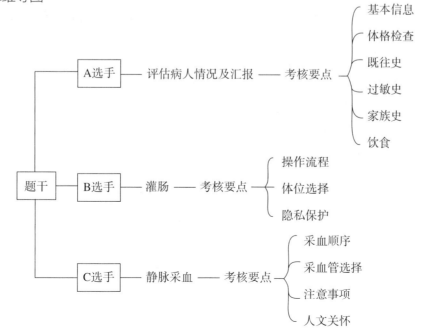

第 2 站

考核题干	肠镜病理示：乙状结肠中分化管状腺癌，转入胃肠外科继续治疗。在全麻联合硬膜外麻醉下行"乙状结肠癌切除 + 近端造口、远端封闭 + 部分小肠切除 + 小肠小肠端侧吻合 + 阑尾切除术"，术后安返病房，切口敷料外观干燥，腹带加压包扎中带回胃肠减压管 1 根、盆底引流管 1 根、皮下引流管 1 根、保留导尿管 1 根。术后诊断为乙状结肠癌伴腹腔转移。 医嘱：心电监护。 　　　　吸氧。 　　　　引流管护理。
考核要求	1．A 选手心电监护。 2．B 选手吸氧。 3．C 选手引流管护理。
SP 指引	病人担心预后。
考核要点	1．电极片位置及参数调节。 2．吸氧的操作流程及氧流量选择。 3．引流管护理的操作流程及准确记录。

操作思维导图

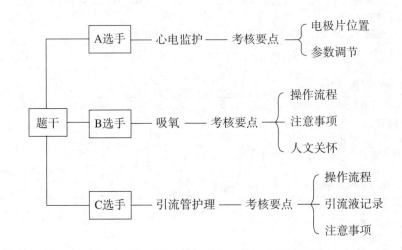

第 3 站

考核题干	术后左下腹造口开放，造口血运良好接造口袋。病人头晕，测血压 160/120 mmHg，舌下含服硝苯地平无好转。 医嘱：造口护理。 　　　　0.9%NS 30 ml 加硝酸甘油 20 mg，5 ml/h 微量泵泵入。 　　　　血糖监测。
考核要求	1．A 选手造口护理。 2．B 选手微量泵使用。 3．C 选手血糖监测。
SP 指引	病人头晕、面色苍白。
考核要点	1．保持周围皮肤的清洁干燥，定期更换，注意事项指导到位。 2．正确使用微量泵，操作熟练，使用单独的静脉通道及避光延长管，泵速正确。 3．血糖监测方法正确，操作熟练，准确记录。

注：赛道式要求三站完成时间为 30 min。

操作思维导图

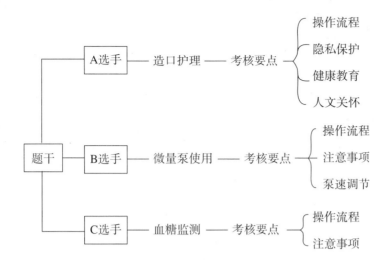

第十二节 肝脏疾病

一、门静脉高压

站点式模拟题一

考核题干	病人张某，女，58 岁，肝胆外科 9 床，住院号：454568。患肝炎 15 年，1 天前因食糯米饭后而出现呕血、柏油样便 1 次，量少，今晨上厕所突感头晕，送至医院治疗。 医嘱：复方氯化钠注射液 500 ml，ivgtt，st。
考核要求	遵医嘱静脉输液。
SP 指引	病人焦虑。
考核时间	8 min
考核要点	1. 采用静脉留置针输液，操作方法正确。 2. 选用合适的留置针型号，严格查对。 3. 操作过程中的人文关怀。

操作思维导图

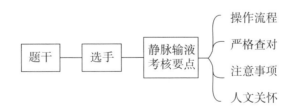

站点式模拟题二

考核题干	病人叶某，男，56 岁，肝胆外科 7 床，住院号：434536。病人 2 h 前无明显诱因出现呕血，为暗红色，量约 800 ml。既往体健，无溃疡病史，酗酒 20 余年。查体：腹部平软，未触及包块，肝未触及，腹水征阳性，前胸有 3 枚蜘蛛痣。 医嘱：记录出入量。 复方氯化钠注射液 500 ml，ivgtt，st。 三腔两囊管置入。

续表

考核要求	1. A 选手记录出入量和安抚病人及家属情绪。 2. B 选手静脉输液。 3. C 选手三腔两囊管置入。
SP 指引	病人烦躁不安，出现第 2 次吐血，暗红色，约 500 ml。
考核时间	8 min
考核要点	1. 准确记录病人的出入量，安抚病人及家属。 2. 采用静脉留置针输液，操作方法正确。 3. 操作前测试是否漏气，动作轻柔，观察止血效果。

操作思维导图

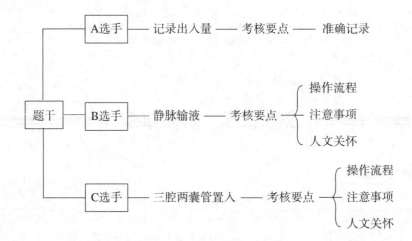

赛道式模拟题

第 1 站

考核题干	病人刘某，男，47 岁，肝胆外科 4 床，住院号：343458。1 天前出现呕血，为鲜红色液体，量约 500 ml，含少量食物及血凝块，便血一次，量多，具体不详，伴头晕、黑矇、心慌、大汗。 　　医嘱：复方氯化钠注射液 500 ml，ivgtt，st。 　　静脉采血（全血细胞分析、配血、凝血、肝肾心功能及电解质）。
考核要求	1. A 选手评估病人情况及汇报。 2. B 选手静脉输液。 3. C 选手静脉采血。
SP 指引	1. 基本信息：1 天前出现呕血，为鲜红色液体，量约 500 ml，含少量食物及血凝块，便血一次，量多，具体不详，伴头晕、黑矇、心慌、大汗。 2. 查体：贫血貌及睑结膜苍白，未见肝掌及蜘蛛痣。 3. 既往史：乙肝表面抗原阳性 12 年，糖尿病 1 年。 4. 过敏史：无药物及食物过敏史。 5. 家族史：无。 6. 饮食：平时喜食腌制食品，饮食不规律。 7. 烟酒史：喜饮酒，每日饮酒 100 ml 左右。
考核要点	1. 询问病史全面（基本信息、体格检查、既往史、过敏史、家族史、饮食、烟酒史）。 2. 采用静脉留置针输液，操作方法正确。 3. 采血顺序准确，操作规范。

操作思维导图

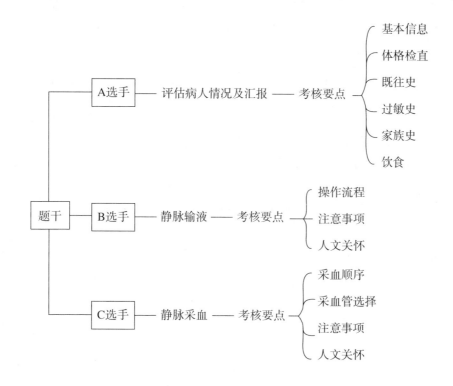

	第 2 站	
考核题干	辅助检查：Hb 96 g/L。明日行"脾切除 + 贲门周围血管离断 + 肝活检术"。 医嘱：术前准备。 　　　静脉输注悬浮红细胞 2 U。 　　　蛇毒血凝酶 2 KU，iv，st。	
考核要求	1．A 选手术前准备。 2．B 选手静脉输血。 3．C 选手静脉注射。	
SP 指引	病人再次出现呕血，为鲜红色液体，量约 200 ml。	
考核要点	1．术前准备完善到位。 2．输血的查对。 3．静脉注射的操作流程及人文关怀。	

操作思维导图

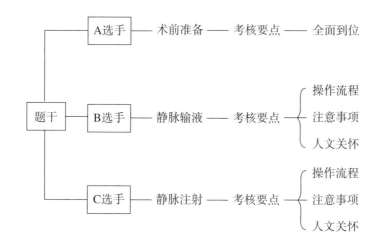

第 3 站

考核题干	在全麻下行"脾切除＋贲门周围血管离断＋肝活检术"。术毕转入重症医学科，术后留置胃管 1 根，腹腔双套管 1 根，接 0.9% 生理盐水 2000 ml 持续冲洗，尿管 1 根。 医嘱：胃管及尿管护理。 　　　腹腔冲洗管护理。 　　　镇痛泵护理。
考核要求	1. A 选手胃管及尿管护理。 2. B 选手腹腔冲洗管护理。 3. C 选手镇痛泵护理。
SP 指引	切口敷料有少许渗血。
考核要点	1. 引流管护理的操作流程及准确记录。 2. 操作过程中的人文关怀。 3. 严密监测呼吸情况及镇痛效果。

注：赛道式要求三站完成时间为 30 min。

操作思维导图

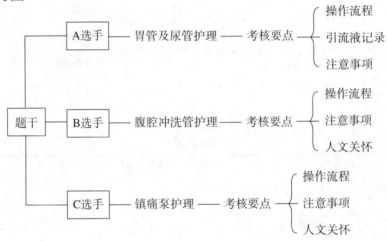

二、肝癌

站点式模拟题一

考核题干	病人顾某，男，56 岁，肝胆外科 43 床，住院号：435456。于 2 周前无明显诱因出现上腹部胀痛不适，疼痛程度中等。诊断为肝癌。 医嘱：复方氯化钠注射液 500 ml，ivgtt，st。
考核要求	遵医嘱静脉输液。
SP 指引	自诉上腹部胀痛不适。
考核时间	8 min
考核要点	1. 采用静脉留置针输液，操作方法正确。 2. 选用合适的留置针型号。 3. 操作过程中的人文关怀。

操作思维导图

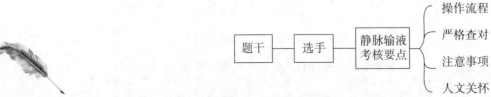

站点式模拟题二

考核题干	病人林某，女，53 岁，肝胆外科 3 床，住院号：679067。因腹部疼痛不适半月余，疼痛呈间断性钝痛，无明显加重及缓解因素，入院后完善相关检查，拟行"肝左外叶切除术"。 医嘱：静脉采血（全血细胞分析、肝功能、肾功能、甲胎蛋白）。 　　　复方氯化钠注射液 500 ml，ivgtt，st。 　　　维生素 K$_1$ 10 mg，im，st。
考核要求	1．A 选手静脉采血。 2．B 选手静脉输液。 3．C 选手肌内注射。
SP 指引	病人疼痛未缓解，痛苦面容。
考核时间	8 min
考核要点	1．采血顺序正确，操作规范。 2．采用静脉留置针输液，操作方法正确。 3．肌内注射的操作流程及隐私保护。

操作思维导图

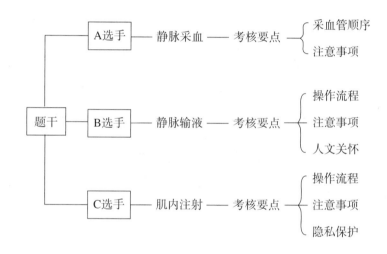

赛道式模拟题
第 1 站

考核题干	病人张某，男，48 岁，急诊号：455607。于 1 周前出现上腹部疼痛，呈间断性隐痛，伴后背部疼痛，感腹胀，尤以进食油腻食物为著，伴恶心、无呕吐，感全身乏力，伴食欲减退，急诊就诊。 医嘱：吸氧。 　　　静脉采血（全血细胞分析、凝血、肝肾心功能及电解质）。
考核要求	1．A 选手评估病人情况及汇报。 2．B 选手吸氧。 3．C 选手静脉采血。
SP 指引	1．基本信息：病人 1 周前无明显诱因出现上腹疼痛，呈间断性隐痛，并伴恶心、无呕吐，感全身乏力，伴食欲减退，精神欠佳。 2．既往史：慢性乙型病毒性肝炎 7 年。 3．过敏史：无药物及食物过敏史。 4．家族史：无。 5．饮食：平时喜食腌制食品，饮食不规律。 6．烟酒史：喜饮酒，每日饮酒 100 ml 左右。
考核要点	1．询问病史全面（基本信息、体格检查、既往史、过敏史、家族史、饮食、烟酒史）。 2．吸氧的操作流程及氧流量选择。 3．采血顺序正确，操作规范。

操作思维导图

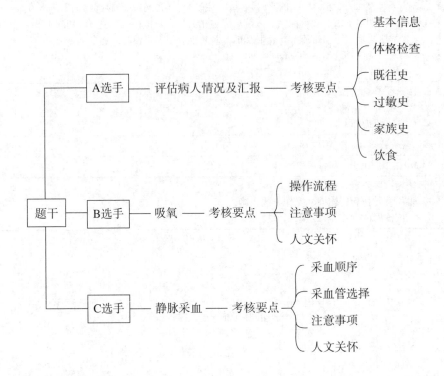

第 2 站

考核题干	辅助检查：AFP 560 μg/L，全血细胞分析：RBC 1.5×10^{12}/L，Hb 60 g/L，WBC 16.5×10^9/L。 医嘱：0.9%NS 250 ml，ivgtt，st。 　　　蛇毒血凝酶 1 KU，iv，st。 　　　白醋 100 ml 保留灌肠。
考核要求	1．A 选手静脉输液。 2．B 选手静脉注射。 3．C 选手保留灌肠。
SP 指引	灌肠时病人配合不佳。
考核要点	1．采用静脉留置针输液，操作方法正确。 2．静脉注射操作过程正确，注意推注速度。 3．灌肠的操作流程及隐私保护。

操作思维导图

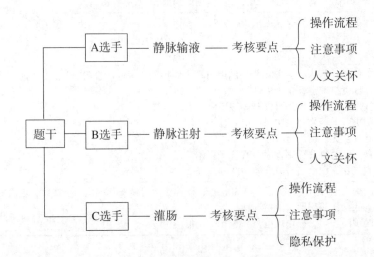

第 3 站

考核题干	病人出现意识不清，面色苍白，脉搏细速，心电监护示：P 124 次 / 分，BP 75/45 mmHg，CT 示：腹腔积液，立即送至抢救室进行抢救。 医嘱：心电监护。 　　　　吸氧。 　　　　静脉输注悬浮红细胞 2 U。
考核要求	1．A 选手心电监护。 2．B 选手吸氧。 3．C 选手静脉输血。
SP 指引	家属紧张，询问病人病情。
考核要点	1．电极片位置及参数调节。 2．吸氧的操作流程及氧流量选择。 3．输血的查对。 4．操作过程中的人文关怀。

注：赛道式要求三站完成时间为 30 min。

操作思维导图

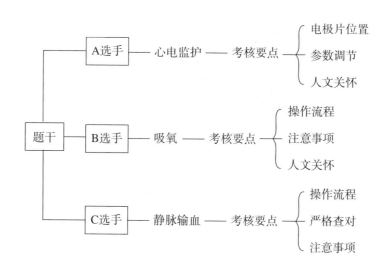

三、肝脓肿

站点式模拟题一

考核题干	病人余某，男，31 岁，肝胆外科 1 床，住院号：545660。于 1 周前无明显诱因出现反复发热，自测体温为 39.5 ℃，无寒战，急诊就诊。 医嘱：注射用赖氨匹林 0.9 g，im，st。
考核要求	遵医嘱肌内注射。
SP 指引	病人自诉腹痛。
考核时间	8 min
考核要点	1．肌内注射的操作流程和位置选择。 2．操作过程中的人文关怀。 3．注意观察用药效果。

操作思维导图

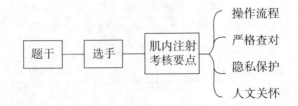

站点式模拟题二

考核题干	病人张某，女，38 岁，急诊外科 8 床，住院号：343567。于 2 个月前右上腹部胀痛不适，反复发作，并出现发热，热型不详，查体：T 38.7 ℃，P 87 次 / 分，R 18 次 / 分，BP 127/70 mmHg。 医嘱：头孢吡肟皮试。 　　　　0.9%NS 250 ml，ivgtt，st。 　　　　静脉采血（血培养）。
考核要求	1．A 选手皮内注射。 2．B 选手静脉输液。 3．C 选手静脉采血。
SP 指引	无头孢用药史，无药物过敏史。
考核时间	8 min
考核要点	1．皮试液的配制，询问药物过敏史。 2．采用静脉留置针输液，操作规范。 3．采血时机选择恰当，操作规范。

操作思维导图

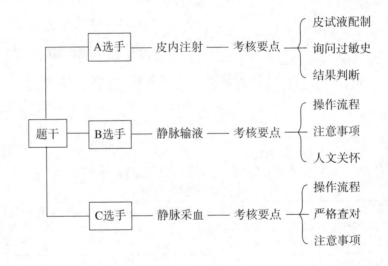

赛道式模拟题
第 1 站

考核题干	病人张某，男，52 岁，急诊号：787670。因上腹部阵发性疼痛，持续性锐痛，阵发性加剧，向右肩背部放射，不能自行缓解，并出现寒颤、高热、体温高达 39.6 ℃，热型为弛张热，急诊就诊。 医嘱：生命体征测量。 　　　　静脉采血（全血细胞分析、凝血、肝肾心功能及电解质）。
考核要求	1．A 选手评估病人情况及汇报。 2．B 选手生命体征测量。 3．C 选手静脉采血。

续表

SP 指引	1．基本信息：上腹部阵发性疼痛，阵发性加剧，右肩背部放射，寒颤、高热。 2．查体：右上腹疼痛，腹膜刺激征明显。 3．既往史：胆囊术后 20 余年。 4．过敏史：无药物及食物过敏史。 5．家族史：否认高血压、糖尿病等家族病史。 6．饮食：由于工作原因饮食不规律。
考核要点	1．询问病史全面（基本信息、体格检查、既往史、过敏史、家族史、饮食）。 2．测量方法正确，操作规范。 3．采血顺序正确，操作规范。

操作思维导图

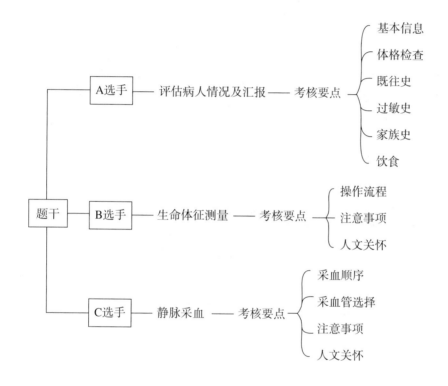

第 2 站

考核题干	全血细胞示：WBC 17×10^9/L，N 2.5×10^9/L，Na^+ 135.1 mol/L，立即行"肝脓肿穿刺引流术"。 医嘱：0.9%NS 250 ml，ivgtt，st。 　　　吸氧。 　　　异丙嗪 25 mg，im，st。
考核要求	1．A 选手静脉输液。 2．B 选手吸氧。 3．C 选手肌内注射。
SP 指引	家属紧张，不断询问病情。
考核要点	1．采用静脉留置针输液，操作规范。 2．吸氧的操作流程及氧流量选择。 3．肌内注射的操作流程及隐私保护。

操作思维导图

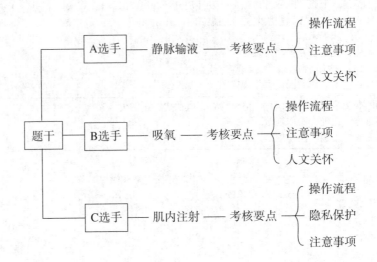

第3站

考核题干	病人术后返回病房，接腹腔引流管1根。 医嘱：心电监护。 　　　青霉素皮试。 　　　引流管护理。
考核要求	1．A选手心电监护。 2．B选手皮内注射。 3．C选手引流管的护理。
SP指引	术后引流管处疼痛，活动受限。
考核要点	1．电极片位置及参数调节。 2．皮试液的配制，询问药物过敏史。 3．引流管护理的操作流程及准确记录。 4．操作过程中的人文关怀。

注：赛道式要求三站完成时间为30 min。

操作思维导图

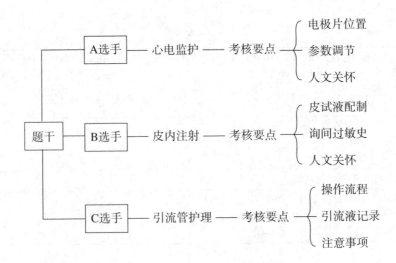

第十三节 胆道疾病

一、胆石症

站点式模拟题一

考核题干	病人张某，男，41 岁，肝胆外科 19 床，住院号：345678。入院前 3 h 病人自觉上腹部疼痛，呈持续性剧痛，伴畏寒发热，具体最高体温不详，以"胆囊结石并胆囊炎"收住院。 医嘱：盐酸山莨菪碱 10 mg，im，st。
考核要求	遵医嘱肌内注射。
SP 指引	病人自诉持续性剧痛，难以忍受。
考核时间	8 min
考核要点	1．肌内注射的操作流程及位置选择。 2．操作过程中的人文关怀。 3．注意观察用药效果。

操作思维导图

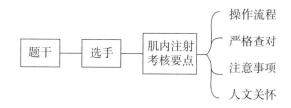

站点式模拟题二

考核题干	病人张某，男，50 岁，肝胆外科 29 床，住院号：455679。因"突发右上腹疼痛 10 h，伴寒战高热"入院。查体：烦躁不安，皮肤巩膜黄染，右上腹及剑突下压痛，轻度肌紧张及反跳痛，墨菲征阳性，腹稍胀，未见肠型及蠕动波，肠鸣音正常。T 39.6 ℃，P 122 次／分，R 26 次／分，BP 82/60 mmHg。实验室检查：Hb 156 g/L，WBC 29.8×10^9/L。 医嘱：青霉素皮试。 　　0.9%NS 250 ml，ivgtt，st。 　　注射用赖氨匹林 0.9 g，im，st。
考核要求	1．A 选手皮内注射。 2．B 选手静脉输液。 3．C 选手肌内注射。
SP 指引	病人烦躁不安，配合不佳。
考核时间	8 min
考核要点	1．皮试液的配制，询问药物过敏史。 2．采用静脉留置针输液，操作方法正确。 3．肌内注射的操作流程及隐私保护。

操作思维导图

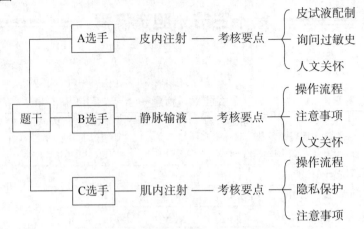

赛道式模拟题

第 1 站

考核题干	病人贾某，女，68 岁，肝胆外科 21 床，住院号：434455。因"腹痛半天"入院，查体：腹软，上腹压痛，无反跳痛，呈阵发性，伴寒战、发热、恶心、呕吐，墨菲征阳性。 医嘱：0.9%NS 250 ml，ivgtt，st。 　　静脉采血（全血细胞分析、凝血、肝肾心功能及电解质）。
考核要求	1．A 选手评估病人情况及汇报。 2．B 选手静脉输液。 3．C 选手静脉采血。
SP 指引	1．基本信息：腹痛半天。 2．查体：腹软，上腹压痛，无反跳痛，呈阵发性，伴寒战、发热、恶心、呕吐，墨菲征阳性。 3．既往史：胆囊炎病史半年，糖尿病 5 年，高血压 10 年。 4．过敏史：无药物及食物过敏史。 5．家族史：无。 6．饮食：平时喜欢吃油腻饮食，喜吃动物内脏。
考核要点	1．询问病史全面（基本信息、体格检查、既往史、过敏史、家族史、饮食）。 2．采用静脉留置针输液，操作方法正确。 3．采血顺序正确，操作规范。

操作思维导图

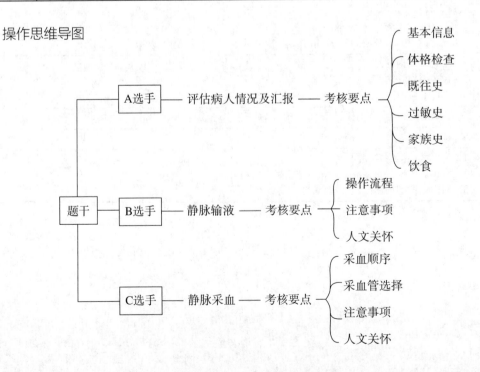

第2站

考核题干	辅助检查：WBC 10.45×10^9/L，RBC 3.79×10^{12}/L，Hb 111 g/L，Na^+ 130.5 mmol/，LGA 1.90 mmol/L。 生命体征：T 38.5 ℃，P 86 次/分，R 28 次/分，BP 174/105 mmHg。 医嘱：头孢吡肟皮试。 　　　血糖监测。 　　　0.9%NS 50 ml 加硝普钠，依据血压值泵入。
考核要求	1．A 选手皮内注射。 2．B 选手血糖监测。 3．C 选手微量泵使用。
SP 指引	病人出现头晕、恶心。
考核要点	1．皮试液的配制，询问药物过敏史。 2．血糖监测方法正确，操作熟练，准确记录。 3．微量泵使用的操作流程及避光用物的选择。 4．操作过程中的人文关怀。

操作思维导图

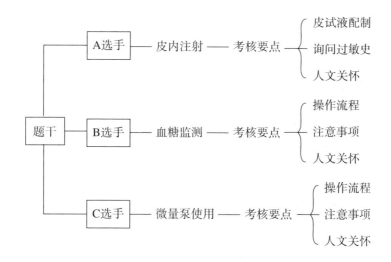

第3站

考核题干	在全麻下行"ERCP+EST+ENBD 术"，术后胆管引流通畅，引流出墨绿色液体约 100 ml。约 6 h 后，病人出现腹痛，伴恶心、呕吐，精神差，痛苦貌，腹软，上腹压痛，剑突下偏左较剧烈。 医嘱：心电监护。 　　　胃肠减压。 　　　引流管护理。
考核要求	1．A 选手心电监护。 2．B 选手胃肠减压。 3．C 选手引流管护理。
SP 指引	病人紧张，不能配合治疗。
考核要点	1．电极片位置及参数调节。 2．插管动作轻柔，固定稳妥。 3．引流管护理的操作流程及准确记录。 4．操作过程中的人文关怀。

注：赛道式要求三站完成时间为 30 min。

操作思维导图

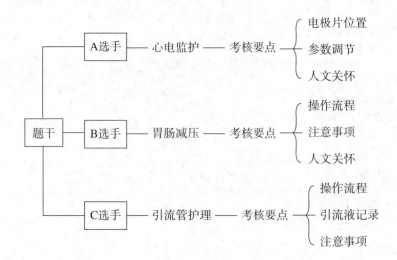

二、胆道感染

站点式模拟题一

考核题干	病人宇某，男，36岁，肝胆外科6床，住院号：235455。因"PTCA术后1月"收住院，入院后反复发热和间歇性腹痛，体温波动在38.2～39.6 ℃。 医嘱：柴胡注射液2 ml，im，st。
考核要求	遵医嘱肌内注射。
SP指引	病人自诉腹痛。
考核时间	8 min
考核要点	1.肌内注射的操作流程及位置的选择。 2.操作过程中的人文关怀。 3.注意观察用药效果。

操作思维导图

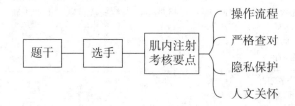

站点式模拟题二

考核题干	病人曲某，男，45岁，肝胆外科12床，住院号：453545。于1个月前无明显诱因出现腹胀伴间歇性发热，诊断为肝内胆管结石、胆管炎，已行"PTCD穿刺引流术"，术毕安返病房，带引流管1根。 医嘱：0.9%NS 250 ml，ivgtt，st。 　　　　注射用赖氨匹林0.9 g，im，st。 　　　　引流管护理。
考核要求	1.A选手静脉输液。 2.B选手肌内注射。 3.C选手引流管的护理。

续表

SP指引	病人家属询问引流管护理的目的。
考核时间	8 min
考核要点	1. 采用静脉留置针输液，操作方法正确。 2. 肌内注射操作流程及位置选择。 3. 引流管护理的操作流程及准确记录。 4. 操作过程中的人文关怀。

操作思维导图

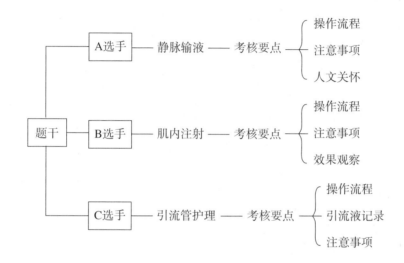

赛道式模拟题

第1站

考核题干	病人高某，男，45岁，急诊号：243567。5天前参加婚宴并饮用少量白酒后出现持续性中上腹及右上腹疼痛不适，伴恶心，无呕吐，无胸闷、心慌，无畏寒，自觉发热，自行口服中药治疗（具体不详），症状稍缓解，2 h前上述症状加重，为求进一步治疗，急诊就诊。 医嘱：注射用赖氨匹林0.9 g，im，st。 静脉采血（全血细胞分析、凝血、肝肾心功能及电解质）。
考核要求	1. A选手评估病人情况及汇报。 2. B选手肌内注射。 3. C选手静脉采血。
SP指引	1. 基本信息：于5天前参加婚宴并饮用少量白酒后出现持续性中上腹及右上腹疼痛不适，伴恶心，无呕吐，无胸闷、心慌，无畏寒，自觉发热，自行口服中药治疗（具体不详），症状稍缓解，2 h前上述症状加重。 2. 查体：急性痛苦面容，皮肤巩膜重度黄染，墨菲征阳性。 3. 既往史：无。 4. 过敏史：无药物及食物过敏史。 5. 家族史：否认高血压、糖尿病等家族病史。 6. 饮食：喜欢吃肉食。
考核要点	1. 询问病史全面（基本信息、体格检查、既往史、过敏史、家族史、饮食）。 2. 肌内注射操作流程及隐私保护。 3. 采血顺序正确，操作规范。

操作思维导图

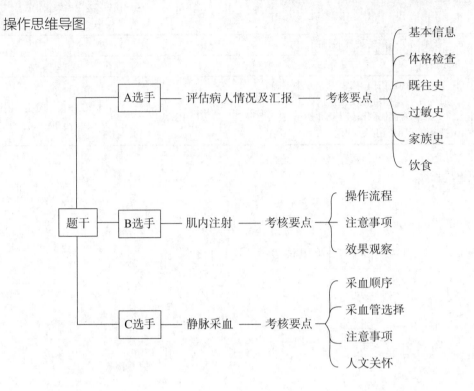

第 2 站

考核题干	腹部 B 超示：肝内胆管多发结石。肺功能示：弥散功能轻度下降。在全麻下行"胆囊切除＋胆总管切开取石术"，术后留置腹腔引流管 1 根，T 管 1 根。 医嘱：心电监护。 　　　　吸氧。 　　　　引流管护理。
考核要求	1．A 选手心电监护。 2．B 选手吸氧。 3．C 选手引流管的护理。
SP 指引	病人焦虑。
考核要点	1．电极片位置及参数调节。 2．吸氧的操作流程及氧流量选择。 3．引流管护理的操作流程及准确记录。 4．操作过程中的人文关怀。

操作思维导图

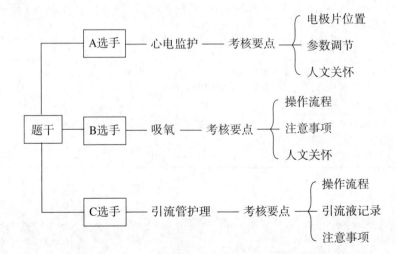

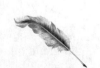

第 3 站

考核题干	术后第 1 天晚病人突发意识障碍，心电监护示：P 113 次 / 分，R 11 次 / 分，SpO₂ 84%，BP 109/53 mmHg，双侧瞳孔等大等圆，直径约 2 mm，对光反射消失，巩膜黄染。立即送往重症医学科。 医嘱：静脉输注悬浮红细胞 2 U。 0.9%NS 50 ml 加去甲盐酸肾上腺素 12 mg，5 ml/h 微量泵泵入。
考核要求	1．A 选手协助医生进行气管插管。 2．B 选手静脉输血。 3．C 选手微量泵使用。
SP 指引	家属代诉无输血史，无过敏史，血型 A 型。
考核要点	1．气管插管的妥善固定，固定气囊压力适宜。 2．输血的查对。 3．微量泵使用的操作流程及用药效果观察。 4．操作过程中的人文关怀。

注：赛道式要求三站完成时间为 30 min。

操作思维导图

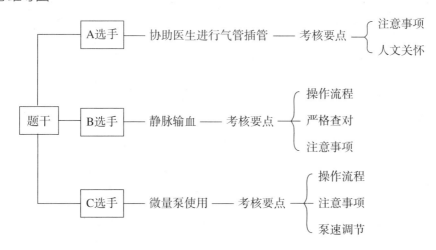

三、胆道肿瘤

站点式模拟题一

考核题干	病人张某，女，50 岁，肝胆外科 28 床，住院号：134249。发现"肝右叶实性占位"2 个月，近 3 天出现呕吐，不能进食，消瘦明显，入院后 3 天未解大便，腹胀，肛门排气少。 医嘱：灌肠。
考核要求	遵医嘱灌肠。
SP 指引	病人配合不佳。
考核时间	8 min
考核要点	1．插肛管时动作要轻柔，以免造成损伤。 2．掌握灌肠的温度、浓度、流速、压力和液量。 3．灌肠过程中注意观察病人反应。 4．操作时注意隐私保护，注意事项指导到位。

操作思维导图

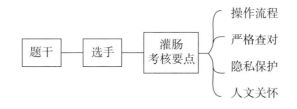

站点式模拟题二

考核题干	病人张某，男，51岁，肝胆外科7床，住院号：324357。6个月前无明显诱因出现纳差，无腹痛、腹胀，门诊检查发现血清 CA 199 升高，上腹部增强 CT 示：肝门部胆管癌并胆管扩张，于2个月前行 PTCD 引流术，现病人诉胆道穿刺部位仍间断有疼痛不适，伴下腹部胀痛不适，呕血、黑便，以肝门部胆管癌收住院。 医嘱：引流管护理。 　　　静脉输注血浆 200 ml。 　　　酮咯酸胺丁三醇注射液 30 mg，im，st。
考核要求	1．A选手引流管的护理。 2．B选手静脉输血。 3．C选手肌内注射。
SP指引	无输血史，无过敏史，血型 B 型。
考核时间	8 min
考核要点	1．引流管护理的操作流程及准确记录。 2．输血的查对。 3．肌内注射的操作流程及隐私保护。

操作思维导图

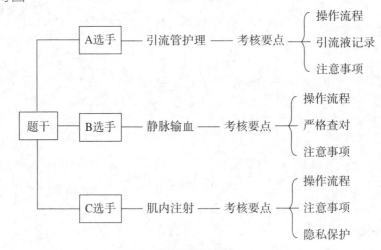

赛道式模拟题
第1站

考核题干	病人苟某，女，43岁，肝胆科6床，住院号：354660。自诉入院前10天无明显诱因出现全身皮肤黏膜黄染，尿色发黄，无寒战高热，无腹部疼痛，饮食减退，无头痛头晕，无心慌心悸等，当时未引起重视，未行任何治疗措施，2天前上述症状加重，以"梗阻性黄疸"收住院。 医嘱：复方氯化钠注射液 500 ml，ivgtt，st。 　　　静脉采血（全血细胞分析、配血、凝血七项、电解质）。
考核要求	1．A选手评估病人情况及汇报。 2．B选手静脉输液。 3．C选手静脉采血。
SP指引	1．基本信息：自诉入院前10天无明显诱因出现全身皮肤黏膜黄染，尿色发黄，无寒战高热，无腹部疼痛，饮食减退，无头痛头晕，无心慌心悸等。 2．体格检查：皮肤巩膜黄染，腹部平坦。 3．既往史：有脑梗史。 4．过敏史：无药物及食物过敏史。 5．家族史：无。 6．饮食：平时饮食规律。
考核要点	1．询问病史全面（基本情况、症状发展、就诊史、既往史、过敏史、家族史、饮食）。 2．采用静脉留置针输液，操作方法正确。 3．采血顺序正确，操作规范。

操作思维导图

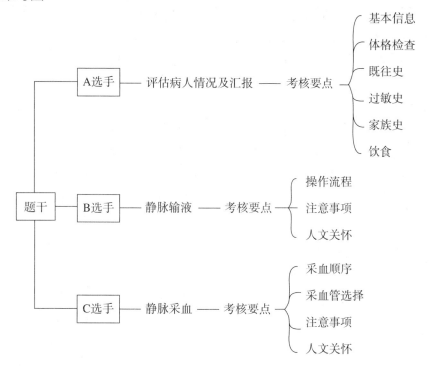

第 2 站

考核题干	辅助检查：CA 107.96 U/L，B 超示：肝外梗阻性黄疸、胰头部实质性占位，胆汁淤积，肝内外胆管扩张，胆总管占位？ MRCP 胆总管上段占位，CT 胆总管占位，拟行"胆管癌根治术"。 医嘱：术前准备。 　　酮咯酸氨丁三醇注射液 30 mg，im，st。 　　引流管护理。
考核要求	1．A 选手术前准备。 2．B 选手肌内注射。 3．C 选手引流管的护理。
SP 指引	病人自述腹部疼痛。
考核要点	1．术前准备完善到位。 2．肌内注射的操作流程及隐私保护。 3．引流管护理的操作流程及准确记录。 4．操作过程中的人文关怀。

操作思维导图

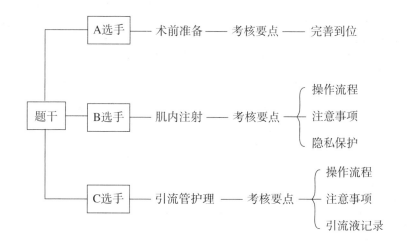

第 3 站

考核题干	在全麻下行"胆管癌根治术"，术毕返回病房，留置腹腔引流管、T 管各 1 根。 医嘱：心电监护。 　　　吸氧。 　　　0.9%NS 2 ml 加盐酸氨溴索 15 mg 雾化吸入，st。
考核要求	1. A 选手心电监护。 2. B 选手吸氧。 3. C 选手雾化吸入。
SP 指引	病人自诉不敢咳嗽，有痰不能咳出。
考核要点	1. 电极片位置及参数调节。 2. 吸氧的操作流程及氧流量选择。 3. 雾化吸入操作方法正确，健康宣教全面。

注：赛道式要求三站完成时间为 30 min。

操作思维导图

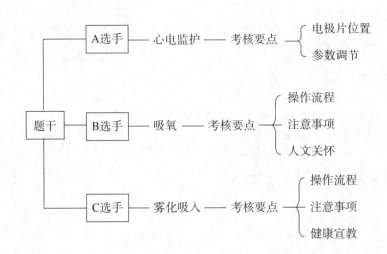

第十四节　胰腺疾病

一、胰腺炎

站点式模拟题一

考核题干	病人郭某，男，43 岁，消化科 23 床，住院号：678789。因"左上腹痛伴恶心、呕吐 12 小时"入院，昨晚饮酒后，出现左上腹隐痛，2 h 后疼痛加剧。查体：T 39.5 ℃，P 100 次 / 分，R 30 次 / 分，BP 90/70 mmHg；精神萎靡，表情痛苦；腹肌紧张，全腹明显压痛和反跳痛；实验室检查：WBC 10.5×10^9/L，N 84%，血淀粉酶 800 U/L，尿淀粉酶 1800 U/L，诊断为急性胰腺炎。 医嘱：青霉素皮试。
考核要求	遵医嘱皮内注射。
SP 指引	病人担心预后。
考核时间	8 min
考核要点	1. 操作前评估全面 2. 皮内注射操作过程正确，询问药物过敏史。 3. 操作过程中的人文关怀，指导病人到位。 4. 皮试结果判断。

操作思维导图

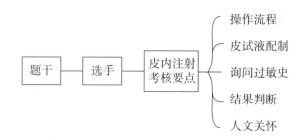

站点式模拟题二

考核题干	病人张某，男，34岁，消化科4床，住院号：236558。因"上腹痛12小时，伴恶心、呕吐"入院，于12 h前出现上腹正中隐痛，逐渐加重，呈持续性刀割样疼痛并向腰背部放射。伴低热、频繁呕吐，呕吐后腹痛无明显缓解。实验室检查：Hb 120 g/L，WBC 22×10^9/L，AMS 1120 U/dL，UAMY 320 U/dL。既往有胆石症多年。
	医嘱：青霉素皮试。
	      0.9%NS 50 ml 加生长抑素 6 mg，2.5 ml/h 微量泵泵入。
	      胃肠减压。

考核要求	1．A选手皮内注射。 2．B选手微量泵使用。 3．C选手胃肠减压。
SP指引	病人自诉腹痛难忍。
考核时间	8 min
考核要点	1．皮试液的配制，询问药物过敏史。 2．微量泵的操作流程及泵速调节。 3．插管动作轻柔，固定稳妥。 4．操作过程中的人文关怀。

操作思维导图

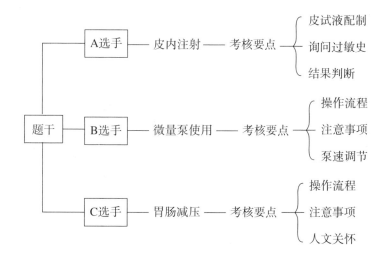

赛道式模拟题
第1站

考核题干	病人张某，男，56岁，消化科39床，住院号：545660。因"3天前饮酒后出现腹痛、腹胀"入院，以脐周呈阵发性绞痛为主，无放射性疼痛，今日上述症状加重伴有恶心、呕吐，呕吐物为咖啡色胃内容物，诊断为急性胰腺炎。 医嘱：复方氯化钠注射液 500 ml，ivgtt，st。 　　　醋酸奥曲肽注射液 2 mg，ih，st。
考核要求	1．A选手评估病人情况。 2．B选手静脉输液。 3．C选手皮下注射。
SP指引	1．基本信息：3天前饮酒后出现腹痛、腹胀，以脐周呈阵发性绞痛为主，无放射性疼痛，今日上述症状加重伴有恶心、呕吐。呕吐物为咖啡色胃内容物，呈急性痛苦面容。 2．既往史：胆囊结石3年。 3．过敏史：无药物及食物过敏史。 4．家族史：无。 5．烟酒史：吸烟20余年，饮酒10余年。 6．饮食：平时喜欢吃油腻食物。
考核要点	1．询问病史全面（基本信息、体格检查、既往史、过敏史、家族史、饮食、烟酒史）。 2．体格检查腹部视听叩触全面。 3．采用静脉留置针输液，操作方法正确。 4．注射部位选择合适，评估皮肤情况。

操作思维导图

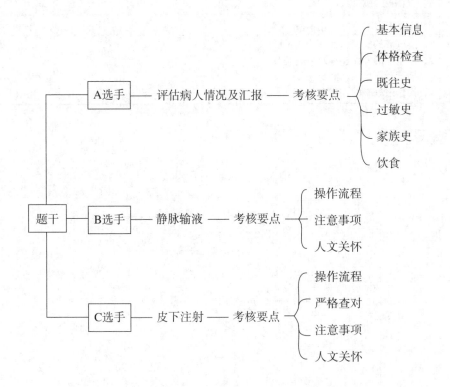

第 2 站

考核题干	腹部 CT 示：胰腺肿胀，实质密度不均匀且稍减低，腹腔及腹膜后广泛渗出。 医嘱：胃肠减压。 　　　静脉采血（全血细胞分析、血生化）。 　　　0.9%NS 50 ml 加生长抑素 40 mg，2 ml/h 微量泵泵入。
考核要求	1．A 选手胃肠减压。 2．B 选手静脉采血。 3．C 选手微量泵使用。
SP 指引	病人自诉腹痛难忍。
考核要点	1．判断胃管在胃内的方法正确，注意事项指导到位。 2．采血顺序正确，采血管选择。 3．微量泵的使用流程及泵速调节。

操作思维导图

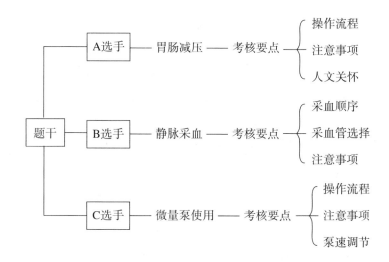

第 3 站

考核题干	入院近 1 周持续低热，今日突发畏寒、发热，无咳嗽、咳痰。结合病情考虑为"胰周积液伴感染"，急诊行"胰腺及胰周坏死组织清除加引流术、空肠造瘘术"，术中安置腹腔双套管及空肠造瘘管，术后经腹腔双套管行腹腔灌洗引流。 医嘱：心电监护。 　　　引流管护理。 　　　头孢吡肟皮试。
考核要求	1．A 选手心电监护。 2．B 选手引流管护理。 3．C 选手皮内注射。
SP 指引	病人自诉腹痛难耐。
考核要点	1．电极片位置及参数调节。 2．准确记录引流量、颜色及性状，引流管周围皮肤保护。 3．皮试液的配制，询问药物过敏史。 4．操作过程中的人文关怀。

注：赛道式要求三站完成时间为 30 min。

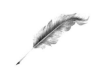

操作思维导图

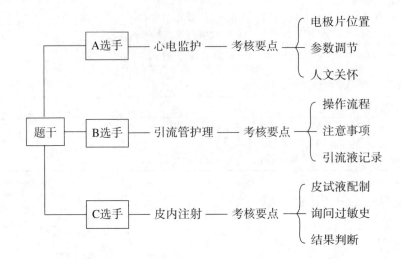

二、胰腺癌

站点式模拟题一

考核题干	病人张某，男，56岁，消化科9床，住院号：675690。因"无痛性、进行性皮肤巩膜黄染半月"入院，半月前，自觉全身皮肤瘙痒并发现皮肤巩膜黄染，小便为浓茶色，无腹痛、发热等。 医嘱：静脉采血（全血细胞分析、肝功能、肾功能、肿瘤标记物）。
考核要求	遵医嘱静脉采血。
SP指引	病人询问病情。
考核时间	8 min
考核要点	1. 评估病人全面。 2. 采血顺序正确，操作规范。 3. 操作过程中的人文关怀。

操作思维导图

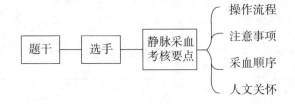

站点式模拟题二

考核题干	病人东某，女，32岁，消化科12床，住院号：345489。1个月前无明显诱因出现皮肤、巩膜黄染，逐渐加重，诊断为胰腺癌，自起病起，精神差，纳差，小便量少，自觉腹胀，体重明显减轻。 医嘱：复方氯化钠注射液500 ml，ivgtt，st。 　　　记录出入量。 　　　5%GS 50 ml加硝普纳100 mg，5 ml/h微量泵泵入。
考核要求	1. A选手静脉输液。 2. B选手24 h出入量记录。 3. C选手微量泵使用。
SP指引	病人自诉腹胀，配合不佳。

续表

考核时间	8 min
考核要点	1．采用静脉留置针输液，操作方法正确。 2．准确记录病人的出入量。 3．微量泵使用的操作流程及避光用物选择。 4．操作过程中的人文关怀。

操作思维导图

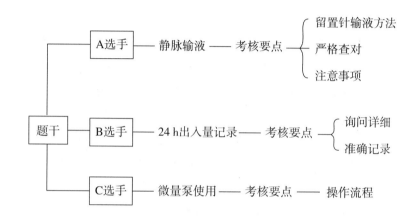

赛道式模拟题

第 1 站

考核题干	病人闫某，男，54 岁，消化科 4 床，住院号：674367。因"间断性上腹部胀痛 1 个月，皮肤巩膜黄染 3 天"入院，1 个月前无明显诱因出现上腹部胀痛，3 天前皮肤巩膜黄染，皮肤瘙痒，诊断为梗阻性黄疸。 医嘱：复方氯化钠注射液 500 ml，ivgtt，st.。 　　　静脉采血（全血细胞分析、配血、凝血七项、电解质）。
考核要求	1．A 选手评估病人情况及汇报。 2．B 选手静脉输液。 3．C 选手静脉采血。
SP 指引	1．基本信息：入院前 1 个月无明显诱因出现上腹部胀痛，3 天前皮肤巩膜黄染，皮肤瘙痒。 2．体格检查：上腹部压痛，皮肤巩膜黄染。 3．既往史：无。 4．过敏史：无药物及食物过敏史。 5．家族史：无。 6．烟酒史：无。 7．饮食：平时饮食规律。
考核要点	1．询问病史全面（基本情况、症状发展、就诊史、既往史、过敏史、烟酒史、家族史）。 2．采用静脉留置针输液，操作方法正确。 3．采血顺序正确，操作规范。

操作思维导图

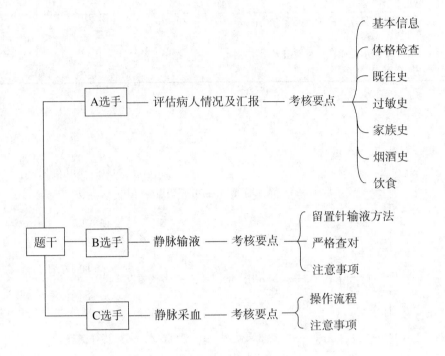

第 2 站

考核题干	辅助检查：AST 176.0 U/L，ALT 314.5 U/L，TBIL 203.2 μmol/L，DBIL 116.1 μmol/L，IBIL 87.1 μmol/L，GGT 869.8 U/L。B 超示：胆汁淤积、肝内多发小囊肿、胰头部异常信号占位，胰管扩张，胆总管受压并"鼠尾样"狭窄，诊断为胰腺癌。 医嘱：术前准备。 　　　　酮咯酸氨丁三醇注射液 30 mg，im，st。 　　　　灌肠。
考核要求	1．A 选手术前准备。 2．B 选手肌内注射。 3．C 选手灌肠。
SP 指引	病人焦虑，询问手术方式。
考核要点	1．术前准备完善到位。 2．肌内注射的操作流程及隐私保护。 3．灌肠方法正确，注意灌肠压力、速度、手法。 4．操作过程中的人文关怀。

操作思维导图

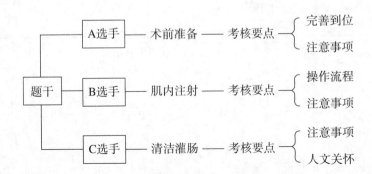

第 3 站

考核题干	病人在全麻下行"剖腹探查＋胰十二指肠切除术＋肠粘连松解术＋腹腔引流术"，手术顺利，麻醉清醒，返回病房。 医嘱：心电监护。 　　　吸氧。 　　　气压治疗。
考核要求	1．A 选手心电监护。 2．B 选手吸氧。 3．C 选手气压治疗。
SP 指引	术后病人焦虑。
考核要点	1．电极片位置及参数调节。 2．吸氧的操作流程及氧流量选择。 3．治疗方法正确，选择合适压力，观察患肢情况，告知到位。

注：赛道式要求三站完成时间为 30 min。

操作思维导图

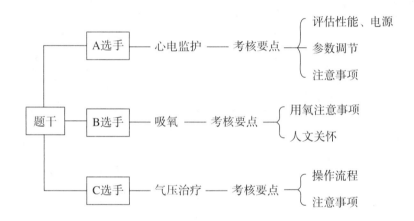

第十五节　周围血管疾病

一、原发性下肢静脉曲张

站点式模拟题一

考核题干	病人王某，女，45 岁，血管外科 19 床，住院号：674567。主诉右下肢皮肤迂曲样隆起 20 年。 医嘱：弹力袜的护理。
考核要求	遵医嘱选择合适的弹力袜。
SP 指引	病人自诉下肢沉重、酸胀、乏力和疼痛。
考核时间	8 min
考核要点	1．选择型号合适的弹力袜。 2．明确操作的适应证、禁忌证。 3．操作过程中的人文关怀。

操作思维导图

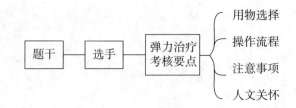

站点式模拟题二

考核题干	病人张某，男，46 岁，血管外科 3 床，住院号：354356。教师，右下肢静脉出现蚯蚓状团块 5 年，伴患肢肿胀，色素沉着 1 年，站立时更明显，为进一步治疗收住院。 医嘱：复方氯化钠注射液 500 ml，ivgtt，st。 　　　大隐静脉瓣膜功能试验。 　　　弹力袜的护理。
考核要求	1. A 选手静脉输液。 2. B 选手大隐静脉瓣膜功能试验。 3. C 选手指导病人使用弹力袜。
SP 指引	病人自诉右下肢酸胀不适。
考核时间	8 min
考核要点	1. 采用静脉留置针输液，操作方法正确。 2. 病人的卧位正确、扎止血带部位及放松止血带时间正确。 3. 选择型号合适的弹力袜，指导全面。

操作思维导图

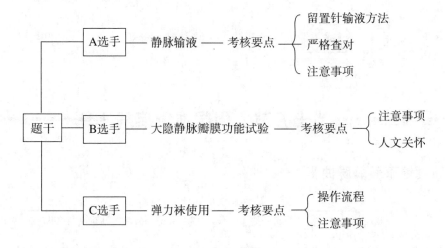

赛道式模拟题
第 1 站

考核题干	病人田某，男，37 岁，血管外科 16 床，住院号：245680。右下肢内侧条索状包块 8 年，当时未予重视，未治疗，近日局部皮肤颜色变深，感皮肤瘙痒，下肢肿胀、疼痛，右足第一足趾可见 1.0 cm×1.2 cm 皮肤溃疡面，有少量分泌物，来院就诊。 医嘱：伤口换药。 　　　深静脉通畅度试验。
考核要求	1. A 选手评估病人情况及汇报。 2. B 选手伤口换药。 3. C 选手深静脉通畅度试验。

续表

SP 指引	1. 基本信息：右下肢内侧条索状包块 8 年，当时未予重视，未治疗，近日局部皮肤颜色变深，感皮肤瘙痒，下肢肿胀、疼痛，自行在家口服止痛药（具体不详），效果不佳。 2. 查体：右下肢内侧可见迂曲成团静脉曲张，以小腿内侧居多，踝部可见色素沉着及搔抓痕迹。 3. 既往史：高血压 3 年。 4. 过敏史：无药物及食物过敏史。 5. 家族史：无。 6. 饮食：平时饮食规律。 7. 烟酒史：吸烟 20 余年，10 支 / 日。
考核要点	1. 询问病史全面（基本信息、体格检查、既往史、过敏史、家族史、饮食、烟酒史）。 2. 伤口换药的操作流程及注意事项。 3. 病人的卧位正确、扎止血带部位及放松止血带时间正确。

操作思维导图

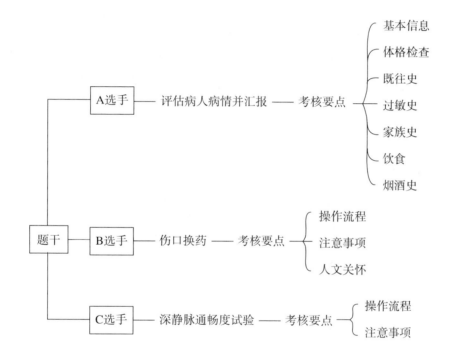

第 2 站

考核题干	入院第二天，完善相关实验室检查，拟行"右下肢静脉造影术、大隐静脉高位结扎剥脱术、硬化剂治疗"。 医嘱：复方氯化钠注射液 500 ml，ivgtt，st。 　　　术前准备。 　　　灌肠。
考核要求	1. A 选手静脉输液。 2. B 选手术前准备。 3. C 选手灌肠。
SP 指引	病人紧张，询问手术情况。
考核要点	1. 静脉留置针型号合适、操作方法准确。 2. 术前准备操作熟练，隐私保护。 3. 灌肠方法正确，注意灌肠压力。

操作思维导图

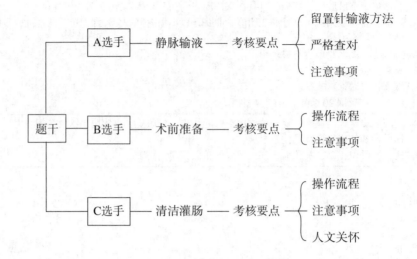

第3站

考核题干	在硬膜外麻醉下行"右下肢大隐静脉高位结扎剥脱术＋硬化剂治疗"，术毕安返病房，留置尿管1根。 医嘱：心电监护。 　　　尿管护理。 　　　患肢功能锻炼。
考核要求	1．A选手心电监护。 2．B选手尿管护理。 3．C选手指导患肢功能锻炼。
SP指引	家属：护士，病人什么时候可以下床活动？
考核要点	1．电极片的位置及参数调节。 2．尿管护理的操作流程及准确记录。 3．指导病人患肢功能锻炼详细全面。

注：赛道式要求三站完成时间为30 min。

操作思维导图

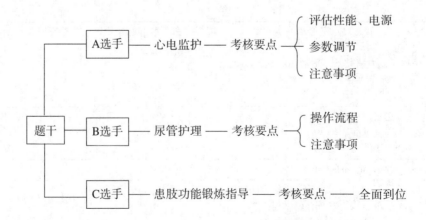

二、深静脉血栓

站点式模拟题一

考核题干	病人李某，女，58 岁，血管外科 12 床，住院号：675354。因髋关节置换 1 个月余，左下肢疼痛伴肿胀 5 天余，收住入院。 医嘱：双下肢大腿周径测量。
考核要求	遵医嘱双下肢大腿周径测量。
SP 指引	病人自诉左下肢疼痛难忍。
考核时间	8 min
考核要点	1．观察患肢肿胀程度、皮肤颜色、温度变化。 2．测量方法正确，测量值准确。 3．操作过程中的人文关怀及注意事项告知全面。

操作思维导图

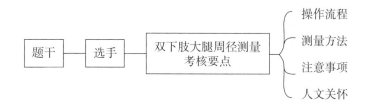

站点式模拟题二

考核题干	病人包某，男，56 岁，血管外科 9 床，住院号：436567。因左下肢疼痛伴肿胀 2 天余，行双下肢血管彩超示：左侧股总静脉、股深浅静脉、腘静脉血栓形成。 医嘱：吸氧。 　　　　体位指导。 　　　　低分子肝素钠 5000 U，H，st。
考核要求	1．A 选手吸氧。 2．B 选手体位指导。 3．C 选手皮下注射。
SP 指引	病人自诉双下肢肿胀疼痛伴行走困难。
考核时间	8 min
考核要点	1．吸氧的操作流程及氧流量选择。 2．体位指导正确，健康宣教全面。 3．注射部位的选择，剂量准确，观察有无出血倾向。

操作思维导图

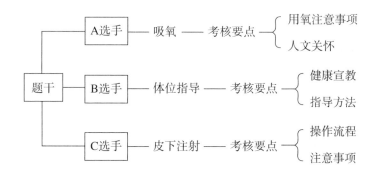

赛道式模拟题
第 1 站

考核题干	刘某，男，58 岁，血管外科 17 床，住院号：335697。平车推入病房，主诉因"无明显诱因出现右下肢肿胀 2 日，未缓解"。遂来我院就诊。 医嘱：双下肢肢体周径测量。 　　　　静脉采血（凝血五项、D- 二聚体）。
考核要求	1．A 选手评估病人情况并汇报。 2．B 选手双下肢肢体周径测量。 3．C 选手静脉采血。
SP 指引	1．基本信息：主诉无明显诱因出现右下肢肿胀 2 日。 2．查体：右下肢呈张力性肿胀，皮温高，皮肤颜色红，未见溃疡及色素沉着，足背动脉搏动良好。 3．既往史：无。 4．过敏史：无药物及食物过敏史。 5．家族史：无。 6．饮食：平时饮食规律。 7．烟酒史：吸烟 30 年，每日 15 支。
考核要点	1．询问病史全面（基本信息、既往史、过敏史、家族史、饮食、烟酒史）。 2．测量方法正确，测量值准确，左右对比。 3．采血顺序正确，操作规范。

操作思维导图

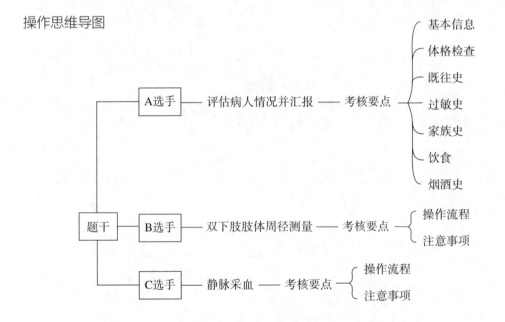

第 2 站

考核题干	辅助检查：D- 二聚体 5.97 mg/L，下肢血管彩超示：右下肢深静脉血栓形成（包括腘静脉、胫后静脉、大隐静脉），现遵医嘱完善"下腔静脉滤器 + 左下肢静脉溶栓导管置入术"术前准备。 医嘱：术前准备。 　　　　体位指导。 　　　　吸氧。
考核要求	1．A 选手术前准备。 2．B 选手体位指导。 3．C 选手吸氧。
SP 指引	病人询问为什么右下肢周径比左下肢粗。
考核要点	1．术区准备规范，隐私保护。 2．体位指导正确，健康宣教全面。 3．吸氧的操作流程及氧流量选择。

操作思维导图

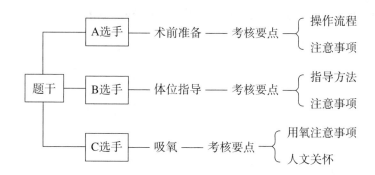

第3站

考核题干	在 DSA 室局麻下行"下腔静脉滤器 + 左下肢静脉溶栓导管置入术",术后安返病房。术后第 3日,右下肢肿胀明显减轻,皮温略高,皮肤颜色略红,足部血运良好,病人离床排便一次,2 h 后突发呼吸困难并伴有胸痛,即刻给予平卧,通知医师并配合抢救。 医嘱:心肺复苏。 　　　　心电监护。 　　　　5%GS 50 ml 加尿激酶 20 万 U,20 ml/h 微量泵泵入。
考核要求	1.A 选手心肺复苏。 2.B 选手心电监护。 3.C 选手微量泵使用。
SP 指引	病人意识丧失,颈动脉搏动消失。
考核要点	1.双人心肺复苏的配合。 2.电极片位置及参数调节。 3.微量泵使用的操作流程及泵速调节。

注:赛道式要求三站完成时间为 30 min。

操作思维导图

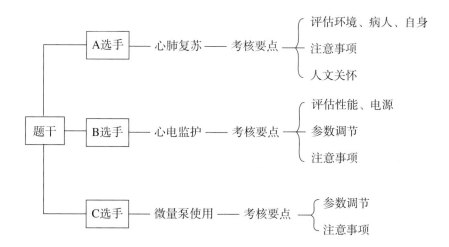

第十六节　泌尿系统疾病

一、肾损伤

站点式模拟题一

考核题干	病人李某，女，54岁，急诊号：235456。3 h前不慎被三轮摩托车撞伤，伤后自觉左腰部疼痛，急诊就诊。诊断为左肾挫裂伤。 医嘱：静脉输注悬浮红细胞2 U。
考核要求	遵医嘱静脉输血。
SP指引	病人自诉左腰部疼痛。
考核时间	8 min
考核要点	1．输血的查对。 2．操作过程中的注意事项及人文关怀。

操作思维导图

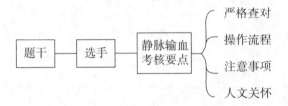

站点式模拟题二

考核题干	病人黄某，男，46岁，急诊号：432458。不慎从3 m高处坠落，伤及右后腰肋处，伤后自觉腰部疼痛，急诊就诊。查体：面色苍白，P 110次/分，BP 90/60 mmHg；右侧上腹部略隆起，有压痛，无反跳痛，轻度肌紧张；全血细胞示：Hb 9.2 g/L；超声示：右肾轮廓不清，右肾周中度积液。 医嘱：复方氯化钠注射液500 ml，ivgtt，st。 　　　静脉采血（全血细胞分析、肾功能、电解质）。 　　　心电监护。
考核要求	1．A选手静脉输液。 2．B选手静脉采血。 3．C选手心电监护。
SP指引	病人自诉右侧腰部疼痛。
考核时间	8 min
考核要点	1．采用静脉留置针输液，操作方法正确。 2．采血顺序正确，采集规范。 3．电极片位置及参数调节。

操作思维导图

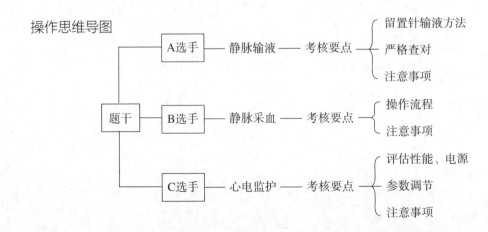

赛道式模拟题

第 1 站

考核题干	病人项某，男，43 岁，泌尿科 49 床，住院号：245568。不慎跌倒后致伤右后腰部，伤后病人自觉疼痛明显，伴心慌、出汗，就诊后查体：急性病容，面色苍白，右肾区饱满，压痛明显，无反跳痛及肌紧张。 医嘱：心电监护。 　　　静脉采血（全血细胞分析、肝功能、肾功能、电解质）。
考核要求	1．A 选手评估病人情况并汇报。 2．B 选手心电监护。 3．C 选手静脉采血。
SP 指引	1．基本信息：不慎跌倒后致伤右后腰部，伤后病人自觉疼痛明显，伴心慌、出汗。 2．查体：急性病容，面色苍白，右肾区饱满，压痛明显，无反跳痛及肌紧张。 3．既往史：既往体健。 4．过敏史：无药物及食物过敏史。 5．家族史：无。 6．饮食：饮食规律。 7．烟酒史：无吸烟、饮酒嗜好。
考核要点	1．询问病史全面（基本信息、体格检查、既往史、过敏史、家族史、饮食、烟酒史）。 2．电极片位置及参数调节。 3．采血顺序正确，采集规范。

操作思维导图

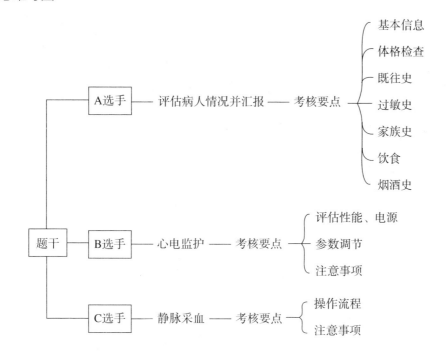

第 2 站

考核题干	全血细胞示：Hb 8.9 g/L；尿常规示：尿外观红色；CT、B 超：广泛的肾周血肿，严重的血尿和尿外渗，远端肾组织缺血坏死。 医嘱：复方氯化钠注射液 500 ml，ivgtt，st。 　　　吸氧。 　　　静脉输注悬浮红细胞 2 U。
考核要求	1．A 选手静脉输液。 2．B 选手吸氧。 3．C 选手静脉输血。

续表

SP 指引	病人急性病容，面色苍白。
考核要点	1．采用静脉留置针输液，操作方法正确。 2．吸氧的操作流程及氧流量选择。 3．输血的查对。 4．操作过程中的人文关怀。

操作思维导图

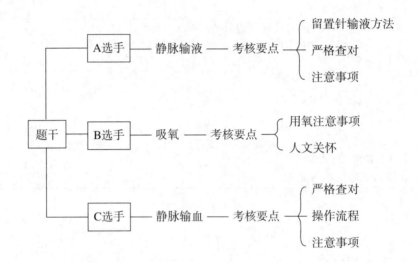

第 3 站

考核题干	入院后病人突然感觉左腰部疼痛加剧，小便色鲜红，排尿时疼痛剧烈，立即行急诊手术。 医嘱：术前准备。 　　　留置导尿。 　　　帕瑞昔布钠 40 mg，im，st。
考核要求	1．A 选手术前准备。 2．B 选手留置导尿。 3．C 选手肌内注射。
SP 指引	病人痛苦面容。
考核要点	1．术前准备完善到位。 2．严格无菌操作，消毒顺序正确，注意保护病人隐私。 3．肌内注射的操作流程及止痛效果观察。

注：赛道式要求三站完成时间为 30 min。

操作思维导图

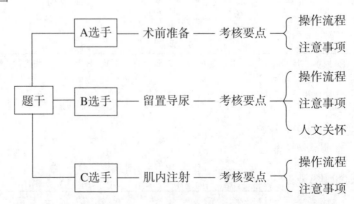

二、尿道损伤

站点式模拟题一

考核题干	病人陈某，男，58 岁，急诊号：566890。不慎跌落骑跨于 20 cm 高木板，当即出现尿道出血，急诊就诊，留置导尿失败，同时尿道出现大量鲜血，急诊行膀胱造瘘术，给予止血治疗，以"尿道断裂"收住院。查体：面色苍白，P 104 次／分，BP 90/70 mmHg，呼吸急促，会阴部皮下淤血。 　　医嘱：静脉输注悬浮红细胞 2 U。
考核要求	遵医嘱静脉输血。
SP 指引	病人呼吸急促，会阴部剧痛，尿道外口滴血。
考核时间	8 min
考核要点	1. 输血的查对。 2. 操作过程中的注意事项及人文关怀。

操作思维导图

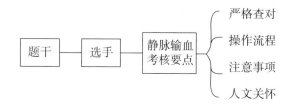

题干 — 选手 — 静脉输血考核要点 — 严格查对 / 操作流程 / 注意事项 / 人文关怀

站点式模拟题二

考核题干	病人刘某，男，48 岁，泌尿科 9 床，住院号：677670。于 2 h 前不慎被汽车撞击下腹部，自觉下腹部剧痛，不能活动，就诊后自诉不能自主排尿，疑与尿道损伤。查体：面色苍白，呼吸急促，P 120 次／分，BP 90/50 mmHg，下腹膨隆，压痛，反跳痛，肌紧张，会阴部有青紫。 　　医嘱：留置导尿。 　　乳酸林格液 500 ml，ivgtt，st。 　　静脉采血（全血细胞分析、电解质、肾功能、配血）。
考核要求	1. A 选手留置导尿。 2. B 选手静脉输液。 3. C 选手静脉采血。
SP 指引	病人自诉右下腹疼痛，自诉无法排尿。
考核时间	8 min
考核要点	1. 严格无菌操作，消毒顺序正确，注意保护病人隐私。 2. 采用静脉留置针输液，操作方法正确。 3. 采血顺序正确，操作规范。

操作思维导图

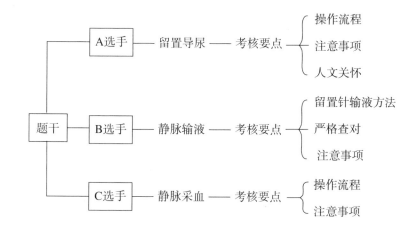

A 选手 — 留置导尿 — 考核要点 — 操作流程 / 注意事项 / 人文关怀

题干 — B 选手 — 静脉输液 — 考核要点 — 留置针输液方法 / 严格查对 / 注意事项

C 选手 — 静脉采血 — 考核要点 — 操作流程 / 注意事项

赛道式模拟题

第1站

考核题干	病人马某，男，43岁，泌尿科6床，住院号：545668。因"被铁管撞伤会阴部，尿道流血"收住院。 医嘱：静脉采血（全血细胞分析、电解质、肾功能、配血）。 　　　留置导尿。
考核要求	1. A选手评估病人情况并汇报。 2. B选手静脉采血。 3. C选手留置导尿。
SP指引	1. 基本信息：铁管撞伤会阴部2 h，尿道流血。 2. 既往史：无。 3. 过敏史：无药物及食物过敏史。 4. 家族史：无。 5. 饮食：平时饮食规律。
考核要点	1. 询问病史全面（基本信息、体格检查、既往史、过敏史、家族史、饮食）。 2. 采血顺序正确，操作规范。 3. 严格无菌操作，消毒顺序正确，注意保护病人隐私。

操作思维导图

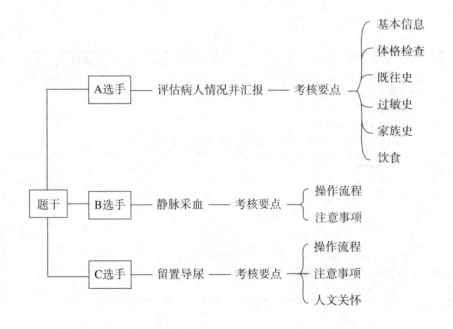

第2站

考核题干	导尿术置管未成功，完善相关术前准备。 医嘱：术前准备。 　　　静脉输注悬浮红细胞2 U。 　　　0.9%NS 250 ml，ivgtt，st。
考核要求	1. A选手术前准备。 2. B选手静脉输血。 3. C选手静脉输液。
SP指引	病人自诉无输血史，无过敏史，血型O型。
考核要点	1. 术前准备全面到位，隐私保护。 2. 输血的查对。 3. 采用静脉留置针输液，操作方法正确，建立两条静脉通道。

操作思维导图

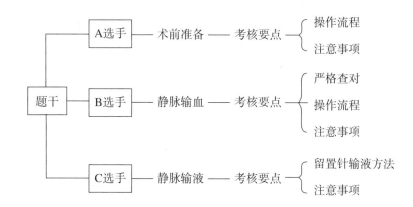

第 3 站

考核题干	急诊于腰硬联合麻醉下行"尿道会师术"。术毕安返病房，留置三腔导尿管引流通畅，引出尿液为淡红色，切口少量渗血。 医嘱：心电监护。 　　　镇痛泵护理。 　　　0.9%NS 500 ml 持续膀胱冲洗。
考核要求	1．A 选手心电监护。 2．B 选手镇痛泵护理。 3．C 选手膀胱冲洗。
SP 指引	病人询问引流管引出液的颜色。
考核要点	1．电极片位置及参数调节。 2．严密监测呼吸情况及镇痛效果。 3．观察冲洗液的量及颜色，注意滴速。

注：赛道式要求三站完成时间为 30 min。

操作思维导图

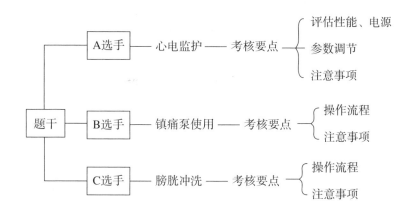

三、肾积水

站点式模拟题一

考核题干	病人余某，男，28 岁，泌尿科 7 床，住院号：234350。右侧腰痛伴血尿 3 个月，右侧腰部胀痛，持续性，活动后出现血尿并伴轻度尿急、尿频、尿痛。 医嘱：5%GS 100 ml，ivgtt，st。
考核要求	遵医嘱静脉输液。

续表

SP 指引	病人活动后出现血尿并伴轻度尿急、尿频、尿痛。
考核时间	8 min
考核要点	1．采用静脉留置针输液，操作方法正确。 2．选用合适的留置针型号。 3．操作过程中的注意事项及人文关怀。

操作思维导图

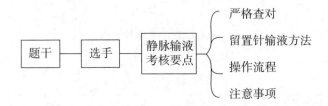

站点式模拟题二

考核题干	病人张某，女，46 岁，泌尿科 9 床，住院号：765667。反复腰痛 1 年加重 1 周伴发热 1 天。查体：T 38.9 ℃，P 84 次 / 分，R 20 次 / 分，BP 130/80 mmHg；彩超示：双肾多发结石，左侧输尿管上段结石并左肾积水。 医嘱：物理降温。 　　　5%GS 100 ml，ivgtt，st。 　　　丁溴山莨菪碱 20 mg，im，st。
考核要求	1．A 选手物理降温。 2．B 选手静脉输液。 3．C 选手肌内注射。
SP 指引	病人自诉发热，腰痛。
考核时间	8 min
考核要点	1．物理降温的方法正确，观察降温效果。 2．采用静脉留置针输液，操作方法正确。 3．肌内注射的操作流程及隐私保护。

操作思维导图

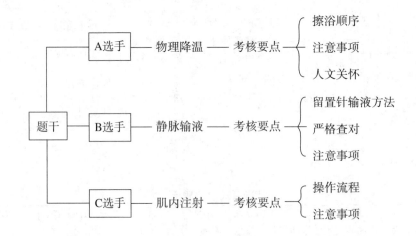

赛道式模拟题

第1站

考核题干	病人沈某，男，45岁，急诊号：675697。因"右侧腰腹部疼痛不适5小时"急诊就诊，于5 h前无明显诱因出现右侧腰腹部疼痛不适，疼痛较为剧烈，伴恶心、呕吐，无胸闷、憋气及呼吸困难，无腹泻。 医嘱：生命体征测量。 　　　　静脉采血（全血细胞分析、肝功能、肾功能、电解质）。
考核要求	1. A选手评估病人情况并汇报。 2. B选手生命体征测量。 3. C选手静脉采血。
SP指引	1. 基本信息：5 h前无明显诱因出现右侧腰腹部疼痛不适，疼痛较为剧烈，伴恶心、呕吐，无胸闷憋气及呼吸困难，无腹泻。 2. 既往史：4年前行阑尾切除术。 3. 过敏史：无药物及食物过敏史。 4. 家族史：无。 5. 饮食：平时饮食规律。 6. 烟酒史：吸烟10年，每日5支左右。
考核要点	1. 询问病史全面（基本信息、体格检查、既往史、过敏史、家族史、饮食、烟酒史）。 2. 生命体征测量规范、操作熟练。 3. 采血顺序正确，采集规范。

操作思维导图

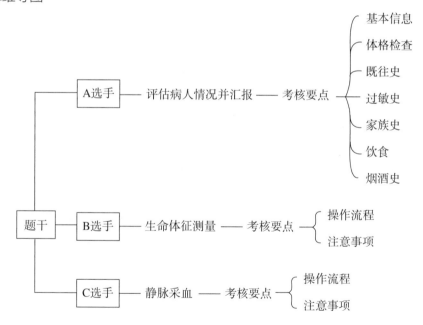

第2站

考核题干	以"输尿管结石"收住泌尿外科，全血细胞分析示：WBC 9.5×10^9/L；尿常规：隐血+++，尿蛋白++；肾功能：Cr 807 μmol/L，心电图及透视均未见异常，生化检查未见明显异常。彩超示：右肾极重度积水，右输尿管显示不清。 医嘱：0.9%NS 250 ml，ivgtt，st。 　　　　青霉素皮试。 　　　　间苯三酚40 mg，im，st。
考核要求	1. A选手静脉输液。 2. B选手皮内注射。 3. C选手肌内注射。

续表

SP指引	病人自诉右侧腰腹部疼痛剧烈。
考核要点	1. 采用静脉留置针输液，操作方法正确。 2. 青霉素皮试液配制，询问药物过敏史。 3. 肌内注射的操作流程及隐私保护。

操作思维导图

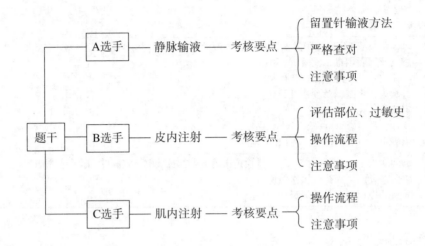

第3站

考核题干	在全麻下行"输尿管镜检查术"，术毕安返病房。放置输尿管支架管、尿管1根。 医嘱：心电监护。 　　　留置尿管护理。
考核要求	1. A选手心电监护。 2. B选手输尿管支架管的宣教。 3. C选手留置尿管护理。
SP指引	家属：护士，怎么这么多管子呀？
考核要点	1. 电极片位置及参数调节。 2. 宣教简单易懂，注意事项告知到位。 3. 尿管护理的操作流程及准确记录。

注：赛道式要求三站完成时间为 30 min。

操作思维导图

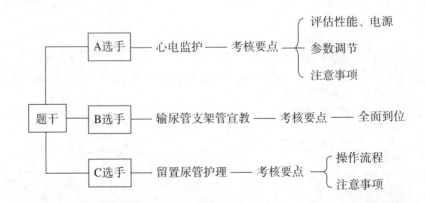

四、良性前列腺增生

站点式模拟题一

考核题干	病人陈某，男，78 岁，泌尿科 37 床，住院号：632450。3 年前无明显诱因出现尿频、尿急，伴有夜间排尿次数增多，夜间排尿 7～8 次，出现排尿踌躇，自觉排尿费力，尿线变细，3 天前饮酒后出现无法自主排尿，不伴有血尿、尿痛、发热。 医嘱：留置导尿。
考核要求	遵医嘱留置导尿。
SP 指引	病人尿液排出困难。
考核时间	8 min
考核要点	1. 严格无菌操作。 2. 消毒顺序及范围正确。 3. 操作过程中的人文关怀，隐私保护。 4. 注意事项告知到位。

操作思维导图

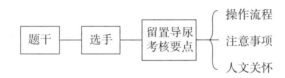

站点式模拟题二

考核题干	病人范某，男，39 岁，泌尿科 7 床，住院号：635467。因"夜尿次数增多伴进行性排尿困难 4 月"入院，直肠指诊发现前列腺明显肿大，血清 PSA 未见明显升高。
	医嘱：静脉采血（全血细胞分析、肾功能、肝功能）。
	   5%GS 100 ml，ivgtt，st。
	   留置导尿。

考核要求	1. A 选手静脉采血。 2. B 选手静脉输液。 3. C 选手留置导尿。
SP 指引	家属询问病人病情。
考核时间	8 min
考核要点	1. 采血顺序正确，操作规范。 2. 采用静脉留置针输液，操作方法正确。 3. 严格无菌操作，消毒顺序正确，保护病人隐私。

操作思维导图

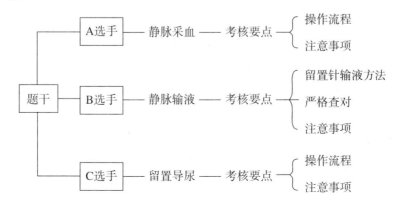

赛道式模拟题

第1站

考核题干	病人何某，男，83岁，泌尿科39床，住院号：245767。10年前无明显诱因出现小便次数增多，以夜间为甚，有尿急伴会阴部不适、排尿费力、尿线变细症状，而无明显尿痛、排尿中断、滴沥不尽。1周前出现小便不能自解，伴下腹部胀痛不适，B超示：膀胱尿潴留439 ml；肛检：前列腺二度增大，表面光滑质韧，中央沟变浅。 医嘱：心电图检查。 　　　静脉采血（全血细胞分析、肾功能、电解质）。
考核要求	1．A选手评估病人情况及汇报。 2．B选手心电图检查。 3．C选手静脉采血。
SP指引	1．基本信息：病人1周前出现小便不能自解，伴下腹部胀痛不适，B超示：膀胱尿潴留439 ml。 2．既往史：既往体健。 3．过敏史：无药物及食物过敏史。 4．家族史：无。 5．饮食：饮食规律。 6．烟酒史：无。
考核要点	1．询问病史全面（基本信息、体格检查、既往史、过敏史、家族史、饮食、烟酒史）。 2．心电图操作流程及导联位置。 3．采血顺序正确，采集规范。

操作思维导图

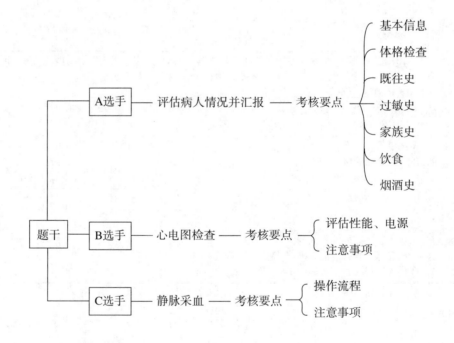

第2站

考核题干	B超：前列腺增生 68 mm×74 mm×60 mm 大小；尿常规：RBC 1724/ul，WBC 20/ul，结晶，少量潜血（+++），尿蛋白（+），PSA 40.17 ng/ml。 医嘱：术前准备。 　　　灌肠。 　　　头孢吡肟皮试。
考核要求	1．A选手术前准备。 2．B选手灌肠。 3．C选手皮内注射。

续表

SP 指引	病人焦虑，夜间睡眠欠佳。
考核要点	1．术前准备的操作流程及注意事项。 2．灌肠方法及注意事项。 3．皮试液的配制，询问药物过敏史。 4．操作过程中的人文关怀。

操作思维导图

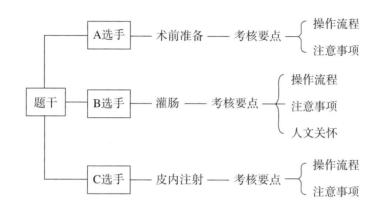

第 3 站

考核题干	在麻醉下行"经尿道前列腺等离子电切术"，病人神志清，精神可，留置尿管引流通畅。 医嘱：复方氯化钠注射液 500 ml，ivgtt，st。 吸氧。 膀胱冲洗。
考核要求	1．A 选手静脉输液。 2．B 选手吸氧。 3．C 选手膀胱冲洗。
SP 指引	家属询问尿管何时拔出。
考核要点	1．采用静脉留置针输液，操作方法正确。 2．吸氧的操作流程及氧流量选择。 3．膀胱冲洗的操作流程及注意事项。

注：赛道式要求三站完成时间为 30 min。

操作思维导图

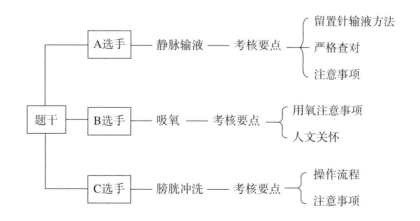

五、肾结石

站点式模拟题一

考核题干	病人管某，男，66 岁，急诊号：213568。因"左腰部刀割样痛 3 小时"急诊入院，3 h 前骑自行车途中突发左腰部刀割样痛，向下腹、会阴及大腿内侧放射。既往体健，平素喜肉食，每日饮水量少，查体：左肾下区有叩击痛。 　　医嘱：间苯三酚 40 mg，im，st。
考核要求	遵医嘱肌内注射。
SP 指引	病人自诉左腰部疼痛剧烈。
考核时间	8 min
考核要点	1．严格执行查对制度和无菌操作，位置选择正确。 2．选用合适的注射器型号，剂量准确。 3．操作过程中的人文关怀，健康教育全面。 4．观察止痛效果及病情的变化。

操作思维导图

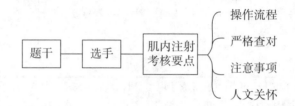

站点式模拟题二

考核题干	病人张某，男，36 岁，泌尿科 9 床，住院号：134567。因活动后突发腰部疼痛，向下腹、会阴及大腿内侧放射。尿液检查示：镜下血尿；KUB 平片示：右肾盂内有多个直径 0.3 ～ 0.5 cm 大小的结石，诊断为肾结石。 　　医嘱：复方氯化钠注射液 500 ml，ivgtt，st。 　　　　　间苯三酚 40 mg，im，st。
考核要求	1．A 选手肾结石相关知识宣教。 2．B 选手静脉输液。 3．C 选手肌内注射。
SP 指引	病人平素喜肉食，不喜蔬菜，不爱喝水。
考核时间	8 min
考核要点	1．肾结石相关知识宣教全面。 2．采用静脉留置针输液，操作方法正确。 3．肌内注射操作流程及注意事项。

操作思维导图

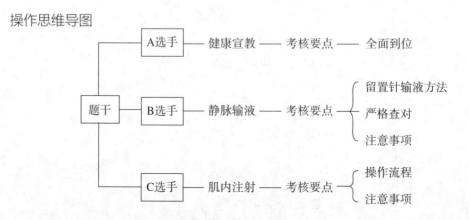

赛道式模拟题

第 1 站

考核题干	病人吴某，男，44 岁，泌尿科 5 床，住院号：234890。3 个月前无明显诱因出现右侧腰部疼痛，呈阵发性绞痛，偶有肉眼血尿，为全程淡红色，来我院就诊。 医嘱：心电图检查。 　　　静脉采血（全血细胞分析、肝功能、肾功能、电解质）。
考核要求	1．A 选手评估病人情况及汇报。 2．B 选手心电图检查。 3．C 选手静脉采血。
SP 指引	1．基本信息：病人 3 个月前无明显诱因下出现右侧腰部疼痛，呈阵发性绞痛，偶有肉眼血尿，为全程淡红色。 2．体格检查：右侧腰部疼痛，呈阵发性绞痛。 3．既往史：既往体健。 4．过敏史：无药物及食物过敏史。 5．家族史：无。 6．饮食：饮食规律。 7．烟酒史：吸烟 10 年，5 支 / 日。
考核要点	1．询问病史全面（基本信息、体格检查、既往史、过敏史、家族史、饮食、烟酒史）。 2．心电图检查方法及导联位置。 3．采血顺序正确，采集规范。

操作思维导图

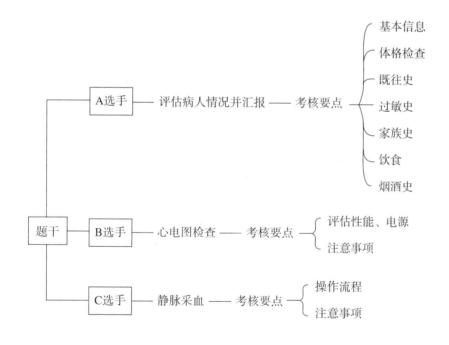

第 2 站

考核题干	尿常规示：RBC 15 ~ 20/HP，WBC 3 ~ 5/HP；B 超：右肾盂内可见 3 cm×2 cm 不规则形强回声，后伴声影，拟行"经皮肾镜右肾结石碎石清石术"。 医嘱：术前准备。 　　　复方氯化钠注射液 500 ml, ivgtt, st。 　　　头孢吡肟皮试。
考核要求	1．A 选手术前准备。 2．B 选手静脉输液。 3．C 选手皮内注射。

续表

SP指引	病人急性病容，面色苍白。
考核要点	1．术前准备完善。 2．采用静脉留置针输液，操作方法正确。 3．皮试液的配制，询问药物过敏史。

操作思维导图

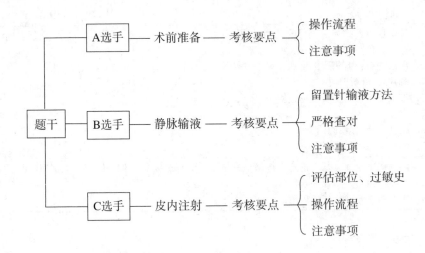

第3站

考核题干	在全身麻醉下行"经皮肾镜右肾结石碎石清石术"，术毕返回病房，留置尿管、肾造瘘管。 医嘱：心电监护。 　　　吸氧。 　　　肾造瘘管护理
考核要求	1．A选手心电监护。 2．B选手吸氧。 3．C选手肾造瘘管的护理。
SP指引	病人神志清，精神可。
考核要点	1．电极片位置及参数调节。 2．吸氧的操作流程及氧流量选择。 3．肾造瘘管护理的操作流程及注意事项。

注：赛道式要求三站完成时间为 30 min。

操作思维导图

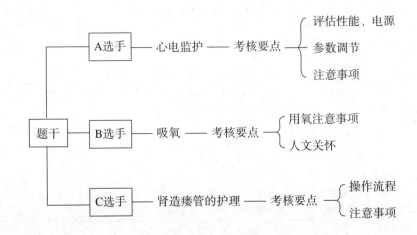

六、膀胱结石

站点式模拟题一

考核题干	罗某，男，43 岁，泌尿科 23 床，住院号：243568。3 个月前无明显诱因出现尿频、尿急、尿痛、下腹坠胀，偶有肉眼血尿，排尿中断，变换体位后可继续解出小便。 医嘱：间苯三酚 40 mg，im，st。
考核要求	遵医嘱肌内注射。
SP 指引	病人自诉尿频、尿急、尿痛，下腹坠胀。
考核时间	8 min
考核要点	1．肌内注射的操作流程及注意事项。 2．严格查对及位置选择。 3．操作过程中的人文关怀。

操作思维导图

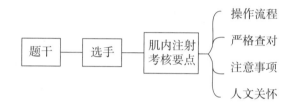

站点式模拟题二

考核题干	病人陈某，女，83 岁，泌尿科 3 床，住院号：675787。因膀胱肿瘤在我院行"经尿道膀胱肿瘤电切术"，术后定期膀胱灌注化疗药物，入院前 1 个月余复查膀胱镜时发现多发膀胱结石，病人排尿困难，肉眼血尿，伴有腰腹部疼痛，以"膀胱结石、膀胱肿瘤术后"收住入院。 医嘱：生命体征测量。 　　　静脉采血（全血细胞分析、肝功能、肾功能、电解质）。 　　　心电图检查。
考核要求	1．A 选手生命体征测量。 2．B 选手静脉采血。 3．C 选手心电图检查。
SP 指引	病人焦虑，配合不佳。
考核时间	8 min
考核要点	1．生命体征测量的操作流程及注意事项。 2．采血顺序正确，采集规范。 3．心电图检查方法导联位置。

操作思维导图

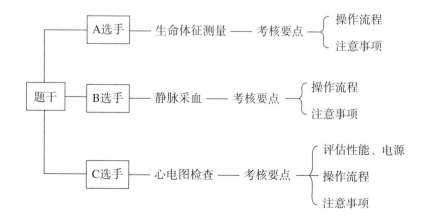

赛道式模拟题

第 1 站

考核题干	病人余某，男，58 岁，泌尿科 32 床，住院号：154689。3 年前开始出现排尿困难并逐渐加重，尿线变细，伴有尿痛，阵发性发作，伴尿频，白天约半小时一次，夜间约 1 h 一次，量少，伴尿急，无活动后腰痛，无腹胀腹痛，无发热寒战，诊断为膀胱结石、前列腺增生。 医嘱：静脉采血（全血细胞分析、肝功能、肾功能、电解质）。 　　　心电图检查。
考核要求	1．A 选手评估病人情况及汇报。 2．B 选手静脉采血。 3．C 选手心电图检查。
SP 指引	1．基本信息：3 年前开始出现排尿困难并逐渐加重，尿线变细，伴有尿痛，阵发性发作，伴尿频，白天约半小时一次，夜间约 1 h 一次，量少，伴尿急。 2．既往史：无其他外伤史。 3．过敏史：无药物及食物过敏史。 4．家族史：无。 5．饮食：饮食规律。
考核要点	1．询问病史全面（基本信息、体格检查、既往史、过敏史、家族史、饮食）。 2．采血顺序正确，采集规范。 3．心电图检查方法及导联位置。

操作思维导图

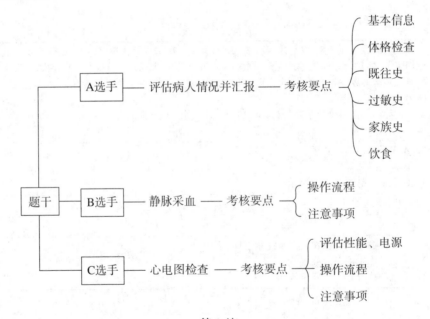

第 2 站

考核题干	B 超示：膀胱结石、右肾结石、前列腺增生，拟行择期手术治疗。 医嘱：0.9%NS 250 ml，ivgtt，st.。 　　　术前准备。 　　　头孢吡肟皮试。
考核要求	1．A 选手静脉输液。 2．B 选手术前准备。 3．C 选手皮内注射。
SP 指引	病人恐惧、焦虑。
考核要点	1．采用静脉留置针输液，操作方法正确。 2．术前准备完善。 3．皮试液的配制，询问药物过敏史。

操作思维导图

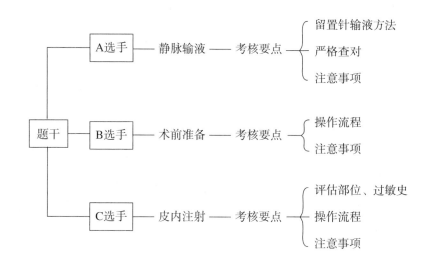

第3站

考核题干	病人行"经尿道膀胱碎石术＋前列腺电切术"，术毕返病房时，神志清，腹软，带三腔导尿管接生理盐水膀胱冲洗，冲洗液为淡血性，尿道口无溢液。 医嘱：心电监护。 　　　吸氧。 　　　膀胱冲洗。
考核要求	1．A选手心电监护。 2．B选手吸氧。 3．C选手膀胱冲洗。
SP指引	病人焦虑，询问冲洗液为何会是淡红色。
考核要点	1．电极片位置及参数调节。 2．吸氧的操作流程及氧流量选择。 3．膀胱冲洗的操作流程及注意事项。

注：赛道式要求三站完成时间为30 min。

操作思维导图

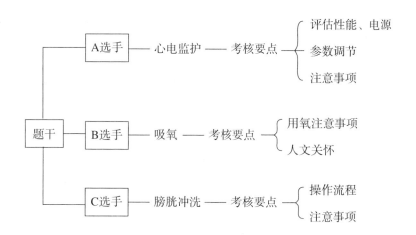

七、膀胱癌

站点式模拟题一

考核题干	病人赵某，男，60 岁，泌尿科 2 床，住院号：632459。间歇性全程肉眼血尿 2 个月，伴有血块，排尿困难。 医嘱：膀胱冲洗。
考核要求	遵医嘱膀胱冲洗。
SP 指引	病人自诉排尿困难，伴有血块。
考核时间	8 min
考核要点	1. 膀胱冲洗的操作流程及注意事项。 2. 操作过程中的人文关怀。 3. 管路固定及滴速调节。

操作思维导图

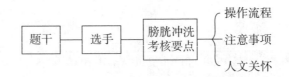

站点式模拟题二

考核题干	病人陈某，男，64 岁，门诊号：235459。2 个月前无诱因出现肉眼血尿，有血凝块，彩超提示：膀胱壁左侧可见大小约 2.5 cm×2.5 cm 菜花状新生物延续至膀胱颈部，余壁未见异常，诊断为膀胱肿瘤。 医嘱：留置导尿。 　　　　0.9%NS 250 ml，ivgtt，st。 　　　　术前准备。
考核要求	1. A 选手留置导尿。 2. B 选手静脉输液。 3. C 选手术前准备。
SP 指引	病人自诉排尿次数增加，排尿时伴有疼痛。
考核时间	8 min
考核要点	1. 留置导尿的操作流程及注意事项。 2. 采用静脉留置针输液，操作方法正确。 3. 术前准备完善。 4. 操作过程中的人文关怀。

操作思维导图

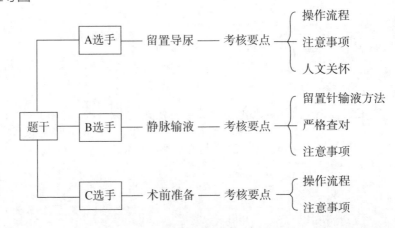

赛道式模拟题

第 1 站

考核题干	病人羽某，女，26 岁，泌尿科 23 床，住院号：657690。1 周前无明显诱因出现肉眼血尿，不伴疼痛，未诊治，血尿症状逐渐加重，伴血块，无发热。超声示：膀胱可见大小 1.0 cm×0.9 cm 的低回声团块，内可见血流信号，诊断为膀胱肿瘤。 医嘱：0.9%NS 250 ml，ivgtt，st。 　　静脉采血（全血细胞分析、肾功能、肿瘤标记物、电解质）。
考核要求	1. A 选手评估病人情况及汇报。 2. B 选手静脉输液。 3. C 选手静脉采血。
SP 指引	1. 基本信息：病人 1 周前无明显诱因出现肉眼血尿，不伴疼痛，未诊治，血尿症状逐渐加重，伴血块，无发热。 2. 体格检查：双肾区无隆起，叩击痛阴性；输尿管走行区无压痛；耻骨上膀胱区无隆起，尿道外口无红肿及脓性分泌物。 3. 既往史：既往体健。 4. 过敏史：无药物及食物过敏史。 5. 家族史：无。 6. 饮食：饮食规律。 7. 烟酒史：无。
考核要点	1. 询问病史全面（基本信息、体格检查、既往史、过敏史、家族史、饮食、烟酒史）。 2. 采用静脉留置针输液，操作方法正确。 3. 采血顺序正确，采集规范。

操作思维导图

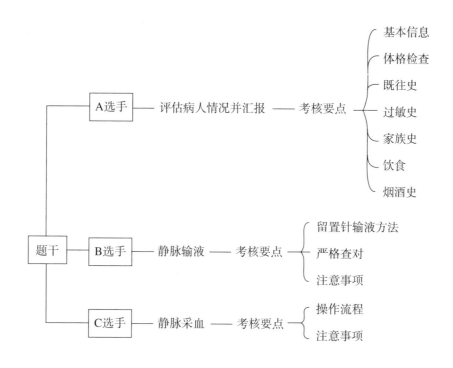

第 2 站

考核题干	B 超：膀胱壁增厚、毛糙；CT 膀胱镜，尿脱落细胞查见肿瘤细胞。拟行"根治性膀胱全切，乙状结肠代膀胱术"。 医嘱：术前准备。 　　青霉素皮试。 　　灌肠。

续表

考核要求	1．A 选手术前准备。 2．B 选手皮内注射。 3．C 选手灌肠。
SP 指引	病人紧张，害怕手术后影响正常生活。
考核要点	1．术前准备完善。 2．皮试液的配制，询问药物过敏史。 3．灌肠的操作流程及注意事项。 4．操作过程中的人文关怀。

操作思维导图

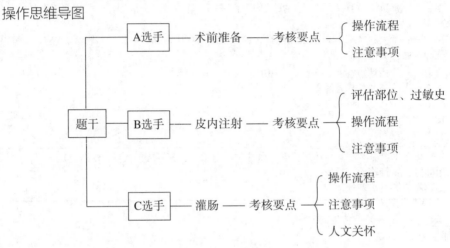

第 3 站

考核题干	病人在全麻下行"根治性膀胱全切，乙状结肠代膀胱术"。术后留置胃管、盆腔引流管、深静脉导管。 医嘱：心电监护。 　　　吸氧。 　　　引流管护理。
考核要求	1．A 选手心电监护。 2．B 选手吸氧。 3．C 选手引流管护理。
SP 指引	病人术后精神好，配合佳。
考核要点	1．电极片的位置及参数调节。 2．吸氧的操作流程及氧流量选择。 3．引流管护理的操作流程及注意事项。

注：赛道式要求三站完成时间为 30 min。

操作思维导图

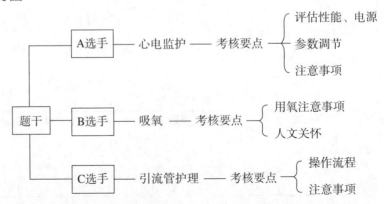

八、肾癌

站点式模拟题一

考核题干	病人杨某，男，56岁，泌尿科21床，住院号：354568。右侧腰背部疼痛3个月余，检查发现右肾占位。在气管插管全麻下行"左肾肿瘤切除根治术"，术后留置左肾窝引流管、尿管。 医嘱：引流管护理。
考核要求	遵医嘱引流管护理。
SP指引	病人询问为何会引流出血性液体。
考核时间	8 min
考核要点	1．严格无菌操作，防止逆行感染。 2．严密观察并记录。 3．注意事项告知到位。 4．操作过程中的人文关怀。

操作思维导图

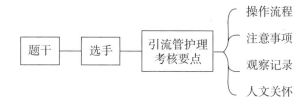

站点式模拟题二

考核题干	病人王某，男，54岁，泌尿科8床，住院号：244566。查体：面色苍白，P 78次/分，BP 90/60 mmHg；右侧肾区有压痛，无反跳痛，轻度肌紧张；静脉尿路造影：肾盏肾盂因肿瘤挤压或侵犯，出现不规则变形。 医嘱：静脉采血（全血细胞分析、肾功能、肿瘤标记物）。 　　　　0.9%NS 250 ml，ivgtt，st。 　　　　酮咯酸氨丁三醇注射液 30 mg，im，st。
考核要求	1．A选手静脉采血。 2．B选手静脉输液。 3．C选手肌内注射。
SP指引	家属询问病人病情。
考核时间	8 min
考核要点	1．采血顺序正确，操作规范。 2．采用静脉留置针输液，操作方法正确。 3．肌内注射的操作流程及注意事项。

操作思维导图

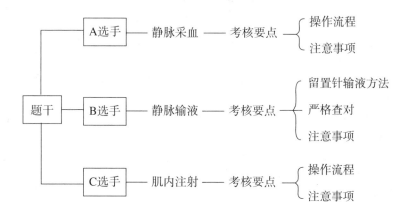

赛道式模拟题

第1站

考核题干	病人张某，男，55岁，泌尿科9床，住院号：245689。因"左肾占位10余天"入院，查体：左肾区压痛阳性，无反跳痛及肌紧张。 医嘱：静脉采血（全血细胞分析、肾功能、肿瘤标记物）。 酮咯酸氨丁三醇注射液 30 mg，im，st。
考核要求	1. A选手评估病人情况及汇报。 2. B选手静脉采血。 3. C选手肌内注射。
SP指引	1. 基本信息：以"左肾占位10余天"入院，查体：左肾区压痛阳性，无反跳痛及肌紧张。 2. 既往史：无其他外伤史。 3. 过敏史：无药物及食物过敏史。 4. 家族史：无。 5. 饮食：饮食规律。 6. 烟酒史：吸烟20年，每日10支左右。
考核要点	1. 询问病史全面（基本信息、体格检查、既往史、过敏史、家族史、饮食、烟酒史）。 2. 采血顺序正确，操作规范。 3. 肌内注射的操作流程及注意事项。

操作思维导图

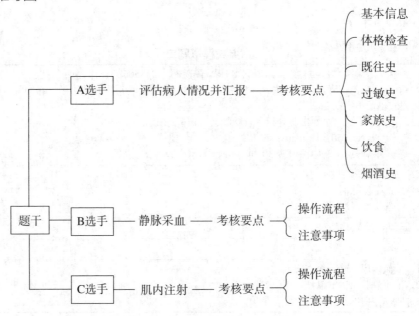

第2站

考核题干	上腹部增强CT示：左肾肿瘤；泌尿系彩超示：左肾囊实性结节，前列腺增生并钙化；尿常规示：尿外观红色，镜检红细胞满视野。拟行择期手术治疗。 医嘱：0.9%NS 250 ml，ivgtt，st。 　　　术前准备。 　　　青霉素皮试。
考核要求	1. A选手静脉输液。 2. B选手术前准备。 3. C选手皮内注射。
SP指引	病人恐惧，难以接受检查结果。
考核要点	1. 采用静脉留置针输液，操作方法正确。 2. 术前准备的操作流程及注意事项。 3. 皮试液的配制，询问药物过敏史。

操作思维导图

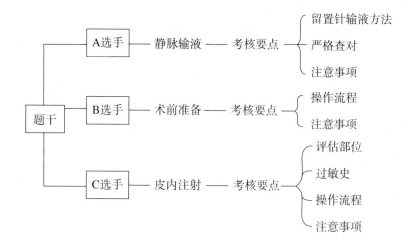

第 3 站

考核题干	在全麻下行"腹腔镜下左肾肿瘤切除根治术",术后留置左肾窝引流管引流通畅,引流液呈鲜红色;尿管引流通畅,引流液呈淡黄色,每日尿量 2500 ml。 医嘱:心电监护。 　　　　尿管护理。 　　　　开塞露 100 ml 肛注。
考核要求	1. A 选手心电监护。 2. B 选手尿管护理。 3. C 选手肛注。
SP 指引	病人腹胀,肛门未排气。
考核要点	1. 电极片位置及参数调节。 2. 尿管护理的操作流程及注意事项。 3. 开塞露肛注的注意事项及隐私保护。

注:赛道式要求三站完成时间为 30 min。

操作思维导图

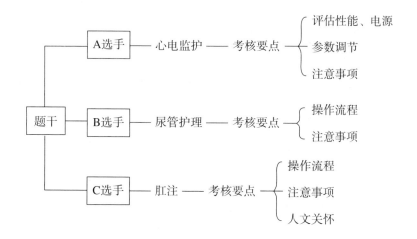

九、前列腺癌

站点式模拟题一

考核题干	病人孟某，男，56 岁，泌尿科 3 床，住院号：875667。排尿困难 2 个月余，不能自尿 1 天，检查发现前列腺二度肿大，诊断为前列腺肿瘤。 医嘱：留置导尿。
考核要求	遵医嘱留置导尿。
SP 指引	病人自诉排尿困难。
考核时间	8 min
考核要点	1. 严格无菌操作。 2. 消毒顺序及范围。 3. 操作过程中的人文关怀。 4. 注意事项告知到位。

操作思维导图

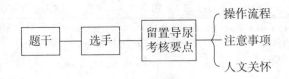

站点式模拟题二

考核题干	病人朵某，男，60 岁，泌尿科 8 床，住院号：775667。无明显诱因出现骶尾部间断性疼痛 4 个月，尿频，夜尿增多，骶尾部压痛阳性，前列腺二度肿大。查体：P 80 次 / 分，BP 140/90 mmHg；核磁共振示：前列腺病灶。 医嘱：静脉采血（全血细胞分析、肾功能、肿瘤标记物）。 　　　5%GS 100 ml，ivgtt，st。 　　　酮咯酸氨丁三醇注射液 30 mg，im，st。
考核要求	1. A 选手静脉采血。 2. B 选手静脉输液。 3. C 选手肌内注射。
SP 指引	病人焦虑，怀疑自己得了癌症。
考核时间	8 min
考核要点	1. 采血顺序正确，操作规范。 2. 采用静脉留置针输液，操作方法正确。 3. 肌内注射的操作流程及注意事项。

操作思维导图

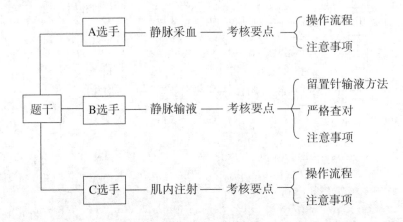

赛道式模拟题
第 1 站

考核题干	病人钟某，男，65 岁，泌尿科 3 床，住院号：575667。3 个月前无明显诱因出现尿频、尿急、尿痛、肉眼血尿，为全程血尿，后出现排尿困难，在市医院泌尿科安置尿管及治疗后，血尿消失，但是拔除尿管后小便不能自解，转来我院治疗。 　　医嘱：静脉采血（全血细胞分析、肾功能、肿瘤标记物）。 　　　　　留置导尿。
考核要求	1．A 选手评估病人情况及汇报。 2．B 选手静脉采血。 3．C 选手留置导尿。
SP 指引	1．基本信息：病人 3 个月前无明显诱因出现尿频、尿急、尿痛、肉眼血尿，为全程血尿，后出现排尿困难，在市医院泌尿科安置尿管及治疗后，血尿消失，但是拔除尿管后小便不能自解，转来我院治疗。 2．既往史：无其他外伤史。 3．过敏史：无药物及食物过敏史。 4．家族史：无。 5．饮食：饮食规律。 6．烟酒史：无。
考核要点	1．询问病史全面（基本信息、体格检查、既往史、过敏史、家族史、饮食、烟酒史）。 2．采血顺序正确，操作规范。 3．留置导尿的操作流程及注意事项。 4．操作过程中的人文关怀。

操作思维导图

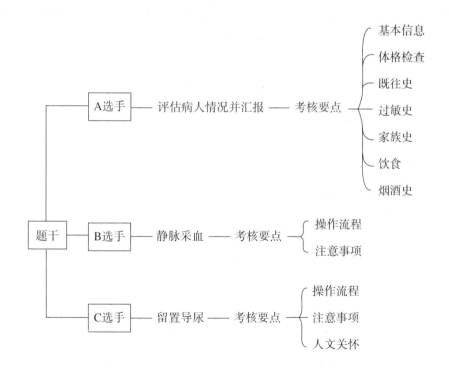

第 2 站

考核题干	病人在超声引导下行"经直肠前列腺穿刺活检术"，病理检查示：前列腺腺癌。 医嘱：5%GS 100 ml，ivgtt，st.。 　　　术前准备。 　　　酮咯酸氨丁三醇注射液 30 mg，im，st.。

续表

考核要求	1. A选手静脉输液。 2. B选手术前准备。 3. C选手肌内注射。
SP指引	病人自诉腰部酸胀、疼痛。
考核要点	1. 采用静脉留置针输液，操作方法正确。 2. 术前准备完善。 3. 肌内注射的操作流程及注意事项。

操作思维导图

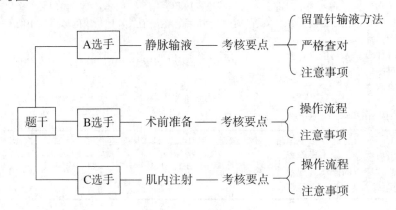

第3站

考核题干	在全麻下行"双侧睾丸去势术 + 经尿道膀胱镜检查术"，术毕保留尿管1根，自诉伤口轻微疼痛，伤口敷料清洁干燥，静脉给予抗感染支持治疗。 医嘱：心电监护。 　　　尿管护理。 　　　0.9%NS 50 ml 加硝普纳 50 mg，2 ml/h 微量泵泵入。
考核要求	1. A选手心电监护。 2. B选手尿管护理。 3. C选手微量泵使用。
SP指引	病人自诉头晕不适。
考核要点	1. 电极片位置及参数调节。 2. 尿管护理的操作流程及注意事项。 3. 微量泵的使用及避光用物的选择。

注：赛道式要求三站完成时间为 30 min。

操作思维导图

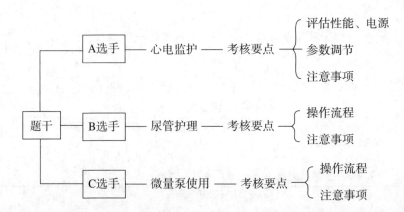

第十七节 骨骼系统疾病

一、四肢骨折

站点式模拟题一

考核题干	病人王某，女，60岁，骨科4床，住院号：254656。雪天路滑摔倒，右侧手掌着地，前臂出现疼痛、肿胀不能活动，"银叉"畸形，功能受限，X线片示：右桡骨远端Colles骨折。 医嘱：帕瑞昔布钠40 mg，im，st。
考核要求	遵医嘱肌内注射。
SP指引	病人痛苦面容，不断呻吟。
考核时间	8 min
考核要点	1．肌内注射的操作流程。 2．无菌操作，严格查对。 3．操作过程中的人文关怀。 4．严密观察病情，效果评价。

操作思维导图

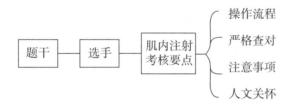

站点式模拟题二

考核题干	病人张某，女，43岁，骨科12床，住院号：244566。雪天路滑摔倒，右侧手掌着地，右手掌皮肤破损出血，腕部疼痛、肿胀不能活动，"银叉"畸形，功能受限，X线片示：右桡骨远端Colles骨折。石膏固定后，发现患肢末端冰冷、甲床苍白，病人呼吸急促，口唇青紫。 医嘱：石膏绷带拆除。 　　　吸氧。
考核要求	1．A选手评估病人病情并协助医生拆除石膏绷带。 2．B选手吸氧。 3．C选手安抚家属情绪。
SP指引	家属不断询问病人病情。
考核时间	8 min
考核要点	1．评估全面及注意事项。 2．吸氧的操作流程及氧流量选择。 3．操作过程中的人文关怀。

操作思维导图

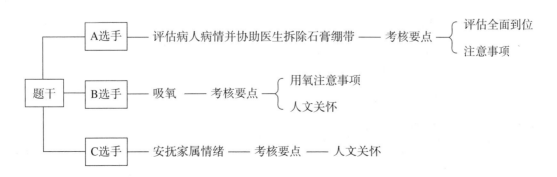

赛道式模拟题

第1站

考核题干	病人黄某，男，32 岁，急诊号：678966。2 h 前不慎从楼梯上摔下伤及大腿、膝部，伤后即出现右大腿流血、剧烈疼痛，呈持续性锐痛，肿胀、畸形，伴活动受限，不能站立行走。 医嘱：清创包扎。 　　　　复方氯化钠注射液 500 ml，ivgtt，st。 　　　　帕瑞昔布钠 40 mg，im，st。
考核要求	1．A 选手清创包扎。 2．B 选手静脉输液。 3．C 选手肌内注射。
SP 指引	病人右侧大腿部疼痛剧烈，肿胀明显，伴有出血，不让人碰触，痛苦面容。
考核要点	1．清创包扎的操作手法及注意事项。 2．采用静脉留置针输液，操作方法正确。 3．肌内注射的操作流程及注意事项。 4．操作过程中的人文关怀。

操作思维导图

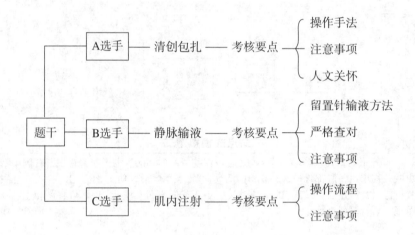

第2站

考核题干	转入骨科 4 床，住院号：765679。行"右股骨中下段骨折 + 右髋骨骨折切开整复钛板内固定术"，予以留置尿管，右大腿接负压引流球，术毕安返病房。伤口敷料干，无渗血、渗液；尿管通畅，尿色清，负压引流通畅，引出液体呈血性。 医嘱：引流管护理。 　　　　会阴护理。
考核要求	1．A 选手评估病人病情并汇报。 2．B 选手引流管护理。 3．C 选手会阴护理。
SP 指引	1．基本信息：行"右股骨中下段骨折 + 右髋骨骨折切开整复钛板内固定术"，予以留置尿管，右大腿接负压引流球。 2．体格检查：急性痛苦面容，自主体位，右下肢纱布包裹。 3．既往史：既往体健。 4．过敏史：无药物及食物过敏史。 5．家族史：无。 6．烟酒史：吸烟 10 年。 7．饮食：平时饮食规律。
考核要点	1．询问病史全面（基本信息、体格检查、既往史、过敏史、家族史、饮食、烟酒史）。 2．引流管护理的操作流程及注意事项。 3．会阴护理的操作流程及隐私保护。

操作思维导图

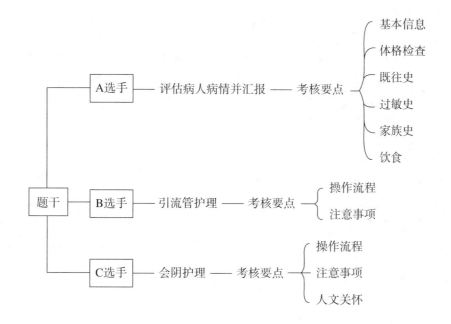

第 3 站

考核题干	术后第 2 天，出现烦躁不安，诉伤口疼痛剧烈，给予肌内注射盐酸曲马多注射液 100 mg，半小时后疼痛无明显缓解，仍继续烦躁，突然出现意识不清，呼之不应，呼吸、脉搏微弱，测 BP 90/60 mmHg，急查全血细胞：白细胞、中性粒细胞不高，Hb 55 g/L。 医嘱：心电监护。 　　　　吸氧。 　　　　静脉输注悬浮红细胞 2 U。
考核要求	1．A 选手心电监护。 2．B 选手吸氧。 3．C 选手静脉输血。
SP 指引	家属不断询问病人病情。
考核要点	1．电极片位置及参数调节。 2．吸氧的操作流程及氧流量选择。 3．输血的查对及注意事项。

注：赛道式要求三站完成时间为 30 min。

操作思维导图

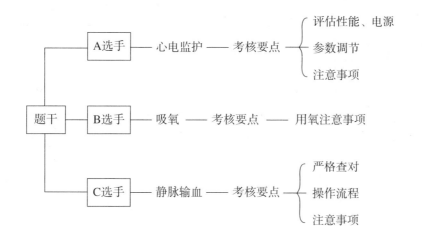

二、脊柱骨折

考核题干	病人张某，男，45 岁，骨科 8 床，住院号：123435。在建筑工地施工时，不慎从 5 m 高处坠落，背部先着地，有短暂昏迷，时间不详，被工友唤醒后感觉胸背部疼痛，双下肢感觉消失，无法站立，急诊入院。查体：T 36.3 ℃，P 76 次 / 分，R 16 次 / 分，BP 120/80 mmHg；胸部以下感觉、运动、反射及括约肌功能全部丧失，大小便失禁；MRI 示：胸 12 椎体爆裂骨折伴脊髓损伤。 医嘱：20% 甘露醇注射液 250 ml，ivgtt，st。
考核要求	遵医嘱静脉输液。
SP 指引	病人焦虑，担心预后。
考核时间	8 min
考核要点	1．采用静脉留置针输液，操作方法正确。 2．选用合适的留置针型号。 3．操作中的查对及注意事项。 4．操作过程中的人文关怀

操作思维导图

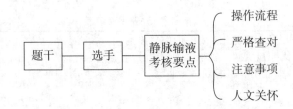

考核题干	病人刘某，男，43 岁，急诊 3 床，住院号：235449。2 h 前骑摩托车翻车致颈部受伤，当即昏迷 5 min 左右，醒后四肢活动及感觉功能丧失，对答尚可，呼吸较平常急促，频繁诉口渴，颈部 CT 示：枢椎齿状突基底部骨折并寰枢椎关节脱位，相应位置前后径缩小，脊髓受压，随后出现呼吸衰竭。 医嘱：心电监护。 　　　气管插管护理。 　　　留置导尿。
考核要求	1．A 选手心电监护。 2．B 选手气管插管护理。 3．C 选手留置导尿。
SP 指引	家属：护士，怎么突然变成这样了？
考核时间	8 min
考核要点	1．电极片位置及参数调节。 2．气管插管的妥善固定，气囊压力适宜。 3．留置导尿的操作流程及注意事项。 4．操作过程中的人文关怀。

操作思维导图

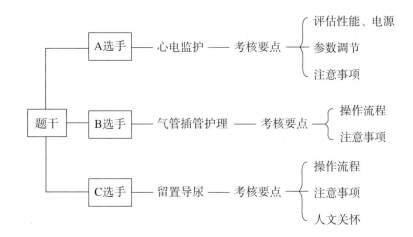

赛道式模拟题

第 1 站

考核题干	病人马某，男，45 岁，骨科 5 床，住院号：636570。2 天前车祸后送至当地医院，神志清，胸骨角以下感觉丧失，四肢肌张力低，诊断为颈髓损伤、创伤性休克，突然出现呼吸费力，10 min 后心搏呼吸停止。 医嘱：心肺复苏。 　　　气管插管的护理。 　　　盐酸肾上腺素 4 mg，iv，st。
考核要求	1．A 选手心肺复苏。 2．B 选手协助医生给予气管插管，呼吸机辅助呼吸。 3．C 选手静脉注射。
SP 指引	双下肢肌力 0 级，右上肢肌力 2 级，左上肢肌力 1 级。
考核要点	1．双人心肺复苏的配合。 2．气管插管的妥善固定，气囊压力适宜。 3．静脉注射的操作流程及注意事项。

操作思维导图

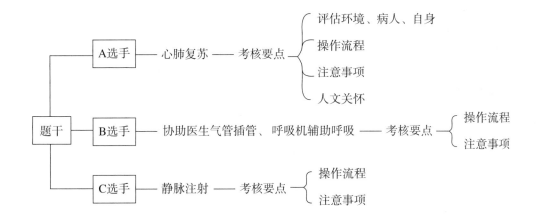

第 2 站

考核题干	出现自主心律后，收入重症医学科 6 床，住院号：767678。 医嘱：心电监护。 　　　5%GS 加多巴胺 100 mg，10 ml/h 微量泵泵入。 　　　静脉采血（全血细胞分析、凝血、肝肾心功能及电解质）。
考核要求	1．A 选手心电监护。 2．B 选手微量泵使用。 3．C 选手静脉采血。
SP 指引	病人精神差，配合不佳。
考核要点	1．电极片位置及参数调节。 2．微量泵使用及注意事项。 3．采血顺序正确，操作规范。

操作思维导图

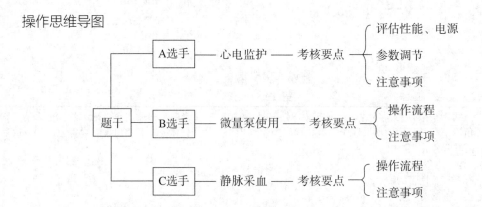

第 3 站

考核题干	留置右股静脉双腔中心静脉管。 医嘱：中心静脉置管的护理。 　　　鼻饲（肠内营养粉剂 300 ml 胃管注入）。 　　　轴线翻身。
考核要求	1．A 选手中心静脉置管护理。 2．B 选手鼻饲护理。 3．C 选手（A、B 协助）完成轴线翻身。
SP 指引	病人平卧于病床上，双下肢不能活动。
考核要点	1．中心静脉置管护理的操作流程及注意事项。 2．鼻饲护理的操作流程及注意事项。 3．轴线翻身的操作流程及注意事项。 4．操作过程中的人文关怀。

注：赛道式要求三站完成时间为 30 min。

操作思维导图

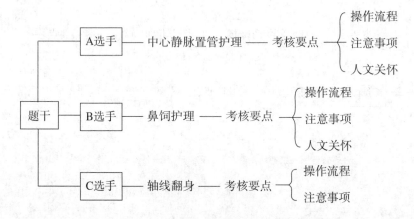

三、骨盆骨折

站点式模拟题一

考核题干	病人姚某，男，39 岁，骨科 2 床，住院号：356669。工作中不慎被重物砸伤，造成骨盆环 3 处骨折，直肠破裂。 医嘱：复方氯化钠注射液 500 ml，ivgtt，st。
考核要求	遵医嘱静脉输液。
SP 指引	病人出现烦躁，面色苍白。
考核时间	8 min
考核要点	1．采用静脉留置针输液，操作方法正确。 2．选用合适的留置针型号。 3．操作过程中的人文关怀。 4．健康教育全面。

操作思维导图

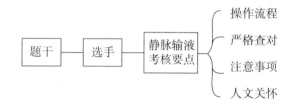

站点式模拟题二

考核题干	病人裴某，男，36 岁，骨科 12 床，住院号：354656。骑车时不慎发生车祸，当即感到全身多处疼痛剧烈，髋部疼痛为甚，站立不稳，诊断为左侧骼骨骨折、骶骨右侧骨折。 医嘱：5%GS 100 ml，ivgtt，st。 　　　酮咯酸氨丁三醇注射液 30 mg，im，st。 　　　静脉采血（配血）。
考核要求	1．A 选手静脉输液。 2．B 选手肌内注射。 3．C 选手静脉采血。
SP 指引	病人自诉疼痛难耐。
考核时间	8 min
考核要点	1．采用静脉留置针输液，操作方法正确。 2．肌内注射的操作流程及注意事项。 3．采血管选择及注意事项。

操作思维导图

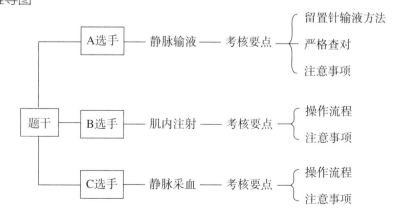

赛道式模拟题
第1站

考核题干	病人夏某，男，67岁，骨科19床，住院号：132545。因"高空坠落伤致左髋部疼痛伴活动受限1小时"入院。 医嘱：复方氯化钠注射液 500 ml，ivgtt，st。 　　静脉采血（全血细胞分析、配血、凝血七项、血沉、电解质）。
考核要求	1．A选手评估病人情况及汇报。 2．B选手静脉输液。 3．C选手静脉采血。
SP指引	1．基本信息：入院前1 h，病人在堆木料时不慎从高约3 m木料堆上掉落，当时即刻感到全身多处疼痛不适，以头部、左侧髋部及双侧下肢疼痛不适为主，伴有全身多处皮肤擦伤。 2．体格检查：左髋部活动受限，能扪及双足背动脉，双下肢肢端温暖，血供好。 3．既往史：既往体健。 4．过敏史：无药物及食物过敏史。 5．家族史：无。 6．烟酒史：无。 7．饮食：平时饮食规律。
考核要点	1．询问病史全面（基本信息、体格检查、既往史、过敏史、家族史、饮食、烟酒史）。 2．采用静脉留置针输液，操作方法正确。 3．采血顺序准确，操作规范。

操作思维导图

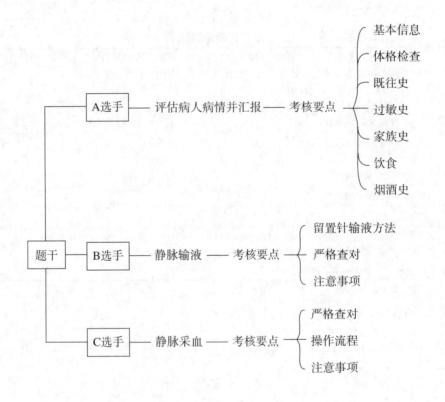

第2站

考核题干	全血细胞示：WBC 18.33×10^9/L，N 85.5%，Hb 98 g/L。 医嘱：心电监护。 　　吸氧。 　　酮咯酸氨丁三醇注射液 30 mg，im，st。

续表

考核要求	1．A 选手心电监护。 2．B 选手吸氧。 3．C 选手肌内注射。
SP 指引	病人疼痛剧烈，难以耐受。
考核要点	1．电极片位置及参数调节。 2．吸氧的操作流程及氧流量选择。 3．肌内注射的操作流程及注意事项。

操作思维导图

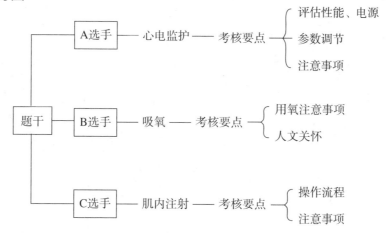

第 3 站

考核题干	病人在硬腰联合麻醉下行"左侧髋骨粉碎性骨折切口复位内固定术"，术中失血约 80 ml，术毕返回病房，神志清，左髋部切口包扎敷料干燥，能扪及足背动脉搏动，双下肢感觉、运动正常。 医嘱：引流管护理。 　　　　头孢吡肟皮试。 　　　　指导功能锻炼。
考核要求	1．A 选手引流管护理。 2．B 选手皮内注射。 3．C 选手指导功能锻炼。
SP 指引	病人焦虑，配合不佳。
考核要点	1．引流袋护理的操作流程及注意事项。 2．皮试液的配制，询问药物过敏史。 3．功能锻炼的指导及注意事项。

注：赛道式要求三站完成时间为 30 min。

操作思维导图

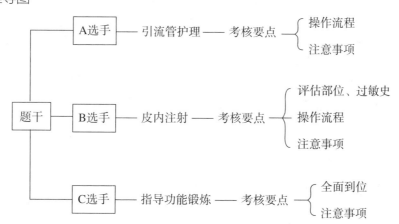

282

四、关节脱位

站点式模拟题一

考核题干	病人江某，男，26岁，骨科3床，住院号：535458。因"4小时前路滑跌倒，跌倒时右手掌着地，右肩部肿胀，疼痛难忍"入院。查体：T 36 ℃，P 76次／分，R 16次／分，BP 112/80 mmHg；肩部呈方肩畸形，肩峰下空虚，右上肢远端感觉、肌力、运动均正常。 　　医嘱：帕瑞昔布钠 40 mg，im，st。
考核要求	遵医嘱肌内注射。
SP指引	病人右肩部疼痛剧烈，不让人碰触，痛苦面容。
考核时间	8 min
考核要点	1．肌内注射的操作流程及注意事项。 2．操作中的查对及位置选择。 3．操作过程中的人文关怀。

操作思维导图

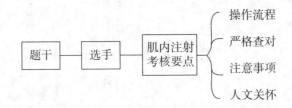

站点式模拟题二

考核题干	病人樊某，男，22岁，骨科29床，住院号：234448。于昨日干活时不慎伤及右上肢，当时即感疼痛、麻木、不能活动并伴 3 cm×4 cm 皮肤裂伤入院治疗，X线片示：右肘关节脱位。 　　医嘱：帕瑞昔布钠 40 mg，im，st。 　　　　　TAT 皮试。
考核要求	1．A选手肌内注射。 2．B选手皮内注射。 3．C选手协助医生进行复位。
SP指引	病人神志清，配合佳。
考核时间	8 min
考核要点	1．肌内注射操作流程及其注意事项。 2．TAT 皮试液准确，知晓皮试阳性脱敏注射方法。 3．复位时严密观察病人病情。

操作思维导图

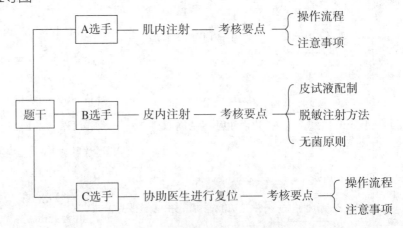

赛道式模拟题

第 1 站

考核题干	病人袁某，女，29 岁，骨科 9 床，住院号：324560。因"人工股骨头置换术后 3 个月、右髋部疼痛伴活动受限 1 个月"入院。 医嘱：静脉采血（全血细胞分析、肾功能、血生化）。 　　　20% 甘露醇 250 ml，ivgtt，st。
考核要求	1．A 选手评估病人情况及汇报。 2．B 选手静脉采血。 3．C 选手静脉输液。
SP 指引	1．基本信息：右人工股骨头置换术后 3 个月、右髋部疼痛伴活动受限 1 个月。 2．体格检查：右髋关节内旋、内收畸形，右髋部压痛，屈伸、外展均受限，右足背动脉搏动未触及，感觉、运动均正常，左髋关节屈伸、外展正常。 3．既往史：17 年前行"左股骨头置换术"，16 年前行"左桡骨远端骨折切口复位内固定术"及腰椎压缩性骨折并采取保守治疗，12 年前行"左髋关节翻修术"，双膝骨关节炎 10 年。 4．过敏史：青霉素过敏。 5．家族史：无。 6．饮食：饮食规律。
考核要点	1．询问病史全面（基本信息、体格检查、既往史、过敏史、家族史、饮食、烟酒史）。 2．采血顺序正确，操作规范。 3．采用静脉留置针输液，操作方法正确。

操作思维导图

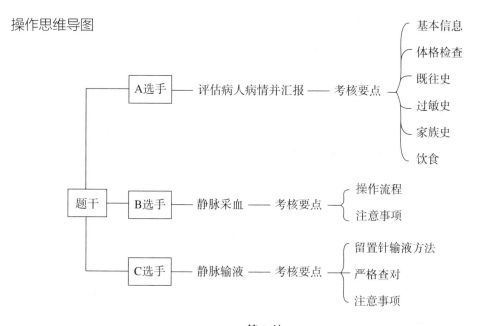

第 2 站

考核题干	X 线示：右股骨头假体脱位；超声示：左心房轻大、主动脉瓣钙化伴返流。病人在手术室全麻下行"右人工股骨头脱位复位术"，术毕安返病房，复位失败。 医嘱：帕瑞昔布钠 40 mg，im，st。 　　　术前准备。 　　　心理护理。
考核要求	1．A 选手肌内注射。 2．B 选手术前准备。 3．C 选手心理护理。
SP 指引	病人情绪低落，对治疗失去信心。
考核要点	1．肌内注射的操作流程及注意事项。 2．术前护理完善。 3．操作过程中的人文关怀。

操作思维导图

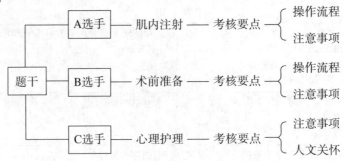

第3站

考核题干	第 2 日在全麻下再次行"右髋关节脱位闭合复位术",术毕转入 ICU 5 床,住院号:655670,神志清,精神差。 医嘱:心电监护。 　　　　牵引护理。 　　　　肌肉收缩练习指导。
考核要求	1. A 选手心电监护。 2. B 选手牵引护理。 3. C 选手指导病人行肌肉收缩练习。
SP 指引	病人神志清,精神差,配合不佳。
考核要点	1. 电极片位置及参数调节。 2. 牵引护理的操作流程及注意事项。 3. 肌肉收缩练习指导到位,方法正确。

注:赛道式要求三站完成时间为 30 min。

操作思维导图

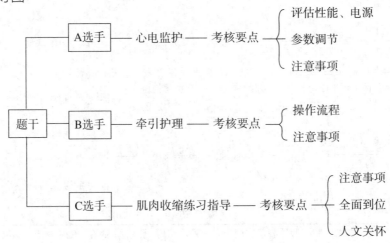

五、椎间盘突出症

站点式模拟题一

考核题干	病人季某,女,34 岁,骨科 3 床,住院号:275667。1 年前因劳累出现腰痛,呈持续性胀痛,劳累后加重,休息后缓解,4 个月前腰痛加重,伴左下肢放射性痛,由臀部放射至大腿外侧伴脚底麻木感。查体:T 36.5 ℃,P 76 次 / 分,R 16 次 / 分,BP 120/80 mmHg;跛行步态,棘突及椎旁压痛、叩击痛,腰椎活动受限,左下肢感觉减退,左下肢直腿抬高试验和加强试验阳性;X 线片显示:腰 4、5 椎间盘突出,椎管狭窄。 医嘱:轴线翻身。
考核要求	遵医嘱轴线翻身。

续表

SP 指引	病人自诉疼痛难忍，配合不佳。
考核时间	8 min
考核要点	1. 评估病人病情全面。 2. 轴线翻身的操作流程及注意事项。 3. 操作过程中的人文关怀。

操作思维导图

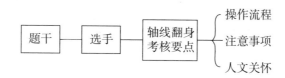

站点式模拟题二

考核题干	病人单某，男，44 岁，骨科 18 床，住院号：125667。因"腰痛伴双小腿麻木 1 年，加重 1 天"入院，自诉腰痛，偶有双小腿麻木不适。查体：T 36.6 ℃，P 82 次 / 分，R 20 次 / 分，BP 135/78 mmHg；CT 示：腰 4、5 椎间盘膨出，腰 5、骶 1 椎间盘膨出并中央型突出，腰 5 椎体轻度骨质增生，其他检查无明显异常，诊断为腰椎间盘突出症。 医嘱：帕瑞昔布钠 40 mg，im，st。 　　　甘油果糖 250 ml，ivgtt，st。 　　　轴线翻身。
考核要求	1. A 选手肌内注射。 2. B 选手静脉输液。 3. C 选手轴线翻身。
SP 指引	病人自诉疼痛难忍，配合不佳。
考核时间	8 min
考核要点	1. 肌内注射的操作流程及注意事项。 2. 采用静脉留置针输液，操作方法正确。 3. 轴线翻身的操作流程及注意事项。 4. 操作过程中的人文关怀。

操作思维导图

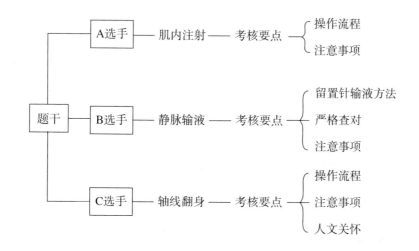

赛道式模拟题
第1站

考核题干	病人芦某，男，34岁，骨科7床，住院号：235469。1周前车祸致右手指疼痛麻木1周，外院带入核磁共振检查示：C5～C6椎间盘突出，压迫相应节段脊髓，诊断为颈5～6椎间盘突出。 医嘱：静脉采血（全血细胞分析、肾功能、血生化）。 术前准备。
考核要求	1. A选手评估病人情况及汇报。 2. B选手静脉采血。 3. C选手术前准备。
SP指引	1. 基本信息：1周前车祸致右手指疼痛麻木1周，外院带入核磁共振检查示：C5～C6椎间盘突出，压迫相应节段脊髓，诊断为颈5～6椎间盘突出。 2. 体格检查：颈部有压痛，屈伸活动可，右手握力Ⅱ级，左手握力Ⅳ级，肱三头肌肌力Ⅳ级，双侧肱二头肌肌力Ⅳ级，双侧肱二头肌肌腱反射、肱三头肌肌腱反射、双膝、双侧踝反射均对称引出。双下肢未见明显感觉减退区。 3. 既往史：既往体健。 4. 过敏史：无药物及食物过敏史。 5. 家族史：无。 6. 饮食：饮食规律。 7. 烟酒史：吸烟5年，每日10支左右。
考核要点	1. 询问病史全面（基本信息、体格检查、既往史、过敏史、家族史、饮食、烟酒史）。 2. 采血顺序正确，操作规范。 3. 术前准备完善。

操作思维导图

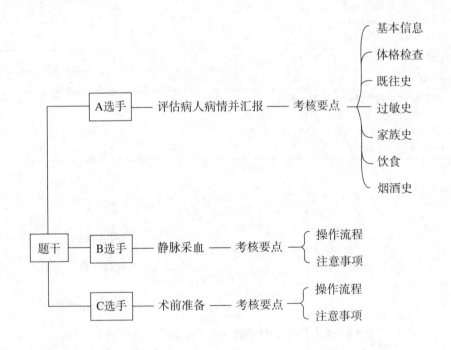

第2站

考核题干	病人在全麻下行"颈前路C5～C6人工椎间盘植入术"，术后安返病房，全麻已醒，颈部制动，呼吸平稳，切口无渗血，置负压引流管1根，10 h引流出约5 ml血性液体，保留导尿管，固定且通畅，四肢肌力正常。 医嘱：心电监护。 吸氧。 引流管护理。

续表

考核要求	1．A 选手心电监护。 2．B 选手吸氧。 3．C 选手引流管护理。
SP 指引	病人术后焦虑，担心预后。
考核要点	1．电极片位置及参数调节。 2．吸氧的操作流程及氧流量选择。 3．引流管护理的操作流程及注意事项。

操作思维导图

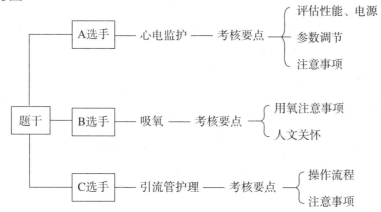

第 3 站

考核题干	术后 2 天，病人突然出现呼吸困难，面色青紫，张口状急促呼吸，立即送往抢救室进行抢救。 医嘱：气管切开。 　　　　复方氯化钠注射液 500 ml，ivgtt，st。 　　　　动脉采血。
考核要求	1．A 选手气管切开护理。 2．B 选手静脉输液。 3．C 选手动脉采血。
SP 指引	家属紧张，不断询问病人病情。
考核要点	1．气管切开护理的操作流程及注意事项。 2．采用静脉留置针输液，操作方法正确。 3．动脉采血位置及消毒范围，操作规范。 4．操作过程中的人文关怀。

注：赛道式要求三站完成时间为 30 min。

操作思维导图

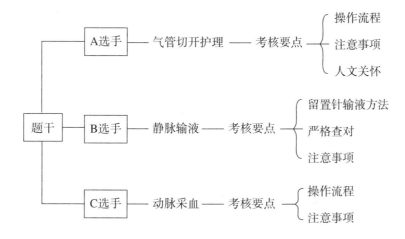

六、化脓性骨髓炎

站点式模拟题一

考核题干	患儿张某，男，11 岁，骨科 39 床，住院号：342453。6 天前踢球时跌倒，右大腿碰伤，当时即感疼痛，活动受限，卧床休息，近 2 日疼痛加重，行走困难，出现寒战、高热。查体：T 40.2 ℃，P 128 次 / 分，R 24 次 / 分，BP 110/85 mmHg；右大腿局部皮温高，压痛明显；X 线片未见异常，右大腿下端骨膜下穿刺抽出脓性液体。诊断为右下肢化脓性骨髓炎。 医嘱：青霉素皮试。
考核要求	遵医嘱皮内注射。
SP 指引	患儿无药物过敏史，既往有青霉素用药史。
考核时间	8 min
考核要点	1．操作时评估全面。 2．皮内注射的操作流程及注意事项。 3．操作过程中的人文关怀。

操作思维导图

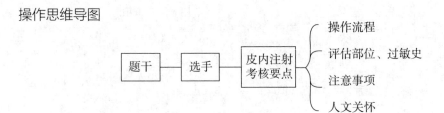

站点式模拟题二

考核题干	病人李某，男，55 岁，骨科 36 床，住院号：214354。2 年前因左小腿外伤性手术治疗，伤口愈合后又破溃、流脓，反复发作，伤口周围皮肤有色素沉着和湿疹样皮炎。目前有发热，局部流脓，并可见经破溃处排出的小碎骨片。 医嘱：注射用赖氨匹林 0.9 g，im，st。 　　　青霉素皮试。 　　　伤口换药。
考核要求	1．A 选手肌内注射。 2．B 选手皮内注射。 3．C 选手伤口换药。
SP 指引	家属询问肌内注射药物作用。
考核时间	8 min
考核要点	1．肌内注射的操作流程及注意事项。 2．皮试液的配制，询问药物过敏史。 3．伤口换药的操作流程及注意事项。

操作思维导图

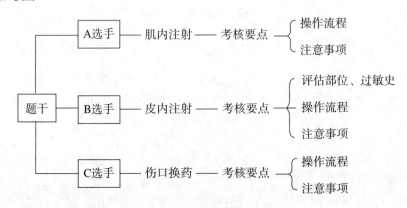

赛道式模拟题

第 1 站

考核题干	病人郑某，女，50 岁，骨科 3 床，住院号：634456。2 年前因右膝内侧上方疼痛，右下肢 MRI 检查示：右股骨远端占位；穿刺活检示：右股骨远端骨纤维结构不良，穿刺后病人疼痛缓解。之后穿刺处有分泌物，做细菌培养为多重耐药的金黄色葡萄球菌，2 年前曾诊断为右股骨远端骨髓炎。穿刺口周围皮肤局部暗红，并无自觉不适。3 个月前出现穿刺口破溃流脓，就诊于某骨髓炎医院，给予局部置管引流，为求进一步治疗收住入院。 　　医嘱：静脉采血（全血细胞分析、血生化）。 　　　　　注射用赖氨匹林 0.9 g，im，st。
考核要求	1．A 选手评估病人情况及汇报。 2．B 选手静脉采血。 3．C 选手肌内注射。
SP 指引	1．基本信息：2 年前因右膝内侧上方疼痛，右下肢 MRI 检查示：右股骨远端占位；穿刺活检示：右股骨远端骨纤维结构不良，穿刺后病人疼痛缓解。之后穿刺处有分泌物，做细菌培养为多重耐药的金黄色葡萄球菌，2 年前曾诊断为右股骨远端骨髓炎。穿刺口周围皮肤局部暗红，并无自觉不适。3 个月前出现穿刺口破溃流脓，就诊于某骨髓炎医院，给予局部置管引流。 2．体格检查：右膝关节内侧偏上可见皮肤窦道形成，周围皮肤软组织炎性浸润，挤压周围皮肤可见有淡黄色脓性分泌物溢出。病人膝关节活动好，下肢无肿胀，右下肢末梢血运正常，足背动脉搏动可触及。 3．既往史：既往体健。 4．过敏史：无药物及食物过敏史。 5．家族史：无。 6．饮食：饮食规律。
考核要点	1．询问病史全面（基本信息、体格检查、既往史、过敏史、家族史、饮食）。 2．采血顺序正确，操作规范。 3．肌内注射操作流程及注意事项。

操作思维导图

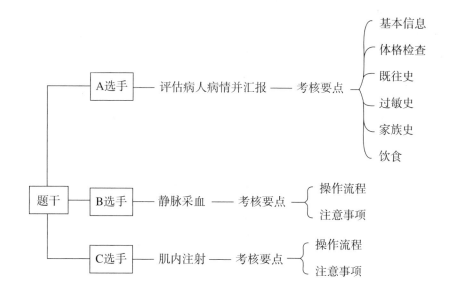

第 2 站

考核题干	取窦道分泌物做细菌培养为金黄色葡萄球菌，拟行手术治疗。 医嘱：0.9%NS 250 ml，ivgtt，st。 　　　伤口换药。 　　　术前准备。

续表

考核要求	1. A 选手静脉输液。 2. B 选手伤口换药。 3. C 选手术前准备。
SP 指引	病人情绪不稳，配合不佳。
考核要点	1. 采用静脉留置针输液，操作方法正确。 2. 伤口换药的操作流程及注意事项。 3. 术前准备完善。

操作思维导图

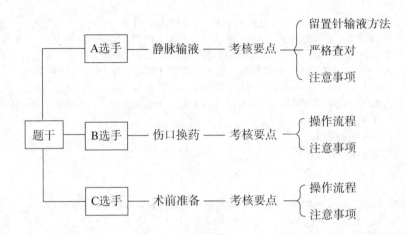

第 3 站

考核题干	在腰硬联合麻醉下行"右膝内侧窦道切除、右股骨远端骨髓炎病灶清理术"，留置负压引流。 医嘱：心电监护。 　　　吸氧。 　　　负压引流护理。
考核要求	1. A 选手心电监护。 2. B 选手吸氧。 3. C 选手负压引流护理。
SP 指引	病人询问为何引流出脓黄色液体。
考核要点	1. 电极片位置及参数调节。 2. 吸氧的操作流程及氧流量选择。 3. 负压封闭引流护理准确，注意事项告知到位。

注：赛道式要求三站完成时间为 30 min。

操作思维导图

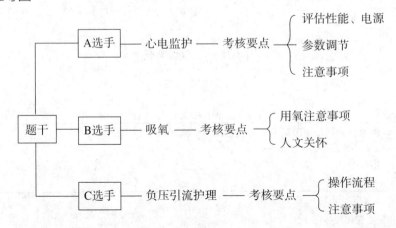

七、化脓性关节炎

站点式模拟题一

考核题干	病人张某，男，26岁，骨科13床，住院号：233467。左膝关节红、肿、热、痛1周，伴高热、寒战。查体：左膝关节肿胀、拒压，浮髌试验阳性；WBC 30×10^9/L，关节液检查可见白细胞。 医嘱：青霉素皮试。
考核要求	遵医嘱皮内注射。
SP指引	病人无药物过敏史，既往有青霉素用药史。
考核时间	8 min
考核要点	1．操作时评估全面。 2．皮试液配置及询问药物过敏史。 3．操作过程中的人文关怀。

操作思维导图

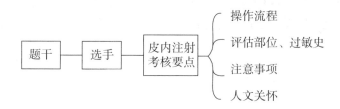

站点式模拟题二

考核题干	病人周某，女，17岁，骨科2床，住院号：255570。发现右膝关节红、肿、热、痛1周，查体：右膝局部红、肿、热、痛，浮髌试验阳性，过屈过伸试验阳性；白细胞、中性粒细胞计数增高；关节穿刺液浑浊呈脓性；X线示：右膝关节髌上囊肿胀明显。诊断为右膝关节化脓性关节炎。 医嘱：注射用赖氨匹林0.9 g，im，st。 　　　　青霉素皮试。 　　　　皮牵引护理。
考核要求	1．A选手肌内注射。 2．B选手皮内注射。 3．C选手皮牵引护理。
SP指引	病人无药物过敏史，无青霉素用药史。
考核时间	8 min
考核要点	1．肌内注射操作流程及注意事项。 2．皮试液的配制，询问药物过敏史。 3．牵引方法正确，注意事项告知到位。

操作思维导图

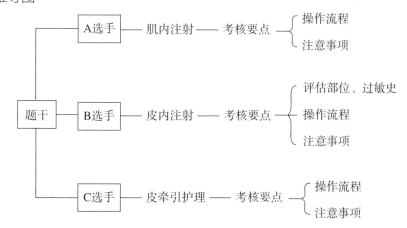

赛道式模拟题

第 1 站

考核题干	病人丁某，女，34 岁，骨科 34 床，住院号：624550。2 个月前无明显诱因右膝疼痛伴活动受限，近日加重，以"右膝化脓性关节炎、骶尾部褥疮伴感染"收住入院。 医嘱：静脉采血（全血细胞分析、血生化、红细胞沉降率）。 压疮护理。
考核要求	1. A 选手评估病人情况及汇报。 2. B 选手静脉采血。 3. C 选手压疮护理。
SP 指引	1. 基本信息：2 个月前无明显诱因右膝疼痛伴活动受限伴近日加重，以"右膝化脓性关节炎、骶尾部褥疮伴感染"收住入院。 2. 既往史：高血压史、类风湿病史 5 年。 3. 过敏史：无药物及食物过敏史。 4. 家族史：无。 5. 饮食：饮食规律。
考核要点	1. 询问病史全面（基本信息、体格检查、既往史、过敏史、家族史、饮食）。 2. 采血顺序正确，操作规范。 3. 压疮护理的操作流程及人文关怀。

操作思维导图

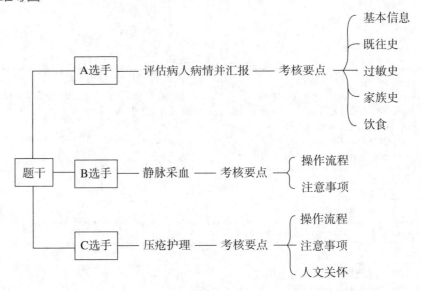

第 2 站

考核题干	全血细胞分析：Hb 120 g/L，WBC 22×10^9/L，PLT 110×10^9/L，ESR 31 mm/h，入院第 2 日体温升高，达到 39 ℃。
	医嘱：注射用赖氨匹林 0.9 g，im，st。
	      青霉素皮试。
	      伤口包扎。

考核要求	1. A 选手肌内注射。 2. B 选手皮内注射。 3. C 选手伤口包扎。
SP 指引	家属询问肌内注射药物作用。
考核要点	1. 肌内注射操作的流程及注意事项。 2. 皮试液的配制，询问药物过敏史。 3. 伤口换药的操作流程及注意事项。 4. 操作过程中的人文关怀。

操作思维导图

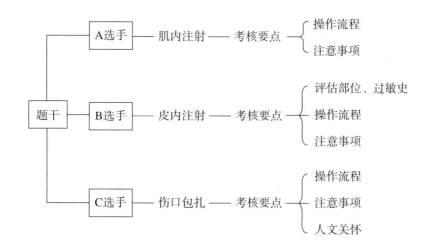

第3站

考核题干	在全麻下行"右膝髌上囊脓肿清除＋灌洗术"，术毕安返病房，置负压引流管及冲洗管各2根。 医嘱：心电监护。 　　　吸氧。 　　　负压引流管护理。
考核要求	1．A选手心电监护。 2．B选手吸氧。 3．C选手负压引流管护理。
SP指引	病人家属焦虑，情绪紧张。
考核要点	1．电极片位置及参数调节。 2．吸氧的操作流程及氧流量选择。 3．维持有效负压，注意事项告知到位。 4．操作过程中的人文关怀。

注：赛道式要求三站完成时间为30 min。

操作思维导图

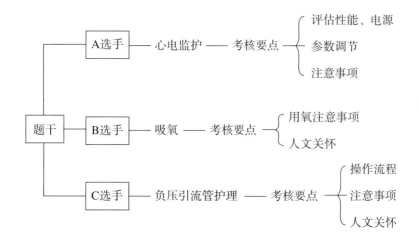

八、骨与关节结核

站点式模拟题一

考核题干	病人张某，男，40 岁，骨科 9 床，住院号：254568。3 个月前出现午后低热、乏力、盗汗，逐渐消瘦，食欲差，贫血，右髋部肌肉萎缩，活动受限，并有少量脓液流出。查体：T 39.2 ℃，P 128 次 / 分，R 24 次 / 分，BP 110/85 mmHg，诊断为右髋关节结核。 医嘱：结核菌素试验。
考核要求	遵医嘱皮内注射。
SP 指引	病人右髋关节处有脓液流出。
考核时间	8 min
考核要点	1．皮内注射操作流程。 2．皮试液配制，询问药物过敏史。 3．操作过程中的人文关怀。

操作思维导图

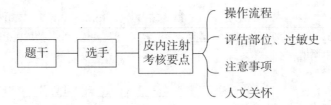

站点式模拟题二

考核题干	病人周某，女，26 岁，骨科 1 床，住院号：234578。因"腰背部疼痛 3 个月，加重 1 个月"入院，3 个月前搬抬重物后出现腰部疼痛，1 个月前疼痛较前加重，休息后稍缓解。实验室检查示：血清 C 反应蛋白偏高，结核抗体弱阳性；腰椎 X 线示：腰 3 ~ 4 椎体破坏、塌陷，局部后凸畸形。 医嘱：0.9%NS 250 ml，ivgtt，st。 　　　　酮咯酸氨丁三醇注射液 30 mg，im，st。 　　　　结核菌素试验。
考核要求	1．A 选手静脉输液。 2．B 选手肌内注射。 3．C 选手皮内注射。
SP 指引	病人疼痛剧烈，配合不佳。
考核时间	8 min
考核要点	1．采用静脉留置针输液，操作方法正确。 2．肌内注射的操作流程及隐私保护。 3．皮试液的配制，观察时间及注意事项告知到位。

操作思维导图

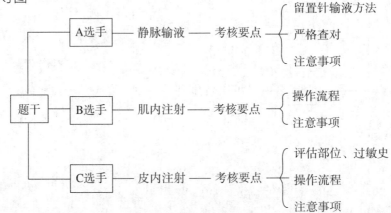

赛道式模拟题

第 1 站

考核题干	病人尹某，女，57 岁，骨科 12 床，住院号：134345。因胸背部疼痛半年加重 1 周，半年前无明显诱因觉胸背部疼痛，7 天前胸背部疼痛加重，上腹部感觉麻木并逐渐加重，收住入院。 医嘱：复方氯化钠注射液 500 ml，ivgtt，st。 　　静脉采血（全血细胞分析、配血、凝血七项、血沉、电解质）。
考核要求	1. A 选手评估病人情况及汇报。 2. B 选手静脉输液。 3. C 选手静脉采血。
SP 指引	1. 基本信息：因胸背部疼痛半年加重 1 周，半年前无明显诱因觉胸背部疼痛，7 天前胸背部疼痛加重，上腹部感觉麻木并逐渐加重，收住入院。 2. 体格检查：脊柱外观无畸形，颈抗阴性，胸 7～9 棘突及椎旁压叩痛，伴两侧胸肋部及上腹部放射痛，双季肋部、上腹部浅感觉减退，腹壁反射减弱；双下肢直腿抬高试验阴性，肌力约 V 级，双膝、踝反射亢进。 3. 既往史：既往体健。 4. 过敏史：无药物及食物过敏史。 5. 家族史：无。 6. 烟酒史：无。 7. 饮食：平时饮食规律。
考核要点	1. 询问病史全面（基本信息、体格检查、既往史、过敏史、家族史、饮食、烟酒史）。 2. 采用静脉留置针输液，操作方法正确。 3. 采血顺序正确，操作规范。

操作思维导图

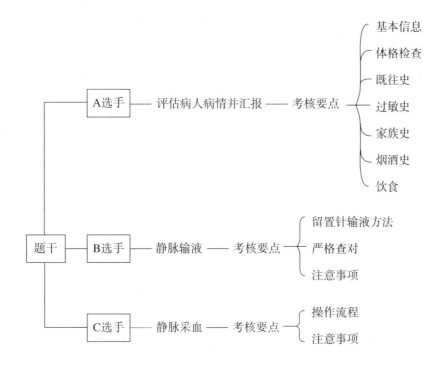

第 2 站

考核题干	CT 示：C3 ~ 4、C4 ~ 5 椎间盘突出，L4 ~ 5 椎间盘突出；WBC 6.49×10^9/L，PLT 323×10^9/L，ESR 34 mm/h，UA 422 μmol/L；X 线示：8、9 椎体结核；颈椎退行性改变，骨盆骨质结构未见明显异常。 医嘱：留置导尿。 　　　　酮咯酸氨丁三醇注射液 30 mg，im，st。 　　　　结核菌素试验。
考核要求	1. A 选手留置导尿。 2. B 选手肌内注射。 3. C 选手皮内注射。
SP 指引	病人询问肌内注射药物作用。
考核要点	1. 留置导尿的操作流程及隐私保护。 2. 肌内注射操作流程及位置选择。 3. 皮试液配制准确，注意事项告知到位。

操作思维导图

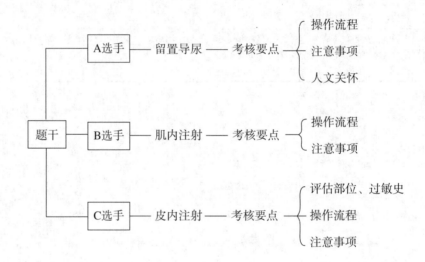

第 3 站

考核题干	在全麻下行"后路胸 7、8、9 全椎板减压病灶清除横突间植骨融合内固定术"，术后放置引流管左右 2 根，硬膜外管左右 2 根，术毕安返病房。 医嘱：心电监护。 　　　　吸氧。 　　　　开塞露 50 ml 肛注。
考核要求	1. A 选手心电监护。 2. B 选手吸氧。 3. C 选手肛注。
SP 指引	病人自诉腹胀不适。
考核要点	1. 电极片位置及参数调节。 2. 吸氧的操作流程及氧流量选择。 3. 开塞露肛注的操作流程及人文关怀。

注：赛道式要求三站完成时间为 30 min。

操作思维导图

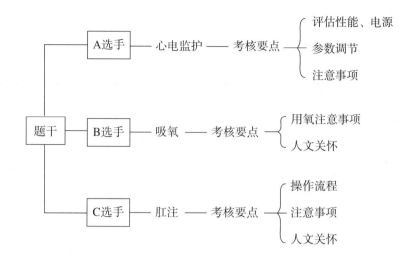

九、恶性骨肿瘤

站点式模拟题一

考核题干	患儿李某，男，12 岁，骨科 10 床，住院号：324555。因"左膝关节疼痛 4 周，加重伴肿胀 1 周"入院，4 周前跑步后感左膝关节疼痛，3 天后疼痛消失，近 1 周来左膝部持续疼痛，夜间尤甚，并出现左膝外侧肿胀，压痛明显。发病以来患儿精神欠佳，睡眠差，食欲正常，体重下降。查体：T 36.2 ℃，P 96 次 / 分，R 20 次 / 分，BP 110/70 mmHg；左大腿下端外侧可触及 3 cm 包块，基底界限不清，X 线示：左股骨远端溶骨性破坏，诊断为左股骨骨肉瘤。 医嘱：帕瑞昔布钠 40 mg，im，st。
考核要求	遵医嘱肌内注射。
SP 指引	患儿自诉左膝疼痛剧烈。
考核时间	8 min
考核要点	1．肌内注射的查对及位置选择。 2．肌内注射操作流程及注意事项。 3．操作过程中的人文关怀。

操作思维导图

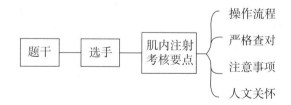

站点式模拟题二

考核题干	病人罗某，女，54 岁，骨科 9 床，住院号：254548。因"多发性骨髓瘤 15 月"入院，神志清，生命体征平稳。 医嘱：复方氯化钠注射液 500 ml，ivgtt，st。 　　　酮咯酸氨丁三醇注射液 30 mg，im，st。 　　　口腔护理。
考核要求	1．A 选手静脉输液。 2．B 选手肌内注射。 3．C 选手口腔护理。

续表

SP 指引	病人焦虑，配合不佳。
考核时间	8 min
考核要点	1．采用静脉留置针输液，操作方法正确。 2．肌内注射操作流程及隐私保护。 3．口腔护理操作流程及人文关怀。

操作思维导图

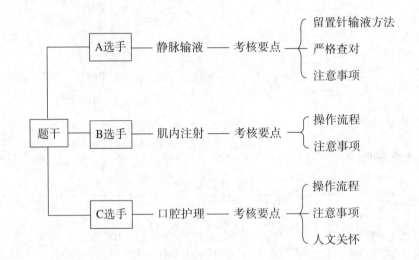

赛道式模拟题

第 1 站

考核题干	病人王某，女，54 岁，骨科 4 床，住院号：254478。因"右下肢间歇性疼痛 2 月"入院，DR 示：右股骨上段占位性病变；ECT 示：右股骨上端放射性异常浓聚。 医嘱：复方氯化钠注射液 500 ml，ivgtt，st。 　　　静脉采血（全血细胞分析）。
考核要求	1．A 选手评估病人情况及汇报。 2．B 选手静脉输液。 3．C 选手静脉采血。
SP 指引	1．基本信息：2 个月前无明显诱因出现右髋部、膝关节处疼痛，为刺痛，疼痛呈间歇性，口服药物后症状无明显改善，后到市中心医院就诊。 2．体格检查：双上肢及左下肢感觉、活动无异常；右下肢未见肌萎缩；右髋外下部肿胀，局部皮温不高，未见血管扩张；右股骨转子处轻度压痛，右髋屈曲、后伸活动明显受限，被动活动范围基本正常，右下肢肌力及感觉正常。 3．既往史：既往体健。 4．过敏史：无药物及食物过敏史。 5．家族史：无。 6．烟酒史：无。 7．饮食：平时饮食规律。
考核要点	1．询问病史全面（基本信息、体格检查、既往史、过敏史、家族史、饮食）。 2．采用静脉留置针输液，操作方法正确。 3．采血顺序正确，操作规范。

操作思维导图

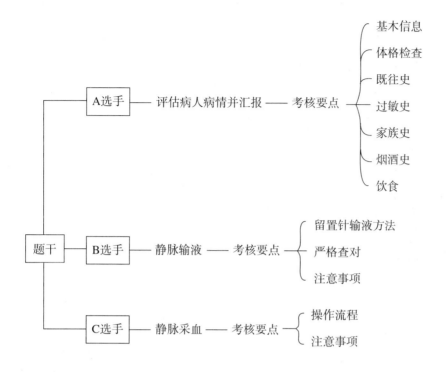

第 2 站

考核题干	行"右股骨转子骨肿瘤穿刺活检术",结果示:右股骨恶性肿瘤,拟行"右股骨人工关节置换术"。 医嘱:吸氧。 0.9%NS 2 ml 加盐酸氨溴索 15 mg 雾化吸入,st。 酮咯酸氨丁三醇注射液 30 mg,im,st。
考核要求	1．A 选手吸氧。 2．B 选手雾化吸入。 3．C 选手肌内注射。
SP 指引	病人自诉咳嗽,咳出少量黄色黏痰。
考核要点	1．吸氧的操作流程及氧流量选择。 2．雾化吸入的操作流程及注意事项。 3．肌内注射操作流程及隐私保护。

操作思维导图

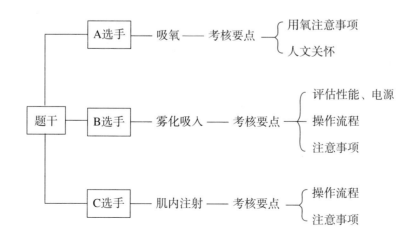

第 3 站

考核题干	在全麻下行"右股骨人工关节置换术",术后放置负压引流管 1 根,尿管 1 根。 医嘱:留置尿管护理。 　　　心电监护。 　　　指导功能锻炼。
考核要求	1. A 选手留置尿管护理。 2. B 选手心电监护。 3. C 选手指导功能锻炼。
SP 指引	病人询问为何会引流出血性液体。
考核要点	1. 尿管护理的无菌原则及注意事项。 2. 电极片位置及参数调节。 3. 功能锻炼指导方法正确。 4. 操作过程中的人文关怀。

注:赛道式要求三站完成时间为 30 min。

操作思维导图

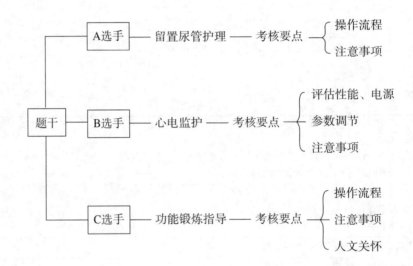

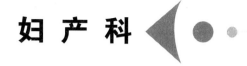

妇 产 科

第一节　妇科疾病

一、外阴及阴道炎症

站点式模拟题一

考核题干	病人李某，女，29岁，妇科22床，住院号：876548。阴道分泌物增多伴外阴瘙痒4日，性交后有轻度的烧灼感。妇科检查：外阴及阴道黏膜无明显异常，阴道分泌物灰白色，稀薄，均匀一致。医嘱：阴道灌洗。
考核要求	遵医嘱阴道灌洗。
SP指引	病人自诉会阴部奇痒无比，无法正常生活。
考核时间	8 min
考核要点	1．阴道灌洗的注意事项。 2．灌洗顺序及溶液选择。 3．健康宣教全面。

操作思维导图

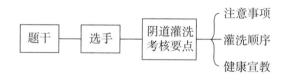

站点式模拟题二

考核题干	病人王某，女，39岁，妇科门诊号：565365。阴道分泌物增多6日，外阴瘙痒灼痛，妇科检查：外阴阴道黏膜充血并伴外阴皲裂，阴道弥漫性充血，分泌物呈白色豆渣样。 医嘱：生命体征测量。 　　　　静脉采血（全血细胞分析、血生化）。
考核要求	1．A选手汇报护理诊断。 2．B选手生命体征测量。 3．C选手静脉采血。
SP指引	病人自诉外阴瘙痒，影响正常生活。
考核时间	8 min
考核要点	1．生命体征测量准确。 2．静脉采血严格无菌，采血顺序、采血量准确。 3．操作过程中的人文关怀。

301

操作思维导图

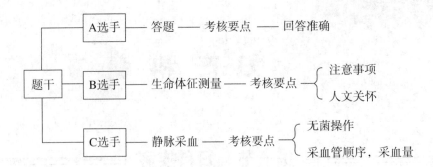

赛道式模拟题

第1站

考核题干	病人王某，女，45岁，妇科8床，住院号：377642。3个月前无诱因在左侧外阴出现一肿块，质软，无发热疼痛，表面皮肤黏膜未见异常，未治疗。最近包块逐渐变大，并伴有疼痛，诊断为前庭大腺脓肿。 医嘱：心电图检查。 　　　静脉采血（全血细胞分析、配血）。 　　　生命体征测量。
考核要求	1. A选手评估病人并行心电图检查。 2. B选手静脉采血。 3. C选手生命体征测量。
SP指引	1. 基本信息：3个月前无诱因在左侧外阴出现一肿块，无发热疼痛，表面皮肤黏膜未见异常，未治疗。最近包块逐渐变大，并伴有疼痛，严重影响工作及生活。 2. 既往史：既往体健。 3. 过敏史：无药物及食物过敏史。 4. 家族史：无。 5. 饮食：平时饮食不规律。
考核要点	1. 评估病人全面。 2. 心电图导联位置及隐私保护。 3. 静脉采血严格无菌，采血顺序、采血量准确。 4. 生命体征测量的注意事项及人文关怀。

操作思维导图

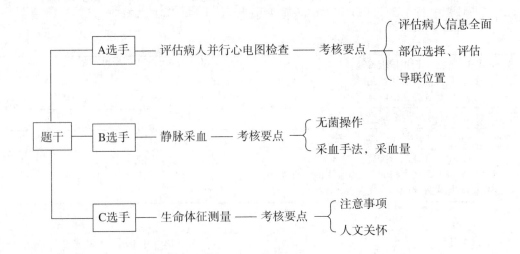

第 2 站

考核题干	入院第 2 天，病人自诉外阴有明显坠胀感，检查发现囊肿较前一日增大，呈椭圆形。定于今日行"前庭大腺囊肿造口术"，现完善术前准备。 医嘱：灌肠。 　　　　阴道冲洗。 　　　　青霉素皮试。
考核要求	1．A 选手灌肠。 2．B 选手阴道冲洗。 3．C 选手皮内注射。
SP 指引	病人紧张焦虑。
考核要点	1．灌肠的注意事项及隐私保护。 2．阴道冲洗顺序。 3．皮试液的配制，注射部位的选择。

操作思维导图

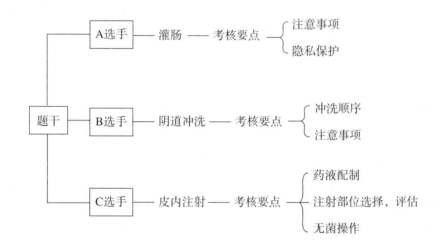

第 3 站

考核题干	术后 1 h 巡视病房，病人自诉头晕恶心，观察出血量约 300 ml，立即通知医生。 医嘱：吸氧。 　　　　心电监护。 　　　　蛇毒血凝酶 1 KU，im，st。
考核要求	1．A 选手吸氧。 2．B 选手心电监护。 3．C 选手肌内注射。
SP 指引	病人自诉头晕恶心。
考核要点	1．吸氧的操作流程及氧流量调节。 2．电极片位置及参数调节。 3．肌内注射操作流程及位置选择。

注：赛道式要求三站完成时间为 30 min。

操作思维导图

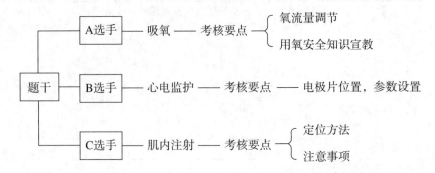

二、盆腔炎症

站点式模拟题一

考核题干	病人张某，女，33岁，妇科1床，住院号：634562。4天前曾在其自家附近的诊所做过人工流产手术，术后阴道流血量较多，腹痛，两天前出现食欲缺乏、发热症状，一天前出现头疼症状且腹痛加剧。查体：下腹部肌肉紧张、压痛及反跳痛，诊断为急性盆腔炎。 医嘱：会阴擦洗。
考核要求	遵医嘱会阴擦洗。
SP 指引	病人紧张，配合不佳。
考核时间	8 min
考核要点	1．会阴擦洗顺序。 2．擦洗部位。 3．严格无菌操作。 4．操作过程中的人文关怀。

操作思维导图

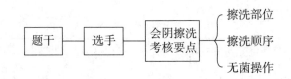

站点式模拟题二

考核题干	病人王某，女，27岁，妇科34床，住院号：846466。人工流产排出完整胚胎，3天后高热、寒战，恶心，腹胀，下腹压痛、反跳痛，妇科检查：宫颈口闭合有举痛，子宫略大，两侧附件明显触痛，拒按。以"急性盆腔炎"收住院。 医嘱：头孢吡肟皮试。 　　　生命体征测量。 　　　静脉采血（全血细胞分析、血生化）。
考核要求	1．A选手皮内注射。 2．B选手生命体征测量。 3．C选手静脉采血。
SP 指引	病人面色潮红，恶心，腹胀。
考核时间	8 min
考核要点	1．皮内注射部位选择及皮试液配制。 2．生命体征测量准确及注意事项宣教全面。 3．静脉采血的查对及无菌原则。 4．操作过程中的人文关怀。

操作思维导图

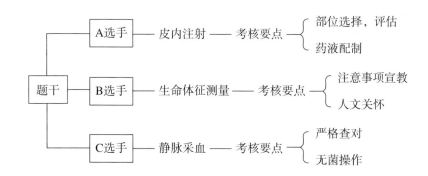

赛道式模拟题

第 1 站

考核题干	病人刘某，女，37 岁，妇科 3 床，住院号：654432。已婚，阴道不规则出血 1 个月，发热两天伴下腹坠痛，腰酸痛来诊。查体：T 38.8 ℃，P 100 次 / 分，R 22 次 / 分，BP 90/60 mmHg；妇科检查：阴道少量暗红血，宫颈中度糜烂样改变，举痛（+），子宫后位正常大，活动受限，子宫左后方触及一拳头大小囊性肿物，张力大，边界不清，压痛（+），诊断为盆腔炎疾病后遗症急性发作。 医嘱：心电图检查。 　　　　复方氯化钠注射液 500 ml，ivgtt，st。
考核要求	1. A 选手评估病人情况并汇报。 2. B 选手行心电图检查。 3. C 选手静脉输液。
SP 指引	1. 基本信息：病人女，37 岁，平素月经规律，5/28 天，G_2P_1，阴道不规则出血 1 个月，发热两天伴下腹坠痛，腰酸痛。 2. 既往史：2 年前曾患左附件炎。 3. 过敏史：无药物及食物过敏史。 4. 家族史：无。 5. 饮食：喜食油腻食品、动物肝脏等。
考核要点	1. 评估病人全面。 2. 心电图检查导联位置及隐私保护。 3. 静脉输液部位准确及滴速调节。

操作思维导图

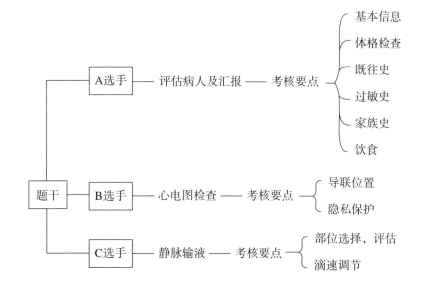

第 2 站

考核题干	入院后完善相关化验检查，需进行手术切除术，完善术前准备。 医嘱：康妇炎 30 ml 小剂量保留灌肠。 　　　　地塞米松 6 mg，im，st。 　　　　静脉采血（配血）。
考核要求	1．A 选手灌肠。 2．B 选手肌内注射。 3．C 选手静脉采血。
SP 指引	病人紧张焦虑。
考核要点	1．灌肠剂量准确。 2．肌内注射部位选择及隐私保护。 3．静脉采血的查对，采血管选择，无菌操作。 4．操作过程中的人文关怀。

操作思维导图

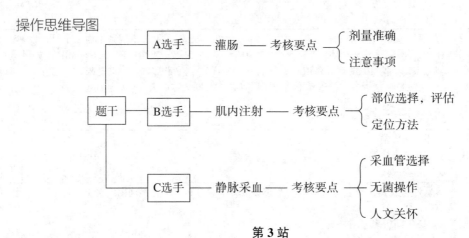

第 3 站

考核题干	在完善术前准备后，病人病情突然变化，呼之不应，瞳孔不等大，对光反射消失，血压测不出，立即转往抢救室。 医嘱：心肺复苏。 　　　　除颤。
考核要求	1．A 选手心肺复苏。 2．B 选手除颤。 3．C 选手配合抢救。
SP 指引	家属紧张，不断询问病人病情。
考核要点	1．评估病人全面，按压部位准确。 2．除颤部位选择，电量调节。 3．操作过程中的人文关怀及抢救记录的书写。

注：赛道式要求三站完成时间为 30 min。

操作思维导图

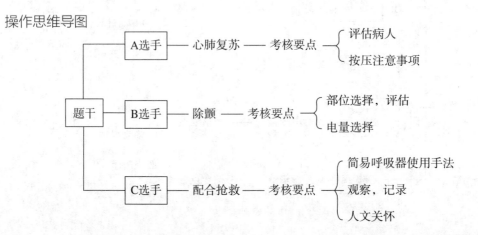

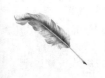

三、妇科肿瘤

站点式模拟题一

考核题干	病人王某，女，70岁，妇科8床，住院号：754564。因"不定时下腹阵痛，不规则阴道流血，伴脓性白带"入院，妇科检查：子宫增大，子宫颈质地变硬、变大，阴道壁无异常，诊断为宫颈癌。 医嘱：会阴擦洗。
考核要求	遵医嘱会阴擦洗。
SP指引	病人听力差，配合不佳。
考核时间	8 min
考核要点	1. 会阴擦洗顺序及无菌原则。 2. 操作过程中的人文关怀。

操作思维导图

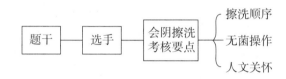

站点式模拟题二

考核题干	病人刘某，女，33岁，妇科2床，住院号：865456。已婚，妇科检查：宫颈常大光滑，宫颈外口闭合；影像学示：子宫黏膜下肌瘤2.0 cm，完全突入宫腔内。拟行"经宫腔镜子宫肌瘤切除术"。 医嘱：心电图检查。 　　　　生命体征测量。 　　　　静脉采血（血型鉴定）。
考核要求	1. A选手心电图检查。 2. B选手生命体征测量。 3. C选手静脉采血。
SP指引	病人自诉心慌、胸闷、憋气。
考核时间	8 min
考核要点	1. 心电图导联位置及隐私保护。 2. 生命体征测量方法及注意事项。 3. 静脉采血部位及采血管选择。

操作思维导图

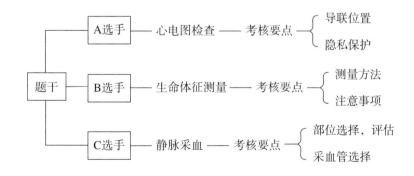

赛道式模拟题
第 1 站

考核题干	病人黄某，女，40 岁，妇科 7 床，住院号：978655。查体：T 37 ℃，P 106 次 / 分，R 23 次 / 分，BP 100/60 mmHg；白带有恶臭，呈米汤样，宫颈有糜烂，并且有 4 cm×3 cm 赘生物，子宫正常大小，触诊双侧附件（–）。近日经常头痛，偶尔喘气困难，出汗，诊断为宫颈癌。 医嘱：心电图检查。 　　　静脉采血（全血细胞分析、凝血、血型鉴定）。 　　　复方氯化钠注射液 500 ml，ivgtt，st。
考核要求	1．A 选手心电图检查。 2．B 选手静脉采血。 3．C 选手静脉输液。
SP 指引	1．基本信息：平素月经规律，3 ～ 4/28 天，白带有恶臭，呈米汤样。近日经常头痛，偶尔喘气困难，出汗。 2．既往史：既往体健。 3．过敏史：无药物及食物过敏史。 4．家族史：无。 5．饮食：喜食辛辣刺激食品。
考核要点	1．心电图导联位置及隐私保护。 2．静脉采血部位选择及采血顺序准确。 3．静脉输液严格无菌操作，滴速调节正确。

操作思维导图

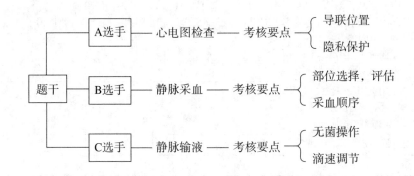

第 2 站

考核题干	病人进一步检查后，宫颈活检示：上皮全层非典型性增生，行"宫颈锥形切除术"，术中出血约 600 ml。术毕用无菌纱布卷压迫创面止血，现已安返病房。 医嘱：心电监护。 　　　吸氧。 　　　静脉输注悬浮红细胞 2 U。
考核要求	1．A 选手心电监护。 2．B 选手吸氧。 3．C 选手静脉输血。
SP 指引	病人自诉头晕，无力。
考核要点	1．电极片位置及参数调节。 2．氧流量调节及用氧注意事项宣教。 3．输血的查对及输血反应的观察。

操作思维导图

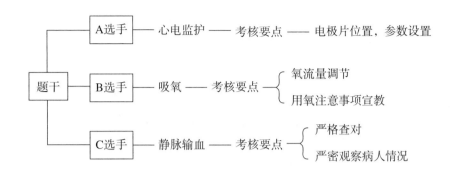

第 3 站

考核题干	术后巡视病房，发现病人胸闷、出冷汗，BP 90/45 mmHg，引流袋内观察出血量 500 ml。 医嘱：蛇毒血凝酶 2 KU，iv，st。 　　　　会阴冲洗。 　　　　引流管护理。
考核要求	1．A 选手静脉注射。 2．B 选手会阴冲洗。 3．C 选手引流管护理。
SP 指引	病人询问何时取出纱布？
考核要点	1．静脉注射的查对及无菌原则。 2．会阴冲洗顺序正确，严格无菌操作。 3．引流管护理的操作流程及观察记录。

注：赛道式要求三站完成时间为 30 min。

操作思维导图

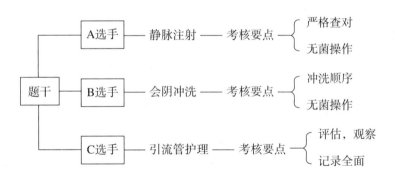

四、妊娠滋养细胞疾病

站点式模拟题一

考核题干	病人王某，女，30 岁，妇科 13 床，住院号：863478。因"停经 3 个月"入院，结婚 3 年未孕，平时月经规律，4 ~ 5/28 天。妇科检查：宫颈光滑，宫口闭，子宫 5 个月妊娠大小，质软，左侧附件扪及约 6 cm 直径囊性肿块，尿 HCG（+），诊断为葡萄胎。 医嘱：会阴擦洗。
考核要求	遵医嘱会阴擦洗。
SP 指引	病人紧张，配合不佳。
考核时间	8 min

考核要点	1．会阴擦洗顺序。 2．严格遵循无菌原则。 3．操作过程中的人文关怀。

操作思维导图

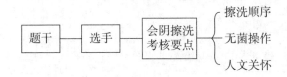

站点式模拟题二

考核题干	病人郭某，女，21 岁，妇科 6 床，住院号：765678。因"葡萄胎清宫术后 5 月，血 β-HCG 异常"入院，诊断为滋养细胞肿瘤，0-0-1-0，查体：血 β-HCG 为 1500 IU/L；B 超示：子宫未见明显病灶；胸片未见转移病灶影；肺部 CT：双肺散在多个结节影，最大直径约 3 cm，头颅及腹部 CT 未见转移病灶。 医嘱：生命体征测量。 　　　复方氯化钠注射液 500 ml，ivgtt，st。 　　　静脉采血（全血细胞分析、血生化）。
考核要求	1．A 选手生命体征测量。 2．B 选手静脉输液。 3．C 选手静脉采血。
SP 指引	病人焦虑，担心预后。
考核时间	8 min
考核要点	1．生命体征测量方法及注意事项。 2．静脉输液留置针型号选择及无菌原则。 3．静脉采血顺序准确。 4．操作过程中的人文关怀。

操作思维导图

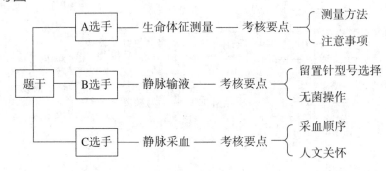

赛道式模拟题

第 1 站

考核题干	病人王某，女，28 岁，妇科 3 床，住院号：987667。因"血压升高 1 年，停经 3 月，阴道流血"入院，查体：T 37 ℃，P 80 次 / 分，R 22 次 / 分，BP 150/100 mmHg；妇科检查：阴道畅，有少量血液，呈咖啡色，子宫大小如孕 4 个月；血 β-HCG 1600 IU/L；B 超示：子宫腔未见囊胚，充满弥漫光点。诊断为葡萄胎，建议行清宫术。 医嘱：心电图检查。 　　　心理护理。 　　　静脉采血（全血细胞分析、配血）。

续表

考核要求	1. A 选手心电图检查。 2. B 选手心理护理。 3. C 选手静脉采血。
SP 指引	1. 基本信息：平素月经规律，4～5/28 天，停经 3 个月，阴道流血。 2. 既往史：原发性高血压。 3. 过敏史：无药物及食物过敏史。 4. 家族史：无。 5. 饮食：喜食辛辣刺激食品。
考核要点	1. 心电图导联位置及隐私保护。 2. 解释安抚病人，使其增加信心，加强人文关怀。 3. 采血时操作流程及无菌操作。

操作思维导图

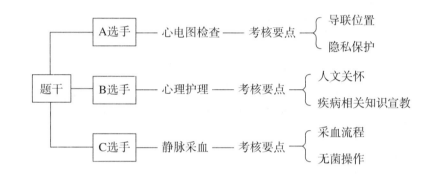

第 2 站

考核题干	经完善各项检查后，家属签署知情同意书行"清宫术"，给予术前准备。 医嘱：留置导尿。 青霉素皮试。 心电监护。
考核要求	1. A 选手留置导尿。 2. B 选手皮内注射。 3. C 选手心电监护。
SP 指引	病人紧张焦虑，担心预后。
考核要点	1. 导尿的操作流程及隐私保护。 2. 皮试液的配制，穿刺部位的选择及评估。 3. 电极片位置及参数调节。

操作思维导图

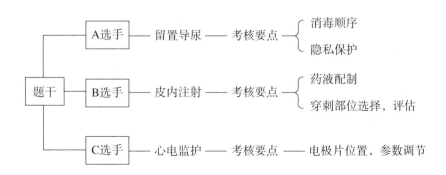

第 3 站

考核题干	现行 B 超引导清宫术，术中病人突然胸闷，大量出血，血压测不出，呼之不应，立即抢救。 医嘱：心肺复苏。 　　　　除颤。
考核要求	1．A 选手心肺复苏。 2．B 选手除颤。 3．C 选手配合抢救并记录。
SP 指引	家属担心，不断询问病情。
考核要点	1．评估病人全面及按压的注意事项。 2．除颤位置和电量的选择。 3．正确使用简易呼吸器，抢救记录的书写。 4．操作过程中的人文关怀。

注：赛道式要求三站完成时间为 30 min。

操作思维导图

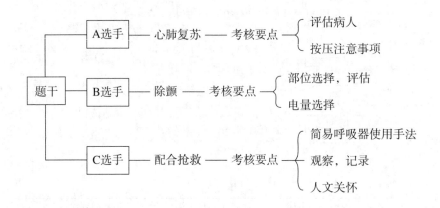

五、女性生殖器官损伤

站点式模拟题一

考核题干	病人刘某，女，30 岁，妇科 5 床，住院号：623323。因"6 小时前骑跨伤致外阴血肿"收住入院，妇科检查：左侧大阴唇有一 2 cm×3 cm 血肿，压痛明显。 医嘱：硫酸镁会阴湿热敷。
考核要求	遵医嘱硫酸镁会阴湿热敷。
SP 指引	病人自诉疼痛难忍。
考核时间	8 min
考核要点	1．溶液浓度配制准确。 2．操作过程中的人文关怀。

操作思维导图

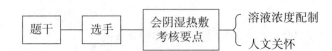

站点式模拟题二

考核题干	病人李某，女，54 岁，妇科 7 床，住院号：987900。绝经 5 年，常在打喷嚏时出现漏尿，阴道脱出肿物半年，查宫颈已脱出处女膜外 1.5 cm，子宫全在阴道内，伴内裤血染，现觉不适。 医嘱：会阴擦洗。 　　　生命体征测量。 　　　心电图检查。
考核要求	1．A 选手会阴擦洗。 2．B 选手生命体征测量。 3．C 选手心电图检查。
SP 指引	病人自诉阴道内不适，有异物脱出感。
考核时间	8 min
考核要点	1．会阴擦洗顺序及人文关怀。 2．生命体征测量方法及注意事项。 3．心电图导联位置及隐私保护。

操作思维导图

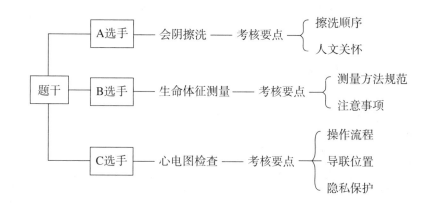

赛道式模拟题

第 1 站

考核题干	病人刘某，女，56 岁，妇科 6 床，住院号：786574。因"自感外阴肿物脱出 1 年"就诊，既往有高血压、糖尿病史，妇科检查：子宫Ⅲ度脱垂并发前后壁膨出。 医嘱：血糖监测。 　　　会阴擦洗。 　　　生命体征测量。
考核要求	1．A 选手血糖监测。 2．B 选手会阴擦洗。 3．C 选手生命体征测量。
SP 指引	1．基本信息：平素月经规律，4～5/28 天，停经 3 个月，阴道流血。 2．既往史：高血压、糖尿病史。 3．过敏史：无药物及食物过敏史。 4．家族史：无。 5．饮食：喜食动物肝脏。
考核要点	1．血糖监测操作流程及记录。 2．会阴擦洗顺序及无菌原则。 3．生命体征测量方法及注意事项。

操作思维导图

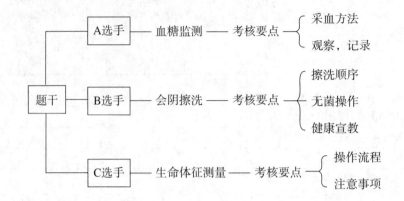

第 2 站

考核题干	拟行"盆底重建术",给予术前准备。 医嘱:导尿。 　　　复方氯化钠注射液 500 ml, ivgtt, st。 　　　青霉素皮试。
考核要求	1. A 选手导尿。 2. B 选手静脉输液。 3. C 选手皮内注射。
SP 指引	病人焦虑不安。
考核要点	1. 导尿的消毒顺序、范围及尿管固定。 2. 静脉输液的操作流程及无菌原则。 3. 皮试液的配制,穿刺部位的选择。 4. 操作过程中的人文关怀。

操作思维导图

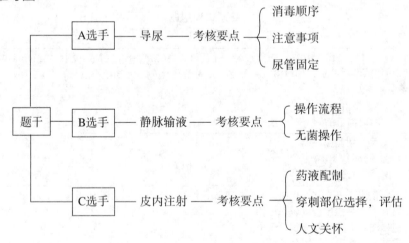

第 3 站

考核题干	现为病人给予术后常规护理,并进行出院指导。 医嘱:会阴擦洗。 　　　引流管护理。
考核要求	1. A 选手会阴擦洗。 2. B 选手引流管护理。 3. C 选手进行术后指导以及健康宣教。

续表

SP 指引	病人询问出院后的注意事项。
考核要点	1. 会阴擦洗顺序及操作过程中的人文关怀。 2. 保持引流通畅及管路固定。 3. 健康宣教全面。

注：赛道式要求三站完成时间为 30 min。

操作思维导图

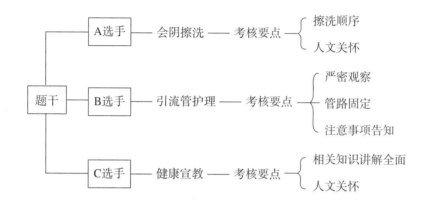

第二节　产科疾病

一、妊娠期并发症

站点式模拟题一

考核题干	孕妇王某，女，25 岁，产科 15 床，住院号：664521。初产妇，因"不规律宫缩"入院，查体：T 36.6 ℃，P 76 次 / 分，R 23 次 / 分，BP 118/76 mmHg；骨盆正常，胎心 170 次 / 分，宫缩不规律。医嘱：吸氧。
考核要求	遵医嘱吸氧。
SP 指引	孕妇自诉宝宝胎动频繁。
考核时间	8 min
考核要点	1. 吸氧的操作流程及氧流量调节。 2. 操作过程中的人文关怀。

操作思维导图

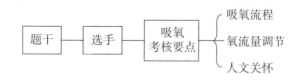

站点式模拟题二

考核题干	病人张某，女，26岁，产科1床，住院号：725434。平素月经规律，4～5/30天，现阴道出血半月余，曾用药止血无效，今晨起小腹痛，出冷汗。专科查体：后穹隆饱满下垂，子宫体水平位，略大，宫颈举摆痛（+），诊断为异位妊娠。今日进行手术，手术顺利，安返病房。 医嘱：会阴擦洗。 　　　心电监护。 　　　吸氧。
考核要求	1．A选手会阴擦洗。 2．B选手心电监护。 3．C选手吸氧。
SP指引	病人情绪平稳，配合佳。
考核时间	8 min
考核要点	1．会阴擦洗顺序及无菌原则。 2．电极片位置及参数调节。 3．吸氧的操作流程及氧流量调节。

操作思维导图

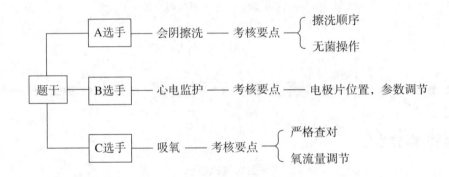

赛道式模拟题

第1站

考核题干	病人王某，女，38岁，产科16床，住院号：735533。经产妇，妊娠37周，尿蛋白（+++），宫底剑突下两横指，LOA，骨盆正常，胎心146次/分，宫口未开。查体：T 36 ℃，P 76次/分，R 23次/分，BP 150/110 mmHg，诊断为重度子痫前期。 医嘱：骨盆外测量。 　　　四步触诊。 　　　5%GS 30 ml 加 25% 硫酸镁 20 ml，10 ml/h 微量泵泵入。
考核要求	1．A选手骨盆外测量。 2．B选手四步触诊。 3．C选手微量泵使用。
SP指引	1．基本信息：病人女，经产妇，38岁，平素月经规律，4～5/28天，现 G_2P_2 孕37周。 2．专科检查：宫底剑突下两横指，LOA，骨盆正常，宫口未开。 3．既往史：两年前自然分娩一3000 g活女婴，现体健。 4．过敏史：无药物及食物过敏史。 5．家族史：无。 6．饮食：喜食动物肝脏。
考核要点	1．骨盆外测量的操作方法及注意事项。 2．四步触诊的顺序及人文关怀。 3．微量泵使用操作流程及泵速调节。

操作思维导图

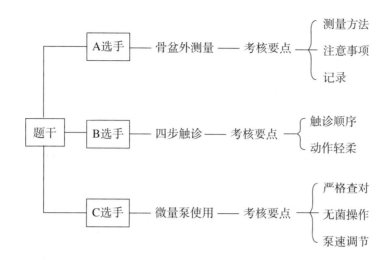

第 2 站

考核题干	入院第二天，产妇自诉尿量较前一天减少，胎儿胎动次数减少，膝反射消失，Mg^{2+} 3.3 mmol/L，胎心 167 次 / 分。 医嘱：10% 葡萄糖酸钙 10 ml，iv，st。 　　　胎心监护。
考核要求	1. A 选手静脉注射。 2. B 选手胎心监护并解读报告。 3. C 选手健康宣教。
SP 指引	病人自诉尿量减少，胎动减少。
考核要点	1. 静脉注射的查对及推注速度。 2. 胎心监护的操作流程及报告解读。 3. 健康宣教及人文关怀。

操作思维导图

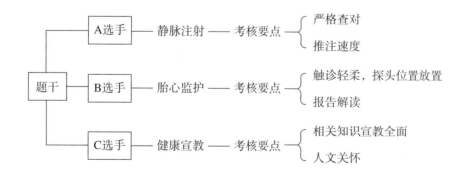

第 3 站

考核题干	病人 4 h 前突然腹痛，测得血压 170/110 mmHg，宫底明显升高，子宫强硬，有压痛，宫缩间歇子宫不完全放松，阴道少量流血，胎心 160 次 / 分，行"急诊剖宫产术"，完善术前准备。 医嘱：导尿。 　　　静脉采血（血型鉴定）。 　　　心电图检查。
考核要求	1. A 选手导尿。 2. B 选手静脉采血。 3. C 选手心电图检查。

续表

SP指引	病人自诉腹痛难忍。
考核要点	1. 导尿严格无菌操作。 2. 静脉采血部位及采血管选择。 3. 心电图检查导联位置及隐私保护。

注：赛道式要求三站完成时间为 30 min。

操作思维导图

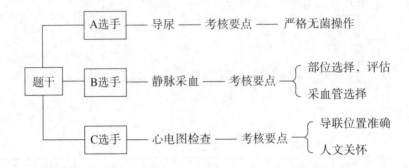

二、妊娠合并内科疾病

站点式模拟题一

考核题干	病人刘某，女，35 岁，产科 3 床，住院号：876757。结婚 5 年，现妊娠 33 周，因"1 型糖尿病合并妊娠"入院，尿酮体（++++）。 医嘱：血糖监测。
考核要求	遵医嘱血糖监测。
SP指引	病人恶心、呕吐。
考核时间	8 min
考核要点	1. 血糖仪的检查。 2. 严格无菌操作。

操作思维导图

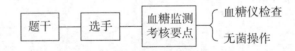

站点式模拟题二

考核题干	病人王某，女，28 岁，产科 2 床，住院号：976672。G_2P_0 孕 38 周，合并心脏病已临产。心功能 Ⅱ级，专科查体：宫高 30 cm，腹围 95 cm，现宫口开大 5 cm，胎心 140 次 / 分。 医嘱：吸氧。 　　　5%GS 20 ml 加毛花苷 C 0.5 mg，iv，st。 　　　胎心监护。
考核要求	1. A 选手吸氧。 2. B 选手静脉注射。 3. C 选手胎心监护。
SP指引	病人自诉心慌，胸闷。
考核时间	8 min
考核要点	1. 吸氧方式及氧流量的调节。 2. 静脉注射的查对及不良反应观察。 3. 胎心监护探头的位置。

操作思维导图

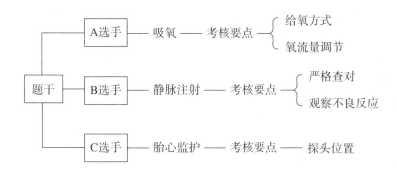

赛道式模拟题

第1站

考核题干	病人刘某，女，34岁，产科7床，住院号：736892。G₃P₀孕39周，因"1天前下腹疼痛伴心悸"收住入院，急性痛苦面容，呼吸急促，心电图示：窦性心动过速；心脏彩超示：房间隔缺损。 医嘱：生命体征测量。 　　　胎心监护。 　　　静脉采血（血生化、全血细胞分析、凝血五项、血型鉴定）。
考核要求	1．A选手生命体征测量。 2．B选手胎心监护。 3．C选手静脉采血。
SP指引	1．基本信息：G₃P₀孕39周，下腹疼痛伴心悸。 2．体格检查：急性痛苦面容，呼吸急促。 3．既往史：既往体健。 4．过敏史：无药物及食物过敏史。 5．家族史：无。 6．饮食：平时饮食规律。
考核要点	1．生命体征测量方法及注意事项。 2．胎心监护探头位置及人文关怀。 3．静脉采血的查对及顺序。

操作思维导图

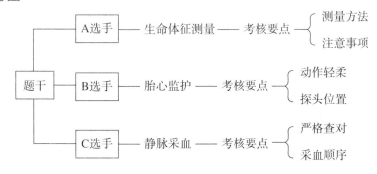

第2站

考核题干	入院后积极行术前准备，在硬膜外麻醉下行"子宫下段剖宫产术"，剖出一4000 g男活婴，手术顺利，术后给予抗菌，对症处理。 医嘱：吸氧。 　　　心电监护。
考核要求	1．A选手宣教巨大儿喂养方法。 2．B选手吸氧。 3．C选手心电监护。

续表

SP 指引	产妇询问宝宝为何哭闹不止。
考核要点	1. 巨大儿喂养的指导方法及手术后宣教。 2. 氧流量调节及用氧安全宣教。 3. 电极片位置及参数调节。

操作思维导图

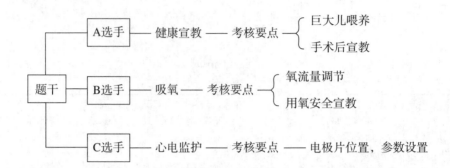

第 3 站

考核题干	术后第一天，产妇自诉头晕不适，查体：面色苍白，脉搏细速，呼吸困难，BP 80/60 mmHg，病人血型 B 型，交叉配血结果阴性。 医嘱：会阴擦洗。 　　　静脉输注悬浮红细胞 2 U。 　　　卡介苗接种。
考核要求	1. A 选手会阴擦洗。 2. B 选手静脉输血。 3. C 选手卡介苗接种。
SP 指引	产妇面色苍白，呼吸困难。
考核要点	1. 会阴擦洗顺序及隐私保护。 2. 输血的查对及输血反应观察。 3. 预防接种时间及注意事项。

注：赛道式要求三站完成时间为 30 min。

操作思维导图

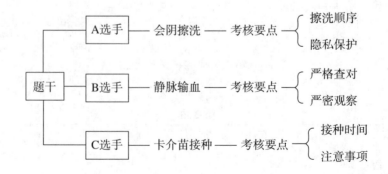

三、妊娠合并外科疾病

站点式模拟题一

考核题干	病人王某，女，27岁，产科7床，住院号：846789。G_1P_0，孕36周。右上腹持续性疼痛伴恶心、呕吐3 h，3 h前曾进食油腻食物，体检右上腹压痛，Murphy 征（+），未扪及宫缩，诊断为妊娠合并急性胆囊炎。 医嘱：心电图检查。
考核要求	遵医嘱心电图检查。
SP 指引	病人自诉右上腹疼痛难忍。
考核时间	8 min
考核要点	1. 心电图检查部位的选择及评估。 2. 心电图导联位置及隐私保护。

操作思维导图

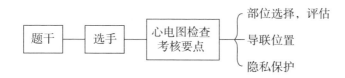

站点式模拟题二

考核题干	病人刘某，女，35岁，产科4床，住院号：976878。结婚5年，G_1P_0，孕33周，阵发性腹痛6 h，伴呕吐，无阴道流血及流液，查体：腹膨隆，右上腹有压痛；全血细胞分析及胎心监测未见异常。诊断为妊娠合并急性肠梗阻。 医嘱：胃肠减压。 　　　复方氯化钠注射液500 ml，ivgtt，st。 　　　地塞米松6 mg，im，st。
考核要求	1. A选手胃肠减压。 2. B选手静脉输液。 3. C选手肌内注射。
SP 指引	病人自诉下腹疼痛难忍。
考核时间	8 min
考核要点	1. 胃肠减压的注意事项。 2. 静脉输液的操作流程及穿刺部位选择。 3. 肌内注射的操作流程及定位方法。

操作思维导图

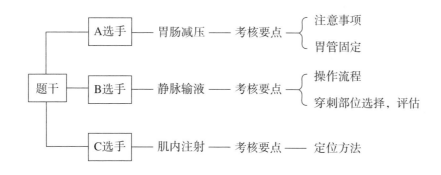

赛道式模拟题

第 1 站

考核题干	病人刘某，女，26 岁，产科 3 床，住院号：864834。G_2P_0，孕 35 周，以"不规则下腹疼痛 1 小时"入院。 医嘱：生命体征测量。 　　　5%GS 30 ml 加 25% 硫酸镁 20 ml，10 ml/h 微量泵泵入。 　　　骨盆外测量，四步触诊。
考核要求	1. A 选手生命体征测量。 2. B 选手微量泵使用。 3. C 选手骨盆外测量，四步触诊。
SP 指引	1. 基本信息：病人女，G_2P_0，孕 35 周，不规则下腹疼痛 1 h。 2. 专科查体：骨盆大致正常，胎心 140 次 / 分，宫口未开。 3. 既往史：一年前自然流产一次。 4. 过敏史：无药物及食物过敏史。 5. 家族史：无。 6. 饮食：平时喜食辛辣刺激食物。
考核要点	1. 生命体征测量的注意事项及人文关怀。 2. 微量泵使用的操作流程及泵速调节。 3. 骨盆外测量、四步触诊的注意事项及人文关怀。

操作思维导图

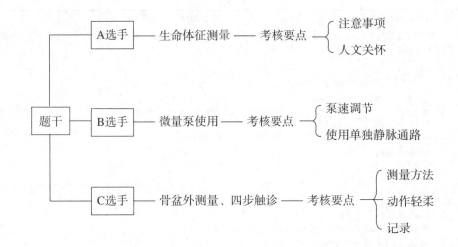

第 2 站

考核题干	入院第二天，产妇恶心呕吐。查体：腹膨隆，如孕月大小，肝脾未及，剑突右下侧轻压痛，无反跳痛，麦氏点无压痛，有不规律宫缩，宫缩间歇期子宫完全松弛，无阴道流血流液，宫颈未消，宫口未开，诊断为妊娠合并急性阑尾炎。 医嘱：留置导尿。 　　　吸氧。 　　　静脉采血（血型鉴定）。
考核要求	1. A 选手留置导尿。 2. B 选手吸氧。 3. C 选手静脉采血。
SP 指引	病人恶心，呕吐不止。
考核要点	1. 留置导尿操作方法及隐私保护。 2. 氧流量调节准确，注意事项宣教到位。 3. 采血部位选择、评估，采血量准确，操作规范。

操作思维导图

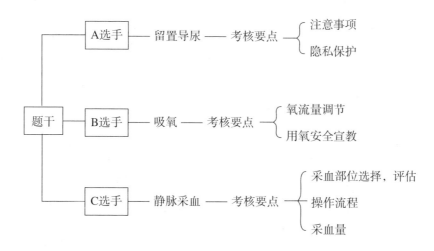

第 3 站

考核题干	产妇 4 h 前突然腹痛，BP 160/100 mmHg，宫底高，子宫强硬，有压痛，宫缩间歇子宫不完全放松，阴道少量流血，胎心 166 次 / 分，行"急诊剖宫产术"，现完善术前准备。 医嘱：胎心监护。 　　　　地塞米松 6 mg，im，st。 　　　　心电监护。
考核要求	1．A 选手胎心监护，安抚病人情绪。 2．B 选手肌内注射。 3．C 选手心电监护。
SP 指引	病人自诉下腹坠痛明显。
考核要点	1．胎心监护探头位置准确。 2．肌内注射部位选择准确。 3．电极片位置及参数调节。

注：赛道式要求三站完成时间为 30 min。

操作思维导图

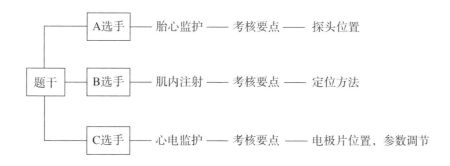

四、分娩期并发症

站点式模拟题一

考核题干	产妇王某，女，30 岁，产科 5 床，住院号：857886。G₁P₀，孕 41 周，规律宫缩 12 h，专科查体：宫高 28 cm，腹围 96 cm。现宫口开大 4 cm，胎心 140 次 / 分。入院 2 h 后，阴道分娩一 4200 g 活女婴，产后 2 h 内出血约 600 ml。 医嘱：静脉输注悬浮红细胞 2 U。

续表

考核要求	遵医嘱静脉输血。
SP指引	产妇出血较多，口唇发白。
考核时间	8 min
考核要点	1．输血的查对。 2．严密观察输血反应。 3．操作过程中的人文关怀。

操作思维导图

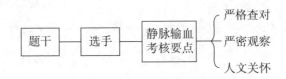

站点式模拟题二

考核题干	产妇王某，女，35 岁，产科 9 床，住院号：874789。G_2P_0，孕 40 周，阵发性腹痛 2 h 入院待产，入院后因宫缩欠佳给予小剂量缩宫素加速产程。半小时宫口开全，15 min 胎头娩出后，产妇突感胸闷、呼吸困难、口唇发绀、心慌气短，血压降至 83/46 mmHg，心率 108 次/分，诊断为羊水栓塞。 医嘱：吸氧。 　　　地塞米松 20 mg，iv，st。 　　　静脉输注悬浮红细胞 2 U。
考核要求	1．A 选手吸氧。 2．B 选手静脉注射。 3．C 选手静脉输血。
SP指引	病人自诉胸闷、呼吸困难、心慌气短。
考核时间	8 min
考核要点	1．吸氧的方法及氧流量调节。 2．静脉推注速度及注意事项。 3．静脉输血的查对及输血反应的观察。

操作思维导图

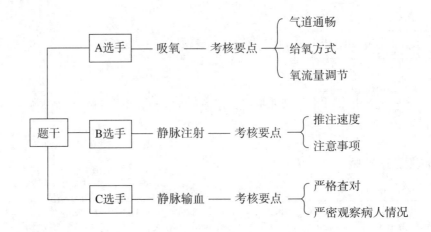

赛道式模拟题

第1站

考核题干	孕妇张某，女，28岁，产科3床，住院号：245321。G_2P_0，孕38周，因"规律腹痛4 h"入院，临产。查体：T 36 ℃，P 88次/分，R 20次/分，BP 110/70 mmHg；宫高28 cm，腹围98 cm，胎心144次，宫口开大1 cm。 医嘱：灌肠。 　　　骨盆外测量，胎心监护。 　　　会阴擦洗。
考核要求	1. A选手灌肠。 2. B选手骨盆外测量，胎心监护。 3. C选手会阴擦洗。
SP指引	1. 基本信息：病人女28岁，G_2P_0，孕38周，因"规律腹痛4 h"入院，临产。 2. 专科检查：宫高28 cm，腹围98 cm，胎心144次，宫口开大1 cm。 3. 既往史：一年前因胎停育药物流产一次。 4. 过敏史：无药物及食物过敏史。 5. 家族史：无。 6. 饮食：平时饮食规律。
考核要点	1. 灌肠的操作流程及注意事项。 2. 骨盆外测量准确。 3. 胎心监护探头位置准确，操作规范。 4. 会阴擦洗顺序正确。

操作思维导图

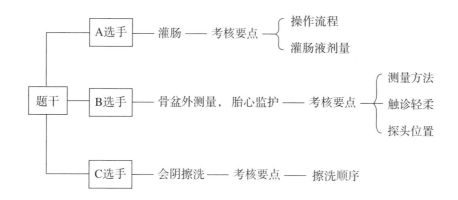

第2站

考核题干	产妇于入院后10 h分娩一3000 g男活婴，出血约1000 ml，诊断为产后出血。 医嘱：心电监护。 　　　吸氧。 　　　静脉输注悬浮红细胞2 U。
考核要求	1. A选手心电监护。 2. B选手吸氧。 3. C选手静脉输血。
SP指引	产妇自诉头晕、心慌。
考核要点	1. 电极片位置及参数调节。 2. 吸氧的操作流程及氧流量调节。 3. 输血的查对及输血反应的观察。

操作思维导图

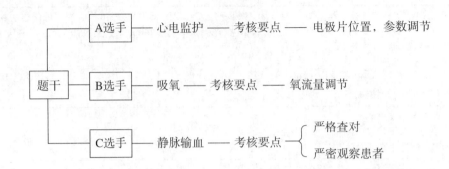

第 3 站

考核题干	产后第二天，产妇各项指标恢复正常，进行常规产后护理。 医嘱：新生儿抚触。 　　　新生儿脐部护理。
考核要求	1. A 选手新生儿抚触。 2. B 选手新生儿脐部护理。 3. C 选手母乳喂养指导。
SP 指引	产妇焦虑，不知如何喂养。
考核要点	1. 新生儿抚触的操作流程及人文关怀。 2. 脐部护理严格无菌操作。 3. 母乳喂养宣教全面及姿势指导正确。

注：赛道式要求三站完成时间为 30 min。

操作思维导图

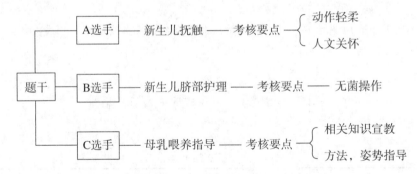

五、产褥期疾病

站点式模拟题一

考核题干	病人王某，女，29 岁，产科 7 床，住院号：866774。分娩后 10 日，浆液性恶露，量少，发现侧切口有硬节。 医嘱：硫酸镁会阴湿热敷。
考核要求	遵医嘱硫酸镁会阴湿热敷。
SP 指引	病人自诉侧切口烧疼，肿胀。
考核时间	8 min
考核要点	1. 硫酸镁浓度配制准确。 2. 操作过程中的人文关怀。

操作思维导图

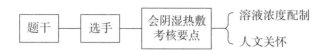

站点式模拟题二

考核题干	产妇刘某，女，30岁，产科2床，住院号：988777。产后3天，出现下腹疼痛，体温不高，恶露多，有臭味，子宫底脐上一指，子宫体软。 医嘱：生命体征测量。 　　　　会阴擦洗。 　　　　头孢吡肟皮试。
考核要求	1．A选手生命体征测量。 2．B选手会阴擦洗。 3．C选手皮内注射。
SP指引	病人自诉下腹坠痛。
考核时间	8 min
考核要点	1．生命体征测量规范、操作熟练。 2．会阴擦洗顺序正确。 3．皮试液的配制，询问药物过敏史。

操作思维导图

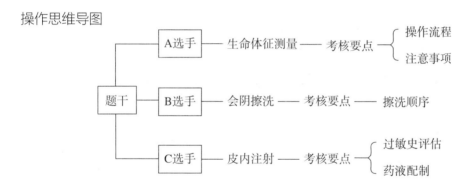

赛道式模拟题

第1站

考核题干	病人王某，女，30岁，产科8床，住院号：975435。G_1P_0，孕41周，因"胎膜早破4小时，规律宫缩12小时"入院。专科检查：宫高28 cm，腹围101 cm，现宫口开大2 cm，胎心140次/分。 医嘱：会阴擦洗。 　　　　骨盆外测量、胎心监护。 　　　　头孢吡肟皮试。
考核要求	1．A选手会阴擦洗。 2．B选手骨盆外测量、胎心监护。 3．C选手皮内注射。
SP指引	1．基本信息：G_1P_0，孕41周，胎膜早破4 h，规律宫缩12 h。 2．专科检查：宫高28 cm，腹围101 cm，宫口2 cm，胎心140次/分。 3．既往史：既往体健。 4．过敏史：无药物及食物过敏史。 5．家族史：无。 6．饮食：喜食辛辣刺激食物。
考核要点	1．会阴擦洗顺序正确。 2．骨盆外测量准确。 3．胎心监护探头位置准确，操作规范。 4．穿刺部位选择及皮试液配制。

操作思维导图

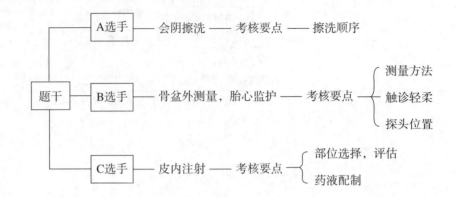

第 2 站

考核题干	入院 2 h 后，经会阴侧切术阴道分娩一 3600 g 活女婴，产房观察 2 h 后送回。 医嘱：新生儿抚触。 　　　　复方氯化钠 500 ml，ivgtt，st。
考核要求	1. A 选手母乳喂养指导。 2. B 选手新生儿沐浴，抚触。 3. C 选手静脉输液。
SP 指引	产妇焦虑，不知如何喂养。
考核要点	1. 母乳喂养宣教全面及姿势指导准确。 2. 新生儿沐浴的操作流程及注意事项。 3. 静脉输液滴速调节准确，严格无菌操作。

操作思维导图

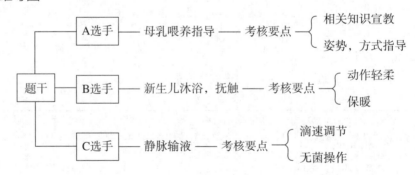

第 3 站

考核题干	病人于产后 10 天内出现弛张热，下肢疼痛且皮肤紧张，下腹疼痛且压痛明显，诊断为产褥期血栓性静脉炎。 医嘱：生命体征测量。 　　　　青霉素皮试。 　　　　5% 葡萄糖生理盐水 500 ml 加尿激酶 40 000 U，ivgtt，st。
考核要求	1. A 选手生命体征测量。 2. B 选手皮内注射。 3. C 选手静脉输液。
SP 指引	病人自诉下腹和下肢疼痛。
考核要点	1. 生命体征测量规范，操作熟练。 2. 皮试液配制，询问药物过敏史。 3. 尿激酶剂量选择及滴速调节。

注：赛道式要求三站完成时间为 30 min。

操作思维导图

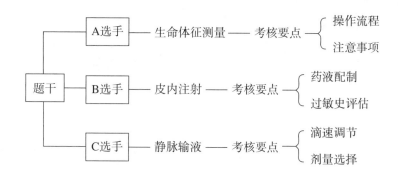

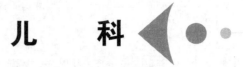

第四章

儿 科

第一节 呼吸与循环系统疾病

一、肺炎

站点式模拟题一

考核题干	患儿文某，男，6 个月，呼吸科 22 床，住院号：098345。因"咳嗽 4 天、气促 1 天"入院。查体：颜面口周发绀，SpO_2 88%，T 36.6 ℃，P 136 次 / 分，R 40 次 / 分，体重 7.5 kg。医嘱：吸氧，5 L/min。
考核要求	遵医嘱吸氧。
SP 指引	患儿面色发青，烦躁不安，家属极度焦虑。
考核时间	8 min
考核要点	1．吸氧方式及氧流量调节。 2．湿化瓶上标识注明床号、姓名及有效期。 3．用氧注意事项及效果评价。 4．操作过程中的人文关怀。

操作思维导图

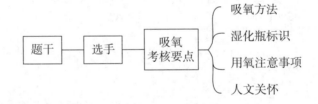

站点式模拟题二

考核题干	患儿王某，男，2 岁，呼吸科 2 床，住院号：298645。因"咳嗽、发热 3 天，呼吸困难 1 天"入院。查体：口唇发绀，三凹征阳性，T 38.1 ℃，P 130 次 / 分，R 41 次 / 分，体重 12 kg。 医嘱：吸氧，2 L/min。 　　　物理降温。 　　　动脉采血。
考核要求	1．A 选手吸氧。 2．B 选手物理降温。 3．C 选手动脉采血。
SP 指引	患儿呼吸困难。
考核时间	8 min
考核要点	1．吸氧的操作流程及注意事项。 2．物理降温部位的选择，擦浴顺序及效果评价。 3．动脉采血的操作流程及注意事项。 4．操作过程中的人文关怀。

操作思维导图

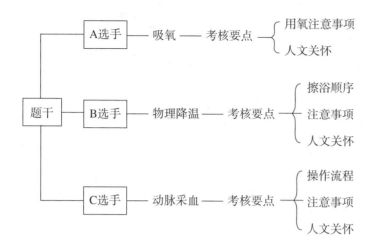

赛道式模拟题

第 1 站

考核题干	患儿文某，男，3 岁，急诊号：324563。因"间断性咳嗽 5 天、发热 1 天"急诊就诊，患儿于 5 天前受凉后出现咳嗽，喉间有痰不易咳出，伴发热 1 天，最高体温 38.5 ℃。查体：T 37.8 ℃，P 120 次 / 分，R 28 次 / 分，体重 15 kg；全血细胞分析示：WBC $12×10^9$/L，N $9×10^9$/L。 医嘱：青霉素皮试。 　　0.9%NS 50 ml，ivgtt，st。 　　0.9%NS 2 ml 加布地奈德混悬液 1 ml 雾化吸入，st。
考核要求	1．A 选手皮内注射。 2．B 选手静脉输液。 3．C 选手雾化吸入。
SP 指引	患儿喉间有痰，间断咳嗽，面色潮红，家属焦虑。
考核要点	1．皮试液配制，询问过敏史。 2．采用静脉留置针输液，选用合适的留置针型号。 3．雾化吸入的操作流程及注意事项。

操作思维导图

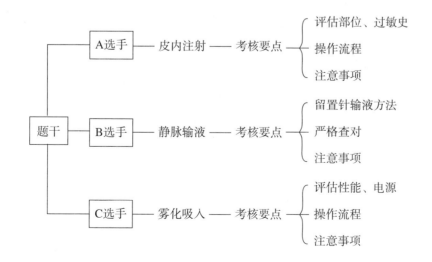

第 2 站

考核题干	患儿以"肺炎"收住儿科 4 床，住院号：276389。住院第 3 天患儿病情加重，出现烦躁、憋气，P 180 次 / 分，R 45 次 / 分，口唇发绀，转至儿科抢救室。 医嘱：吸氧。 　　　心电监护。 　　　5%GS 10 ml 加去乙酰毛花苷 K 0.4 mg，iv，st。
考核要求	1．A 选手吸氧。 2．B 选手心电监护。 3．C 选手静脉注射。
SP 指引	患儿口唇发绀，烦躁憋气，家属紧张。
考核要点	1．氧流量调节及用氧注意事项。 2．电极片位置及参数调节。 3．静脉注射的操作流程及注意事项。 4．操作过程中的人文关怀。

操作思维导图

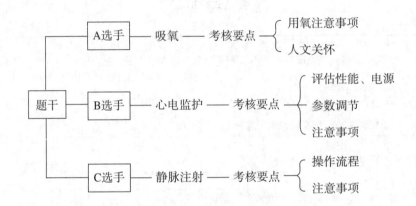

第 3 站

考核题干	治疗 3 天后患儿面色红润，P 110 次 / 分，R 25 次 / 分，咳嗽、咳痰较前缓解，转入儿科普通病房。 医嘱：0.9%NS 100 ml，ivgtt，st。 　　　0.9%NS 1 ml 加布地奈德 2 ml 雾化吸入，st。 　　　机械排痰。
考核要求	1．A 选手静脉输液。 2．B 选手雾化吸入。 3．C 选手机械排痰。
SP 指引	家属询问雾化吸入的目的。
考核要点	1．采用静脉留置针输液，严格查对。 2．雾化吸入的操作流程及注意事项。 3．机械排痰参数调节及效果评价。

注：赛道式要求三站完成时间为 30 min。

操作思维导图

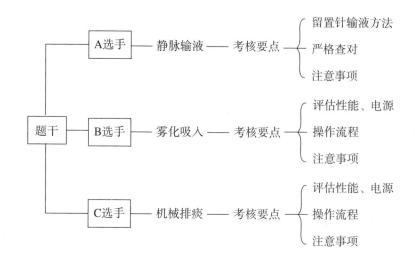

二、病毒性心肌炎

站点式模拟题一

考核题干	患儿刘某，男，8岁，心外科7床，住院号：187625。以"乏力伴心前区不适3天"入院，10天前曾有上呼吸道感染史，3天前出现精神萎靡、疲乏无力、食欲差，自觉心前区不适。查体：神志清，精神差，T 36.3 ℃，P 90次/分，R 24次/分，BP 100/60 mmHg。医嘱：心电图检查。
考核要求	遵医嘱心电图检查。
SP指引	患儿神志清，精神差，疲乏无力。
考核时间	8 min
考核要点	1. 心电图机的性能及电源装置评估。 2. 心电图导联位置及注意事项。 3. 操作过程中的人文关怀。

操作思维导图

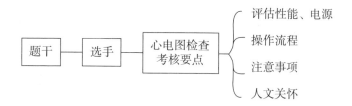

站点式模拟题二

考核题干	患儿王某，女，4岁，心外科9床，住院号：123542。因"疲乏无力伴心前区不适2天"入院，1周前有上呼吸道感染病史。查体：神志清，精神差，双肺呼吸音粗，T 38.4 ℃，P 100次/分，R 24次/分，BP 90/60 mmHg，心脏扩大，期前收缩，第一心音低钝；心肌酶示：CK、CKMB、cTnT均增高，诊断为病毒性心肌炎。 医嘱：吸氧。 　　　　物理降温。 　　　　心电图检查。

续表

考核要求	1．A选手吸氧。 2．B选手物理降温。 3．C选手心电图检查。
SP指引	患儿神志清，精神差，家属焦虑，反复询问。
考核时间	8 min
考核要点	1．氧流量调节及用氧注意事项。 2．物理降温部位的选择，擦浴顺序及效果评价。 3．心电图导联位置及注意事项。

操作思维导图

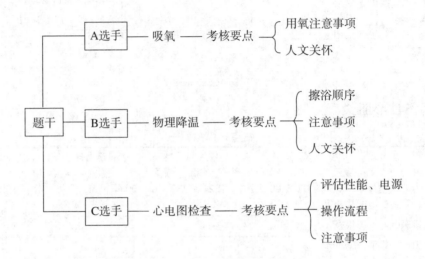

赛道式模拟题

第1站

考核题干	患儿甘某，男，12岁，急诊号：209653。因"发热2天，乏力、心前区不适半天"急诊就诊。于2天前受凉后出现发热，最高体温39 ℃，家长自行予口服退热药后降至正常。查体：神志清、精神差，自诉乏力，心前区不适，口唇轻度发绀，T 37 ℃，P 95次／分，R 20次／分，BP 110/70 mmHg，体重32 kg。 医嘱：吸氧。 　　　　心电图检查。 　　　　静脉采血（血培养）。
考核要求	1．A选手吸氧。 2．B选手心电图检查。 3．C选手静脉采血。
SP指引	患儿自诉胸口疼痛。
考核要点	1．氧流量调节及用氧注意事项。 2．心电图导联位置及注意事项。 3．采血部位及采血管选择。 4．操作过程中的人文关怀。

操作思维导图

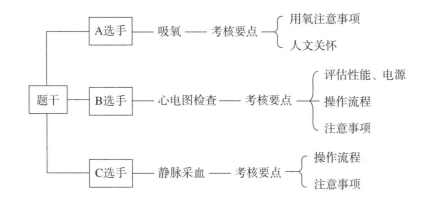

第 2 站

考核题干	心电图示：心动过速、多导联 ST 段偏移、T 波低平、QT 间期延长；心肌酶示 CK、CKMB、cTnT 均增高，以"病毒性心肌炎"收住心外科 11 床，住院号：362782。查体：神志清、精神差，自诉乏力，心前区不适，T 38.8 ℃，P 99 次 / 分，R 20 次 / 分，BP 110/60 mmHg。 医嘱：物理降温。 辅酶 Q_{10} 1 mg/（kg·d），po，st。 5%GS 100 ml 加维生素 C 注射液 0.3 g，ivgtt，st。
考核要求	1．A 选手物理降温。 2．B 选手口服给药。 3．C 选手静脉输液。
SP 指引	患儿自诉疲乏无力，心前区不适。
考核要点	1．物理降温部位的选择，擦浴顺序及效果评价。 2．口服给药的指导及注意事项。 3．采用静脉留置针输液，严格查对。

操作思维导图

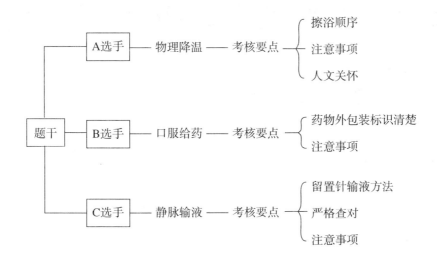

336

第 3 站

考核题干	4 h 后患儿自诉心前区不适加重、心慌、乏力、气促，面色苍白、精神萎靡，P 120 次 / 分、律不齐，R 30 次 / 分，转入儿科抢救室，一级护理、通知病重。 　　医嘱：5%GS 10 ml 加去乙酰毛花苷 K 0.4 mg，iv，st。 　　心电监护。 　　动脉采血。
考核要求	1．A 选手静脉注射。 2．B 选手心电监护。 3．C 选手动脉采血。
SP 指引	家属紧张，反复询问。
考核要点	1．静脉注射的操作流程及注意事项。 2．电极片位置及参数调节。 3．动脉采血部位选择及注意事项。 4．操作过程中的人文关怀。

注：赛道式要求三站完成时间为 30 min。

操作思维导图

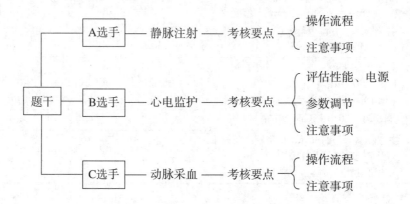

第二节　消化系统疾病

一、婴幼儿腹泻

站点式模拟题一

考核题干	患儿王某，男，10 个月，儿科 12 床，住院号：287543。因"腹泻 3 天"入院，足月顺产，母乳喂养，6 个月后开始添加辅食。3 天前腹泻，每日 8 ~ 9 次，呈黄色稀水样便，患儿食欲减退，精神萎靡。 　　医嘱：动脉采血。
考核要求	遵医嘱动脉采血。
SP 指引	患儿精神萎靡，家属担心焦虑，不断询问。
考核时间	8 min
考核要点	1．动脉采血的查对及部位选择。 2．动脉采血的操作流程及注意事项。 3．正确留取标本、立即送检。 4．操作过程中的人文关怀。

操作思维导图

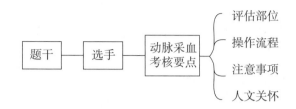

站点式模拟题二

考核题干	患儿王某，男，1岁，儿科12床，住院号：276534。因"腹泻1周、呕吐半天"入院，1周前出现腹泻，3天前腹泻次数增多，6～7次/日，为黄色稀水样便。今患儿呕吐3次，呕吐物为胃内容物，呈非喷射状。查体：精神差，T 38.4 ℃，P 122次/分，R 32次/分，面色萎黄，口周发绀；Na⁺ 132 mmol/L，K⁺ 3.4 mmol/L。 医嘱：物理降温。 　　　　吸氧。 　　　　0.9%NS 50 ml，ivgtt，st。
考核要求	1．A选手物理降温。 2．B选手吸氧。 3．C选手静脉输液。
SP指引	患儿面色萎黄，口周发绀，家属担心焦虑。
考核时间	8 min
考核要点	1．物理降温部位的选择，擦浴顺序及效果评价。 2．氧流量调节及用氧注意事项。 3．采用静脉留置针输液，严格查对。

操作思维导图

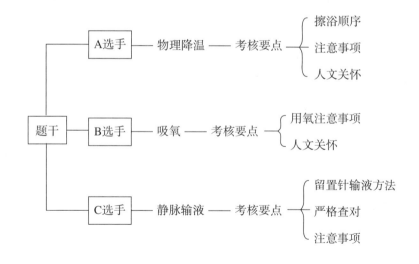

赛道式模拟题

第1站

考核题干	患儿相某，女，9个月，急诊号：276539。因"腹泻3天、发热1天"急诊就诊，3天前出现腹泻，为蛋花汤样便，8～10次/日，伴低热，偶有呕吐，尿少。查体：T 37.8 ℃，P 125次/分，R 30次/分，体重8.5 kg，面色萎黄，精神差，口干，眼窝及前囟凹陷，皮肤弹性差，臀红。 医嘱：静脉采血（全血细胞分析、血生化）。 　　　　0.9%NS 50 ml，ivgtt，st。 　　　　臀部皮肤护理。

续表

考核要求	1. A 选手静脉采血。 2. B 选手静脉输液。 3. C 选手臀部皮肤护理。
SP 指引	家属担心焦虑，不断询问。
考核时间	8 min
考核要点	1. 采血部位及采血管选择。 2. 静脉输液的查对及注意事项。 3. 臀部皮肤护理的操作流程准确，注意事项宣教全面。 4. 操作过程中的人文关怀。

操作思维导图

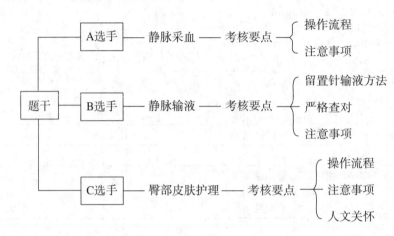

第 2 站

考核题干	患儿以"肠炎伴脱水"收住普外科 23 床，住院号：789654。查体：精神萎靡，眼窝及前囟凹陷，皮肤弹性差，四肢凉，口唇发绀，腹泻 6 ~ 8 次 / 日，Na^+ 131 mmol/L，K^+ 3.3 mmol/L。
	医嘱：吸氧。
	    动脉采血。
	    0.9%NS 50 ml, ivgtt, st.。

考核要求	1. A 选手吸氧。 2. B 选手动脉采血。 3. C 选手静脉输液。
SP 指引	患儿四肢凉，口唇发绀，精神状态差。
考核时间	8 min
考核要点	1. 氧流量调节及用氧注意事项。 2. 动脉采血的查对及位置选择。 3. 液体选择准确、无菌原则。

操作思维导图

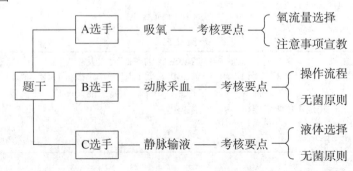

第3站

考核题干	住院第2天患儿体温38.9℃，突发抽搐1次，牙关紧闭，双眼凝视，口吐白沫，四肢强直。 医嘱：苯巴比妥钠0.08 g，im，st。 　　　吸氧。 　　　布洛芬混悬液4 ml，po，st。
考核要求	1．A选手肌内注射。 2．B选手吸氧。 3．C选手口服给药。
SP指引	家属紧张，不断询问。
考核时间	8 min
考核要点	1．肌内注射的操作流程及隐私保护。 2．氧流量调节及用氧注意事项。 3．口服给药的指导及注意事项。 4．操作过程中的人文关怀。

注：赛道式要求三站完成时间为30 min。

操作思维导图

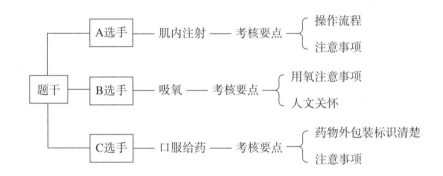

二、肠梗阻

站点式模拟题一

考核题干	患儿王某，女，6岁，普外科12床，住院号：432567。因"腹痛伴呕吐1小时"入院，晨起时进食较多食物后1 h出现腹痛，以脐周为著，家属代诉"患儿3天前轻微腹胀，至今未解大便"。腹平片示：不完全性肠梗阻。 医嘱：清洁灌肠。
考核要求	遵医嘱清洁灌肠。
SP指引	患儿精神状态差，面色萎黄，家属担心。
考核时间	8 min
考核要点	1．灌肠液配制准确。 2．灌肠的操作流程及注意事项。 3．灌肠的效果评价。 4．操作过程中的人文关怀。

操作思维导图

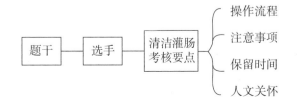

站点式模拟题二

考核题干	患儿张某，男，2岁，普外科13床，住院号：453217。因"呕吐半天"入院，半天前无明显诱因出现呕吐，无腹痛、腹泻、发热，查体：T 36.1 ℃，P 108 次 / 分，R 26 次 / 分，体重 12 kg，精神欠佳；腹平片示：不完全性肠梗阻。 医嘱：清洁灌肠。 　　　动脉采血。 　　　5%GS 100 ml 加 0.9%NS 25 ml，ivgtt，st。
考核要求	1．A 选手清洁灌肠。 2．B 选手动脉采血。 3．C 选手静脉输液。
SP 指引	患儿精神欠佳，家属紧张。
考核时间	8 min
考核要点	1．灌肠的注意事项及人文关怀。 2．动脉采血的查对及部位选择。 3．采用静脉留置针输液，严格查对。

操作思维导图

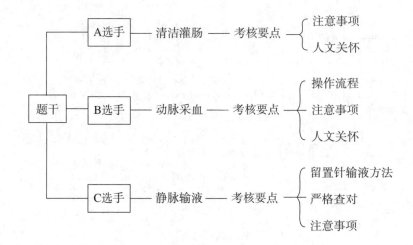

赛道式模拟题

第 1 站

考核题干	患儿郭某，女，5岁，急诊号：287653。因"腹泻2天、腹痛伴呕吐5小时"急诊就诊，2天前受凉后腹泻，3～5次 / 日，为黄色稀便，量不多，今日呕吐5次，呕吐物为胃内容物，呈非喷射状，今日未通气通便，腹平片示：肠梗阻。 医嘱：清洁灌肠。 　　　动脉采血。 　　　头孢吡肟皮试。
考核要求	1．A 选手清洁灌肠。 2．B 选手动脉采血。 3．C 选手皮内注射。
SP 指引	患儿精神差，哭闹不安。
考核时间	8 min
考核要点	1．灌肠的操作流程及注意事项。 2．动脉采血的查对及部位选择。 3．皮试液的配制，询问过敏史。

操作思维导图

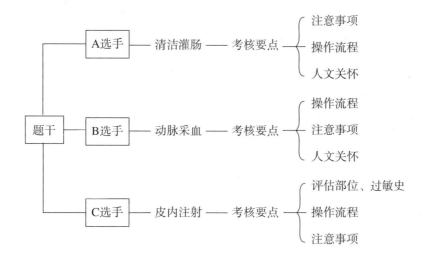

第2站

考核题干	患儿以"不完全性肠梗阻"收住普外科16床，住院号：156743。第2日患儿再次腹痛，呕吐3次，呕吐物为胃内容物，精神欠佳。 医嘱：胃肠减压。 　　　口腔护理。 　　　心电监护。
考核要求	1．A选手胃肠减压。 2．B选手口腔护理。 3．C选手心电监护。
SP指引	患儿腹痛，家属紧张，不断询问。
考核时间	8 min
考核要点	1．胃肠减压的操作流程及注意事项。 2．口腔护理溶液的选择及人文关怀。 3．电极片位置及参数调节。

操作思维导图

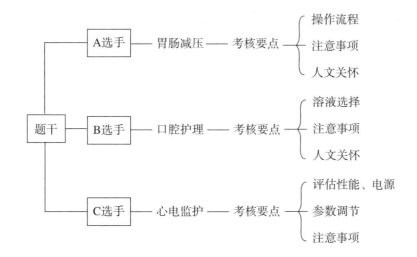

第 3 站

考核题干	住院治疗 4 天后患儿精神可，腹痛有所缓解，自解大便 1 次、为黄色稀便、量少。 医嘱：益生菌 3 g，po，st。 　　　　氨基酸 100 ml，ivgtt，st。 　　　　静脉采血（血生化）。
考核要求	1．A 选手口服给药。 2．B 选手静脉输液。 3．C 选手静脉采血。
SP 指引	患儿精神尚可，面色红润。
考核时间	8 min
考核要点	1．口服给药的指导及注意事项。 2．采用静脉留置针输液，严格查对。 3．采血部位及采血管选择。

注：赛道式要求三站完成时间为 30 min。

操作思维导图

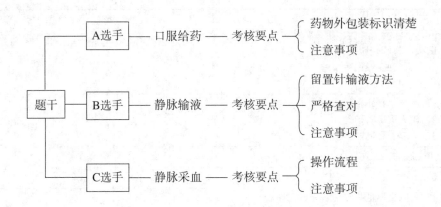

第三节　泌尿系统疾病

一、急性肾小球肾炎

站点式模拟题一

考核题干	患儿张某，女，8 岁，急诊号：287429。因"发热 1 天，血尿半天"急诊就诊，1 周前无明显诱因出现咽痛、咳嗽、流涕，1 天前发热，最高体温 39 ℃，今晨患儿血尿 1 次。查体：神志清，眼睑水肿，咽充血，扁桃体 Ⅱ 度肿大，尿液呈洗肉水色，T 38.9 ℃，P 88 次 / 分，R 19 次 / 分，BP 120/80 mmHg。 医嘱：物理降温。
考核要求	遵医嘱物理降温。
SP 指引	患儿尿液呈洗肉水色，家属极度担心。
考核时间	8 min
考核要点	1．降温溶液的选择。 2．物理降温部位的选择，擦浴顺序及效果评价。 3．操作过程中的人文关怀。

操作思维导图

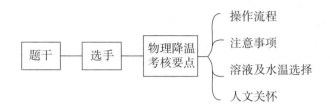

站点式模拟题二

考核题干	患儿王某，男，13 岁，儿科 12 床，住院号：254312。因"咳嗽、咽痛 3 天，晨起眼睑水肿 10 天，血尿 2 天"入院，查体：神志清，精神可，眼睑水肿，阵发性咳嗽、流涕，双侧扁桃体Ⅱ度肿大；T 38.0 ℃，P 80 次 / 分，R 18 次 / 分，BP 120/80 mmHg；尿常规：白细胞（++），RBC 2/HP。 医嘱：青霉素皮试。 　　　静脉采血（血培养）。 　　　记录 24 h 出入量。
考核要求	1．A 选手皮内注射。 2．B 选手静脉采血。 3．C 选手 24 h 出入量记录。
SP 指引	患儿咳嗽，咽痛，家属担心。
考核时间	8 min
考核要点	1．皮试液的配制，询问过敏史。 2．采血部位及采血管选择。 3．精确计算出入量。 4．操作过程中的人文关怀。

操作思维导图

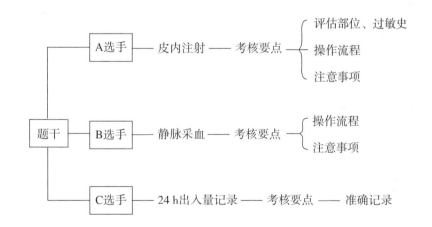

赛道式模拟题

第 1 站

考核题干	患儿文某，男，7 岁，急诊号：243258。因"晨起眼睑水肿伴少尿 1 周，肉眼血尿 1 天"急诊就诊，查体：咽痛，双侧扁桃体Ⅱ度肿大，眼睑水肿，肉眼血尿；T 37.2 ℃，P 88 次 / 分，R 21 次 / 分，BP 120/80 mmHg，体重 22.5 kg。 医嘱：青霉素皮试。 　　　静脉采血（全血细胞分析、血生化）。 　　　24 h 尿标本留取。

续表

考核要求	1. A选手皮内注射。 2. B选手静脉采血。 3. C选手24 h尿标本留取。
SP指引	患儿尿液呈洗肉水色，家属极度担心。
考核要点	1. 皮试液配制，询问过敏史。 2. 采血部位及采血管选择。 3. 标本留取正确及注意事项宣教全面。

操作思维导图

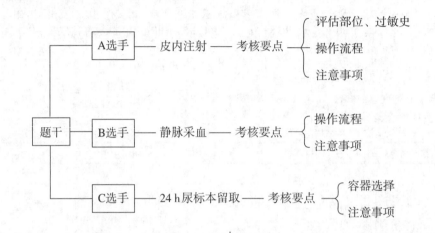

第2站

考核题干	尿常示：大量红细胞、白细胞（++）、红细胞管型，血清抗链球菌抗体升高、血清总补体下降，以"急性肾小球肾炎"收住泌尿外科14床，住院号：290864。眼睑及双下肢水肿明显，肉眼血尿，尿少。
	医嘱：氢氯噻嗪2 mg/(kg·d)，po，st。
	      0.9%NS 100 ml 加头孢0.5 g，50 ml/h 输液泵泵入。
	      记录24 h 出入量。

考核要求	1. A选手口服给药。 2. B选手输液泵使用。 3. C选手24 h 出入量记录。
SP指引	家属：护士，我的孩子还在尿血，怎么办？
考核要点	1. 口服给药的指导及注意事项。 2. 输液泵参数调节及注意事项。 3. 准确计算出入量。

操作思维导图

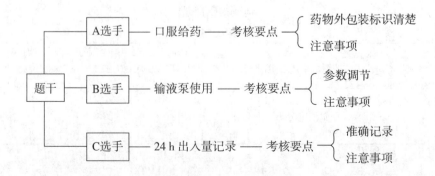

第 3 站

考核题干	住院第 3 天 T 36.9 ℃，P 90 次 / 分，R 20 次 / 分，BP 130/80 mmHg，SpO$_2$ 89%。患儿诉头痛，烦躁不安，无尿，转入儿科抢救室，一级护理，通知病危。 医嘱：吸氧。 　　　心电监护。 　　　呋塞米 10 mg，iv，st。
考核要求	1. A 选手吸氧。 2. B 选手心电监护。 3. C 选手静脉注射。
SP 指引	患儿头痛，烦躁不安，家属情绪激动，不断询问。
考核要点	1. 氧流量调节及用氧注意事项。 2. 电极片位置及参数调节。 3. 静脉注射的操作流程及注意事项。

注：赛道式要求三站完成时间为 30 min。

操作思维导图

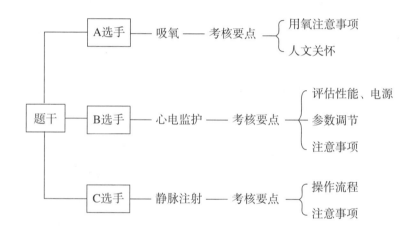

二、肾病综合征

站点式模拟题一

考核题干	患儿刘某，男，4 岁，泌尿外科 15 床，住院号：234539。以"眼睑、双下肢水肿 10 天，加重 1 天"就诊，半年前有过敏性紫癜病史，反复双小腿皮疹。查体：神志清，精神一般，颜面部及双眼睑水肿，肾区无叩击痛。 医嘱：静脉采血（全血细胞分析、血生化）。
考核要求	遵医嘱静脉采血。
SP 指引	患儿神志清，精神一般，家属担心。
考核时间	8 min
考核要点	1. 静脉采血操作流程正确。 2. 采血部位及采血管选择。 3. 操作过程中的人文关怀。

操作思维导图

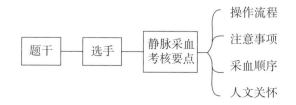

站点式模拟题二

考核题干	患儿艾某，女，11 岁，泌尿外科 16 床，住院号：190865。因"双下肢及眼睑水肿 10 天，加重 3 天"入院，10 天前无明显诱因出现眼睑及双下肢水肿，晨起时显著。查体：神志清，精神欠佳，双下肢及眼睑水肿明显，双侧扁桃体 II 度肿大。T 38 ℃，P 80 次 / 分，R 20 次 / 分，BP 120/75 mmHg；尿常规示：尿蛋白（+++）；全血细胞分析示：血沉升高，WBC 16.73×10^9/L。 医嘱：物理降温。 　　　　0.9%NS 2 ml 加布地奈德 1 ml 雾化吸入，st。 　　　　青霉素皮试。
考核要求	1．A 选手物理降温。 2．B 选手雾化吸入。 3．C 选手皮内注射。
SP 指引	患儿咽痛，干咳，有痰不易咳出。
考核时间	8 min
考核要点	1．物理降温部位的选择，擦浴顺序及效果评价。 2．雾化吸入参数调节及注意事项。 3．皮试液的配制，询问过敏史。 4．操作过程中的人文关怀。

操作思维导图

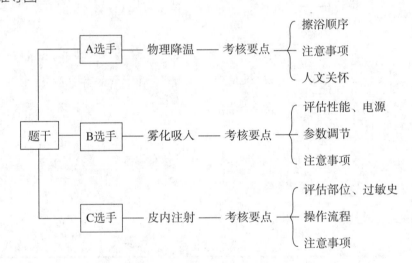

赛道式模拟题

第 1 站

考核题干	患儿郭某，男，5 岁，泌尿外科 1 床，住院号：758690。因"颜面及眼睑、双下肢水肿 5 天，小便中含泡沫较多"就诊，15 天前无明显诱因出现双眼睑水肿，逐渐波及颜面及双下肢，双下肢皮肤压之凹陷，小便中含白色泡沫。 医嘱：生命体征测量。 　　　　尿常规标本采集。 　　　　静脉采血（血生化、配血）。
考核要求	1．A 选手生命体征测量。 2．B 选手尿常规标本采集。 3．C 选手静脉采血。
SP 指引	家属紧张，不断询问。
考核要点	1．生命体征的测量方法及注意事项。 2．标本采集正确，注意事项宣教全面。 3．采血部位及采血管选择。 4．操作过程中的人文关怀。

操作思维导图

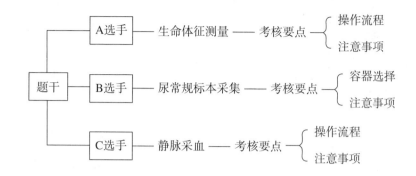

第 2 站

考核题干	尿常规示：蛋白定性（+++），颗粒管型；血生化示：补体 C3 下降，血沉增快，以"肾病综合征"收住泌尿外科 18 床，住院号：187425。查体：神志清，精神可，面色苍白，颜面及双下肢水肿，双下肢皮肤压之凹陷，阴囊轻度水肿，厌食，尿少。 医嘱：泼尼松 2 mg/（kg·d），po，st。 　　　0.9%NS 100 ml，ivgtt，st。 　　　24 h 尿标本留取。
考核要求	1．A 选手口服给药。 2．B 选手静脉输液。 3．C 选手 24 h 尿标本留取。
SP 指引	患儿神志清，精神可，面色苍白，家属担心。
考核要点	1．口服给药的指导及注意事项。 2．采用静脉留置针输液，严格查对。 3．标本留取正确，注意事项宣教全面。

操作思维导图

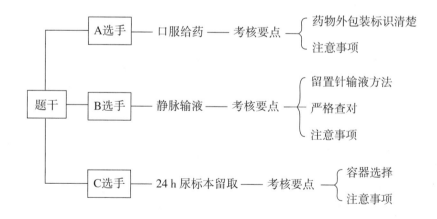

第 3 站

考核题干	入院第 2 日患儿 24 h 入量 950 ml，出量 350 ml，神志清、精神差、全身水肿，乏力、嗜睡、厌食，阵发性咳嗽，喉间有痰不易咳出，T 38 ℃。 医嘱：呋塞米 10 mg，iv，st。 　　　物理降温。 　　　0.9%NS 2 ml 加布地奈德 2 ml，雾化吸入，st。
考核要求	1．A 选手静脉注射。 2．B 选手物理降温。 3．C 选手雾化吸入。

续表

SP指引	患儿咳嗽，有痰咳不出。
考核要点	1. 静脉注射的操作流程及注意事项。 2. 物理降温部位的选择，擦浴顺序及效果评价。 3. 雾化吸入的参数调节及注意事项。 4. 操作过程中的人文关怀。

注：赛道式要求三站完成时间为 30 min。

操作思维导图

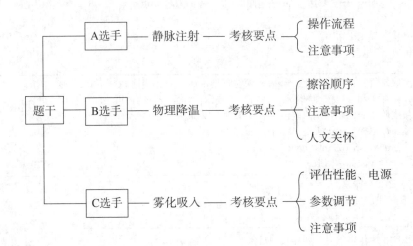

第四节 血液系统疾病

一、营养性缺铁性贫血

站点式模拟题一

考核题干	患儿李某，男，11 个月，儿科 21 床，住院号：289063。因"脸色苍白 4 个月"就诊，系 35 周早产，纯母乳喂养至今，4 个月前出现面色苍白，以口唇和甲床较明显，无发热及出血现象，未予特殊处理。 医嘱：末梢血采集。
考核要求	遵医嘱末梢血采集。
SP指引	患儿呼吸较慢，家属担心。
考核时间	8 min
考核要点	1. 末梢血采集操作流程正确。 2. 采血部位的选择，末梢血运的观察。 3. 操作过程中人文关怀。

操作思维导图

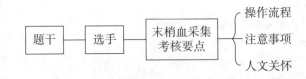

站点式模拟题二

考核题干	患儿钱某，女，2岁，内分泌22床，住院号：672534。以"面色苍白、不爱活动6个月"就诊，6个月前无明显诱因出现异食癖（喜食泥土）伴反甲，皮肤黏膜逐渐苍白，注意力不集中，体重不增。医嘱：吸氧。 　　　静脉采血（血生化）。 　　　心电图检查。
考核要求	1．A选手吸氧。 2．B选手静脉采血。 3．C选手心电图检查。
SP指引	患儿不喜运动，注意力不集中。
考核时间	8 min
考核要点	1．氧流量调节及用氧注意事项。 2．采血部位及采血管选择。 3．心电图导联位置及注意事项。 4．操作过程中的人文关怀。

操作思维导图

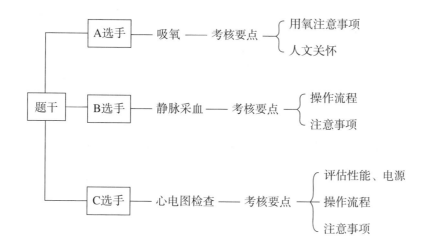

赛道式模拟题
第 1 站

考核题干	患儿王某，女，8岁，内分泌科23床，住院号：853725。以"面色苍白、乏力2周"就诊，2周前头晕、乏力，注意力不集中，皮肤黏膜逐渐苍白。查体：神志清、精神差、面色及睑结膜苍白；T 36.5 ℃，P 100次/分，R 20次/分，BP 90/62 mmHg，体重22 kg。医嘱：吸氧。 　　　静脉采血（全血细胞分析、血生化、配血）。 　　　心电图检查。
考核要求	1．A选手吸氧。 2．B选手静脉采血。 3．C选手心电图检查。
SP指引	患儿自诉头晕乏力。
考核要点	1．氧流量调节及用氧注意事项。 2．采血部位及采血管选择。 3．心电图导联位置及注意事项。 4．操作过程中的人文关怀。

操作思维导图

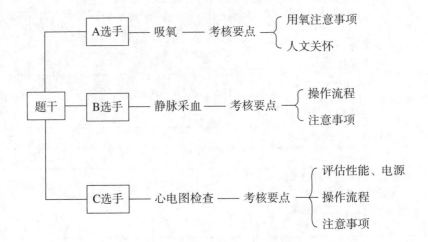

第2站

考核题干	全血细胞示：Hb 70 g/L，RBC 4.0×10¹²/L；血涂片示：红细胞大小不等，以小细胞为主。以"营养性缺铁性贫血"收住院，患儿诉头晕、乏力。查体：神志清、精神差，面色及睑结膜苍白；T 36.5 ℃，P 99 次/分，R 19 次/分，BP 90/60 mmHg。 医嘱：右旋糖酐铁 120 mg/(kg·d)，po，st. 　　　口腔护理。 　　　心电监护。
考核要求	1．A 选手口服给药。 2．B 选手口腔护理。 3．C 选手心电监护。
SP 指引	患儿自诉头晕乏力。
考核要点	1．口服给药的指导及注意事项。 2．口腔护理操作流程及人文关怀。 3．电极片位置及参数调节。

操作思维导图

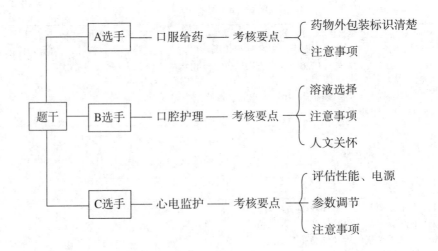

第 3 站

考核题干	交叉配血试验示：患儿血型 B 型。 医嘱：地塞米松 3 mg，iv，st。 　　　静脉输入悬浮红细胞 1 U。 　　　动脉采血。
考核要求	1．A 选手静脉注射。 2．B 选手静脉输血。 3．C 选手动脉采血。
SP 指引	患儿呕吐腹泻，家属紧张。
考核要点	1．静脉注射的操作流程及注意事项。 2．输血的查对及输血反应的观察。 3．动脉采血的部位选择、按压时间，标本及时送检。

注：赛道式要求三站完成时间为 30 min。

操作思维导图

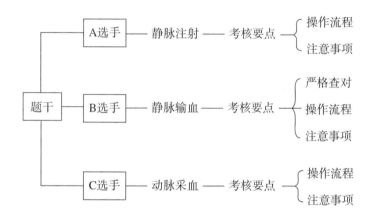

二、急性淋巴细胞白血病

站点式模拟题一

考核题干	患儿郭某，女，8 岁，血液科 46 床，住院号：456327。1 天前无明显诱因出现头晕、乏力、面色苍白，伴咳嗽、胸痛、全身骨痛来我院就诊，查体：T 36.1 ℃，P 108 次 / 分，R 22 次 / 分，BP 90/60 mmHg，体重 25 kg。诊断为急性淋巴细胞白血病。 　　医嘱：静脉采血（全血细胞分析、凝血五项、血型鉴定）。
考核要求	遵医嘱静脉采血。
SP 指引	患儿自诉全身骨痛。
考核时间	8 min
考核要点	1．静脉采血操作流程正确。 2．采血部位及采血管选择。 3．操作过程中的人文关怀。

操作思维导图

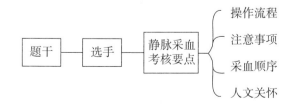

站点式模拟题二

考核题干	患儿潘某，男，12 岁，血液科 47 床，住院号：457890。主诉"面色苍白 1 个月，间断性发热 1 周，牙龈出血 2 天"，1 个月前无明显诱因出现发热、精神差、面色苍白、食欲减退，1 周前出现间断发热，最高体温 38 ℃，2 天前刷牙时有轻微出血，以"发热待查"收住院，已行"腰椎穿刺术和骨髓穿刺术"。 医嘱：物理降温。 　　　　静脉采血（全血细胞分析、肝肾功能、电解质）。 　　　　腰椎穿刺术后护理。
考核要求	1．A 选手物理降温。 2．B 选手静脉采血。 3．C 选手腰椎穿刺术后护理。
SP 指引	患儿自诉疲乏，活动后气促。
考核时间	8 min
考核要点	1．物理降温部位的选择，擦浴顺序及效果评价。 2．采血部位及采血管选择。 3．腰椎穿刺术后护理的操作流程正确及注意事项宣教全面。 4．操作过程中的人文关怀。

操作思维导图

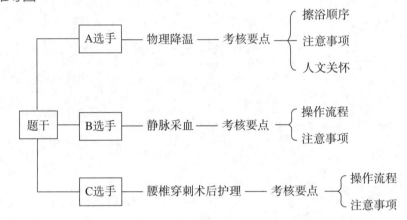

赛道式模拟题

第 1 站

考核题干	患儿王某，女，5 岁，急诊就诊，急诊号：456832。因"面色苍白 2 个月，间断性发热 1 周，鼻出血 1 天"急诊就诊，2 个月前无明显诱因出现精神不振、面色苍白、不爱活动、食欲差，近 1 周出现间断性低热，1 天前鼻出血。查体：神志清，精神差，面色苍白，贫血貌，活动后气促，颈部可触及数枚黄豆样大小淋巴结，活动性鼻出血，胸骨有压痛，双膝关节疼痛，T 38.2 ℃，P 110 次／分，R 22 次／分，BP 90/60 mmHg，体重 32 kg，已行"腰椎穿刺术和骨髓穿刺术"。 医嘱：物理降温。 　　　　静脉采血（全血细胞分析、肝肾功能、电解质）。 　　　　腰椎穿刺术后护理。
考核要求	1．A 选手物理降温。 2．B 选手静脉采血。 3．C 选手腰椎穿刺术后护理。
SP 指引	患儿哭闹，家属紧张。
考核要点	1．物理降温部位的选择，擦浴顺序及效果评价。 2．采血部位及采血管选择。 3．腰椎穿刺术后护理的操作流程正确及注意事项宣教全面。 4．操作过程中的人文关怀。

操作思维导图

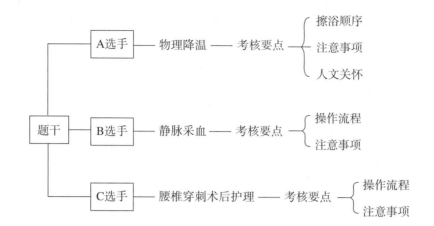

第 2 站

考核题干	全血细胞示：WBC 2.3×10^9/L，L 1.0×10^9/L，RBC 3.9×10^9/L，PLT 85×10^9/L，Hb 59 g/L；骨髓涂片示：幼稚细胞极度增生，幼红细胞及巨核细胞减少，以"急性淋巴细胞白血病"收住血液科 49 床，住院号：456832。 医嘱：静脉输注悬浮红细胞 1 U。 　　　生命体征测量。 　　　0.9%NS 250 ml，ivgtt，st。
考核要求	1．A 选手静脉输血。 2．B 选手生命体征测量。 3．C 选手静脉输液。
SP 指引	家长询问输血原因。
考核要点	1．输血的查对及输血反应观察。 2．生命体征测量方法及注意事项。 3．采用静脉留置针输液，严格查对。 4．操作过程中的人文关怀。

操作思维导图

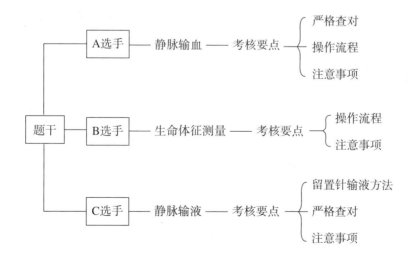

第 3 站

考核题干	化疗 14 天后复查全血细胞示：WBC 0.3×10^9/L，L 0.8×10^9/L，RBC 4.1×10^9/L，PLT 204×10^9/L，Hb 105 g/L。患儿精神萎靡，面色苍白，食欲差，恶心呕吐，尿少，右上肢受压后 PICC 穿刺处渗血较多。 医嘱：心电监护。 　　　　吸氧。 　　　　PICC 导管维护。
考核要求	1．A 选手心电监护。 2．B 选手吸氧。 3．C 选手 PICC 导管维护。
SP 指引	患儿精神萎靡，恶心呕吐，家属担心。
考核要点	1．电极片位置及参数调节。 2．氧流量调节及用氧注意事项。 3．PICC 导管维护的操作流程及注意事项。 4．操作过程中的人文关怀。

注：赛道式要求三站完成时间为 30 min。

操作思维导图

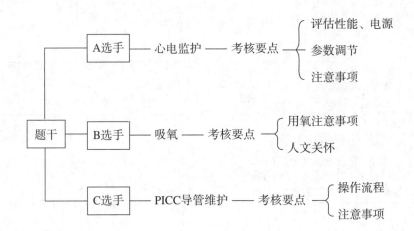

第五节　内分泌、神经、生长发育与免疫系统疾病

一、儿童糖尿病

站点式模拟题一

考核题干	患儿江某，男，5 岁，内分泌 30 床，住院号：209745。家长代诉"多饮、多食、多尿 15 天"，患儿近半月来饮水增多，食量增加，体重下降，同时倦怠乏力，夜间多次排尿。 医嘱：血糖监测。
考核要求	遵医嘱血糖监测。
SP 指引	家属：护士，为什么孩子吃那么多体重却越来越轻了？
考核时间	8 min
考核要点	1．采血部位的选择及评估。 2．评估血糖仪性能。 3．注意事项及人文关怀。

操作思维导图

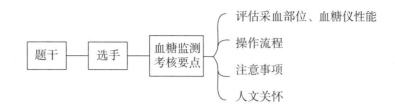

站点式模拟二

考核题干	患儿郭某，女，15岁，内分泌31床，住院号：273416。确诊1型糖尿病3年，每日三餐前皮下注射胰岛素4 U。近2日患儿疲乏无力、食欲差、进食少，自行停用胰岛素。今日晨起家属发现患儿表情淡漠，答非所问，急诊就诊。 医嘱：血糖监测。 　　　　静脉采血（全血细胞分析、血生化）。 　　　　0.9%NS 250 ml，ivgtt，st。
考核要求	1．A选手血糖监测。 2．B选手静脉采血。 3．C选手静脉输液。
SP指引	患儿神志清，精神差，家属焦虑。
考核时间	8 min
考核要点	1．评估血糖仪性能和采血部位。 2．采血的操作流程及注意事项。 3．采用静脉留置针输液，操作方法正确。 4．操作过程中的人文关怀。

操作思维导图

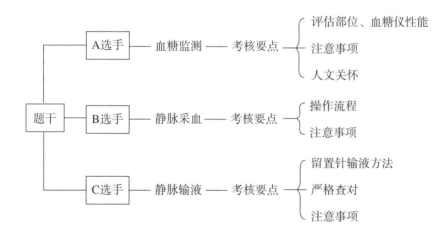

赛道式模拟题

第1站

考核题干	患儿张某，女，7岁，门诊号：187456。家长代诉"多饮、多食、多尿、体重下降10天"门诊就诊，患儿近10天来饮水增多，食量增加，夜间排尿次数增加，体重下降明显，嗜睡、乏力、睡眠不安。患儿有糖尿病家族史。查体：患儿神志清，精神差，倦怠乏力，不爱活动，饮水量2000～3000 ml/d，小便10～15次/日，尿液浑浊。 医嘱：血糖监测。 　　　　静脉采血（糖化血红蛋白、OGTT试验、血生化）。 　　　　尿常规标本采集。

续表

考核要求	1. A选手血糖监测。 2. B选手静脉采血。 3. C选手尿常规标本采集。
SP指引	患儿神志清，精神差，倦怠乏力，不爱活动。
考核要点	1. 评估血糖仪性能和采血部位。 2. 采血的操作流程及注意事项。 3. 尿标本采集规范。 4. 操作过程中的人文关怀。

操作思维导图

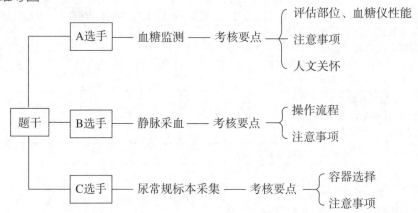

第2站

考核题干	检查结果示：GLU 25 mmol/L，OGTT 试验阳性，糖化血红蛋白＞12%，尿糖阳性。以"儿童糖尿病（1型）"收住内分泌32床，住院号：315267，二级护理，糖尿病饮食。 医嘱：生命体征测量。 　　　　胰岛素 6 U，H，st。 　　　　0.9%NS 250 ml，ivgtt，st。
考核要求	1. A选手生命体征测量。 2. B选手皮下注射。 3. C选手静脉输液。
SP指引	家属询问用药注意事项。
考核要点	1. 生命体征测量的操作流程及注意事项。 2. 皮下注射的操作流程及注意事项。 3. 采用静脉留置针输液，操作方法正确。

操作思维导图

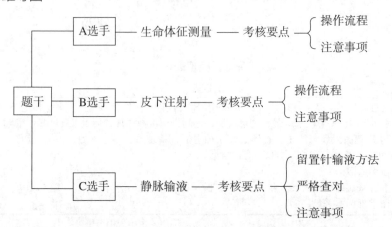

第 3 站

考核题干	住院第 3 天护士巡视病房时发现患儿呼之不应，呼吸深长，呼气有酮味，脉搏细速，血压下降，皮肤黏膜干燥，立即通知医生。 医嘱：0.9%NS 50 ml 加胰岛素 50 U，依血糖值微量泵泵入。 　　　心电监护。 　　　动脉采血。
考核要求	1．A 选手微量泵使用。 2．B 选手心电监护。 3．C 选手动脉采血。
SP 指引	患儿出现深大呼吸，家属紧张，询问病情。
考核要点	1．微量泵参数调节、观察用药效果。 2．电极片位置及参数调节。 3．动脉采血的操作流程及注意事项。 4．操作过程中的人文关怀。

注：赛道式要求三站完成时间为 30 min。

操作思维导图

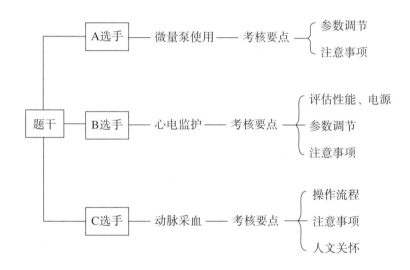

二、病毒性脑炎

站点式模拟题一

考核题干	患儿陈某，男，10 岁，神经内科 27 床，住院号：278354。主诉"发热 1 周，呕吐 3 次"，患儿 2 周前有上呼吸道感染病史，查体：神志清，精神差，烦躁不安，自诉头疼，有喷射性呕吐，呕吐物为胃内容物。T 38.9 ℃，P 88 次 / 分，R 22 次 / 分，体重 28 kg。 医嘱：布洛芬混悬液 5 ml，po，st。
考核要求	遵医嘱口服给药。
SP 指引	患儿自诉头痛，烦躁不安。
考核时间	8 min
考核要点	1．口服药物操作方法及指导正确。 2．药品外包装标明床号、姓名、用法，观察用药效果。 3．操作过程中的注意事项及人文关怀。

操作思维导图

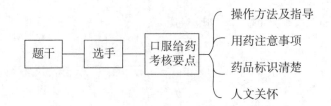

站点式模拟题二

考核题干	患儿王某，男，1岁，神经内科27床，住院号：287342。以"病毒性脑炎"收住院。查体：神志清，烦躁不安，前囟饱满，反应迟钝，易激惹，喷射性呕吐、呕吐物为胃内容物，T 39 ℃，P 120次/分，R 22次/分，体重10 kg。 医嘱：物理降温。 　　　吸氧。 　　　20% 甘露醇注射液50 ml，ivgtt，st。
考核要求	1．A选手物理降温。 2．B选手吸氧。 3．C选手静脉输液。
SP指引	患儿面色潮红，烦躁不安，易激惹。
考核时间	8 min
考核要点	1．物理降温的擦浴顺序及注意事项。 2．氧流量调节及注意事项的宣教。 3．采用静脉留置针输液，操作方法正确。 4．操作过程中的人文关怀。

操作思维导图

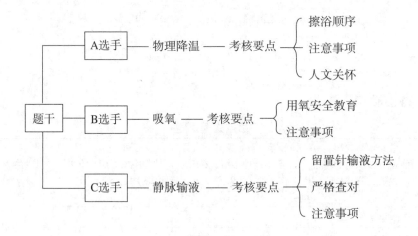

赛道式模拟题

第1站

考核题干	患儿海某，女，12岁，急诊号：287345。因"发热、头痛3天，呕吐2次"急诊就诊。患儿2周前有上呼吸道感染病史，3天前间断发热，最高体温38.7 ℃，今日呕吐2次，喷射性呕吐，呕吐物为胃内容物，查体：反应迟钝，烦躁不安，自诉头痛，难以忍受，T 38.8 ℃，P 90次/分，R 19次/分，BP 120/80 mmHg，体重33 kg。 医嘱：物理降温。 　　　口腔护理。 　　　静脉采血（全血细胞分析、血生化）。

续表

考核要求	1．A 选手物理降温。 2．B 选手口腔护理。 3．C 选手静脉采血。
SP 指引	患儿反应迟钝，烦躁不安，头痛，难以忍受。
考核要点	1．物理降温的擦浴顺序及注意事项。 2．口腔护理溶液的选择及操作的注意事项。 3．采血的操作流程及注意事项。 4．操作过程中的人文关怀。

操作思维导图

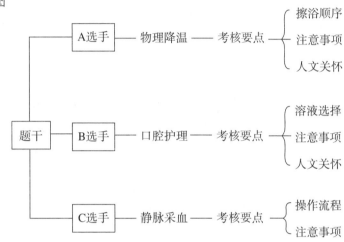

第 2 站

考核题干	脑电图示：弥漫性异常慢波，以"病毒性脑炎"收住神经内科 29 床，住院号：375342。患儿颜面口周略绀，自诉头痛，烦躁不安，行"腰椎穿刺术、骨髓穿刺术"。 医嘱：吸氧。 　　　　甘露醇注射液 100 ml，ivgtt，st。 　　　　腰椎穿刺术后护理。
考核要求	1．A 选手吸氧。 2．B 选手静脉输液。 3．C 选手腰椎穿刺术后护理。
SP 指引	患儿烦躁不安，口唇发绀。
考核要点	1．氧流量调节及注意事项的宣教。 2．采用静脉留置针输液，操作方法正确。 3．选用合适的留置针型号。 4．腰椎穿刺术后护理的操作流程及注意事项。

操作思维导图

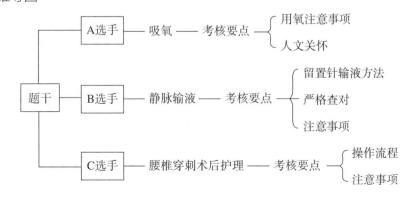

第 3 站

考核题干	护士巡视病房时发现患儿呼之不应，双侧瞳孔等大等圆，直径约 3.0 mm，对光反应迟钝。 医嘱：心电监护。 　　　动脉采血。 　　　0.9%NS 100 ml，ivgtt，st。
考核要求	1．A 选手心电监护。 2．B 选手动脉采血。 3．C 选手静脉输液。
SP 指引	家属不断询问病情。
考核要点	1．电极片的位置及参数调节。 2．动脉采血的操作流程及注意事项。 3．采用静脉留置针输液，操作方法正确。

注：赛道式要求三站完成时间为 30 min。

操作思维导图

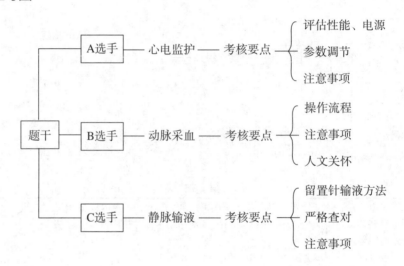

三、川崎病

站点式模拟题一

考核题干	患儿宁某，男，5 岁，儿科 35 床，住院号：256378。家长代诉"高热 5 天、皮疹 3 天"，躯干部位布满向心性、多形性斑丘疹，手足皮肤呈广泛性硬性水肿，手掌及足底潮红，肛周皮肤发红。查体：T 38.6 ℃，P 100 次 / 分，R 27 次 / 分，体重 18 kg。 医嘱：物理降温。
考核要求	遵医嘱物理降温。
SP 指引	患儿神志清，精神差。
考核时间	8 min
考核要点	1．物理降温的操作流程及注意事项。 2．操作过程中的人文关怀。

操作思维导图

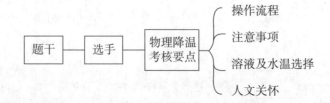

站点式模拟题二

考核题干	患儿范某，男，3岁，儿科36床，住院号：356287。2天前出现发热，体温波动在38～40.5 ℃之间，1天前家长发现左颈部肿块，压痛明显，故来就诊。查体：T 38.7 ℃，P 110次/分，R 28次/分，体重14 kg，神志清，精神可，左侧颈部可触及约3 cm×4 cm大小肿物，质软，边界清，压痛明显，表皮无红肿，双肺呼吸音粗，未闻及干湿啰音。
	医嘱：物理降温。
	  阿司匹林30 mg/（kg·d），po，st。
	  心电图检查。

考核要求	1．A选手物理降温。 2．B选手口服给药。 3．C选手心电图检查。
SP指引	患儿神志清、精神可、面色潮红、咽痛。
考核时间	8 min
考核要点	1．物理降温的擦拭顺序及注意事项。 2．药品外包装注明床号、姓名、用法，观察用药效果。 3．心电图检查的操作流程及隐私保护。

操作思维导图

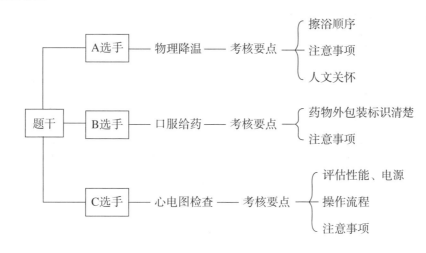

赛道式模拟题

第1站

考核题干	患儿任某，男，2岁，门诊号：231231。反复发热1周，最高体温39 ℃，无呕吐、腹痛及腹泻。查体：神志清、精神欠佳，结膜无充血，口唇潮红、皲裂，咽部弥漫性充血，双扁桃体Ⅱ度肿大，无脓苔，右颈部可触及2 cm×3 cm大小肿物，质软，无粘连及触痛，心肺腹查体未见明显异常，全身皮肤黏膜未见皮疹及出血点。T 38.8 ℃，P 106次/分，R 27次/分，体重12 kg。全血细胞分析示：WBC 20.3×10⁹/L，N 80.7%，L 14%，PLT 299×10⁹/L，CRP 73 mg/L，肝功异常。诊断为川崎病？
	医嘱：物理降温。
	  口服阿司匹林30 mg/（kg·d），po，st。
	  丙种球蛋白2 g/kg，ivgtt，st。

考核要求	1．A选手物理降温。 2．B选手口服给药。 3．C选手静脉输液。
SP指引	患儿神志清、精神欠佳、口唇潮红、皲裂。
考核要点	1．物理降温的擦拭顺序及注意事项。 2．药品外包装注明床号、姓名、用法，观察用药效果。 3．采用静脉留置针输液，操作方法正确。 4．操作过程中的人文关怀。

操作思维导图

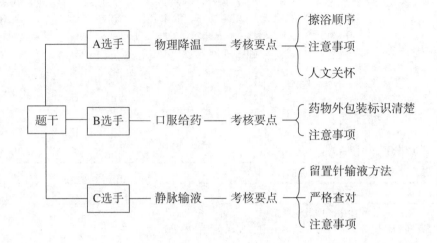

第 2 站

考核题干	入院第 3 天，患儿体温持续 39 ℃以上，X 线示：肺纹理增多，片状阴影，心影扩大。 医嘱：静脉采血（全血细胞分析、CRP、肝功能、心肌酶）。 　　　口腔护理。 　　　心电图检查。
考核要求	1. A 选手静脉采血。 2. B 选手口腔护理。 3. C 选手心电图检查。
SP 指引	患儿面色潮红，咽痛，家属担心。
考核要点	1. 静脉采血的操作流程及注意事项。 2. 口腔护理溶液选择及操作的注意事项。 3. 心电图检查的操作流程及隐私保护。

操作思维导图

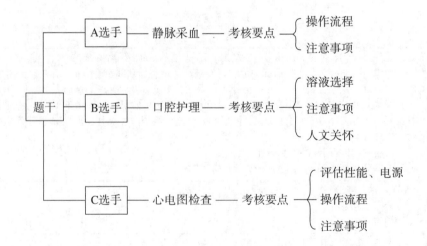

第 3 站

考核题干	入院第 5 天，患儿精神萎靡，面色苍白，呼吸急促。查体：T 37.8 ℃，P 130 次 / 分、律不齐，R 30 次 / 分。 医嘱：5%GS 10 ml 加去乙酰毛花苷 K 0.4 mg，iv，st。 心电监护。 动脉采血。
考核要求	1．A 选手静脉注射。 2．B 选手心电监护。 3．C 选手动脉采血。
SP 指引	患儿精神萎靡，面色苍白，呼吸急促，家属紧张。
考核要点	1．静脉注射的操作流程及注意事项。 2．电极片的位置及参数调节。 3．动脉采血的操作流程及注意事项。 4．操作过程中的人文关怀。

注：赛道式要求三站完成时间为 30 min。

操作思维导图

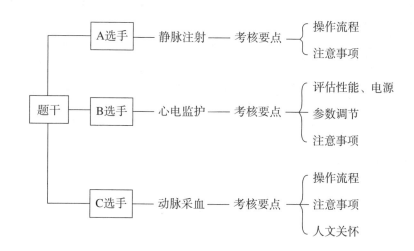

第六节　感染性疾病

一、水痘

站点式模拟题一

考核题干	患儿汪某，男，5 岁，儿科 1 床，住院号：176524。因"皮疹 2 天，发热 5 天"入院，2 天前无明显诱因于耳后、头面部、颈部出现皮疹，一周前有上呼吸道感染史，5 天前出现发热，最高体温 39.3 ℃，伴咳嗽、喷嚏、结膜充血、呕吐等症状。查体：T 36.5 ℃，P 100 次 / 分，R 20 次 / 分，体重 18 kg，诊断为水痘。 医嘱：阿昔洛韦 20 mg/kg，po，st。
考核要求	遵医嘱口服给药。
SP 指引	患儿面色潮红，伴咳嗽、喷嚏，期间不断挠抓。
考核时间	8 min
考核要点	1．口服药物操作方法及指导正确。 2．药物性质、给药时间、注意事项。 3．药品外包装注明床号、姓名、用法，观察用药效果。 4．操作过程中的人文关怀。

操作思维导图

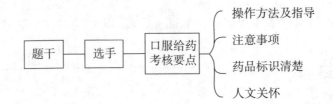

站点式模拟题二

考核题干	患儿马某，女，6 岁，儿科 3 床，住院号：143524。因"皮疹 3 天，发热 7 天"入院，3 天前无明显诱因于耳后、头面部、颈部出现皮疹，2 天前发展为清亮透明、椭圆形的水疱伴明显痒感。7 天前出现发热，最高体温 38.9 ℃，口服布洛芬混悬剂体温暂时下降，伴咳嗽、喷嚏、结膜充血、呕吐等症状。查体：T 38.3 ℃，P 120 次 / 分，R 25 次 / 分，体重 20 kg，诊断为水痘。 　　医嘱：物理降温。 　　　　　　0.9%NS 100 ml 加阿昔洛韦 200 mg，ivgtt，st 　　　　　　口腔护理。
考核要求	1．A 选手物理降温。 2．B 选手静脉输液。 3．C 选手口腔护理。
SP 指引	患儿面色潮红，伴咳嗽、喷嚏，期间不断挠抓。
考核时间	8 min
考核要点	1．物理降温的擦拭顺序及注意事项。 2．采用静脉留置针输液，操作方法正确。 3．选用合适的留置针型号。 4．口腔护理的溶液选择及注意事项。 5．操作过程中的人文关怀。

操作思维导图

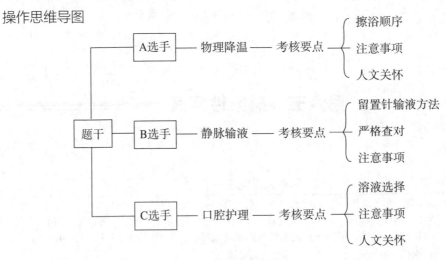

赛道式模拟题

第 1 站

考核题干	患儿蔡某，女，3 岁，急诊号 286512。因"皮疹 4 天，发热 7 天"急诊就诊，4 天前无明显诱因于耳后、头面部、颈部出现皮疹，7 天前出现发热，最高体温 39.3 ℃，伴咳嗽、喷嚏、结膜充血、呕吐等症状，诊断为水痘。 　　医嘱：静脉采血（全血细胞分析、血生化、凝血）。 　　　　　　生命体征测量。 　　　　　　阿昔洛韦 20 mg/kg，po，st。

续表

考核要求	1. A 选手静脉采血。 2. B 选手生命体征测量。 3. C 选手口服给药。
SP 指引	患儿面色潮红，伴咳嗽、喷嚏，期间不断挠抓。
考核要点	1. 采血的操作流程及注意事项。 2. 生命体征测量的操作流程及注意事项。 3. 药品外包装注明床号、姓名、用法，观察用药效果。

操作思维导图

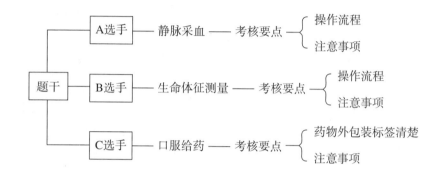

第 2 站

考核题干	患儿收住儿科 13 床，住院号：298634。今晨呕吐 2 次，呕吐物为胃内容物。查体：精神差，烦躁不安，T 38.8 ℃，P 120 次 / 分，R 25 次 / 分，BP 95/65 mmHg。 医嘱：物理降温。 　　　口腔护理。 　　　呼吸道隔离。
考核要求	1. A 选手物理降温。 2. B 选手口腔护理。 3. C 选手呼吸道隔离。
SP 指引	患儿精神差，烦躁不安，家属担心。
考核要点	1. 物理降温的擦试顺序及注意事项。 2. 口腔护理的溶液选择及操作的注意事项。 3. 隔离措施全面到位。 4. 操作过程的人文关怀。

操作思维导图

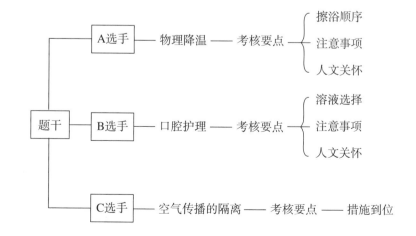

第 3 站

考核题干	入院第 2 天，患儿呕吐 3 次，呕吐物为胃内容物。查体：精神差，皮疹广泛分布，融合成大疱型疱疹、有出血点，T 39.5 ℃。 医嘱：0.9%NS 100 ml 加阿昔洛韦 200 mg，ivggt，st。 　　　　心电监护。 　　　　吸氧。
考核要求	1．A 选手静脉输液。 2．B 选手心电监护。 3．C 选手吸氧。
SP 指引	家属紧张，询问病情。
考核要点	1．采用静脉留置针输液，操作方法正确。 2．电极片的位置及参数调节。 3．氧流量调节、用氧注意事项，观察吸氧效果。 4．操作过程的人文关怀。

注：赛道式要求三站完成时间为 30 min。

操作思维导图

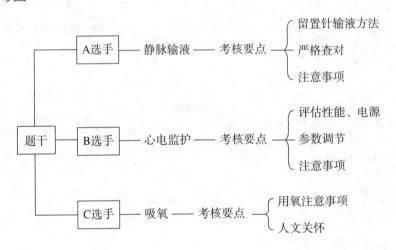

二、手足口病

站点式模拟题一

考核题干	患儿黄某，男，5 岁，儿科 37 床，住院号：498732。因"手、足、口腔等部位出现斑丘疹、疱疹 2 天"入院，2 天前无明显诱因咳嗽、流涕、纳差，查体：神志清，精神欠佳，舌面、手心、足底可见疱疹，T 38.7 ℃，P 110 次／分，R 28 次／分，体重 18 kg，诊断为手足口病。 医嘱：物理降温。
考核要求	遵医嘱物理降温。
SP 指引	患儿神志清，精神欠佳，咳嗽、流涕。
考核时间	8 min
考核要点	1．物理降温的擦浴顺序及注意事项。 2．操作过程中的人文关怀。

操作思维导图

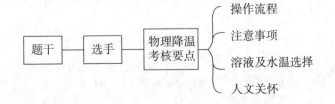

站点式模拟题二

考核题干	患儿辛某，女，6 岁，儿科 38 床，住院号：234123。因"手心、足底、口腔疱疹 3 天"入院，3 天前无明显诱因舌、颊黏膜和硬腭等处发现散在疱疹，伴疼痛、影响进食。查体：神志清，精神欠佳，舌面、手心、足底可见疱疹，T 38.2 ℃，P 100 次 / 分，R 25 次 / 分，体重 20 kg，诊断为手足口病。 医嘱：0.9%NS 250 ml，ivgtt，st。 　　　接触隔离。 　　　物理降温。
考核要求	1. A 选手静脉输液。 2. B 选手隔离措施。 3. C 选手物理降温。
SP 指引	患儿神志清，精神欠佳，家属缺乏疾病相关知识。
考核时间	8 min
考核要点	1. 采用静脉留置针输液，操作方法正确。 2. 隔离措施全面到位。 3. 物理降温的擦试顺序及注意事项。 4. 操作过程中的人文关怀。

操作思维导图

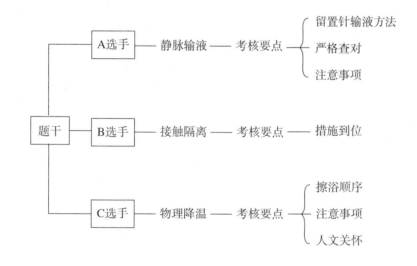

赛道式模拟题

第 1 站

考核题干	患儿刘某，男，5 岁，门诊号：762432。因"发热伴咳嗽、口腔溃疡 3 天"门诊就诊，3 天前无明显诱因出现发热、口腔黏膜溃疡，伴有明显疼痛，影响进食。2 天前发现两手掌、足底出现红色斑丘疹、疱疹，疱内液体量少。 医嘱：生命体征测量。 　　　静脉采血（全血细胞分析）。 　　　呼吸道隔离。
考核要求	1. A 选手生命体征测量。 2. B 选手静脉采血。 3. C 选手呼吸道隔离。
SP 指引	患儿神志清，精神差，纳差。
考核要点	1. 生命体征测量的操作流程及注意事项。 2. 采血的操作流程及注意事项。 3. 隔离措施全面到位。

操作思维导图

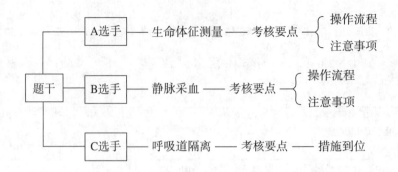

第 2 站

考核题干	测 T 38.2 ℃，P 96 次 / 分，R 23 次 / 分，BP 98/60 mmHg。收住儿科 23 床，住院号：235431。入院第 2 天，患儿上下颚均可见米粒大小溃疡面，周边红润。发热伴咳嗽、呕吐，咳粉红色泡沫样痰，肺部可闻及痰鸣音。 医嘱：物理降温。 　　　吸痰。 　　　口腔护理。
考核要求	1. A 选手物理降温。 2. B 选手吸痰。 3. C 选手口腔护理。
SP 指引	家属紧张，询问病情。
考核要点	1. 物理降温的擦试顺序及注意事项。 2. 吸痰的操作流程及参数调节。 3. 口腔护理溶液的选择及操作的注意事项。 4. 操作过程中的人文关怀。

操作思维导图

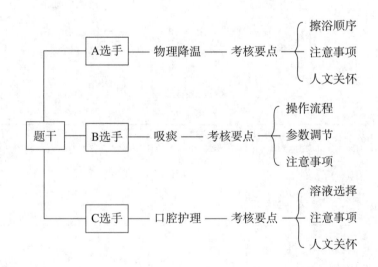

第 3 站

考核题干	入院第 5 天，测：T 38.9 ℃，患儿突发呼吸困难，口唇发绀，面色苍白，四肢发凉，出冷汗。 医嘱：心电监护。 　　　柴胡注射液 2 ml，im，st。 　　　吸氧。

续表

考核要求	1．A 选手心电监护。 2．B 选手肌内注射。 3．C 选手吸氧。
SP 指引	家属紧张。
考核要点	1．电极片的位置及参数调节。 2．肌内注射的操作流程及隐私保护。 3．氧流量调节，用氧注意事项，观察吸氧效果。 4．操作过程中的人文关怀。

注：赛道式要求三站完成时间为 30 min。

操作思维导图

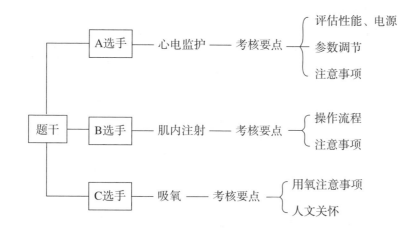

第七节　儿科常见急症

一、惊厥

站点式模拟题一

考核题干	患儿旦某，9 个月，普外科 39 床，住院号：234906。因"发热 4 小时、惊厥 1 次"就诊，查体：T 39.5 ℃，P 110 次 / 分，R 27 次 / 分，体重 8 kg。 医嘱：吸氧。
考核要求	遵医嘱吸氧。
SP 指引	患儿嗜睡，咽部充血，家属紧张，担心预后。
考核时间	8 min
考核要点	1．氧流量调节，用氧注意事项，观察吸氧效果。 2．操作过程中的人文关怀。

操作思维导图

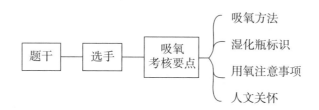

站点式模拟题二

考核题干	患儿朱某，男，2岁半，急诊号：409820。以"发热2小时、惊厥1次"急诊就诊，来院时惊厥已缓解。查体：患儿神志清，精神差，嗜睡状，颜面口周发绀，T 38.2 ℃，P 115次/分，R 24次/分，SpO_2 85%，体重13 kg。 医嘱：吸氧。 　　　物理降温。 　　　静脉采血（血培养）。
考核要求	1. A选手吸氧。 2. B选手物理降温。 3. C选手静脉采血。
SP指引	患儿神志清，精神差，嗜睡状，颜面口周发绀。
考核时间	8 min
考核要点	1. 氧流量调节，用氧注意事项，观察吸氧效果。 2. 物理降温的擦试顺序及注意事项。 3. 采血部位的选择及注意事项。 4. 操作过程中的人文关怀。

操作思维导图

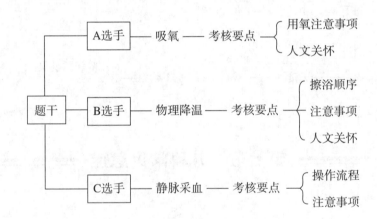

赛道式模拟题

第1站

考核题干	患儿赵某，男，3岁，急诊号：421389。家长代诉"发热2天、惊厥2次"，2天前受凉后发热，最高体温39.3 ℃，今晨患儿突然双目斜视，四肢强直，呼之不应，持续5～6 min，急来我院就诊。查体：嗜睡状，全身肌群阵挛性抽动，前囟平软，张力不高，T 39.5 ℃，P 122次/分，R 33次/分，体重14 kg。 医嘱：苯巴比妥钠40 mg，im，st。 　　　布洛芬混悬液4 ml，po，st。 　　　静脉采血（血培养）。
考核要求	1. A选手肌内注射。 2. B选手口服给药。 3. C选手静脉采血。
SP指引	患儿嗜睡状，抽搐，家属紧张。
考核要点	1. 肌内注射的操作流程及隐私保护。 2. 药品外包装注明床号、姓名、用法，观察用药效果。 3. 采血部位的选择及注意事项。

操作思维导图

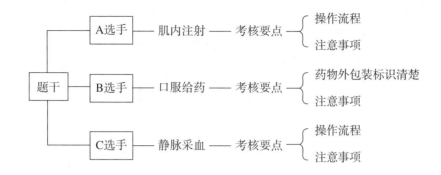

第 2 站

考核题干	脑电图示：广泛慢波，以"高热惊厥"收住脑外科 41 床，住院号：421389。查体：嗜睡状，惊厥已缓解，颜面口周略绀，四肢肌张力下降。 医嘱：吸氧。 　　　　复方氯化钠注射液 100 ml，ivgtt，st。 　　　　腰椎穿刺术后护理。
考核要求	1．A 选手吸氧。 2．B 选手静脉输液。 3．C 选手腰椎穿刺术后护理。
SP 指引	患儿呈嗜睡状，颜面口周略绀，四肢肌张力下降。
考核要点	1．氧流量调节、用氧注意事项，观察吸氧效果。 2．采用静脉留置针输液，操作方法正确。 3．选用合适的留置针型号。 4．腰椎穿刺术后的护理流程及注意事项。

操作思维导图

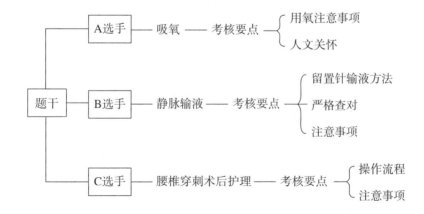

第 3 站

考核题干	住院第 2 日，患儿突发惊厥 1 次，烦躁不安，发作时双目斜视，全身肌群阵挛性抽动，呕吐，呕吐物为胃内容物，持续 1 ~ 2 min 后缓解。 医嘱：心电监护。 　　　　吸痰。 　　　　口腔护理。
考核要求	1．A 选手心电监护。 2．B 选手吸痰。 3．C 选手口腔护理。

续表

SP 指引	患儿烦躁不安，家属紧张。
考核要点	1．电极片的位置及参数调节。 2．根据年龄选择大小合适的吸痰管。 3．吸痰操作手法及时间正确，负压大小、氧流量调节。 4．口腔护理的溶液选择及操作的注意事项。 5．操作过程中的人文关怀。

注：赛道式要求三站完成时间为 30 min。

操作思维导图

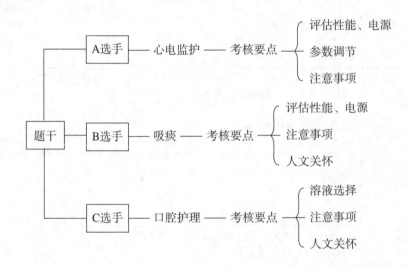

二、充血性心力衰竭

站点式模拟题一

考核题干	患儿李某，女，4 个月，儿科 42 床，住院号：421389。因"呼吸困难，面色苍白，烦躁不安"入院。查体：神志清，精神差，T 36.7 ℃，P 170 次 / 分，R 10 次 / 分，诊断为暴发型充血性心力衰竭。医嘱：吸氧。
考核要求	遵医嘱吸氧。
SP 指引	患儿面色苍白，呼吸困难，烦躁不安。
考核时间	8 min
考核要点	1．氧流量调节，用氧注意事项，观察吸氧效果。 2．操作过程中的人文关怀。

操作思维导图

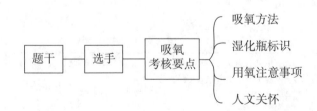

站点式模拟题二

考核题干	患儿刘某，女，5 个月，普外科 43 床，住院号：321456。T 38.2 ℃，第一心音低钝，肝肋下 4.5 cm，两肺有较多湿啰音，右侧肢体活动减弱，肌力 4 级。X 线示：心脏外形呈球形扩大，搏动低弱；左心导管示：左心室舒张压增高，诊断为亚急性充血性心力衰竭。 医嘱：吸氧。 　　　物理降温。 　　　生命体征测量。
考核要求	1．A 选手吸氧。 2．B 选手物理降温。 3．C 选手生命体征测量。
SP 指引	患儿呼吸困难，面色苍白，家属紧张。
考核时间	8 min
考核要点	1．氧流量调节，用氧注意事项，观察吸氧效果。 2．物理降温的擦试顺序及注意事项。 3．生命体征测量的操作流程及注意事项。 4．操作过程中的人文关怀。

操作思维导图

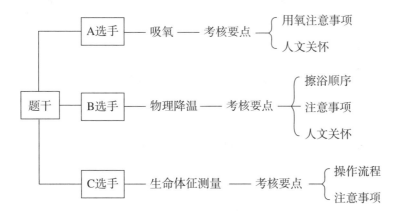

赛道式模拟题

第 1 站

考核题干	患儿张某，男，10 个月，儿科 44 床，住院号：498563。因"咳嗽 7 天，呼吸困难、喉间有痰不易咳出 1 天"入院，于 7 天前受凉出现发热、咳嗽，最高体温 39 ℃。自发病以来，睡眠差，大小便正常。查体：精神欠佳，T 37.8 ℃，P 170 次 / 分，R 65 次 / 分，SpO_2 65%。 医嘱：吸氧。 　　　物理降温。 　　　0.9%NS 2 ml 加布地奈德混悬液 2 ml 雾化吸入，st。
考核要求	1．A 选手吸氧。 2．B 选手物理降温。 3．C 选手雾化吸入。
SP 指引	患儿烦躁不安，易激惹，面色潮红。
考核要点	1．氧流量调节，用氧注意事项，观察吸氧效果。 2．物理降温的擦试顺序及注意事项。 3．雾化吸入的参数调节及注意事项。 4．操作过程中的人文关怀。

374

操作思维导图

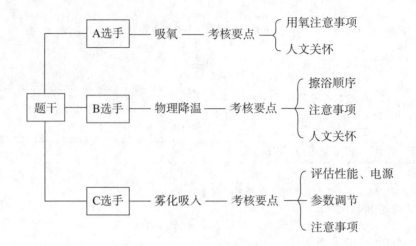

第2站

考核题干	患儿入院1天后，烦躁哭闹。查体：神志清，反应差，呼吸急促，面色发绀，鼻翼煽动，三凹征阳性，心音低钝，胸骨左缘3～4肋间可闻及收缩期吹风样杂音，腹平软，肝肋下3 cm，双下肢无水肿。 医嘱：心电监护。 　　　0.9%NS 50 ml，ivgtt，st. 　　　静脉采血（全血细胞分析）。
考核要求	1．A选手心电监护。 2．B选手静脉输液。 3．C选手静脉采血。
SP指引	患儿神志清，反应差，家属紧张。
考核要点	1．电极片的位置及参数调节。 2．采用静脉留置针输液，操作方法正确。 3．采血部位的选择及注意事项。

操作思维导图

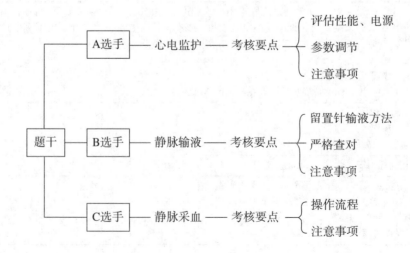

第 3 站

考核题干	全血细胞分析：WBC 148×10⁹/L，Hb 100 g/L，PLT 168×10⁹/L。胸片示：心影增大，肺血增多，双肺内可见淡片状阴影。患儿排尿困难，烦躁不安，哭闹严重。 医嘱：青霉素皮试。 　　　地高辛 0.025 mg/kg，po，st。 　　　呋塞米 1 mg/kg，iv，st。
考核要求	1．A 选手皮内注射。 2．B 选手口服给药。 3．C 选手静脉注射。
SP 指引	患儿排尿困难，烦躁不安，哭闹严重。
考核要点	1．皮试液的配制，询问过敏史。 2．药物性质，给药时间，注意事项。 3．药品外包装注明床号、姓名、用法，观察用药效果。 4．采用静脉留置针输液，操作方法正确。

注：赛道式要求三站完成时间为 30 min。

操作思维导图

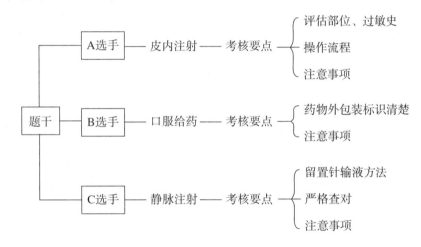

三、呼吸心搏骤停

站点式模拟题一

考核题干	患儿王某，男，9 岁，上学途中不慎落水，被路人救上岸，您刚好路过，行心肺复苏术。 医嘱：心肺复苏。
考核要求	请立即给予心肺复苏术。
SP 指引	患儿意识丧失，脉搏呼吸消失。
考核时间	8 min
考核要点	1．评估患儿意识、脉搏搏动、呼吸并呼救。 2．按压深度和频率、按压和送气比。 3．操作过程中的人文关怀。

操作思维导图

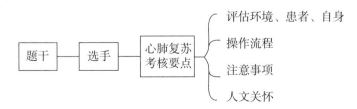

站点式模拟题二

考核题干	患儿李某，女，8岁，心内科45床，住院号：432908。护士在巡视途中发现患儿呼之不应，意识丧失，心电监护示：室颤波。立即进行相关抢救措施。 医嘱：心肺复苏。 　　　　除颤。
考核要求	1. A选手行心肺复苏术。 2. B选手行除颤术。 3. C选手协助A、B行简易呼吸器辅助通气。
SP指引	患儿呼之不应，意识丧失，家属紧张。
考核时间	8 min
考核要点	1. 双人心肺复苏的配合。 2. 除颤位置和电量的选择。 3. 抢救记录的书写及总结。 4. 病人家属的解释安抚。

操作思维导图

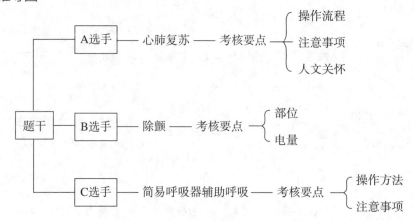

赛道式模拟题

第1站

考核题干	患儿李某，女，9岁，急诊科45床，急诊号：342765。因"不慎溺水后2小时出现呼吸困难"急诊入院，查体：T 37.9 ℃，P 120次/分，R 50次/分，BP 100/70 mmHg，双肺可闻及湿啰音；胸片示：双肺呈大片状浸润阴影。 医嘱：吸氧。 　　　　物理降温。 　　　　动脉采血。
考核要求	1. A选手吸氧。 2. B选手物理降温。 3. C选手动脉采血。
SP指引	患儿面色发绀，口唇青紫，鼻翼煽动，家属紧张。
考核要点	1. 氧流量调节，用氧注意事项，观察吸氧效果。 2. 物理降温的擦试顺序及注意事项。 3. 动脉采血的操作流程及注意事项。 4. 操作过程中的人文关怀。

操作思维导图

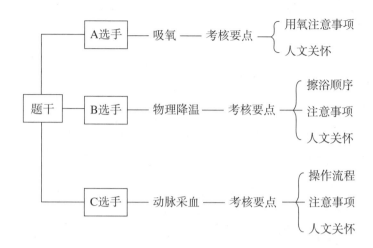

第 2 站

考核题干	入院 30 min 后，患儿主诉头痛、头晕，喉间有痰不易咳出。 医嘱：心电监护。 　　0.9%NS 2 ml 加布地奈德混悬液 2 ml 雾化吸入，st。 　　机械排痰。
考核要求	1．A 选手心电监护。 2．B 选手雾化吸入。 3．C 选手机械排痰。
SP 指引	患儿头痛、头晕，喉间有痰不易咳出，烦躁不安。
考核要点	1．电极片的位置及参数调节。 2．雾化吸入的参数调节及注意事项。 3．患儿体位及排痰仪参数调节。

操作思维导图

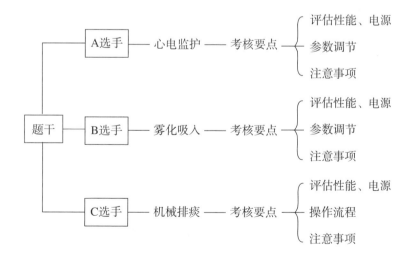

第 3 站

考核题干	血气分析示：pH 7.35，PaO$_2$ 45 mmHg，PaCO$_2$ 65 mmHg。患儿突然面色青紫，口唇发绀，喉间有痰，气喘明显。 医嘱：地塞米松 5 mg，iv，st。 　　　　吸痰。 　　　　青霉素皮试。
考核要求	1．A 选手静脉注射。 2．B 选手吸痰。 3．C 选手皮内注射。
SP 指引	患儿面色青紫，口唇发绀，喉间有痰，气喘，家属紧张。
考核要点	1．肌内注射的操作流程及隐私保护。 2．根据年龄选择大小合适的吸痰管。 3．吸痰操作手法及时间正确，负压大小、氧流量调节。 4．皮试液配制，询问过敏史。

注：赛道式要求三站完成时间为 30 min。

操作思维导图

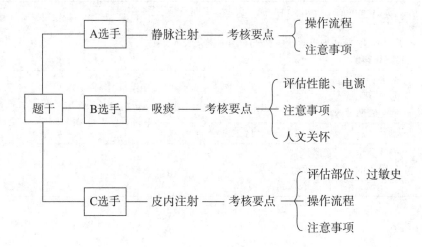

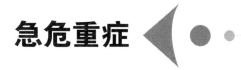

急危重症

第一节　基础生命支持与常见急症

一、基础生命支持

站点式模拟题一

考核题干	病人刘某，男，58 岁，急诊号：232455。主诉"突发胸痛 2 小时"急诊就诊，行心电图检查过程中，突发意识丧失，请立即予以急救处理。 医嘱：心肺复苏。
考核要求	遵医嘱行心肺复苏术。
SP 指引	行心电图检查时，病人意识丧失。
考核时间	8 min
考核要点	1．评估病人意识、立即呼救，判断脉搏搏动和呼吸，去枕平卧。 2．按压深度、频率、按压和送气比。 3．简易呼吸器的使用手法。 4．复苏中的人文关怀。

操作思维导图

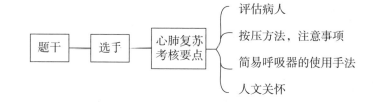

站点式模拟题二

考核题干	病人李某，女，42 岁，急诊号：676534。主诉"胸闷 2 天，加重 2 小时"，预检分诊后，进入绿色通道入抢救室过程中突发呼之不应，意识丧失。 医嘱：心肺复苏。 　　　除颤。
考核要求	1．A 选手行心肺复苏术。 2．B 选手行除颤术。 3．C 选手协助 A 选手予以简易呼吸器辅助通气，做抢救记录。
SP 指引	进入抢救室时病人突发意识丧失，呼之不应，抢救过程中家属紧张，反复询问病人情况。
考核时间	8 min
考核要点	1．心搏骤停的判断要点。 2．心肺复苏的按压部位、深度、频率。 3．除颤的部位、电量调节。 4．简易呼吸器的使用。 5．操作过程中的人文关怀及抢救记录的书写。

操作思维导图

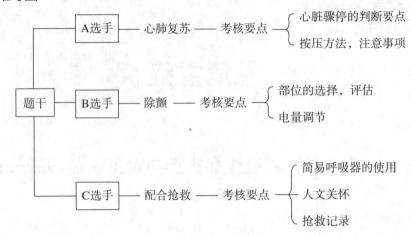

赛道式模拟题
第1站

考核题干	病人吕某，男，69岁，急诊就诊，急诊号：251478。家人代诉"头痛，意识障碍30 min"，病人半小时前因与他人吵架后出现头痛，同时伴喷射状呕吐，呕吐物为胃内容物，随之出现意识障碍。查体：T 37 ℃，P 78次/分，R 24次/分，BP 184/96 mmHg，SpO_2 85%。右侧上肢肌力2级，下肢肌力3级。CT示：脑出血。 医嘱：心电监护。 　　　　吸氧。
考核要求	1. A选手评估病人情况及时汇报。 2. B选手心电监护。 3. C选手吸氧。
SP指引	1. 基本信息：家人代诉"头痛，意识障碍30 min"，半小时前因他人吵架后出现头痛，同时伴喷射状呕吐，呕吐物为胃内容物，随之出现意识障碍。 2. 查体：意识浅昏迷、右侧上肢肌力2级，下肢肌力3级。 3. 既往史：有高血压史20年。 4. 过敏史：无药物及食物过敏史。 5. 家族史：无。 6. 饮食：平时喜欢吃油腻食物、动物肝脏。
考核要点	1. 询问病史全面（基本信息、体格检查、既往史、过敏史、家族史、饮食）。 2. 心电监护电极片、袖带位置及参数调节。 3. 氧流量正确。

操作思维导图

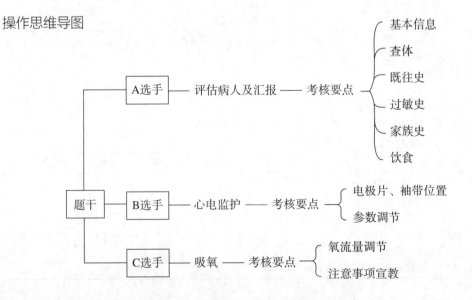

第 2 站

考核题干	病人收住神经外科 18 床，住院号：634201。现遵医嘱完善术前准备。 医嘱：0.9%NS 250 ml，ivgtt，st。 　　　头孢吡肟皮试。 　　　0.9%NS 50 ml 加硝普纳 50 mg，2 ml/h 微量泵泵入。
考核要求	1．A 选手静脉输液。 2．B 选手皮内注射。 3．C 选手微量泵使用。
SP 指引	家属紧张，询问病情。
考核要点	1．留置针穿刺部位选择。 2．头孢皮试液的配制及结果判定。 3．避光输液器和延长管的选择。 4．微量泵的使用。

操作思维导图

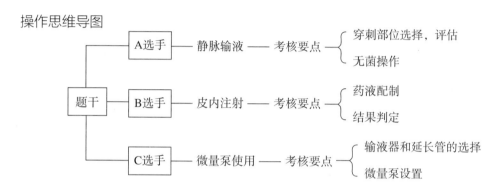

第 3 站

考核题干	在完善术前准备后，病人病情变化立即转入抢救室，这时病人出现深大呼吸、瞳孔不等大，左侧 5.0 mm，右侧 2.0 mm，对光反射迟钝，心电监护示：R 10 次 / 分，HR 42 次 / 分，血压测不出，P 波以及 QRS-T 波消失，代之以形态和振幅均不规则的颤动波，形态极不一致。 医嘱：心肺复苏。 　　　除颤。
考核要求	1．A 选手行心肺复苏术。 2．B 选手行除颤术。 3．C 选手协助 A、B 完成抢救工作并记录。
SP 指引	家属：护士，怎么突然变成这样了？
考核要点	1．双人心肺复苏的配合。 2．除颤位置和电量的选择。 3．抢救记录的书写及总结。 4．病人家属的解释安抚。

注：赛道式要求三站完成时间为 30 min。

操作思维导图

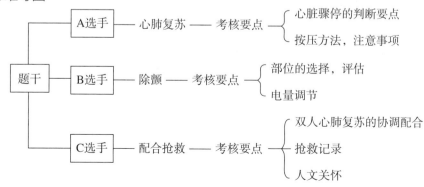

二、呼吸困难

站点式模拟题一

考核题干	病人李某，女，42岁，急诊号：389582。因"间断憋喘10年，加重2小时"急诊入院，于10年前无明显诱因出现憋喘，呼吸急促，伴大汗，口唇发绀，诊断为支气管哮喘，具体治疗不详，此次发病为受凉后咳嗽继而出现憋喘、伴大汗，查体：T 37.1 ℃，P 140次/分，R 26次/分，BP 110/70 mmHg，口唇发绀明显。 医嘱：吸氧。
考核要求	遵医嘱吸氧。
SP指引	病人情绪紧张，呼吸困难。
考核时间	8 min
考核要点	1. 查体，观察病人呼吸情况。 2. 给予病人端坐位。 3. 吸氧方式的选择。 4. 操作过程中的人文关怀。

操作思维导图

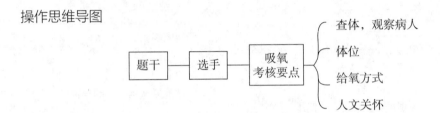

站点式模拟题二

考核题干	病人赵某，男，78岁，呼吸科3床，住院号：785600。因"胸闷气短4天，加重伴呼吸困难1天"入院，病人于4天前因受凉后出现胸闷气短，纳差，伴有呼吸困难、不能平卧，无胸痛，无咳嗽咳痰。胸片示：两肺多发性浸润性病变，不排除合并部分水肿可能，两侧胸腔积液。 医嘱：吸氧。 　　　心电监护。 　　　生命体征测量。
考核要求	1. A选手吸氧。 2. B选手心电监护。 3. C选手生命体征测量。
SP指引	病人情绪紧张，呼吸困难。
考核时间	8 min
考核要点	1. 氧流量调节及给氧方式。 2. 病人体位选择。 3. 心电监护电极片位置及参数调节。 4. 生命体征测量的操作流程及健康宣教。

操作思维导图

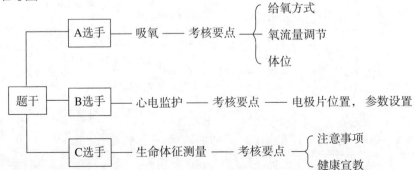

赛道式模拟题

第 1 站

考核题干	病人薛某，男，68 岁，呼吸科 2 床，住院号：632831。因"反复咳嗽、咳痰 22 年，水肿 2 年，加重半月"收住院。查体：T 36.1 ℃，P 104 次 / 分，R 32 次 / 分，BP 90/60 mmHg。实验室指标：WBC 11×10^9/L，N 80%。胸片示：慢性气管炎，肺气肿，右肺下动脉干横径 18 mm。诊断为慢性支气管炎急性发作、慢性阻塞性肺气肿。 医嘱：吸氧。 　　　0.9%NS 250 ml，ivgtt，st。 　　　头孢吡肟皮试。
考核要求	1. A 选手评估病人情况并吸氧。 2. B 选手静脉输液。 3. C 选手皮内注射。
SP 指引	1. 基本信息：病人因"反复咳嗽、咳痰 22 年，水肿 2 年，加重半月"收住院。 2. 查体：神志清，口唇发绀明显，心悸，颈静脉怒张，肝颈静脉回流征阳性，肺气肿征。两肺上部可闻干啰音，两肩胛下区闻及细湿啰音。心尖搏动剑突下明显。肝肋缘下 3 cm，质中、边缘钝，脾未及，下肢凹陷性水肿。 3. 既往史：慢性阻塞性肺疾病病史 22 年。 4. 过敏史：酒精过敏。 5. 家族史：高血压家族史。 6. 饮食：平时喜欢吃重口味辛辣刺激油腻食物。
考核要点	1. 询问病史全面（基本信息、既往史、过敏史、家族史、饮食）。 2. 体格检查听诊肺部，肝脾触诊正确。 3. 氧流量的选择。 4. 穿刺部位的消毒、留置针的固定、敷料无张力粘贴。 5. 皮试液的配制，询问过敏史及结果判断。

操作思维导图

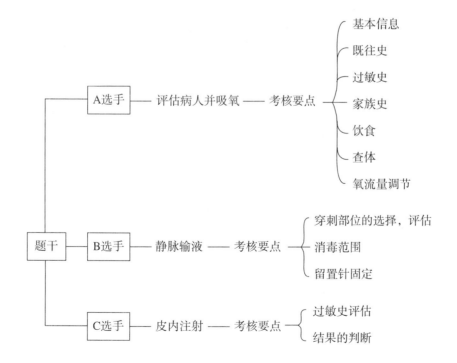

第 2 站

考核题干	皮内注射 15 min 后，突感胸闷、呼吸困难，并出现全身瘙痒、红色皮疹。 医嘱：地塞米松 5 mg，iv，st。 　　　心电监护。 　　　盐酸肾上腺素 0.5 mg，im，st。
考核要求	1. A 选手静脉注射。 2. B 选手心电监护。 3. C 选手肌内注射。
SP 指引	情绪紧张，大口喘气，皮肤瘙痒，不停挠抓。
考核要点	1. 静脉注射药物核对及注意事项。 2. 电极片位置及参数调节。 3. 肌内注射的核对及定位方法。

操作思维导图

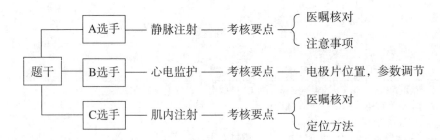

第 3 站

考核题干	10 min 后病人胸闷缓解，皮疹逐渐消退，但仍诉心悸，情绪紧张，心电监护示：P 124 次 / 分，R 28 次 / 分，BP 112/75 mmHg，SpO_2 86%。 医嘱：动脉采血。 　　　心电图检查。 　　　5%GS 250 ml 加硝酸甘油 10 mg，50 ml/h 输液泵泵入。
考核要求	1. A 选手动脉采血。 2. B 选手心电图检查。 3. C 选手输液泵使用。
SP 指引	病人心慌、紧张、配合不佳。
考核要点	1. 动脉采血的循环判断及消毒范围。 2. 心电导联位置及注意事项。 3. 输液泵的使用及参数调节。 4. 操作过程中的人文关怀。

注：赛道式要求三站完成时间为 30 min。

操作思维导图

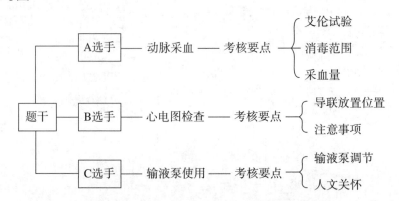

三、窒息

站点式模拟题一

考核题干	病人李某，男，58 岁，神经内科 23 床，住院号：334322。以"左侧肢体无力"收住院，今日在进食汤圆时突发呼吸困难，面色发绀，不能发声。 医嘱：海姆立克手法急救。
考核要求	遵医嘱行海姆立克手法。
SP 指引	右手 V 字手势紧扣喉部，不能发声，被询问被卡住的时候点头回答。
考核时间	8 min
考核要点	1．评估病人异物卡喉。 2．海姆立克手法的位置判断。 3．海姆立克手法的握拳法。 4．冲击的方向及异物去除后的措施。

操作思维导图

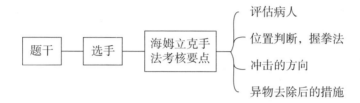

站点式模拟题二

考核题干	病人王某，男，58 岁，肝胆科 23 床，住院号：630402。以"右下腹疼痛 3 天，加重 1 天"收住院，诊断为胆囊结石。行胆囊切除术后 4 h，家属未告知医护人员自行喂食，病人出现呛咳后呼吸困难。 医嘱：海姆立克手法急救。 　　　　气管插管用物准备。 　　　　心电监护。
考核要求	1．A 选手行海姆立克手法。 2．B 选手备气管插管用物。 3．C 选手心电监护。
SP 指引	病人呼吸困难，家属紧张。
考核时间	8 min
考核要点	1．坐位海姆立克手法位置。 2．气管插管用物准备。 3．电极片位置及参数调节。 4．操作过程中的人文关怀。

操作思维导图

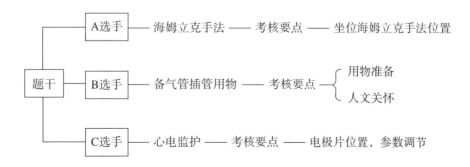

赛道式模拟题

第 1 站

考核题干	病人王某，女，75 岁，呼吸科 18 床，住院号：136093。因"反复咳嗽、咳痰伴气紧 10 年，加重 20 天"入院，受凉后出现咳嗽、咳痰，咳大量白色黏稠痰，易咳出，伴活动后心累气紧、头晕，否认恶心、呕吐，无夜间阵发性呼吸困难、胸痛咯血、寒战发热、盗汗消瘦。查体：意识清，慢性病容，呼吸急促。 医嘱：心电监护。 　　　　血糖监测。
考核要求	1. A 选手评估病人情况及汇报。 2. B 选手心电监护。 3. C 选手血糖监测。
SP 指引	1. 基本信息：反复咳嗽、咳痰伴气紧 10 余年，复发加重 20 天，门诊入院，现在受凉后出现咳嗽咳痰，有慢性胃炎病史 20 余年，表现为纳差、嗳气、泛酸。 2. 查体：意识清、呼吸急促、口唇发绀、胸廓呈桶状，语颤减弱，双肺叩呈过清音，双肺呼吸音粗，双肺闻及散在干湿啰音，无胸膜摩擦音；心尖搏动未见，触诊无震颤，叩诊心界不大；桡动脉搏动两侧相等，未见毛细血管搏动，无枪击音或杜氏双重音。腹平坦，无压痛、反跳痛及肌紧张，肝脾肋下未扪及，双下肢无水肿，四肢肌力、肌张力正常。 3. 既往史：糖尿病病史 5 年，高血压病史 10 年。 4. 过敏史：无药物及食物过敏史。 5. 家族史：无。 6. 饮食：饮食规律。
考核要点	1. 询问病史全面（基本信息、既往史、过敏史、家族史、饮食）。 2. 体格检查有无听诊肺部、意识判断正确。 3. 电极片位置及参数调节。 4. 血糖监测流程及注意事项。

操作思维导图

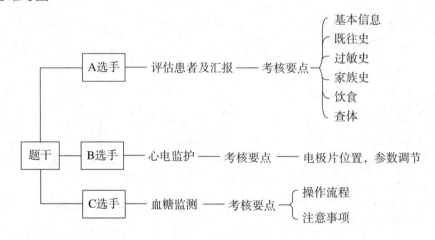

第 2 站

考核题干	病人血糖测量值为 16.3 mmol/L。 医嘱：吸氧。 　　　　胰岛素 6 U，H，st。 　　　　青霉素皮试。
考核要求	1. A 选手吸氧。 2. B 选手皮下注射。 3. C 选手皮内注射。
SP 指引	情绪紧张，对测量的血糖值有疑问。
考核要点	1. 氧流量的调节。 2. 胰岛素注射部位的选择及剂量核对。 3. 皮试液的配制，询问过敏史。

操作思维导图

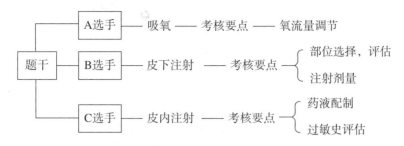

第 3 站

考核题干	在完成胰岛素注射后，病人出现呕吐，呕吐物为咖啡样，量约 300 ml，呕吐过程中病人突发呼吸困难，面色发绀，不能发声。 医嘱：吸痰。 　　0.9%NS 250 ml，ivgtt，st。
考核要求	1．A 选手吸痰。 2．B 选手静脉输液。 3．C 选手协助 A、B 完成抢救工作并记录。
SP 指引	家属：护士，怎么突然变成这样了？
考核要点	1．吸引的压力评估。 2．体位的摆放。 3．静脉输液的操作流程及液体的选择。 4．操作过程中的人文关怀。

注：赛道式要求三站完成时间为 30 min。

操作思维导图

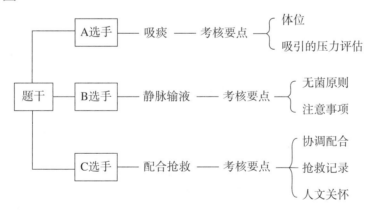

四、急性胸痛

站点式模拟题一

考核题干	病人袁某，男，58 岁，急诊号 553214。以"胸部压榨样疼痛 1 小时"急诊就诊，病人 1 h 前无明显诱因出现心前区压榨样疼痛，持续不缓解，并向左上臂和下颌放射。 医嘱：心电图检查。
考核要求	遵医嘱心电图检查。
SP 指引	病人神志清楚，表现焦虑，紧张。
考核时间	8 min
考核要点	1．部位选择及评估。 2．体位选择。 3．隐私保护。 4．心电图识别。

操作思维导图

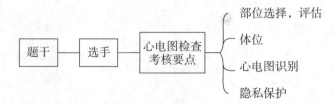

站点式模拟题二

考核题干	病人李某，女，66 岁，急诊号：332345。因"阵发性劳力性心前区疼痛 2 年，加重 2 个月"入院。 医嘱：生命体征测量。 　　　　硝酸甘油 0.5 mg，po，st。 　　　　0.9%NS 250 ml，ivgtt，st。
考核要求	1．A 选手生命体征测量。 2．B 选手口服给药。 3．C 选手静脉输液。
SP 指引	进入病房病人胸痛未缓解，痛苦面容，家属担心病人病情，反复询问病人情况。
考核时间	8 min
考核要点	1．核对病人信息，记录生命体征。 2．口服给药的核对及取得配合。 3．操作中正确引导病人，做好心理护理。 4．静脉穿刺核对，部位血管选择，固定。

操作思维导图

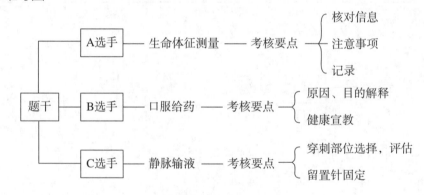

赛道式模拟题

第 1 站

考核题干	病人赵某，男，68 岁，急诊抢救室 8 床，急诊号：578206，退休职工。因"胸痛 2 小时"就诊，口服硝酸甘油未缓解，开通绿色通道分入抢救室。生命体征：T 36.7 ℃，P 84 次 / 分，R 21 次 / 分，BP 170/78 mmHg，SpO_2 85%。 医嘱：心电图检查。 　　　　吸氧。 　　　　0.9%NS 250 ml，ivgtt，st。
考核要求	1．A 选手行心电图检查。 2．B 选手吸氧。 3．C 选手静脉输液。
SP 指引	1．查体：意识清、呼吸急促、口唇发绀、心尖搏动未见，触诊无震颤，叩诊心界不大。 2．既往史：糖尿病病史 5 年。 3．过敏史：无药物及食物过敏史。 4．家族史：无。 5．饮食：饮食规律。
考核要点	1．询问病史全面（基本信息、既往史、过敏史、家族史）。 2．心电图导联位置。 3．吸氧方式及氧流量的调节。 4．静脉输液的部位评估及固定。

操作思维导图

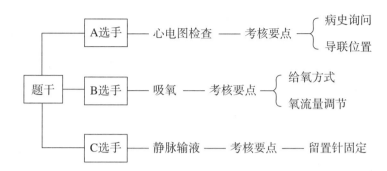

第2站

考核题干	病人张口呼吸，呼吸急促，口唇发绀。 医嘱：心电监护。 　　　　吸氧。 　　　　动脉采血。
考核要求	1．A选手心电监护。 2．B选手吸氧。 3．C选手动脉采血。
SP指引	情绪紧张，询问检查结果。
考核要点	1．电极片位置及参数调节。 2．吸氧方式选择及氧气流量的选择。 3．动脉采血的操作流程及注意事项。 4．血气分析结果判读及人文关怀。

操作思维导图

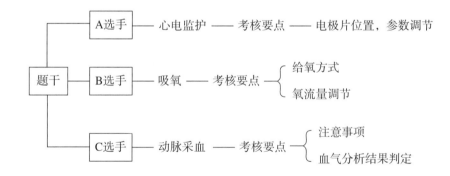

第3站

考核题干	在完成动脉血采集后，病人出现胸痛加剧，呼吸困难，面色发绀，不能发声。 医嘱：吸痰。 　　　　0.9%NS 50 ml 加地佐辛 20 mg，2 ml/h 微量泵泵入。 　　　　心理护理。
考核要求	1．A选手吸痰。 2．B选手微量泵泵入。 3．C选手心理护理。
SP指引	意识丧失，呼之不应，家属紧张。
考核要点	1．吸痰的操作流程及无菌原则。 2．微量泵使用的操作流程及泵速调节。 3．心理护理全面到位，家属配合抢救。

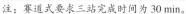

注：赛道式要求三站完成时间为 30 min。

操作思维导图

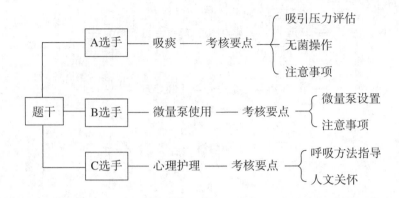

五、严重心律失常

站点式模拟题一

考核题干	病人刘某，男，69 岁，心内科 8 床，住院号：234677。主诉"间断胸闷、心悸 4 个月"，近 4 个月无明显诱因间断出现胸闷，心悸，并伴有心前区疼痛，性质不清，偶伴有后背部疼痛，伴有头晕气短，无恶心、呕吐，上述症状持续数小时后，可自行缓解。 医嘱：心电图检查。
考核要求	遵医嘱心电图检查。
SP 指引	病人胸痛、紧张。
考核时间	8 min
考核要点	1．评估病人、核对病人信息。 2．告知病人心电图检查的目的。 3．病人心理护理和隐私保护。

操作思维导图

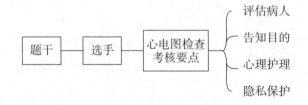

站点式模拟题二

考核题干	病人谢某，男，56 岁，心内科 7 床，住院号：776807。因"心房颤动半年"入院。半年前体检行心电图检查示：心房颤动，为持续性，无心悸、胸闷气短，无心前区疼痛，平时自服美托洛尔 12.5 mg（每日两次），病情无明显变化，房颤一直存在，为进一步诊治收住入院。 医嘱：心电图检查。 　　华法林 3 mg，po，st。 　　0.9%NS 44 ml 加胺碘酮 300 mg，5 ml/h 微量泵泵入。
考核要求	1．A 选手心电图检查。 2．B 选手口服给药。 3．C 选手微量泵使用。
SP 指引	家属担心病情，询问病人情况。
考核时间	8 min
考核要点	1．心电图导联位置和隐私保护。 2．口服给药严格执行查对制度。 3．微量泵的使用及泵速调节。 4．心理护理全面到位。

操作思维导图

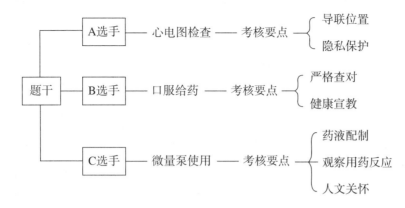

赛道式模拟题
第 1 站

考核题干	病人李某，女，69 岁，急诊就诊，急诊号：578977。因"反复胸闷、心慌 1 个月，加重 1 天"就诊，既往有房颤病史。查体：T 36 ℃，P 145 次 / 分，R 34 次 / 分，BP 160/96 mmHg，神志清楚，慢性病容。 医嘱：5%GS 100 ml，ivgtt，st。 　　　　心电图检查。
考核要求	1．A 选手评估病人情况及汇报。 2．B 选手静脉输液。 3．C 选手心电图检查。
SP 指引	1．基本信息：主诉"反复胸闷、心慌 1 个月余，加重 1 天" 2．神志清，慢性病容。 3．既往史：高血压病史近 15 年。 4．过敏史：无药物及食物过敏史。 5．家族史：高血压。 6．饮食：普通饮食。
考核要点	1．询问病史全面（基本信息、既往史、过敏史、家族史、饮食）。 2．心脏体格检查准确。 3．静脉穿刺血管的选择、消毒范围、进针角度、贴膜的固定。 4．心电图导联位置及隐私保护。

操作思维导图

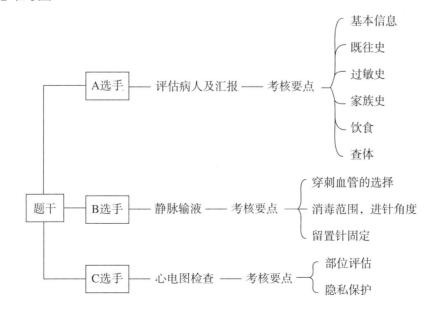

第 2 站

考核题干	病人去往卫生间后，突感胸闷、心悸、气短。 医嘱：吸氧。 　　　静脉采血。 　　　心电监护。
考核要求	1．A 选手吸氧。 2．B 选手静脉采血。 3．C 选手心电监护。
SP 指引	病人心慌、气短、紧张、大口呼吸，呼吸急促。
考核要点	1．给氧方式的选择和流量调节。 2．采血的操作流程及注意事项。 3．电极片的位置及参数调节。

操作思维导图

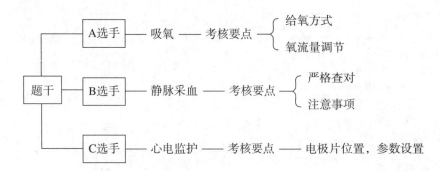

第 3 站

考核题干	病人收住心内科 12 床，住院号：128903。入院第 8 天，病人在下地活动后，突发呼吸困难，意识丧失，晕倒在地。立即予以急救处理。 医嘱：心肺复苏。 　　　除颤。
考核要求	1．A 选手行心肺复苏术。 2．B 选手简易呼吸器辅助呼吸协助 A 抢救。 3．C 选手手除颤。
SP 指引	意识丧失，家属紧张。
考核要点	1．心肺复苏的评估和操作流程。 2．简易呼吸器的使用。 3．电极板位置和电量选择。 4．操作过程中的人文关怀及抢救记录的书写。

注：赛道式要求三站完成时间为 30 min。

操作思维导图

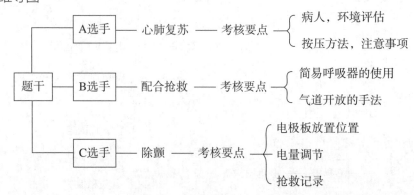

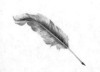

六、高血糖

站点式模拟题一

考核题干	病人蒋某，男，54岁，内分泌科8床，住院号：865367。主诉"反复口干渴8年，加重伴视物模糊1个月"，期间病人偶有头晕，全身皮肤轻度瘙痒，饮食睡眠正常，小便量正常，尿频，夜尿5～6次，故来院就诊。 医嘱：血糖监测。
考核要求	遵医嘱血糖监测。
SP指引	测量血糖时，病人自诉头晕加重。
考核时间	8 min
考核要点	1．询问了解病人身体状况。 2．向病人解释血糖监测的目的，取得配合。 3．监测血糖的方法及无菌原则。 4．健康教育全面。

操作思维导图

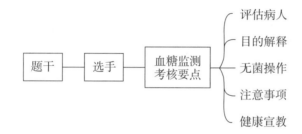

站点式模拟题二

考核题干	病人王某，男，42岁，急诊就诊，急诊号：675223。以"腹痛，恶心4小时"入院，病人既往有糖尿病病史20年，一直口服降糖药治疗，血糖控制欠佳。 医嘱：血糖监测。 　　0.9%NS 250 ml，ivgtt，st。
考核要求	1．A选手血糖监测。 2．B选手评估病人并健康宣教。 3．C选手静脉输液。
SP指引	腹痛，恶心，自认为是进食不洁食物导致。
题卡	血糖：16.3 mol/L
考核时间	8 min
考核要点	1．血糖监测的部位和方法。 2．病史采集及糖尿病酮症酸中毒预防的宣教。 3．静脉留置针的部位选择和皮肤消毒范围。 4．操作过程中的人文关怀。

操作思维导图

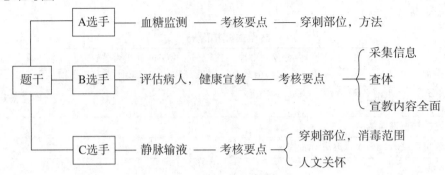

赛道式模拟题

第1站

考核题干	病人吕某，男，55岁，急诊号：525055。家属代诉"口干、多饮、多食、多尿7年，恶心、呕吐2天"。于7年前无明显诱因出现多饮、多食、多尿，每日饮水量明显增多，饭量大增，夜间尿频，当时无排尿困难及尿路刺激征。入院前两天，病人口渴明显加剧，尿多并逐渐出现腹痛、恶心、呕吐，随之出现意识障碍。尿常规示：尿酮体（+++）、尿糖（++++），GLU 29.8 mmol/L；查体：T 37 ℃，P 109次/分，R 24次/分，BP 90/62 mmHg。 医嘱：血糖监测。 　　　　吸氧。
考核要求	1. A选手评估病人情况及汇报。 2. B选手血糖监测。 3. C选手吸氧。
SP指引	1. 基本信息：家属代诉"入院前两天，口渴明显加剧，尿多并逐渐出现腹痛、恶心、呕吐，随之出现意识障碍"。 2. 查体：意识浅昏迷，呼吸深大，呼气有烂苹果味。 3. 既往史：糖尿病史近7年。 4. 过敏史：海鲜过敏。 5. 家族史：无。 6. 饮食：平时喜欢甜食、油腻食物。
考核要点	1. 询问病史全面（基本信息、既往史、过敏史、家族史、饮食）。 2. 体格检查全面。 3. 血糖监测的注意事项及准确记录。 4. 氧流量调节及注意事项宣教。

操作思维导图

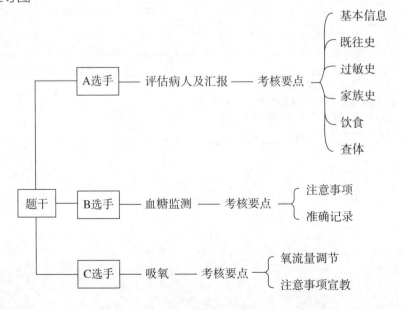

第 2 站

考核题干	急诊处置后，病人收住 ICU5 床，住院号：130978。 医嘱：留置导尿。 　　　　0.9%NS 250 ml，ivgtt，st。 　　　　动脉采血。
考核要求	1．A 选手留置导尿。 2．B 选手静脉输液。 3．C 选手动脉采血。
SP 指引	病人恶心、呕吐、烦躁。
考核要点	1．导尿严格无菌操作，消毒顺序，尿管妥善固定，标识规范。 2．静脉输液的注意事项和滴速调节。 3．动脉采血部位的选择、进针角度、采血后按压止血时间。

操作思维导图

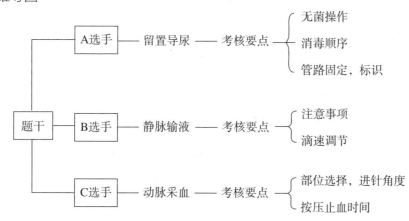

第 3 站

考核题干	经治疗后病人转入内分泌 13 床，现病人咳嗽、咳痰困难。 医嘱：静脉采血（肝肾功能）。 　　　　头孢吡肟皮试。 　　　　溴己新 4 mg 雾化吸入，st。
考核要求	1．A 选手静脉采血。 2．B 选手皮内注射。 3．C 选手雾化吸入。
SP 指引	咳嗽、咳痰困难。
考核要点	1．静脉采血的部位和试管选择。 2．皮试液的配制和核对。 3．雾化吸入的氧流量选择及方法指导。

注：赛道式要求三站完成时间为 30 min。

操作思维导图

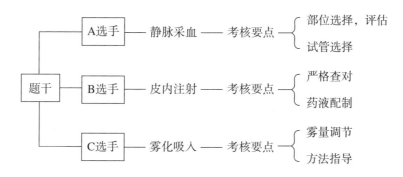

七、低血糖

站点式模拟题一

考核题干	病人刘某，男，58 岁，急诊号：686571。家属代诉"乏力、心慌 2 小时余"就诊。既往糖尿病病史 5 年，近期食欲不佳。 医嘱：血糖监测。
考核要求	遵医嘱血糖监测。
SP 指引	心慌、自觉乏力。
题卡	血糖：3.0 mol/L。
考核时间	8 min
考核要点	1．采血部位的选择。 2．血糖数值的判断及通知医生。 3．低血糖昏迷的相关知识宣教及操作过程中的人文关怀。

操作思维导图

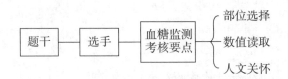

站点式模拟题二

考核题干	病人王某，女，42 岁，急诊号：335674。主诉"多饮多尿 1 个月余，腹痛 2 小时"急诊入院。1 个月前无明显诱因出现多饮多尿，体重下降，近期胃部不适，食欲不佳。 医嘱：血糖监测。 　　0.9%NS 250 ml，ivgtt，st。 　　心电图检查。
考核要求	1．A 选手血糖监测。 2．B 选手静脉输液。 3．C 选手心电图检查。
SP 指引	病人腹痛，面色苍白，虚弱。
考核时间	8 min
考核要点	1．血糖监测部位选择及人文关怀。 2．静脉输液液体的选择和输液速度。 3．心电图导联位置及隐私保护。 4．操作过程中的人文关怀。

操作思维导图

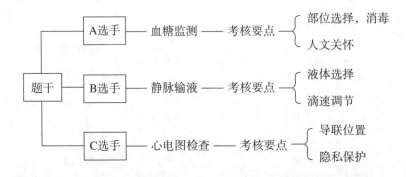

赛道式模拟题

第 1 站

考核题干	病人田某，女，78 岁，门诊号：676534。病人在门诊等待抽血时突感头晕、多汗、乏力，查体：T 36 ℃，P 66 次 / 分，R 23 次 / 分，BP 115/76 mmHg，SpO_2 91%。晨起时注射诺和灵 30 R 18 U，未进食。 医嘱：血糖监测。 　　　5%GS 250 ml，ivgtt，st。
考核要求	1. A 选手评估病人情况及汇报。 2. B 选手血糖监测。 3. C 选手静脉输液。
SP 指引	1. 基本信息：病人糖尿病病史 3 年，平素注射胰岛素控制血糖，在门诊等待抽血，化验血糖时突感头晕、多汗、乏力，就诊当日晨起时注射诺和灵 30 R 18 U。 2. 查体：神志清楚、四肢肌力正常。 3. 既往史：糖尿病史 3 年。 4. 过敏史：无药物及食物过敏史。 5. 家族史：无。 6. 饮食：正常饮食。
考核要点	1. 询问病史全面（基本信息、既往史、过敏史、家族史、饮食）。 2. 体格检查全面。 3. 血糖监测部位选择及人文关怀。 4. 静脉输液部位穿刺和留置针固定。

操作思维导图

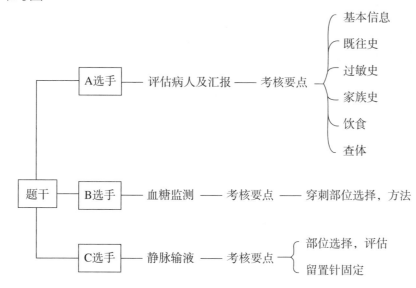

第 2 站

考核题干	GLU 2.3 mmol/L。 医嘱：50% 葡萄糖溶液 40 ml，iv，st。 　　　动脉采血。 　　　吸氧。
考核要求	1. A 选手静脉注射。 2. B 选手动脉采血。 3. C 选手吸氧。
SP 指引	病人自觉呼吸困难，头晕加重。
考核要点	1. 静脉推注时留置针接口消毒和核对。 2. 动脉血采集的部位、方法、消毒范围、按压时间。 3. 吸氧的流量、注意事项、记录。

操作思维导图

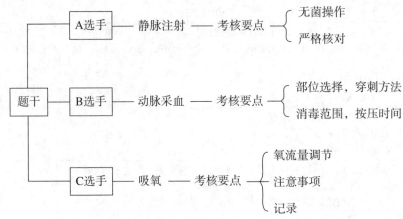

第 3 站

考核题干	病人收住内分泌科 56 床，住院号：230736。 医嘱：诺和灵 12 U，H，st。 　　　心电图检查。
考核要求	1．A 选手皮下注射。 2．B 选手心电图检查。 3．C 选手低血糖预防的宣教。
SP 指引	病人认为血糖控制不重要，规律注射胰岛素很麻烦。
考核要点	1．胰岛素注射的部位和剂量。 2．心电图导联位置及隐私保护。 3．低血糖预防相关知识的宣教全面。 4．操作过程中的人文关怀。

注：赛道式要求三站完成时间为 30 min。

操作思维导图

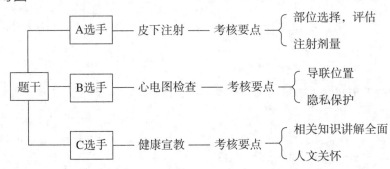

八、脑卒中

站点式模拟题一

考核题干	病人张某，女，67 岁，急诊号：320789。病人突然头痛，随即昏迷倒地，30 min 后送至急诊就诊。查体：T 37.6 ℃，P 118 次 / 分，R 34 次 / 分，SpO_2 86%。头颅 CT 示：左侧壳核大面积高密度病灶脑室扩张，请立即予以急救处理。 医嘱：口咽通气管置入。
考核要求	遵医嘱口咽通气管置入。
SP 指引	病人神志不清，瞳孔散大，氧饱和度下降。
考核时间	8 min
考核要点	1．判断病人意识，评估生命体征。 2．口咽通气管型号选择及置入手法。 3．清理呼吸道异物。

操作思维导图

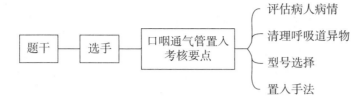

站点模拟题二

考核题干	病人赵某，男，70 岁，急诊号：620134。因"突发右侧肢体无力 1 小时"就诊，查体：T 36 ℃，P 125 次 / 分，R 24 次 / 分，BP 147/86 mmHg，病人神志不清，口唇发绀，听诊双肺湿啰音。 医嘱：心电监护。 　　　吸氧。 　　　0.9%NS 250 ml，ivgtt，st。
考核要求	1. A 选手心电监护。 2. B 选手吸氧。 3. C 选手静脉输液。
SP 指引	右上肢肌力 2 级，意识不清。
考核时间	8 min
考核要点	1. 电极片位置及参数调节。 2. 氧流量调节、注意事项、记录。 3. 静脉输液穿刺部位选择及消毒范围。

操作思维导图

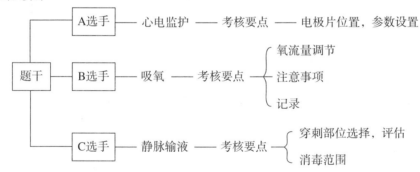

赛道式模拟题

第 1 站

考核题干	病人寇某，男，54 岁，急诊号：320189。因"口角歪斜，言语不清 1 小时"入院。于 1 h 前出现言语不利，口角歪斜，送入急诊就诊。 医嘱：静脉采血（电解质）。 　　　生命体征测量。 　　　吸氧。
考核要求	1. A 选手静脉采血。 2. B 选手生命体征测量。 3. C 选手吸氧。
SP 指引	1. 基本信息：家人代诉"口角歪斜，言语不清 1 小时"。 2. 查体：言语不利。 3. 既往史：既往体健，否认高血压、糖尿病史。 4. 过敏史：无药物及食物过敏史。 5. 家族史：无。 6. 饮食：低盐低脂流质饮食。
考核要点	1. 采血的查对及采血管选择。 2. 生命体征测量的方法。 3. 氧流量调节、注意事项、记录。

操作思维导图

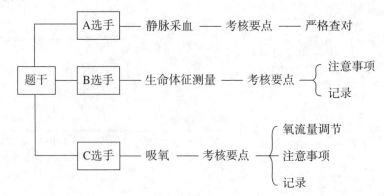

第 2 站

考核题干	病人收住神经内科 31 床，住院号：310289。在到达病房时病人突然意识丧失，颈动脉搏动消失。医嘱：盐酸肾上腺素 1 mg，iv，st。 　　心肺复苏。
考核要求	1. A 选手静脉注射。 2. B 选手行心肺复苏术。 3. C 选手协助 B 抢救。
SP 指引	意识丧失，呼之不应。
考核要点	1. 抢救病人时口头医嘱的核对和记录。 2. 按压手法、位置、深度、频率。 3. 简易呼吸器 EC 手法，送气频率。

操作思维导图

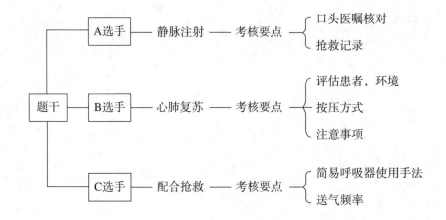

第 3 站

考核题干	病人复苏后心搏、自主呼吸恢复，转入 ICU 病房，肺部听诊有湿啰音，有痰咳不出。 医嘱：吸痰。 　　留置导尿。
考核要求	1. A 选手吸痰。 2. B 选手留置导尿。 3. C 选手阅读题卡并执行。（题卡：检验科电话通知电解质血标本溶血。）
SP 指引	病人痰鸣音明显，家属紧张欲进入病区陪护。
考核要点	1. 吸痰前后的听诊、无菌操作及氧流量的调节。 2. 留置导尿的消毒和尿管的固定。 3. 血标本溶血后的解释告知及处理得当。

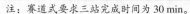

注：赛道式要求三站完成时间为 30 min。

操作思维导图

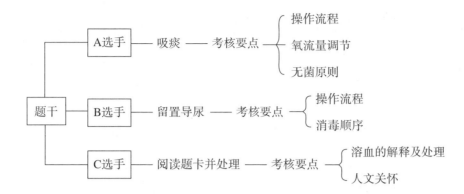

第二节　理化因素及环境损伤

一、中暑

站点式模拟题一

考核题干	病人高某，男，58 岁，急诊号：301207。主诉"头痛头晕 1 小时"，在太阳下下棋约 2 h，出现头晕伴恶心、呕吐 1 次，呕吐物为胃内容物，四肢麻木，视物旋转，无意识不清，无耳鸣心慌，急诊入院。 医嘱：生命体征测量。
考核要求	遵医嘱生命体征测量。
SP 指引	病人恶心、呕吐，四肢麻木。
考核时间	8 min
考核要点	1．体温测量的评估和注意事项。 2．血压测量的评估、体位和注意事项。 3．生命体征的记录和上报。

操作思维导图

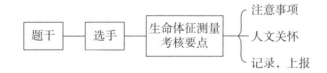

站点式模拟题二

考核题干	病人刘某，男，23 岁，急诊号：320415。因"高热、意识障碍 5 小时"急诊入院，查体：T 41 ℃，P 130 次 / 分，律齐，BP 88/56 mmHg。深昏迷，双侧瞳孔等大等圆，直径 2.0 mm，对光反射迟钝，皮肤干燥，双肺呼吸音正常，双下肢阵发性抽搐，大、小便失禁。 医嘱：复方氯化钠注射液 500 ml，ivgtt，st。 　　　动脉采血。 　　　灌肠。
考核要求	1．A 选手静脉输液。 2．B 选手动脉采血。 3．C 选手灌肠。
SP 指引	深昏迷，呼之不应，双下肢阵发性抽搐。
考核时间	8 min
考核要点	1．静脉输液部位选择及留置针固定。 2．动脉血气的采集部位、按压时间及注意事项。 3．灌肠液的温度、量及高度。 4．操作中的隐私保护和人文关怀。

操作思维导图

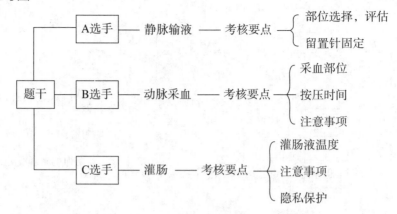

赛道式模拟题
第1站

考核题干	病人吕某，男，46岁，急诊号：354762。家人代诉"意识障碍30 min"，病人半小时前因长时间密闭厂房中高温作业后出现多汗、疲乏、无力、眩晕、恶心、呕吐，呕吐物为胃内容物，随之出现意识障碍，急诊入院。查体：T 40.4 ℃，P 148次/分，R 34次/分，BP 164/86 mmHg。 医嘱：心电监护。 　　　　复方氯化钠注射液500 ml，ivgtt，st。
考核要求	1. A选手评估病人情况及汇报。 2. B选手心电监护。 3. C选手静脉输液。
SP指引	1. 基本信息：意识障碍30 min，多汗、疲乏、无力、眩晕、恶心、呕吐，呕吐物为胃内容物。 2. 查体：意识深昏迷，四肢肌力0级。 3. 既往史：既往体健。 4. 过敏史：无药物及食物过敏史。 5. 家族史：无。 6. 饮食：普通饮食。
考核要点	1. 询问病史全面（基本信息、查体、既往史、过敏史、家族史、饮食）。 2. 体格检查、意识判断正确。 3. 生命体征变化记录，严密监测体温变化。 4. 静脉输液部位选择及留置针固定。

操作思维导图

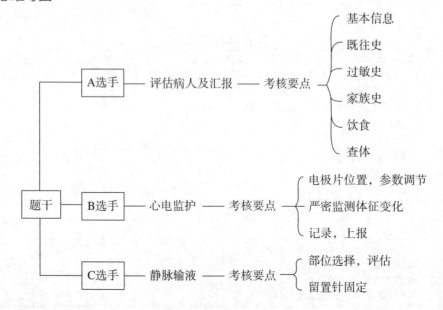

第 2 站

考核题干	病人急诊处置后收入 EICU 5 床，住院号：634335。 医嘱：留置导尿。 　　　静脉采血（全血细胞分析、血生化）。 　　　复方氨林巴比妥钠 0.9 g，im，st。
考核要求	1. A 选手留置导尿。 2. B 选手静脉采血。 3. C 选手肌内注射。
SP 指引	治疗即将结束时出现抽搐、牙关紧闭。
考核要点	1. 导尿的无菌操作及尿管的固定。 2. 静脉采血的无菌操作，采血管的顺序。 3. 肌内注射的定位和核对。 4. 抽搐的现场处理和安全防护。

操作思维导图

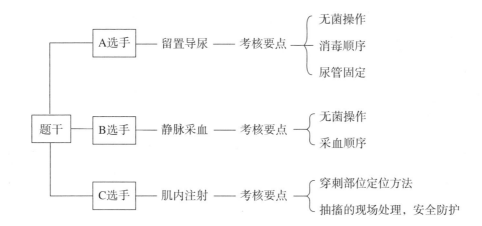

第 3 站

考核题干	病人住院 3 天，意识转清，转入内科病房，出现咳嗽，有痰咳不出，四肢无力。胸部 X 线示：浸润阴影。 医嘱：吸痰。 　　　青霉素皮试。 　　　静脉采血（电解质）。
考核要求	1. A 选手吸痰。 2. B 选手皮内注射。 3. C 选手静脉采血。
SP 指引	家属询问病人四肢无力原因。
考核要点	1. 吸痰的时间、手法、氧流量的选择。 2. 皮试液的配制及询问过敏史。 3. 静脉采血的无菌操作、采血管的顺序。 4. 病人家属的解释安抚。

注：赛道式要求三站完成时间为 30 min。

操作思维导图

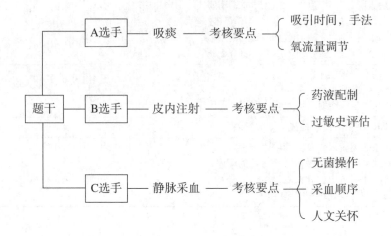

二、淹溺

考核题干	患儿，姓名不详，男，年龄不详，游泳时发生意外，被他人发现后救起。当时患儿剧烈咳嗽咳痰，咳粉红色泡沫痰，全身皮肤发绀，急诊入院。 医嘱：吸氧。
考核要求	遵医嘱吸氧。
SP 指引	咳嗽、咳粉红色泡沫痰。
考核时间	8 min
考核要点	1．吸氧体位。 2．给氧方式和氧流量。 3．用氧的注意事项。

操作思维导图

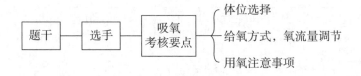

考核题干	患儿李某，男，8 岁，急诊号：306208。在放学回家途中跌入河中，被路人救起送入急诊，入院时处于浅昏迷，浑身衣服湿透，皮肤黏膜苍白，四肢厥冷，呼吸心搏微弱，查体：T 36 ℃，P 55 次 / 分，律齐，BP 88/56 mmHg，SpO_2 85%，双侧瞳孔等大等圆，直径 3.0 mm，对光反射迟钝。 医嘱：动脉采血。 　　　　吸氧。
考核要求	1．A 选手立即褪去湿衣物注意保暖并查体。 2．B 选手动脉采血。 3．C 选手吸氧。
SP 指引	家属紧张，不断询问患儿情况。
考核时间	8 min
考核要点	1．保护患儿隐私并注意保暖。 2．肺部听诊全面。 3．血气采集部位选择及按压时间。 4．气道清理和氧流量选择。

操作思维导图

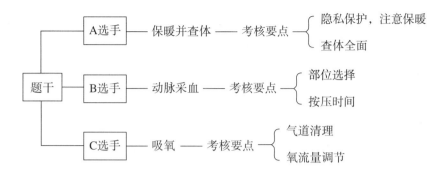

赛道式模拟题
第1站

考核题干	病人张某，男，44岁，急诊号：425762。家人代诉"意识障碍30 min"，病人半小时前因游泳淹溺后出现意识不清，家人拨打"120"急救，急救人员到达现场时，病人意识为浅昏迷。 医嘱：生命体征测量。 　　　0.9%NS 250 ml，ivgtt,st.
考核要求	1．A选手评估病人病情及汇报。 2．B选手生命体征测量。 3．C选手静脉输液。
SP指引	1．基本信息：意识不清，疼痛反射存在。 2．既往史：既往体健。 3．过敏史：青霉素过敏史。 4．家族史：无。
考核要点	1．现场环境及病情评估。 2．体格检查、意识判断准确。 3．生命体征测量时注意事项。 4．静脉输液部位选择及留置针的固定。

操作思维导图

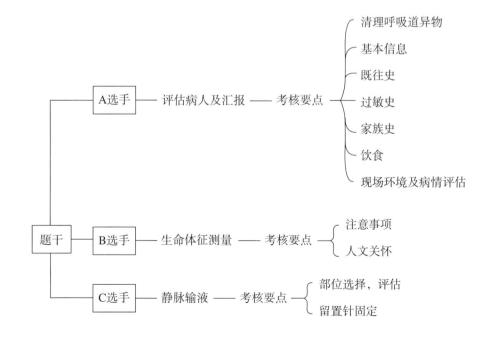

第 2 站

考核题干	病人转入急诊科，急诊号：634335。现遵医嘱给予相关治疗。 医嘱：动脉采血。 　　　心电监护。 　　　吸氧。
考核要求	1．A 选手动脉采血。 2．B 选手心电监护。 3．C 选手吸氧。
SP 指引	家属紧张，不断询问病情。
考核要点	1．动脉血采集部位、方法及按压时间。 2．密切监测生命体征变化并记录。 3．氧流量选择和用氧安全宣教。 4．做好与家属之间的沟通解释，取得配合。

操作思维导图

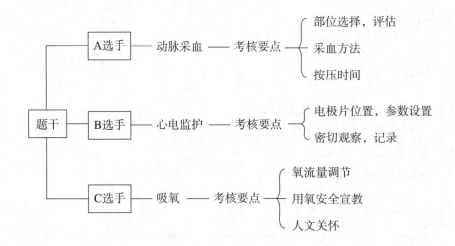

第 3 站

考核题干	病人收住呼吸科 4 床，住院号：320917。住院第 4 天，意识恢复，咳痰困难，全血细胞分析示：WBC 16×10^9/L，肺部听诊可闻及呼吸音增粗。胸部 X 线示：浸润阴影。 医嘱：0.9%NS 3 ml 加氨溴索 20 mg 雾化吸入，st。 　　　头孢吡肟皮试。 　　　心电图检查。
考核要求	1．A 选手雾化吸入。 2．B 选手皮内注射。 3．C 选手心电图检查。
SP 指引	病人自诉咳嗽，有痰咳不出，胸口闷痛，心悸。
考核要点	1．雾化吸入的参数调节及注意事项。 2．皮内注射评估和皮试结果判定。 3．心电图导联位置及隐私保护。 4．操作过程中的人文关怀。

注：赛道式要求三站完成时间为 30 min。

操作思维导图

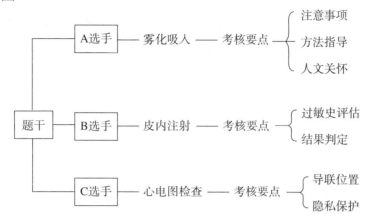

三、电击伤

考核题干	周某，男，38 岁，急诊号：203706。病人在工作中被高压交流电烧伤左上肢、腹部、右大腿及腹股沟区，局部创面碳化、肿胀。受伤时病人腹部及右大腿接触墙壁，电流由双手进入，右大腿及腹部流出，电击时病人意识消失，3～5 s 后自行恢复。 　　医嘱：心电图检查。
考核要求	遵医嘱心电图检查。
SP 指引	意识清，心慌、焦虑、紧张。
考核时间	8 min
考核要点	1．核对病人信息，评估胸部皮肤。 2．注意保护隐私，做好心理护理。

操作思维导图

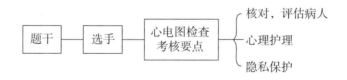

考核题干	病人王某，男，39 岁，烧伤科 3 床，住院号：530124。因"左前臂、右足电烧伤后 1 小时"收入院。3 天前在高空作业时，被电击伤，左前臂、右小腿被灼伤，其中右小腿有一 2 cm×3 cm 的伤口，在急诊包扎伤口后收住院。 　　医嘱：复方氯化钠 500 ml，ivgtt，st。 　　　　　动脉采血。 　　　　　伤口换药。
考核要求	1．A 选手静脉输液。 2．B 选手动脉采血。 3．C 选手伤口换药。
SP 指引	右小腿疼痛，担心预后。
考核时间	8 min
考核要点	1．静脉输液部位选择及无菌操作。 2．动脉采血部位的选择、进针角度及按压时间。 3．换药消毒顺序和伤口评估。 4．疼痛评估和心理护理。

操作思维导图

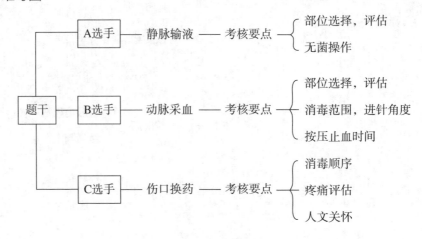

赛道式模拟题

第1站

考核题干	病人刘某，男，35 岁，急诊号：140302。被电伤后送入我院，查体：T 36 ℃，P 93 次 / 分，R 19 次 / 分，BP 109/68 mmHg，双手掌皮肤焦黄结痂。 医嘱：心电图检查。 　　　　复方氯化钠 500 ml，ivgtt，st。
考核要求	1．A 选手评估病人及汇报。 2．B 选手心电图检查。 3．C 选手静脉输液。
SP 指引	1．基本信息：家人代诉"病人半小时前因操作不当被电击伤"，急诊入院。 2．既往史：既往体健。 3．过敏史：阿莫西林过敏史。 4．家族史：无。 5．饮食：普通饮食。
考核要点	1．病情评估及查体全面。 2．心电图导联位置及隐私保护。 3．静脉输液部位选择和留置针的固定。

操作思维导图

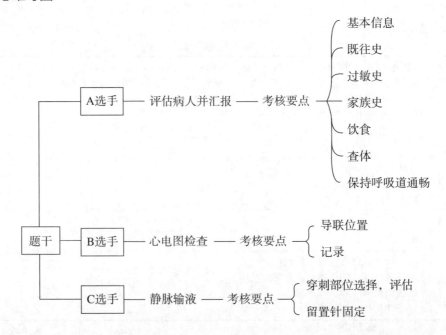

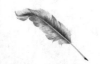

第 2 站

考核题干	病人做完心电图后，出现呼吸困难。 医嘱：吸氧。 　　　静脉采血（全血细胞分析、配血）。 　　　盐酸二甲弗林 8 mg，iv，st。
考核要求	1．A 选手吸氧。 2．B 选手静脉采血。 3．C 选手静脉注射。
SP 指引	呼吸困难，烦躁。
考核要点	1．吸氧环境评估、氧流量及用氧注意事项。 2．静脉采血部位选择及采血管的顺序。 3．静脉推注的注意事项和信息核对。

操作思维导图

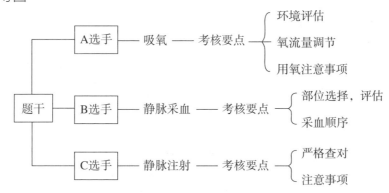

第 3 站

考核题干	经治疗后，病人呼吸困难缓解，收住 ICU6 床，住院号：201307。查体：T 36.1 ℃，P 102 次 / 分，R 15 次 / 分，BP 66/36 mmHg，肺部听诊可闻及湿啰音，咳痰困难。 医嘱：心电监护。 　　　吸痰。 　　　0.9%NS 40 ml 加多巴胺 100 mg，4 ml/h 微量泵泵入。
考核要求	1．A 选手心电监护。 2．B 选手吸痰。 3．C 选手微量泵使用。
SP 指引	有痰咳不出，右上胸部有大片瘢痕。
考核要点	1．电极片位置和参数调节。 2．吸痰手法和时间。 3．微量泵的使用流程及泵速调节。

注：赛道式要求三站完成时间为 30 min。

操作思维导图

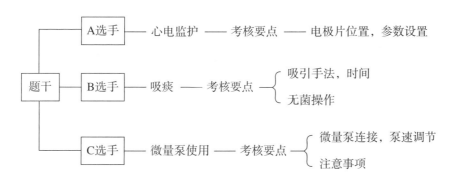

四、高原病

站点式模拟题一

考核题干	病人田某，女，38 岁，急诊号：230670。因"头痛、头晕、心慌 1 日"入院，广州人，两天前到青海湖旅游出现胸闷、食欲缺乏、乏力、口唇轻度发绀。 医嘱：吸氧。
考核要求	遵医嘱吸氧。
SP 指引	病人头痛、头晕，走路不稳。
考核时间	8 min
考核要点	1. 评估病人病情意识，呼吸状况，合作程度及缺氧程度。 2. 吸氧方式、氧流量选择及记录。 3. 用氧过程中病情观察。 4. 用氧安全宣教及病人安全防护。

操作思维导图

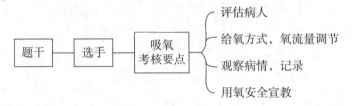

站点式模拟题二

考核题干	病人李某，男，55 岁，急诊号：230167。因"头痛、头晕、耳鸣、全身乏力 1 日"入院。到拉萨走访好友，于次日清晨出现头痛、头晕、耳鸣、全身乏力，X 线示：双侧肺野有弥漫性斑片。 医嘱：复方氯化钠 500 ml，ivgtt，st。 　　　吸氧。 　　　心电监护。
考核要求	1. A 选手静脉输液。 2. B 选手吸氧。 3. C 选手心电监护。
SP 指引	病人行心电监护过程中胸闷、心慌较前加剧。
考核时间	8 min
考核要点	1. 留置针穿刺部位选择及留置针的固定。 2. 吸氧氧流量的选择及注意事项。 3. 电极片位置、参数设置及隐私保护。

操作思维导图

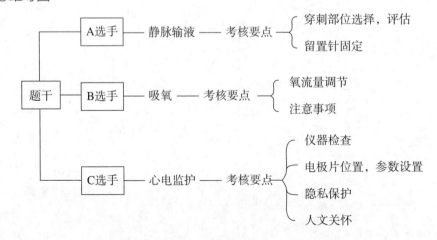

赛道式模拟题

第 1 站

考核题干	病人吕某，男，56 岁，急诊号：675900。同事代诉"头痛，意识障碍 2 小时"。病人于一天前由海南到达西宁出差时出现剧烈头痛、恶心、全身乏力、胸闷、口唇发绀，随即出现意识障碍。查体：浅昏迷，T 37 ℃，P 98 次 / 分，R 24 次 / 分，BP 184/96 mmHg，SpO_2 80%。 医嘱：心电监护。 　　　　吸氧。
考核要求	1. A 选手评估病人及汇报。 2. B 选手心电监护。 3. C 选手吸氧。
SP 指引	1. 基本信息：同事代诉"头痛，意识障碍 2 小时"，病人一天前前由海南到达西宁出现剧烈头痛、恶心、全身乏力、胸闷、口唇发绀，随即出现意识障碍，急诊入院。 2. 查体：意识障碍，肺部听诊可闻及湿啰音。 3. 既往史：高血压病史 20 年。 4. 过敏史：花生过敏史。 5. 家族史：无。 6. 饮食：平时喜欢吃油腻食物。
考核要点	1. 病情评估全面（基本信息、查体、既往史、过敏史、家族史、饮食）。 2. 体格检查肺部听诊方法正确。 3. 电极片位置及参数调节。 4. 氧流量、给氧方式和用氧注意事项。 5. 现场处置结束后转运的评估和监护。

操作思维导图

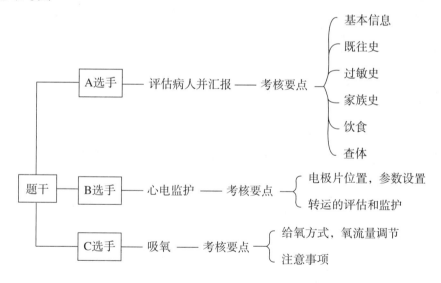

第 2 站

考核题干	现遵医嘱完善相关治疗。 医嘱：20% 甘露醇 250 ml，ivgtt，st。 　　　　吸痰并留取痰培养标本。 　　　　动脉采血。
考核要求	1. A 选手静脉输液。 2. B 选手吸痰并留取痰培养标本。 3. C 选手动脉采血。
SP 指引	同事紧张，担心承担责任，询问可不可以转回当地治疗。
考核要点	1. 留置针穿刺部位选择，固定。 2. 痰标本留取方法。 3. 动脉血采集方法及注意事项。

操作思维导图

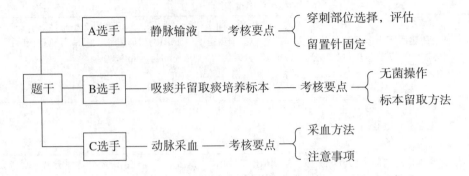

第 3 站

考核题干	收住急诊内科 5 床，住院号：302709。现出现反复恶心呕吐，呕吐物为咖啡色，量约 500 ml，心电监护示：R 30 次 / 分，HR 112 次 / 分，BP 186/105 mmHg，SpO_2 89%。 医嘱：静脉采血（配血）。 　　　蛇毒血凝酶 2 KU，im，st。 　　　青霉素皮试。
考核要求	1. A 选手静脉采血。 2. B 选手肌内注射。 3. C 选手皮内注射。
SP 指引	恶心、呕吐，心悸。
考核要点	1. 血标本采集双人核对及记录。 2. 肌内注射定位和药物核对。 3. 皮试液的配制和结果判定。 4. 操作过程中的人文关怀。

注：赛道式要求三站完成时间为 30 min。

操作思维导图

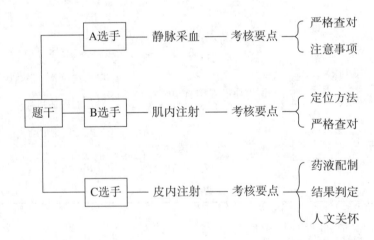

第三节　急性中毒

一、有机磷农药中毒

站点式模拟题一

考核题干	病人韩某，男，50岁，急诊号：201709。家人代诉"口服农药后昏迷2小时"，入院时昏迷不醒，大小便失禁，口吐白沫，呕吐胃内容物数次，查体：T 36 ℃，P 73次/分，R 20次/分，SpO_2 88%，深昏迷，GLS评分4分，双侧瞳孔直径约1.0 mm，对光反射消失，呼出气体可闻及大蒜臭味。医嘱：机械洗胃。
考核要求	遵医嘱机械洗胃。
SP指引	昏迷，呕吐。
考核时间	8 min
考核要点	1. 洗胃前评估全面及知情同意书告知，取得配合。 2. 胃管长度测量和胃管在胃内判断。 3. 洗胃结束后的消毒处理。

操作思维导图

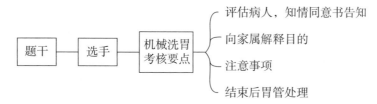

站点式模拟题二

考核题干	患儿王某，男，3岁，急诊号：320716。因玩耍时不慎误服敌敌畏，具体量不详，被家人紧急送入院。查体：患儿神志清，双侧瞳孔等大等圆，直径为2.0 mm，鼻翼煽动，口唇干燥稍绀。医嘱：心电监护。 　　　　机械洗胃。
考核要求	1. A选手心电监护。 2. B选手洗胃。 3. C选手配合洗胃。
SP指引	患儿哭闹不止，家属紧张。
考核时间	8 min
考核要点	1. 电极片位置及参数调节。 2. 洗胃液的选择，胃管置管的注意事项及协调配合。 3. 向家属的解释和告知。

操作思维导图

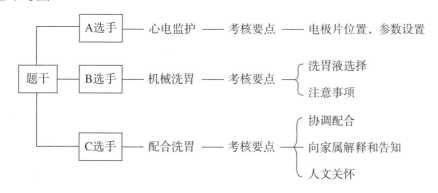

赛道式模拟题
第 1 站

考核题干	患儿张某，男，14 岁，急诊号：130201。于 30 min 前误服农药，具体量及名称不详，立即送入院，患儿处于昏迷状态，大小便失禁，全身湿冷，呼吸浅快，身体不自主抽搐，嘴角有分泌物流出，呼出气体有大蒜样臭味。查体：颜面青紫，肺部听诊湿啰音，心前区听诊未闻及病理性杂音，T 36 ℃，P 124 次 / 分，R 18 次 / 分，BP 98/44 mmHg，SpO_2 93%。 医嘱：机械洗胃。 　　　　0.9%NS250ml，ivgtt，st。
考核要求	1. A 选手评估患儿及汇报。 2. B 选手机械洗胃。 3. C 选手静脉输液。
SP 指引	1. 基本信息：家人代诉"患儿误服农药 30 min"，家人拨打"120"急诊入院。 2. 查体：颜面青紫，肺部听诊湿啰音，心前区听诊未闻及病理性杂音。 3. 既往史：既往体健。 4. 过敏史：头孢过敏史。 5. 家族史：无。 6. 饮食：暂禁食。
考核要点	1. 询问病史全面（基本信息、查体、既往史、过敏史、家族史、饮食）。 2. 洗胃的告知和胃管长度的确定。 3. 静脉输液的部位选择和消毒范围。 4. 操作过程中的人文关怀。

操作思维导图

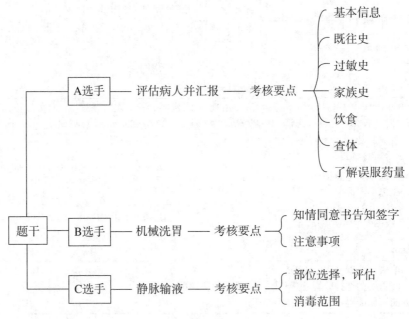

第 2 站

考核题干	洗胃结束后，病人收住急诊 ICU31 床，住院号：658761。 医嘱：阿托品 0.5 mg，iv，st。 　　　　动脉采血。 　　　　留置导尿。
考核要求	1. A 选手静脉注射。 2. B 选手动脉采血。 3. C 选手留置导尿。
SP 指引	患儿躁动，家属强烈要求进入病区守护。
考核要点	1. 静脉注射评估和药物核对。 2. 动脉采血的流程及注意事项。 3. 导尿的消毒和导尿管的固定。 4. 患儿的适当约束。

操作思维导图

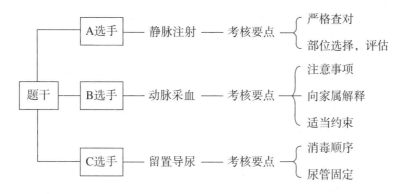

第 3 站

考核题干	入院治疗 5 天后，患儿意识转清，生命体征平稳，转入急诊内科病房 3 床，现在家属喂食过程中，患儿突然出现呼吸困难，发不出声音，面色发绀。 医嘱：海姆立克手法急救。
考核要求	1. A 选手行海姆立克手法。 2. B 选手通知医生配合抢救。 3. C 选手做好抢救记录并进行健康宣教。
SP 指引	行海姆立克手法过程中咳出拇指大小一肉块。
考核要点	1. 海姆立克手法的部位和方法。 2. 病情变化的应急反应。 3. 抢救记录的书写及总结。 4. 抢救后健康宣教的内容和方法。

注：赛道式要求三站完成时间为 30 min。

操作思维导图

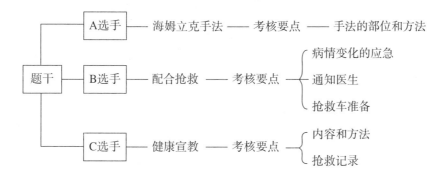

二、百草枯中毒

站点式模拟题一

考核题干	病人赵某，男，25 岁，急诊号：370802。因 6 h 前与家人怄气，自服百草枯约 50 ml，出现恶心呕吐，呕吐物为胃内容物，约 2 h 前送当地医院予以清水 10 000 ml 洗胃、补液等治疗后，转入我院，查体：神志清，精神差，双侧瞳孔等大等圆约 2.0 mm，左右光感存在。 医嘱：静脉采血（全血细胞分析、血生化、凝血、血培养）。
考核要求	遵医嘱静脉采血。
SP 指引	恶心、呕吐，配合不佳。
考核时间	8 min
考核要点	1. 静脉血采集的部位及采集顺序。 2. 操作过程中的人文关怀。

操作思维导图

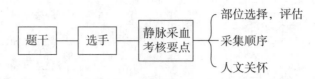

站点式模拟题二

考核题干	病人王某，女，59岁，急诊号：332456。家人代诉"自服百草枯2小时"，具体量不详，病人既往患有精神分裂症及抑郁症1年，平时口服利培酮控制症状。 医嘱：机械洗胃。 　　　　生命体征测量。
考核要求	1．A选手机械洗胃。 2．B选手生命体征测量。 3．C选手配合A选手洗胃。
SP指引	神志清，问答无回应，家属对预后预期良好。
考核时间	8 min
考核要点	1．洗胃的评估和知情同意书告知。 2．生命体征测量的注意事项及记录。 3．胃管长度的测量及洗胃液的选择。 4．操作过程中的人文关怀。

操作思维导图

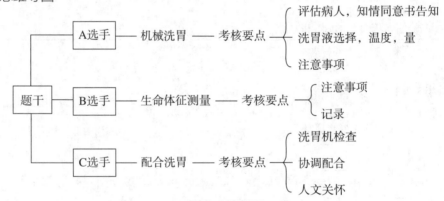

赛道式模拟题

第1站

考核题干	病人李某，女，46岁，急诊号：304207。病人主诉"自服百草枯60 ml约2小时"，于入院前2 h自服百草枯60 ml，服药时为空腹，服药后出现呕吐，就诊于当地医院，给予清水洗胃，为求进一步诊治转入我院，查体：神志清，T 37 ℃，P 78次/分，R 12次/分，BP 112/66 mmHg，SpO_2 88%。 医嘱：复方氯化钠500 ml，ivgtt，st。 　　　　动脉采血。 　　　　吸氧。
考核要求	1．A选手静脉输液。 2．B选手动脉采血。 3．C选手吸氧。
SP指引	1．基本信息：于入院前2 h自服百草枯60 ml，已洗胃。 2．查体：意识清，肺部湿啰音。 3．既往史：高血压病史7～8年，半年前因子宫肌瘤，外院行子宫全切除术。 4．过敏史：无药物及食物过敏史。 5．家族史：无。
考核要点	1．静脉输液部位选择及留置针的固定。 2．动脉血采集的部位选择及注意事项。 3．吸氧的流量和记录。

操作思维导图

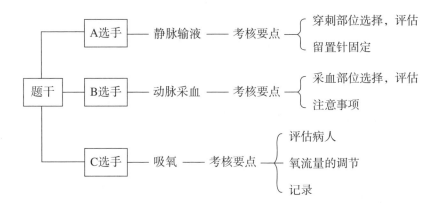

第 2 站

考核题干	病人在诊室采血后出现呼之不应。 医嘱：硫酸阿托品注射液 0.5 mg，iv，st。 　　　心电监护。 　　　气管插管用物准备。
考核要求	1．A 选手静脉注射。 2．B 选手心电监护。 3．C 选手气管插管用物准备。
SP 指引	呼之不应，意识不清，呕吐，呕吐物为深绿色液体。
考核要点	1．临时医嘱执行和核对。 2．电极片位置及参数调节。 3．气管插管用物准备齐全。

操作思维导图

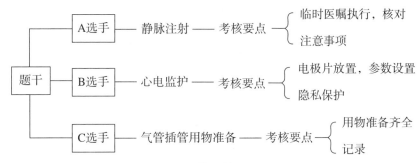

第 3 站

考核题干	经治疗后，病人意识转清，收住 ICU8 床，住院号：520307。 医嘱：静脉采血（胆碱酯酶）。 　　　吸痰。 　　　盐酸戊乙奎醚注射液 1 mg，im，st。
考核要求	1．A 选手静脉采血。 2．B 选手吸痰。 3．C 选手肌内注射。
SP 指引	自诉咽喉部烧灼样疼痛、烦躁、情绪不稳。
考核要点	1．静脉血采集部位评估和采血管选择。 2．吸痰的操作流程及注意事项。 3．肌内注射的定位和药物核对。 4．操作过程中的人文关怀。

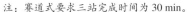
注：赛道式要求三站完成时间为 30 min。

操作思维导图

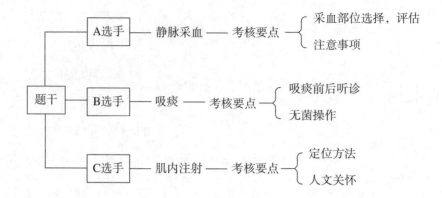

三、一氧化碳中毒

站点式模拟题一

考核题干	病人周某，男，46 岁，急诊号：570630，因"意识不清 1 小时"入院。1 h 前被同事发现其晕倒在砖窑，意识不清送至急诊科。查体：T 37.9 ℃，P 93 次 / 分，R 14 次 / 分，BP 119/68 mmHg，呼之不应，口唇呈樱桃红色，颈静脉无怒张，肺部听诊有湿啰音。 　　医嘱：动脉采血。
考核要求	遵医嘱动脉采血。
SP 指引	病人意识不清。
考核时间	8 min
考核要点	1. 核对病人信息。 2. 动脉血采集方法。 3. 血气分析结果的判读。

操作思维导图

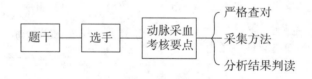

站点式模拟题二

考核题干	病人王某，女，69 岁，急诊内科 18 床，住院号：560789。主诉"头晕、乏力 3 小时"。于入院前 3 h 在家用煤炉取暖后出现不适，被家人送入院。 　　医嘱：吸氧。 　　　　　复方氯化钠 500 ml，ivgtt，st。 　　　　　动脉采血。
考核要求	1. A 选手吸氧。 2. B 选手静脉输液。 3. C 选手动脉采血。
SP 指引	病人配合不佳，家属担心预后，反复询问病情。
考核时间	8 min
考核要点	1. 解释取得配合，氧流量调节。 2. 静脉穿刺部位选择及留置针固定。 3. 动脉采血无菌操作，采集部位，按压手法，按压时间。

操作思维导图

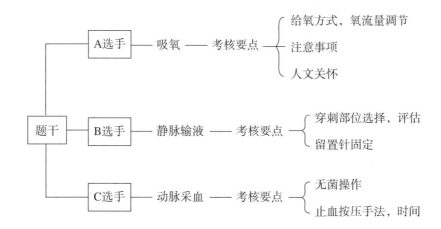

赛道式模拟题
第 1 站

考核题干	病人张某，男，35 岁，急诊号：320759，家人代诉"神志不清 30 min"。于 30 min 前被家人发现晕倒在浴室，意识不清，家人立即拨打"120"急救电话，救护人员到达现场时，病人呼吸心搏停止。医嘱：心肺复苏。 复方氯化钠 500 ml，ivgtt，st。
考核要求	1．A 选手行心肺复苏术。 2．B 选手简易呼吸器辅助呼吸并协助 A 抢救。 3．C 选手静脉输液。
SP 指引	1．基本信息：于 30 min 前被家人发现晕倒在浴室，意识不清。 2．既往史：既往体健。 3．过敏史：无药物及食物过敏史。 4．家族史：父母均为高血压。
考核要点	1．现场环境评估及施救及时。 2．气道的开放及简易呼吸器的使用手法。 3．胸外心脏按压的位置、深度、频率、按压与送气比例。 4．静脉输液部位选择及留置针固定。

操作思维导图

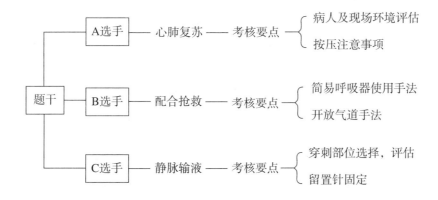

第 2 站

考核题干	经抢救病人呼吸心搏恢复，由医生急行气管插管术并给予呼吸机辅助呼吸，由"120"接回急诊接诊，急诊号：830210。 医嘱：吸痰。 　　　　心电监护。 　　　　静脉采血（全血细胞分析）。
考核要求	1．A 选手吸痰。 2．B 选手心电监护。 3．C 选手静脉采血。
SP 指引	家属焦虑、紧张，不断询问干扰操作。
考核要点	1．吸痰的时间和方法。 2．电极片位置及参数调节。 3．采血部位选择。 4．操作过程中的人文关怀。

操作思维导图

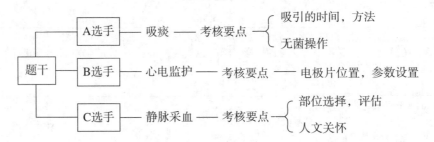

第 3 站

考核题干	病人收住 EICU 28 床，住院号：307012。入院 5 天后，查体：T 39 ℃，P 113 次/分，R 22 次/分，BP 106/76 mmHg，双肺听诊可闻及湿啰音，痰液黏稠，咳痰困难。 医嘱：物理降温。 　　　　注射用赖氨匹林 0.9 g，im，st。 　　　　氨溴索 2 ml 雾化吸入，st。
考核要求	1．A 选手物理降温。 2．B 选手肌内注射。 3．C 选手雾化吸入。
SP 指引	家属询问病情及药物作用。
考核要点	1．冰袋放置位置正确，观察局部皮肤情况。 2．核对医嘱，选择注射部位，皮肤消毒范围，严格无菌操作。 3．雾化吸入的方法指导及人文关怀。

注：赛道式要求三站完成时间为 30 min。

操作思维导图

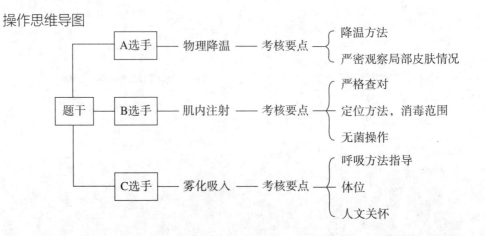

四、急性乙醇中毒

站点式模拟题一

考核题干	病人王某，男，32 岁，急诊号：887645。饮酒后出现呕吐 5 次，呕吐物为胃内容物，量约 1000 ml。医嘱：复方氯化钠注射液 500 ml，ivgtt，st。
考核要求	遵医嘱静脉输液。
SP 指引	恶心、呕吐。
考核时间	8 min
考核要点	1．静脉输液的查对、部位选择和皮肤消毒。 2．取合适体位，保持呼吸道通畅。

操作思维导图

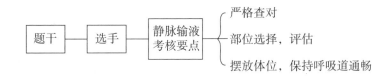

站点式模拟题二

考核题干	病人王某，女，21 岁，急诊号：530276。家属代诉"饮酒后意识不清，伴呕吐约 5 小时"，于 5 h 前大量饮酒后出现意识不清，呼之不应伴呕吐，呕吐物为胃内容物，无大小便失禁，急诊就诊。医嘱：静脉采血（全血细胞分析、电解质）。 　　　　　血糖监测。 　　　　　5%GS 250 ml，ivgtt，st。
考核要求	1．A 选手静脉采血。 2．B 选手血糖监测。 3．C 选手静脉输液。
SP 指引	呼之能应，对答不切题。
考核时间	8 min
考核要点	1．意识判断，沟通对象选择。 2．静脉血采集顺序。 3．测血糖位置选择。 4．静脉输液的部位评估及留置针固定。

操作思维导图

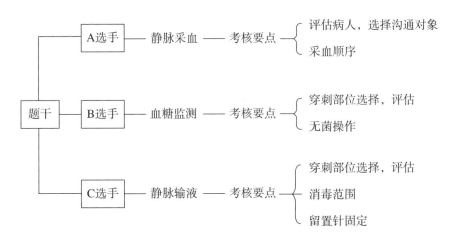

赛道式模拟题

第 1 站

考核题干	病人王某，男，35 岁，急诊号：234577。病人朋友代诉"饮酒后意识不清半小时"，于入院前半小时饮白酒约 600 ml，啤酒约 1000 ml 后意识不清，急诊入院，查体：T 36 ℃，P 133 次 / 分，R 12 次 / 分，BP 88/64 mmHg，双侧瞳孔直径 4.0 mm，对光反射迟钝。 　　医嘱：动脉采血。 　　　　　心电图检查。 　　　　　5%GS 100 ml，ivgtt，st。
考核要求	1．A 选手评估病情并动脉采血。 2．B 选手心电图检查。 3．C 选手静脉输液。
SP 指引	1．基本信息：病人朋友代诉"饮酒后意识不清半小时"。 2．既往史：既往体健。 3．过敏史：药物及食物过敏史不详。 4．家族史：不详。 5．饮食：暂禁食。
考核要点	1．病情评估全面，动脉采血注意事项。 2．心电图导联位置及隐私保护。 3．静脉输液的部位评估及留置针固定。

操作思维导图

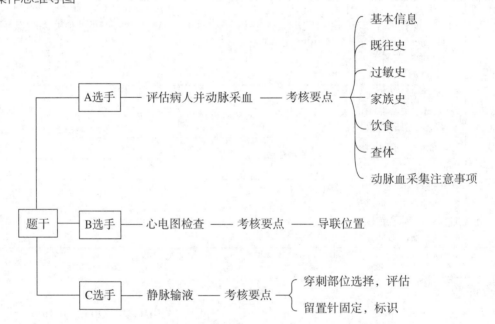

第 2 站

考核题干	病人行头颅 CT 结束后，出现呕吐，呕吐物为咖啡色，量约 500 ml，将病人转至急诊抢救室。 　　医嘱：吸氧。 　　　　　心电监护。 　　　　　蛇毒血凝酶 1 KU，im，st。
考核要求	1．A 选手吸氧。 2．B 选手心电监护。 3．C 选手肌内注射。
SP 指引	病人呕吐、烦躁。
考核要点	1．病人体位选择及氧流量调节。 2．电极片位置及参数调节。 3．肌内注射的查对及定位。

操作思维导图

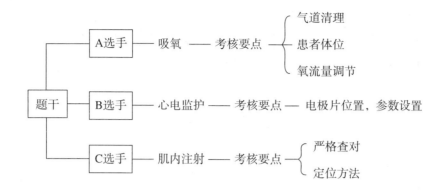

第 3 站

考核题干	病人持续呕吐 3 次，为红色血凝块，量约 500 ml，黑便一次，量约 100 ml，查体：T 36 ℃，P 142 次 / 分，R 15 次 / 分，BP 66/36 mmHg。 医嘱：静脉采血（血生化）。 　　静脉输注悬浮红细胞 2 U。
考核要求	1. A 选手静脉采血。 2. B 选手协助 A、C 选手。 3. C 选手静脉输血。
SP 指引	神志淡漠、肢端湿冷。
考核要点	1. 采血部位评估及注意事项。 2. 输血的查对及注意事项。 3. 病人的体位摆放，注意保暖。 4. 团队协作及操作过程中的人文关怀。

注：赛道式要求三站完成时间为 30 min。

操作思维导图

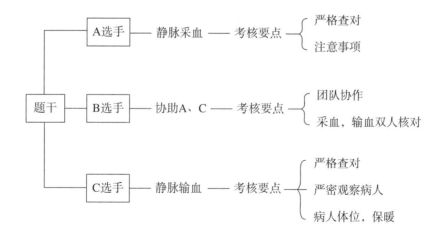

五、急性镇静催眠药中毒

站点式模拟题一

考核题干	病人王某，女，47岁，急诊号：675433。因"意识模糊40分钟"入院，病人平素睡眠差，长期服用安眠药（具体不详），2 h前病人与同事发生矛盾，情绪激动，事后进入休息室休息，40 min前，同事发现其呼之不应，身边有"巴比妥类药物"空药盒，医生经详细诊疗后，诊断为镇静催眠药中毒。 医嘱：机械洗胃。
考核要求	遵医嘱机械洗胃。
SP指引	病人服用安眠药，神志不清，呼之不应。
考核时间	8 min
考核要点	1. 病人信息核对全面。 2. 胃管长度测量准确，固定稳妥。 3. 操作过程中的人文关怀。

操作思维导图

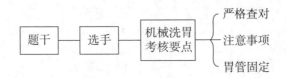

站点式模拟题二

考核题干	病人杨某，女，63岁，ICU5床，住院号：623007。因"心肺复苏术后20小时"收住急诊ICU，于今晨7点病人再次出现心搏呼吸停止。 医嘱：心肺复苏。 　　　　盐酸肾上腺素1 mg，iv，st。
考核要求	1. A选手行心肺复苏术。 2. B选手使用简易呼吸器辅助通气协助A选手抢救。 3. C选手静脉注射。
SP指引	病人意识丧失，呼之不应，抢救过程中家属紧张，反复询问病人情况。
考核时间	8 min
考核要点	1. 病人的评估及胸外心脏按压的注意事项。 2. 气道的开放手法及简易呼吸器的使用。 3. 临时医嘱的执行及抢救记录的书写。

操作思维导图

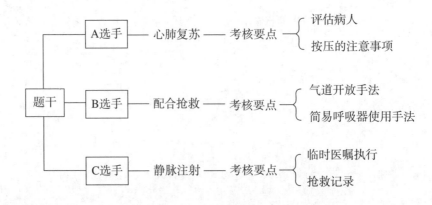

赛道式模拟题
第1站

考核题干	病人韩某，女，50 岁，急诊号：234577。家人代诉"服用佐匹克隆 30 片 3 小时"，急诊就诊时意识不清，大小便失禁，口吐白沫，呕吐胃内容物数次。查体：T 36.3 ℃，P 77 次 / 分，R 22 次 / 分，SpO_2 83%，鼾式呼吸，深昏迷，GLS 评分 4 分，双侧瞳孔直径约 4.5 mm，对光反射消失。 医嘱：机械洗胃。 　　　　　5%GS 250 ml，ivgtt，st。
考核要求	1．A 选手评估病人并机械洗胃。 2．B 选手协助 A 完成洗胃。 3．C 选手静脉输液。
SP 指引	1．基本信息：家人代诉"服用佐匹克隆后昏迷 6 小时"入院，入院时昏迷不醒，大小便失禁，口吐白沫，呕吐胃内容物数次，查体：鼾式呼吸，深昏迷，GLS 评分 4 分，双侧瞳孔直径约 4.5 mm，对光反射消失。 2．既往史：既往体健。 3．过敏史：无药物及食物过敏史。 4．家族史：高血压家族史。
考核要点	1．询问病史全面（基本信息、既往史、过敏史、家族史）。 2．胃管长度测量准确，固定稳妥。 3．静脉输液的部位选择及留置针的固定。

操作思维导图

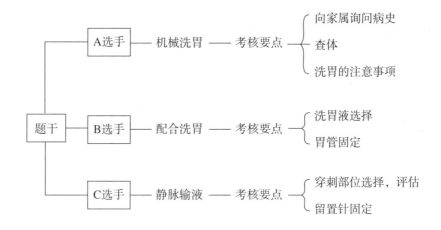

第2站

考核题干	病人在急诊接诊行相关检查过程中，突发呼吸心搏骤停。 医嘱：心肺复苏。 　　　　　盐酸肾上腺素 1 mg，iv，st。
考核要求	1．A 选手简易呼吸器辅助呼吸配合 B 抢救。 2．B 选手行心肺复苏术。 3．C 选手静脉注射。
SP 指引	家属紧张，询问病情。
考核要点	1．气道的开放手法及简易呼吸器的使用。 2．心肺复苏按压位置、深度、频率。 3．静脉注射抢救药物核对、剂量准确，观察用药效果。 4．操作过程中的人文关怀。

操作思维导图

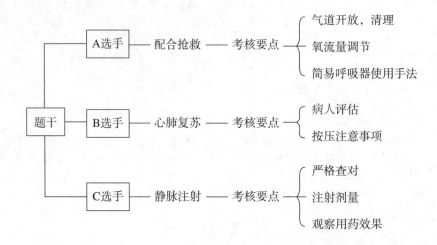

第 3 站

考核题干	经抢救 10 min 后，患者呼吸、心搏恢复，收住重症监护病房，查体：T 36.1 ℃，P 102 次 / 分，R 15 次 / 分，BP 65/35 mmHg，肺部听诊可闻及湿啰音，咳痰困难。 医嘱：心电监护。 　　　约束带使用。 　　　0.9%NS 40 ml 加多巴胺 100 mg，3 ml/h 微量泵泵入。
考核要求	1．A 选手心电监护。 2．B 选手约束带使用。 3．C 选手微量泵使用。
SP 指引	患者烦躁不安，家属紧张，不断询问病情，关心预后。
考核要点	1．电极片位置及参数调节。 2．约束部位血运和皮肤黏膜的观察。 3．患者家属的解释安抚。 4．微量泵使用的操作流程及泵速调节。

注：赛道式要求三站完成时间为 30 min。

操作思维导图

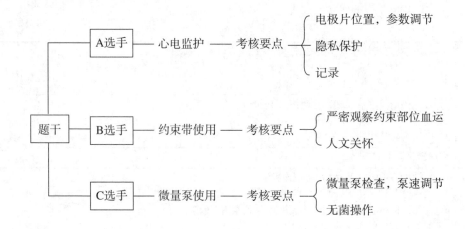

第六章

老　年

一、老年慢性阻塞性肺疾病

站点式模拟题一

考核题干	病人刘某，男，71岁，呼吸科9床，住院号：564009。主诉"咳嗽、咳痰、气促1个月余"，诊断为慢性阻塞性肺疾病。 医嘱：吸氧。
考核要求	遵医嘱吸氧。
SP指引	病人焦虑，担心预后。
考核时间	8 min
考核要点	1．氧流量选择。 2．吸氧的注意事项与宣教。 3．操作过程中的人文关怀，减少病人焦虑。

操作思维导图

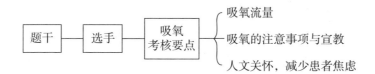

站点式模拟题二

考核题干	病人薛某，男，69岁，呼吸科3床，住院号：369852。主诉"咳嗽、咳痰，加重伴气喘2周"。查体：咳黄色黏痰，痰不易咳出，口唇轻度发绀，听诊两肺呼吸音粗。 医嘱：吸氧。 　　静脉采血（全血细胞分析、凝血、心功能）。 　　0.9%NS 3 ml加异丙托溴铵2 ml雾化吸入。
考核要求	1．A选手吸氧。 2．B选手静脉采血。 3．C选手雾化吸入。
SP指引	（采血时）病人感到疼痛，因排痰困难感到焦虑。
考核时间	8 min
考核要点	1．氧流量选择及吸氧的注意事项宣教。 2．采血的无菌操作及采血顺序。 3．雾化吸入的药物配制、氧流量调节及注意事项宣教。

操作思维导图

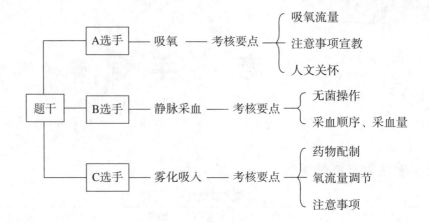

赛道式模拟题

第1站

考核题干	病人张某，男，74岁，呼吸科5床，住院号：876786。因"反复咳嗽、咳痰、气喘10年，加重伴胸闷2天"入院，病人气促、口唇发绀、半坐卧位，精神疲惫，痛苦面容。 医嘱：心电监护。 　　　　吸氧。
考核要求	1. A选手评估病人情况及汇报。 2. B选手心电监护。 3. C选手吸氧。
SP指引	1. 基本信息：病人10余年前咳嗽、咳少量白色黏痰，期间反复住院治疗，效果不佳，2天前受凉后出现咳嗽、咳痰、气喘，伴有胸闷，活动时加重。 2. 既往史：COPD病史10年，高血压5年，口服药物治疗。 3. 过敏史：无药物及食物过敏史。 4. 家族史：无。 5. 烟酒史：抽烟、饮酒30年。 6. 饮食：饮水少，蔬菜水果进食少。
考核要点	1. 询问病史全面（基本信息、既往史、过敏史、家族史、饮食）。 2. 体格检查听诊肺部准确，检查上下肢水肿情况。 3. 电极片位置及参数调节。 4. 氧流量调节及注意事项宣教。

操作思维导图

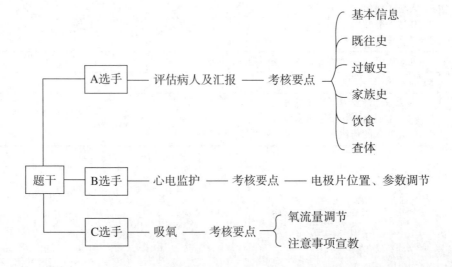

第 2 站

考核题干	病人如厕后突发心悸，呼吸急促，精神紧张，心电监护示：HR 150 次 / 分，BP 169/98 mmHg，SpO_2 85%，R 36 次 / 分。 医嘱：5%GS 20 ml 加去乙酰毛花苷注射液 0.2 mg，iv，st。 　　　动脉采血。
考核要求	1．A 选手评估病人及安抚病人，安置体位。 2．B 选手静脉注射。 3．C 选手动脉采血。
SP 指引	病人自诉胸闷、气憋、呼吸费力。
考核要点	1．评估病人全面并安抚病人，安置体位妥当（坐位或半卧位）。 2．静脉注射的速度及生命体征观察。 3．动脉采血无菌操作及注意事项。

操作思维导图

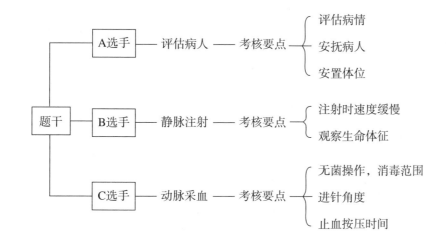

第 3 站

考核题干	病人血氧饱和度进行性下降，心电监护示：HR 138 次 / 分，BP 171/101 mmHg，SpO_2 75%，R 34 次 / 分，医生予气管插管后气管导管内有大量痰液。 医嘱：吸痰。 　　　头孢吡肟皮试。 　　　5%GS 50 ml 加硝普钠 50 mg，0.2 ml/h 微量泵泵入。
考核要求	1．A 选手吸痰。 2．B 选手皮内注射。 3．C 选手微量泵使用。
SP 指引	家属自行调氧流量至 6 L/min。
考核要点	1．正确调节氧流量并对家属宣教相关知识，吸痰操作规范。 2．皮试液的配制及结果判定。 3．微量泵使用的流程及避光用物的选择。

注：赛道式要求三站完成时间为 30 min。

操作思维导图

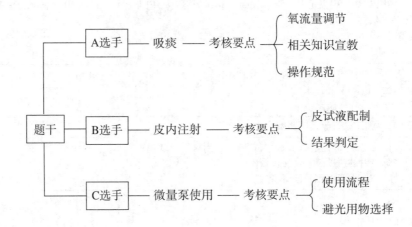

二、老年肺炎

站点式模拟题一

考核题干	病人张某，男，74 岁，呼吸科 6 床，住院号：623255。主诉"乏力、食欲减退，咳嗽、咳痰，加重伴发热 1 天"，自测体温 37.8 ℃，诊断为支气管肺炎。 医嘱：0.9%NS 2 ml 加布地奈德 2 ml 雾化吸入，st。
考核要求	遵医嘱雾化吸入。
SP 指引	病人询问病情。
考核时间	8 min
考核要点	1. 取合适体位。 2. 雾化药物配制及氧流量调节。 3. 雾化吸入的注意事项及人文关怀。

操作思维导图

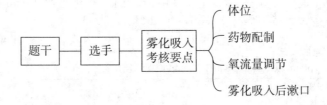

站点式模拟题二

考核题干	病人赵某，女，68 岁，呼吸科 1 床，住院号：369952。主诉"乏力、食欲减退，咳嗽、咳痰，伴头晕 2 天"。查体：听诊两肺湿啰音，呼吸音低；胸片示：支气管肺炎。 医嘱：吸氧。 　　　　静脉采血（全血细胞分析，肝功能、心功能、肾功能）。 　　　　0.9%NS 2 ml 加盐酸氨溴索 15 mg 雾化吸入，st。
考核要求	1. A 选手吸氧。 2. B 选手静脉采血。 3. C 选手雾化吸入。
SP 指引	（采血时）病人感到疼痛，因头晕感到焦虑。
考核时间	8 min
考核要点	1. 氧流量调节及人文关怀。 2. 采血的无菌操作及采血顺序。 3. 雾化吸入的药物配制及注意事项。

操作思维导图

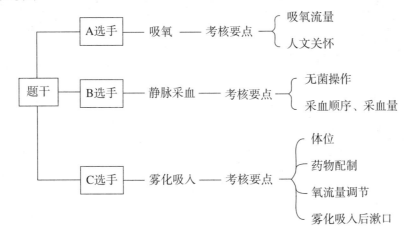

赛道式模拟题

第 1 站

考核题干	病人孙某，女，75 岁，呼吸科 2 床，住院号：490945。因"乏力、头晕、胸闷、食欲减退 2 周，伴发热、咳嗽 1 天"收住院。 医嘱：生命体征测量。 　　　痰液标本采集。
考核要求	1．A 选手评估病人病情及汇报。 2．B 选手生命体征测量。 3．C 选手痰液标本采集。
SP 指引	1．基本信息：病人 2 周前受凉后出现乏力，食欲减退，头晕、胸闷，未予重视，1 天前症状加重并伴有发热，自测体温最高 38.5 ℃。 2．既往史：慢性胃炎病史 4 年。 3．过敏史：无药物及食物过敏史。 4．家族史：无。 5．烟酒史：无。
考核要点	1．询问病史全面（基本信息、既往史、过敏史、家族史、饮食）。 2．体格检查听诊肺部准确。 3．生命体征测量方法及注意事项。 4．痰液标本采集的方法及注意事项。

操作思维导图

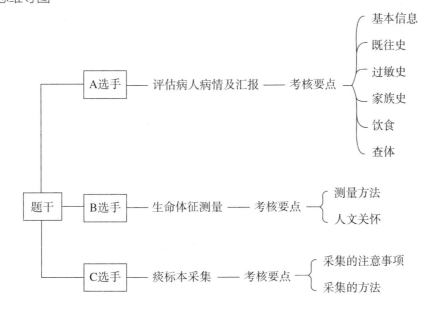

第 2 站

考核题干	胸部 CT 示：支气管肺炎，回病房后突发寒颤，呼吸急促，气喘，精神萎靡，体温 39 ℃。 医嘱：吸氧。 　　　　柴胡注射液 4 ml，im，st。 　　　　静脉采血（血培养）。
考核要求	1．A 选手吸氧。 2．B 选手肌内注射。 3．C 选手静脉采血。
SP 指引	病人自诉发冷，呼吸困难。
考核要点	1．氧流量选择及病情评估。 2．肌内注射的部位选择及无菌操作。 3．采血培养无菌操作、采血量及部位正确。

操作思维导图

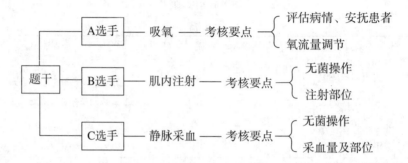

第 3 站

考核题干	病人欲下床活动时突发呼吸困难，意识模糊，心电监护示：HR 118 次 / 分，BP 96/51 mmHg，SpO_2 80%，R 28 次 / 分，医生予气管插管后气管导管内有大量痰液，并发现病人有口腔溃疡。 医嘱：吸痰。 　　　　复方氯化钠注射液 500 ml，ivgtt，st。
考核要求	1．A 选手安抚家属。 2．B 选手吸痰。 3．C 选手静脉输液。
SP 指引	家属紧张，询问病情。
考核要点	1．安抚家属、人文关怀。 2．吸痰的无菌操作及准确记录。 3．静脉输液部位评估，消毒范围及无菌操作。

注：赛道式要求三站完成时间为 30 min。

操作思维导图

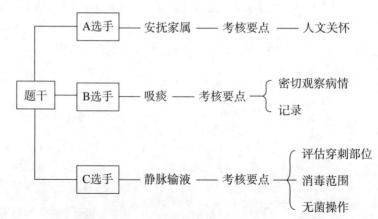

三、老年高血压

站点式模拟题一

考核题干	病人钱某，男，68 岁，门诊号：787760。主诉"头晕、头痛 1 周，加重伴视物模糊 2 天"，诊断为 2 级高血压。 医嘱：生命体征测量。
考核要求	遵医嘱生命体征测量。
SP 指引	病人询问会不会出现失明。
考核时间	8 min
考核要点	1．生命体征测量方法及注意事项。 2．操作过程中的人文关怀。

操作思维导图

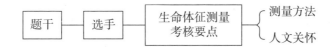

站点式模拟题二

考核题干	病人李某，男，73 岁，老年科 11 床，住院号：132812。主诉"头晕、头痛、乏力，伴腹痛、腹胀、未解大便 3 天"，测血压为 170/100 mmHg。查体：触诊腹部较硬实且紧张，可触及包块，肛诊可触及粪块，双下肢轻度水肿，听诊两肺呼吸音清。
	医嘱：血压测量。
	   不保留灌肠。
	   0.9%NS 40 ml 加单硝酸异山梨酯 40 mg，8 ml/h 微量泵泵入。

考核要求	1．A 选手血压测量。 2．B 选手不保留灌肠。 3．C 选手微量泵使用。
SP 指引	（液体灌入 100 ml 时）病人感到腹胀并有便意。
考核时间	8 min
考核要点	1．血压测量的操作流程及注意事项。 2．不保留灌肠的注意事项及病情观察。 3．微量泵使用的操作流程及避光用物的选择。

操作思维导图

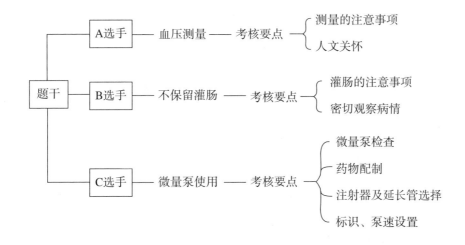

赛道式模拟题

第 1 站

考核题干	病人韩某，男，78 岁，老年科 9 床，住院号：690940。因"双下肢水肿 1 周，头晕、腹痛 7 小时，进行性加重伴排尿困难"入院。查体：神志清，痛苦面容，气促。 医嘱：留置导尿。 　　　　心电监护。
考核要求	1. A 选手评估病人情况及汇报。 2. B 选手留置导尿。 3. C 选手心电监护。
SP 指引	1. 基本信息：病人 7 h 前无明显诱因出现头晕、下腹部疼痛，感觉少许腹胀，排尿困难进行性加重，自觉气促。 2. 体格检查：双侧呼吸运动对称，双侧呼吸音对称，双肺呼吸音稍粗。腹部可见耻骨上膨隆，扪及囊样包块，叩诊呈浊音，Murphy 征阴性。 3. 既往史：高血压、肺心病史 10 年，前列腺增生 2 年。 4. 过敏史：无药物及食物过敏史。 5. 家族史：无。 6. 烟酒史：抽烟 46 年，无饮酒史。 7. 饮食：平时喜欢吃油腻食物，动物肝脏。
考核要点	1. 询问病史全面（基本信息、既往史、过敏史、家族史、饮食）。 2. 体格检查肺部听诊、腹部视听叩触全面准确。 3. 留置导尿的无菌操作及注意事项。 4. 电极片位置、参数调节及病情观察。

操作思维导图

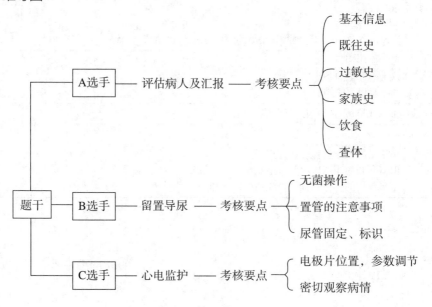

第 2 站

考核题干	病人解大便时突感胸闷、气喘、呼吸急促，精神紧张。心电监护示：HR 102 次 / 分，BP 150/90 mmHg，SpO$_2$ 89%，R 30 次 / 分。 医嘱：吸氧。 　　　　5%GS 250 ml 加氨茶碱注射液 0.25 g，ivgtt，st。
考核要求	1. A 选手安抚病人，安置体位。 2. B 选手吸氧。 3. C 选手静脉输液。
SP 指引	病人自诉难受，喘不上气。
考核要点	1. 评估全面并安抚病人，坐位或半坐卧位。 2. 氧流量调节及注意事项。 3. 静脉输液无菌操作、留置针固定及滴速调节。

操作思维导图

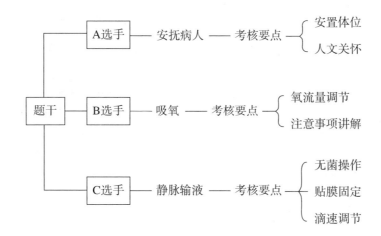

第3站

考核题干	病人行心脏彩超回病房后突感气憋、头晕、头痛。心电监护示：HR 90 次 / 分，BP 180/100 mmHg，SpO$_2$ 89%，R 24 次 / 分；留置导尿管中出现絮状物。 医嘱：动脉采血。 　　0.9%NS 250 ml 膀胱冲洗，st. 　　0.9%NS 50 ml 加硝普钠 50 mg，0.2 ml/h 微量泵泵入。
考核要求	1．A 选手动脉采血。 2．B 选手膀胱冲洗。 3．C 选手微量泵使用。
SP 指引	家属紧张，询问病情。
考核要点	1．动脉采血的无菌操作及注意事项。 2．膀胱冲洗的速度、悬挂高度，无菌操作及记录。 3．微量泵使用的流程、避光用物的选择及泵速调节。

注：赛道式要求三站完成时间为 30 min。

操作思维导图

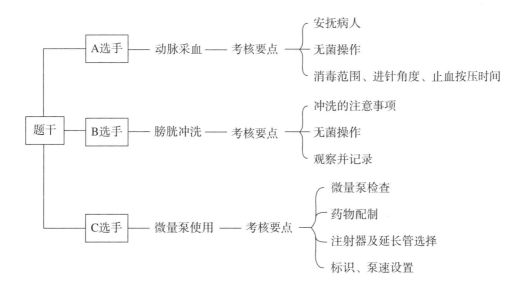

四、老年冠心病

站点式模拟题一

考核题干	病人刘某，男，72 岁，心内科 6 床，住院号：766500。主诉"心前区不适 1 周，加重伴胸痛 1 天"，诊断为心绞痛。 医嘱：心电图检查。
考核要求	遵医嘱心电图检查。
SP 指引	病人担心预后。
考核时间	8 min
考核要点	1．评估病人皮肤，选择正确体位。 2．导联位置及隐私保护。 3．心电图判读。

操作思维导图

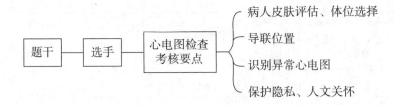

站点式模拟题二

考核题干	病人赵某，女，78 岁，心内科 5 床，住院号：332918。主诉"胸骨后压迫感，胸痛、气促 1 天"，心电图示：非特异性 ST-T 间期改变；查体：触诊腹部无压痛、双下肢无水肿，听诊两肺呼吸音清。 医嘱：吸氧。 　　　静脉采血（全血细胞分析、凝血七项、心功能）。 　　　硝酸甘油缓释片 0.5mg，po，st。
考核要求	1．A 选手吸氧。 2．B 选手静脉采血。 3．C 选手舌下含服给药。
SP 指引	病人自诉胸痛症状无明显缓解。
考核时间	8 min
考核要点	1．氧流量的调节及人文关怀。 2．采血无菌操作及采血顺序、采血量正确。 3．舌下含服给药的操作流程及病情观察。

操作思维导图

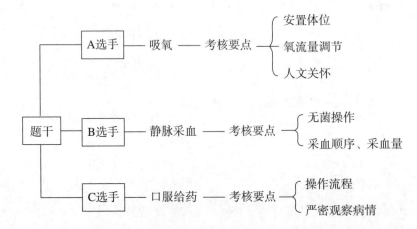

赛道式模拟题

第 1 站

考核题干	病人李某，男，72 岁，心内科 5 床，住院号：391840。因"心悸、气急 1 天，伴恶心、呕吐 7 小时"入院，病人精神疲惫，痛苦面容，气促。 医嘱：吸氧。 　　　　心电监护。
考核要求	1．A 选手评估病人病情及汇报。 2．B 选手吸氧。 3．C 选手心电监护。
SP 指引	1．基本信息：病人 1 天前无明显诱因出现乏力、活动时心悸、气急、烦躁，7 h 前出现恶心、呕吐，胸闷症状加重。 2．体格检查：双侧呼吸运动对称，双侧呼吸音对称，双肺呼吸音稍粗。心率 98 次 / 分，律齐，心脏听诊无杂音，全腹无压痛、反跳痛，双下肢无水肿。 3．既往史：冠心病、高血压病史 10 年。 4．过敏史：无药物及食物过敏史。 5．家族史：无。 6．烟酒史：抽烟 50 年，平均 5 根 / 日。 7．饮食：清淡饮食。
考核要点	1．询问病史全面（基本信息、既往史、过敏史、家族史）。 2．氧流量调节及注意事项宣教。 3．电极片的位置、参数调节正确及心电图判读。

操作思维导图

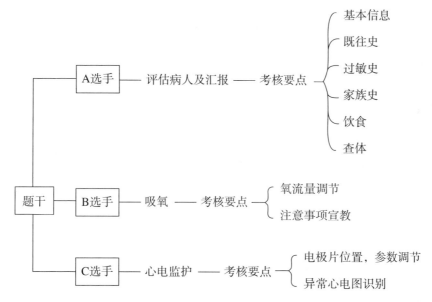

第 2 站

考核题干	病人解大便时突感胸闷，左侧心前区疼痛，呼吸急促，精神紧张，心电监护示：HR 122 次 / 分，BP 160/90 mmHg，SpO_2 89%，R 30 次 / 分。 医嘱：心电图检查。 　　　　5%GS 50 ml 加硝酸甘油注射液 20 mg，0.5 ml/h 微量泵泵入。
考核要求	1．A 选手评估病人及安抚病人，安置体位。 2．B 选手心电图检查。 3．C 选手微量泵使用。
SP 指引	病人自诉呼吸困难。
考核要点	1．评估及安抚病人、安置体位（平卧位）。 2．病人皮肤评估，心电图导联位置及隐私保护。 3．微量泵使用的流程、避光用物的选择及泵速调节。

操作思维导图

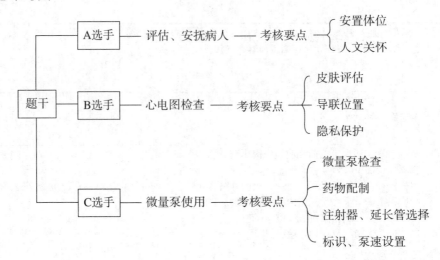

第 3 站

考核题干	病人转往抢救室后突发意识丧失、呼之不应、面色青紫，心电监护示：室颤波。 医嘱：心肺复苏。 　　　除颤。
考核要求	1. A 选手行心肺复苏术。 2. B 选手行除颤术。 3. C 选手配合抢救。
SP 指引	家属紧张，询问病情。
考核要点	1. 心肺复苏判断要点；按压部位、深度、频率。 2. 除颤部位评估、部位选择、电量选择正确。 3. 简易呼吸器的使用及抢救记录书写。 4. 操作过程中的人文关怀。

注：赛道式要求三站完成时间为 30 min。

操作思维导图

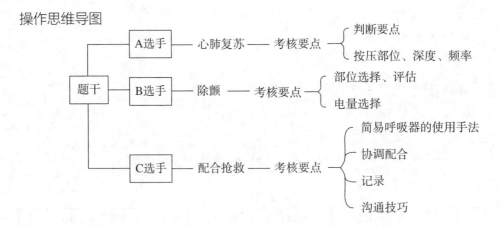

五、老年糖尿病

站点式模拟题一

考核题干	病人王某，女，65 岁，门诊号：890026。自诉"头晕、心慌 1 天"，诊断为糖尿病。 医嘱：血糖监测。
考核要求	遵医嘱血糖监测。
SP 指引	病人询问监测结果。
考核时间	8 min
考核要点	1. 血糖仪的检查及注意事项。 2. 无菌操作及操作过程中的人文关怀。

操作思维导图

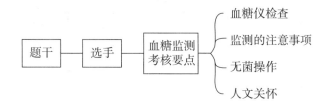

站点式模拟题二

考核题干	病人李某，女，68 岁，内分泌科 17 床，住院号：132818。主诉"阵发性腹痛、恶心、呕吐 2 天"，既往糖尿病史 3 年。查体：T 37.8 ℃，P 98 次 / 分，R 28 次 / 分，BP 140/80 mmHg。痛苦面容，强迫体位，触诊腹部稍膨隆，可见肠型，肠鸣音亢进，右侧腹部有包块、按压疼痛。 医嘱：胃肠减压。 　　　血糖监测。 　　　复方氯化钠注射液 500 ml，ivgtt，st。
考核要求	1．A 选手胃肠减压。 2．B 选手血糖监测。 3．C 选手静脉输液。
SP 指引	病人自诉恶心症状无明显缓解。
考核时间	8 min
考核要点	1．胃肠减压的无菌操作、胃管的固定、引流液的观察和记录及注意事项宣教。 2．血糖监测的无菌操作及注意事项。 3．静脉输液的无菌操作及留置针的固定。 4．操作过程中的人文关怀。

操作思维导图

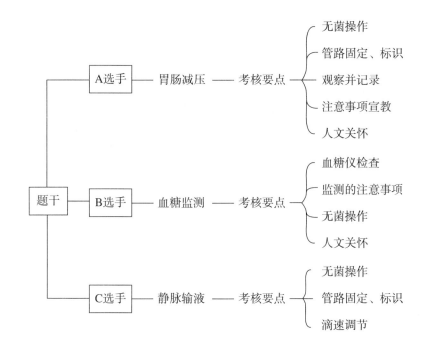

赛道式模拟题

第 1 站

考核题干	病人张某，男，70 岁，内分泌科 8 床，住院号：491942。病人自诉头晕 1 周，3 天前不慎摔伤右前臂，已予以伤口包扎处理。 医嘱：血糖监测。 　　　生命体征测量。
考核要求	1. A 选手评估病人病情及汇报。 2. B 选手血糖监测。 3. C 选手生命体征测量。
SP 指引	1. 基本信息：病人 1 周前无明显诱因出现头晕，期间未予重视，3 天前不慎摔伤右前臂，已予以伤口包扎处理。 2. 既往史：糖尿病史 10 年，高血压 5 年。 3. 过敏史：无药物及食物过敏史。 4. 家族史：无。 5. 烟酒史：抽烟、饮酒 40 年，已戒烟、戒酒 10 年。 6. 饮食：平时喜面食，饮水少，蔬菜水果进食少。
考核要点	1. 询问病史全面（基本信息、既往史、过敏史、家族史、饮食），伤口评估准确。 2. 血糖监测的无菌操作及注意事项。 3. 生命体征测量的注意事项及人文关怀。

操作思维导图

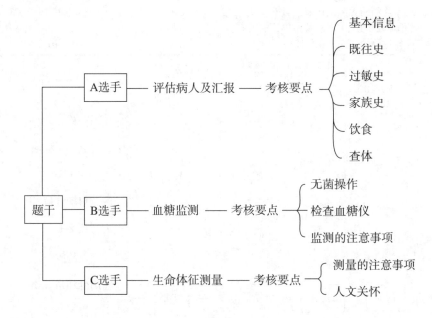

第 2 站

考核题干	病人早饭后 2 h 测血糖为 22.5 mmol/L，自诉略感胸闷，气促，伤口敷料污染。 医嘱：伤口换药。 　　　胰岛素 10 U，ih，st。
考核要求	1. A 选手评估及安抚病人。 2. B 选手伤口换药。 3. C 选手皮下注射。
SP 指引	病人询问血糖测量结果。
考核要点	1. 评估及安抚病人，安置体位（坐位或半坐卧位）。 2. 伤口换药严格无菌操作，观察并记录伤口愈合情况。 3. 皮下注射的无菌操作、部位选择及注意事项。 4. 操作过程中的人文关怀。

操作思维导图

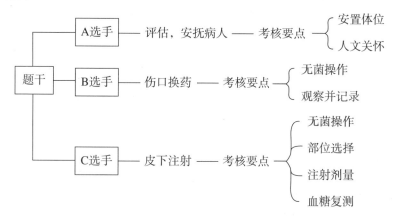

第 3 站

考核题干	次日晨由于病人担心血糖升高,进食少,并私自双倍服用二甲双胍片后突感心悸、眩晕、呼吸急促、大汗淋漓,测得血糖为 2.6 mmol/L。 医嘱:50%GS 40 ml,iv,st。 吸氧。
考核要求	1. A 选手配合抢救并安抚病人及家属情绪、健康宣教。 2. B 选手静脉注射。 3. C 选手吸氧。
SP 指引	家属紧张,询问病情。
考核要点	1. 安抚病人及家属情绪、配合医生抢救、沟通得当。 2. 静脉注射的速度及生命体征观察。 3. 氧流量调节及注意事项宣教。

注:赛道式要求三站完成时间为 30 min。

操作思维导图

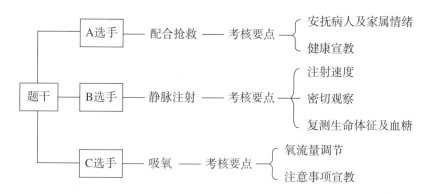

六、老年脑卒中

站点式模拟题一

考核题干	病人周某,男,69 岁,神经外科 15 床,住院号:490659。主诉"左侧肢体活动障碍 2 天,伴流涎 1 天",诊断为脑梗死。 医嘱:低分子肝素 1 ml,H,st。
考核要求	遵医嘱皮下注射。
SP 指引	家属询问预后。
考核时间	8 min
考核要点	1. 无菌操作,拔针后延长按压时间。 2. 严密监测凝血时间和凝血酶原时间。 3. 密切观察注射部位有无出血。 4. 人文关怀,减少病人及家属焦虑。

操作思维导图

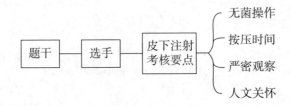

站点式模拟题二

考核题干	病人张某，女，72 岁，神经外科 17 床，住院号：212672。主诉"左侧肢体麻木 1 个月，头晕、头昏 3 天"，期间步态不稳、饮水呛咳、吞咽困难，既往糖尿病史 5 年。查体：T 36.7 ℃，P 78 次 / 分，R 24 次 / 分，BP 130/80 mmHg，神志清，左侧肢体肌张力下降。 　　医嘱：吸氧。 　　　　　血糖监测。 　　　　　0.9%NS 250 ml，ivgtt，st。
考核要求	1．A 选手吸氧。 2．B 选手血糖监测。 3．C 选手静脉输液。
SP 指引	病人自诉头晕症状无明显缓解。
考核时间	8 min
考核要点	1．给氧方式及注意事项宣教。 2．血糖仪的检查、血糖监测的无菌操作及注意事项。 3．静脉输液的无菌操作、留置针的固定、生命体征的观察及记录。

操作思维导图

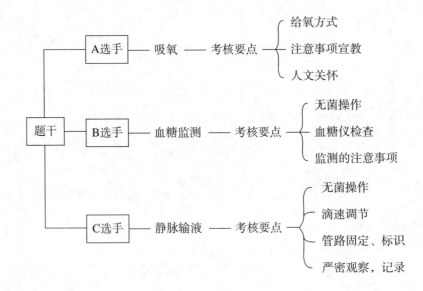

赛道式模拟题

第 1 站

考核题干	病人李某，男，75 岁，神经外科 3 床，住院号：381952。自诉"1 小时前晨练时不慎摔倒，出现头痛、头晕、恶心、呕吐"。 医嘱：吸氧。 　　　　心电监护。
考核要求	1．A 选手评估病人病情及汇报。 2．B 选手吸氧。 3．C 选手心电监护。
SP 指引	1．基本信息：1 h 前晨练时不慎摔倒，出现头痛、头晕、恶心、呕吐。 2．既往史：高血压病史 10 年，冠心病史 5 年。 3．过敏史：无药物及食物过敏史。 4．家族史：无。 5．烟酒史：抽烟、饮酒 50 年，已戒烟 5 年，未戒酒。 6．饮食：高盐饮食。
考核要点	1．询问病情全面（基本信息、既往史、过敏史、家族史、饮食）。 2．给氧方式及注意事项宣教。 3．电极片位置、参数调节及心电图判读。 4．操作过程中的人文关怀。

操作思维导图

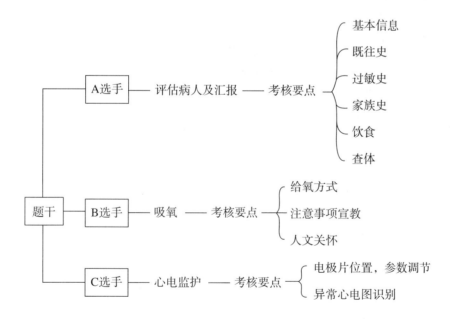

第 2 站

考核题干	急查头颅 CT 回病房后突发意识模糊，呼吸急促，心电监护示：HR 100 次 / 分，BP 160/90 mmHg，SpO_2 89%，R 26 次 / 分。 医嘱：静脉采血（全血细胞分析、凝血七项、肝功能）。 　　　　20% 甘露醇注射液 250 ml，ivgtt，st。
考核要求	1．A 选手评估病人及安抚病人家属，安置体位。 2．B 选手静脉采血。 3．C 选手静脉输液。
SP 指引	家属担心，询问预后。
考核要点	1．安置体位合适及人文关怀。 2．采血的无菌操作、采血顺序及采血量正确。 3．静脉输液的无菌操作、留置针固定、滴速调节及生命体征的观察。

操作思维导图

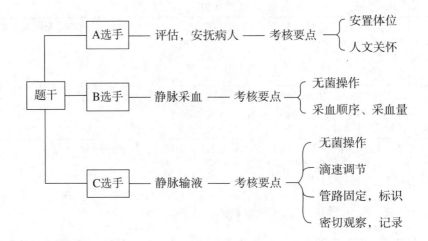

第 3 站

考核题干	病人转往抢救室后突发意识丧失、呼之不应、面色青紫，心电监护示：室颤波。 医嘱：心肺复苏。 　　　　除颤。
考核要求	1. A 选手行心肺复苏术。 2. B 选手行除颤术。 3. C 选手配合抢救。
SP 指引	家属紧张，不断询问病情。
考核要点	1. 心肺复苏判断要点，按压部位、深度、频率。 2. 除颤部位评估、部位选择、电量选择正确。 3. 简易呼吸器的使用及记录抢救时间。 4. 操作过程中的人文关怀。

注：赛道式要求三站完成时间为 30 min。

操作思维导图

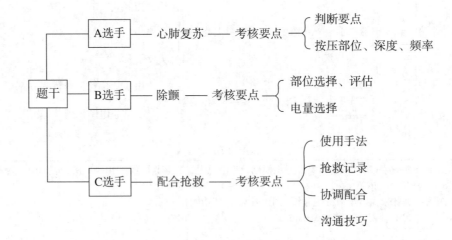

第七章

康 复

一、脑梗塞

站点式模拟题一

考核题干	病人保某，男，69 岁，康复医学科 12 床，住院号：693902。14 天前因"突发右侧肢体无力伴言语障碍"入院，MRI 示：左侧额顶叶及左侧基底节区梗塞灶，双侧侧脑室旁缺血灶，专科治疗后病情改善转入康复医学科进一步进行康复治疗，现病人神志清，能够说简单词语，反应稍迟钝，右侧偏瘫，卧床，右侧关节挛缩，转入时带入留置尿管。 医嘱：抗痉挛体位摆放。
考核要求	遵医嘱抗痉挛体位摆放。
SP 指引	右侧偏瘫，卧床，右侧关节挛缩。
考核时间	8 min
考核要点	1. 评估病人全面。 2. 各卧位掌握要领，摆放正确。 3. 操作过程中的人文关怀。

操作思维导图

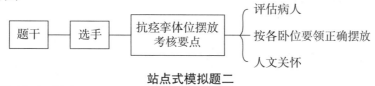

站点式模拟题二

考核题干	病人马某，男，58 岁，神经内科 5 床，住院号：673712。14 日前因"突发右侧偏瘫 3 小时"入院，查体：失语，双眼向左凝视，右鼻唇沟浅，伸舌偏右，右侧肢体肌力 0 级，角膜反射右 (-)，左 (+)。 医嘱：心理护理。 　　　肌力与耐力训练指导。 　　　生命体征测量。
考核要求	1. A 选手心理护理。 2. B 选手肌力与耐力增强的训练指导。 3. C 选手生命体征测量。
SP 指引	右侧偏瘫。
考核时间	8 min
考核要点	1. 解释目的及注意事项全面。 2. 正确选择训练方法、动作轻巧、技术熟练。 3. 生命体征测量准确及健康宣教。

操作思维导图

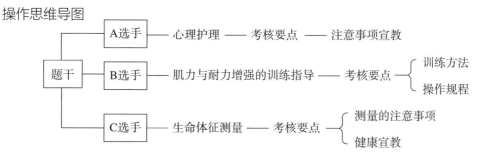

赛道式模拟题

第 1 站

考核题干	病人严某，女，51 岁，急诊号：567823。因"头晕 1 个月，加重伴左侧肢体无力 3 个月"收住院，诊断为脑梗塞后遗症。查体：T 36 ℃，P 88 次 / 分，R 22 次 / 分，BP 92/73 mmHg，四肢肌张力正常，左上肢肌力 3 级，左下肢肌力 4 级，平衡能力 3 级，右双上下肢肌力正常；CT 示：脑梗塞、脑萎缩。 医嘱：抗痉挛体位摆放。 　　　肌力与耐力训练指导。 　　　关节活动训练指导。
考核要求	1. A 选手评估病人病情及汇报，并给予偏瘫肢体抗痉挛体位摆放。 2. B 选手正确进行肌力与耐力增强的训练指导。 3. C 选手关节活动度的指导训练。
SP 指引	1. 基本信息：1 个月前无明显诱因出现间断性头痛、头晕，无恶心、呕吐等症状，继之出现右侧肢体麻木，无力行走，不能独立完成修饰、洗澡、如厕等日常生活活动。 2. 查体：神志清、精神可，左上肢肌力 3 级，左下肢肌力 4 级，平衡能力 3 级，右双上下肢肌力正常。 3. 既往史：体健，无特殊病史。 4. 过敏史：无药物及食物过敏史。 5. 家族史：无。 6. 饮食：食欲减退。
考核要点	1. 询问病史全面（基本信息、既往史、过敏史、家族史、饮食）。 2. 评估病人全面，体位摆放正确。 3. 正确选择训练方法，维持、增加关节活动度。

操作思维导图

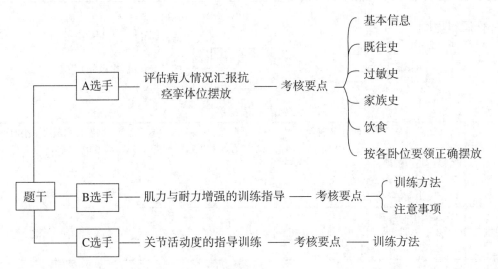

第 2 站

考核题干	病人收住康复医学科 32 床，住院号：567823，请给予提高 ADL 功能训练指导，改善病人修饰、洗澡、如厕等自理能力训练。 医嘱：心理护理。 　　　生命体征测量。
考核要求	1. A 选手心理护理。 2. B 选手指导病人修饰、洗澡、如厕。 3. C 选手生命体征测量。
SP 指引	家属询问病情。
题卡	T 36 ℃，P 88 次 / 分，R 22 次 / 分，BP 92/73 mmHg。
考核要点	1. 解释目的及注意事项全面，给予恰当的肯定和赞扬。 2. 动作轻巧，技术熟练及注意事项。 3. 生命体征测量准确及注意事项。

操作思维导图

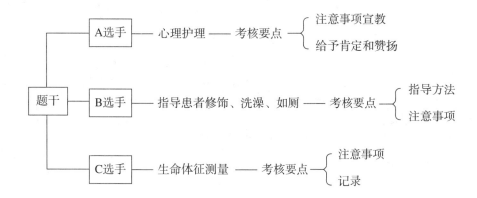

第 3 站

考核题干	左上肢肌力 3 级，左下肢肌力 4 级，平衡能力 3 级，右上下肢肌力正常。 医嘱：肌力、平衡功能评估。 　　　　心理护理。
考核要求	1．A 选手评估肌力、平衡功能。 2．B 选手助行器使用的指导。 3．C 选手心理护理。
SP 指引	病人紧张，担心预后。
考核要点	1．评估病人现存的肌力水平及练习方法指导。 2．助行器选择及使用方法的指导。 3．健康宣教全面，帮助病人建立信心。

注：赛道式要求三站完成时间为 30 min。

操作思维导图

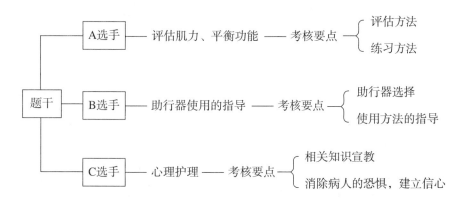

二、慢性阻塞性肺疾病

站点式模拟题一

考核题干	病人孔某，男，49 岁，神经内科 14 床，住院号：576489。主诉"反复胸闷、气喘 10 年，加重 1 周"，查体：神志清，精神差，T 36.9 ℃，P 90 次 / 分，R 22 次 / 分，BP 130/80 mmHg。 医嘱：吸氧。
考核要求	遵医嘱吸氧。
SP 指引	病人右侧偏瘫，卧床。
考核时间	8 min
考核要点	1．选择正确的给氧方式，氧流量调节。 2．吸氧注意事项的宣教及人文关怀。

操作思维导图

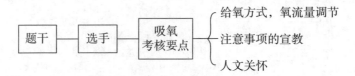

站点式模拟题二

考核题干	病人马某，男，54 岁，康复科 12 床，住院号：611209。因"慢性咳嗽、咳痰 3 年，加重 2 天"收住院，查体：T 36 ℃，P 90 次 / 分，R 24 次 / 分，BP 121/66 mmHg，神志清、精神可，胸部听诊两肺可闻及少量湿啰音和哮鸣音，痰液黏稠，不易咳出。 医嘱：心理护理。 　　　　叩击排痰。 　　　　吸氧。
考核要求	1．A 选手心理护理。 2．B 选手叩击排痰。 3．C 选手吸氧。
SP 指引	病人自诉有痰咳不出。
考核时间	8 min
考核要点	1．解释目的及注意事项全面。 2．叩击排痰的方法及注意事项。 3．氧气装置检查及氧流量调节。 4．吸氧的注意事项及人文关怀。

操作思维导图

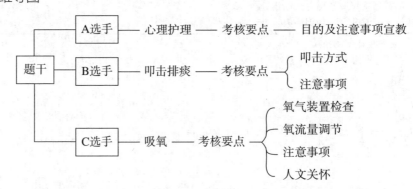

赛道式模拟题

第 1 站

考核题干	病人张某，男，65 岁，康复科 15 床，住院号：539078。因"咳嗽、咳痰、喘憋 1 周"收住院。X 线片示：肋间隙增宽，膈低平，两肺透亮度增加，双肺纹理增粗。 医嘱：叩击排痰。 　　　　生命体征测量。
考核要求	1．A 选手评估病情及汇报。 2．B 选手叩击排痰。 3．C 选手生命体征测量。
SP 指引	1．基本信息：咳嗽、咳痰、喘憋 1 周。 2．查体：神志清，消瘦，有明显发绀，颈静脉怒张，桶状胸，双肺叩诊呈过清音，呼吸音粗，呼气延长，两肺可闻及干湿啰音，四肢肌力及肌张力正常。 3．既往史：高血压史 10 年。 4．过敏史：无药物及食物过敏史。 5．家族史：无。 6．饮食：喜食腌制类食物。
考核要点	1．询问病史全面（基本信息、既往史、过敏史、家族史、饮食）。 2．叩击排痰的方法及注意事项。 3．生命体征测量准确及注意事项。 4．操作过程中的人文关怀。

操作思维导图

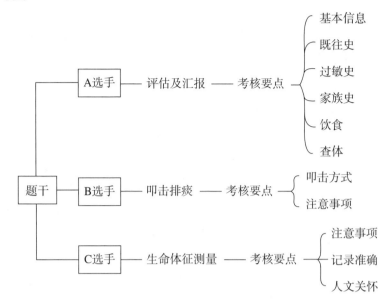

第 2 站

考核题干	给予病人相关康复训练。 医嘱：体位摆放。 　　　呼吸功能训练指导。
考核要求	1．A 选手指导病人体位摆放。 2．B 选手指导病人呼吸功能训练。 3．C 选手心肺功能的健康宣教。
SP 指引	家属紧张，询问病情。
考核要点	1．体位摆放规范、准确。 2．呼吸功能训练的方法指导及注意事项。 3．心肺功能健康宣教准确完善。

操作思维导图

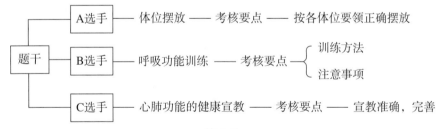

第 3 站

考核题干	查体：双肺叩诊呈过清音，呼吸音粗，呼气延长，两肺可闻及干湿啰音，BP 160/90 mmHg。 医嘱：心理护理。 　　　0.9%NS 3 ml 加异丙托溴铵 2 ml 雾化吸入，st。 　　　用药指导。
考核要求	1．A 选手心理护理。 2．B 选手雾化吸入。 3．C 选手用药指导。
SP 指引	病人询问用药目的。
考核要点	1．解释目的及注意事项全面。 2．雾化吸入的方法指导及注意事项。 3．用药指导全面、具体，强调按时按量服药的重要性。

注：赛道式要求三站完成时间为 30 min。

操作思维导图

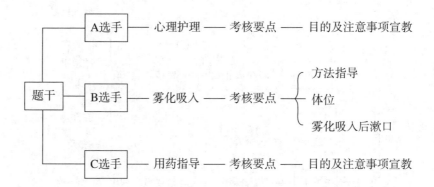

三、脑出血恢复期

站点式模拟题一

考核题干	病人张某，男，52 岁，神经内科 18 床，住院号：643760。因"右侧肢体无力"入院，诊断为脑出血恢复期，病人右上肢肌力 3 级，右下肢肌力 4 级，左侧肌力正常，ADL 评分 80 分，日常生活自理能力部分依赖。 医嘱：ADL 功能训练。
考核要求	遵医嘱 ADL 功能训练。
SP 指引	病人不能独立穿脱衣裤。
考核时间	8 min
考核要点	1．评估病人全面。 2．衣服准备。 3．操作过程的人文关怀。

操作思维导图

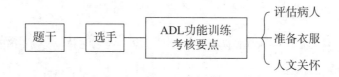

站点式模拟题二

考核题干	病人李某，男，18 岁，康复科 23 床，住院号：673098。因"车祸伤头部致右侧肢体无力 6 个月"收住院，诊断为脑出血后遗症，查体：神志清，精神可，右侧上肢 2 级，左侧上肢 3 级，右侧下肢 3 级，左侧下肢 4 级，肌张力正常。 医嘱：肌力评估。 　　　0.9%NS 250 ml，ivgtt，st。 　　　体位摆放。
考核要求	1．A 选手肌力评估。 2．B 选手静脉输液。 3．C 选手体位摆放。
SP 指引	病人烦躁。
考核时间	8 min
考核要点	1．评估肌力准确。 2．静脉输液穿刺部位选择及评估，消毒范围准确，无菌操作，滴速调节。 3．各体位掌握要领，摆放正确。 4．操作过程中的人文关怀。

操作思维导图

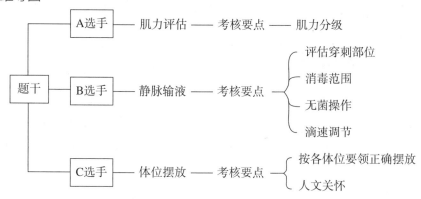

赛道式模拟题

第 1 站

考核题干	病人李某，男，42 岁，神经科 23 床，住院号：618942。因"车祸致伤头部致右侧肢体无力 6 个月"收住院，诊断为脑外伤后遗症。住院期间出现呼吸困难给予气管切开治疗，现病人痰液黏稠不易咳出，胸闷气憋。 医嘱：心电监护。 　　　吸氧。
考核要求	1. A 选手评估病人病情并行神经系统查体。 2. B 选手心电监护。 3. C 选手吸氧。
SP 指引	1. 基本信息：车祸致伤头部，伴右侧肢体无力 6 个月。 2. 查体：Babinski 征、Oppenheim 征、Gordon 征、Hoffmann 征、Kernig 征、Brudzinski 征、Chaddock 征、颈项强直阳性。 3. 既往史：体健，无特殊病史。 4. 过敏史：无药物及食物过敏史。 5. 家族史：无。 6. 饮食：平时喜欢吃腌制类食物。
考核要点	1. 询问病史全面（基本信息、既往史、过敏史、家族史、饮食）。 2. 神经系统查体全面。 3. 电极片位置及参数调节。 4. 氧气装置的检查、氧流量调节及人文关怀。

操作思维导图

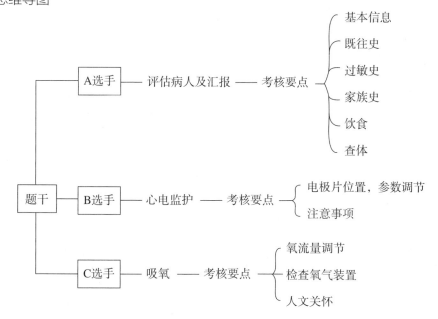

第 2 站

考核题干	病人入院 7 天后，咳嗽咳痰，自觉心慌、紧张。 医嘱：心理护理。 　　　0.9%NS 3 ml 加异丙托溴铵 2 ml 雾化吸入，st. 　　　生命体征测量。
考核要求	1．A 选手心理护理。 2．B 选手雾化吸入。 3．C 选手生命体征测量。
SP 指引	家属询问病情。
考核要点	1．雾化前讲解过程及配合要点，消除病人紧张情绪。 2．雾化吸入的方法指导及注意事项。 3．生命体征测量准确及注意事项。 4．操作过程中的人文关怀。

操作思维导图

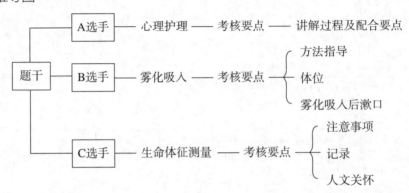

第 3 站

考核题干	雾化吸入后，病人痰液仍然黏稠不易咳出。 医嘱：吸痰。 　　　多索茶碱 0.2 g 加 5%GS 100 ml，ivgtt，st.
考核要求	1．A 选手评估病人及安抚病人，安置体位。 2．B 选手吸痰。 3．C 选手静脉输液。
SP 指引	病人痰液黏稠不易咳出。
考核要点	1．给予病人正确的卧位。 2．吸痰的无菌操作、注意事项及生命体征的观察。 3．静脉输液的查对，无菌操作及滴速调节。 4．操作过程中的人文关怀。

注：赛道式要求三站完成时间为 30 min。

操作思维导图

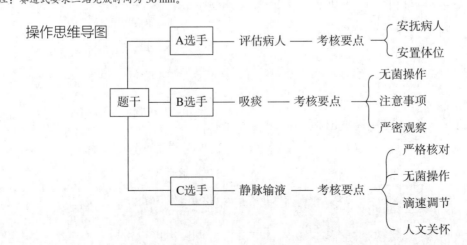

四、骨折

站点式模拟题一

考核题干	病人赵某，男，79岁，骨科12床，住院号：676041。因"车祸致右上肢、右下肢肿痛1天"收住院，查体：右上臂肿胀明显，有皮下斑，右肩活动受限。X线示：右肱骨上段骨折。入院后行"切开复位钢板内固定术"。 医嘱：体位摆放。
考核要求	遵医嘱体位摆放。
SP指引	长期卧床，右侧关节挛缩。
考核时间	8 min
考核要点	1．评估病人全面。 2．各卧位掌握要领，摆放正确。 3．操作过程中的人文关怀。

操作思维导图

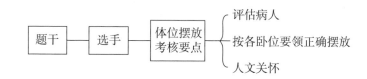

站点式模拟题二

考核题干	病人刘某，男，65岁，康复科15床，住院号：507895。因"摔倒后右肩痛1天"入院。X线示：右肱骨外科颈骨折；MRI示：踝部软组织损伤，入院当日即行"切开复位内固定术"。术后生命体征平稳，经治疗好转，转入康复医学科。 医嘱：心理护理。 　　　拐杖使用。 　　　肩托佩戴。
考核要求	1．A选手心理护理。 2．B选手拐杖使用。 3．C选手选择合适的肩托及佩戴。
SP指引	病人诉因路滑不慎摔倒，右肩着地后出现右肩疼痛、右踝肿胀伴疼痛。
考核时间	8 min
考核要点	1．取得病人配合，消除病人紧张情绪。 2．拐杖的使用方法及注意事项。 3．肩关节处于中立位，力度合适。 4．操作过程中的人文关怀。

操作思维导图

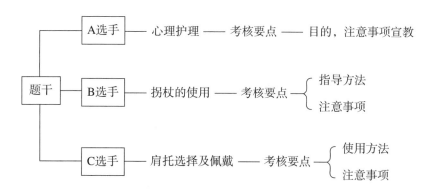

赛道式模拟题

第 1 站

考核题干	病人张某，女，50岁，骨科17床，住院号：531265。因"摔伤致双下肢疼痛活动受限1小时"入院，查体：神志清，痛苦貌，双下肢肿胀明显，成缩短、成角畸形，触之有骨擦感，双足背动脉搏动可触及，双足趾活动好，诉感觉无麻木。X线片示：双下肢胫腓骨粉碎骨折。入院后予以双下肢石膏固定，完善术前检查，在腰硬联合麻醉下行"骨折切开复位髓内钉内固定术"，术后安返病房，生命体征平稳，转入时病人痰液黏稠不易咳出，胸闷，双肺叩诊过清音，呼吸音粗，两肺可闻及干湿啰音。 医嘱：吸氧。 　　　吸痰。
考核要求	1．A选手评估病人病情及汇报。 2．B选手吸氧。 3．C选手吸痰。
SP指引	1．基本信息：主诉摔伤致双下肢疼痛活动受限1 h，入院时神志清，痛苦貌，双下肢肿胀明显，成缩短、成角畸形，触之有骨擦感，双足背动脉搏动可触及，双足趾活动好，末梢血循好，诉感觉无麻木。 2．查体：神志清、精神可、双上肢肌力5级，双下肢疼痛无法活动，胸闷，双肺叩诊过清音，呼吸音粗，两肺可闻及干湿啰音。 3．既往史：既往体健。 4．过敏史：无药物及食物过敏史。 5．家族史：无。 6．饮食：喜欢油炸食物。
考核要点	1．询问病史全面（基本信息、既往史、过敏史、家族史、饮食）。 2．氧气装置的检查及氧流量调节。 3．吸痰的无菌操作、注意事项及生命体征的观察。

操作思维导图

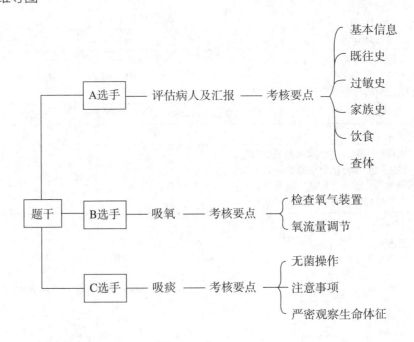

第 2 站

考核题干	病人转入康复医学科 7 床，住院号：670589。由于双下肢无力导致长期卧床，咳嗽咳痰，咳痰困难。 医嘱：体位摆放。 　　　呼吸功能训练指导。 　　　踝泵运动指导。
考核要求	1．A 选手指导病人体位摆放。 2．B 选手指导病人呼吸功能训练。 3．C 选手指导病人踝泵运动。
SP 指引	家属询问病情。
考核要点	1．体位摆放准确及相关知识宣教全面。 2．呼吸功能训练的方法及注意事项。 3．踝泵运动时指导全面，方法正确。 4．操作中的人文关怀。

操作思维导图

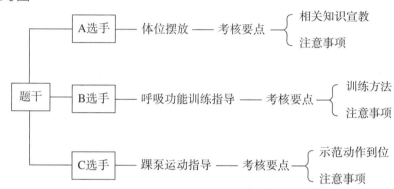

第 3 站

考核题干	病人双下肢胫腓骨粉碎骨折，站立、行走及转移困难，给予轮椅使用指导。 医嘱：心理护理。 　　　轮椅使用。 　　　皮肤减压护理。
考核要求	1．A 选手心理护理。 2．B 选手轮椅的选择和使用。 3．C 选手皮肤减压护理。
SP 指引	病人焦虑，担心预后。
考核要点	1．告知病人使用轮椅的必要性，消除悲观抑郁的心情。 2．轮椅选择合适，指导使用方法全面。 3．定时抬高臀位减压，避免碰伤肢体、臀部、踝部的皮肤。 4．操作过程中的人文关怀。

注：赛道式要求三站完成时间为 30 min。

操作思维导图

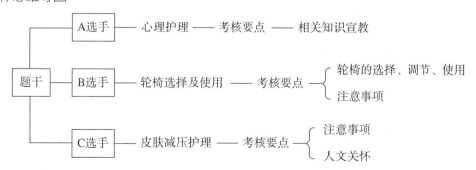

五、脊髓损伤

站点式模拟题一

考核题干	病人黄某，男，30岁，骨科23床，住院号：654099。因"工作不慎从高处坠落3小时"，以脊髓损伤收住院。经保守治疗3周，病情基本稳定，现病人意识清，语言流利，查体：T_4平面以下感觉缺失、双下肢运动不能、肌张力高、感觉异常、腱反射消失、排尿、排便障碍，MRI示：T_4水平异常信号，请给予正确体位摆放指导。 医嘱：体位摆放。
考核要求	遵医嘱体位摆放。
SP指引	病人双下肢不能运动、肌张力高。
考核时间	8 min
考核要点	1. 用物准确齐全，评估病人全面。 2. 根据病人病情变化给予体位变换。 3. 操作过程中的人文关怀。

操作思维导图

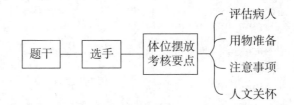

站点式模拟题二

考核题干	病人赵某，男，41岁，骨科23床，住院号：674587。因"车祸2小时，脊髓损伤"收入院。经保守治疗2周后，病情稳定，现病人意识清，语言流利，自感胸闷、气短、感觉异常，双下肢活动障碍，骶尾部挫伤，排便障碍。 医嘱：灌肠。 　　　　神经源性直肠训练指导。
考核要求	1. A选手评估病人的肛门深感觉、肛门括约肌自主收缩情况。 2. B选手灌肠。 3. C选手神经源性直肠训练指导。
SP指引	病人自诉呼吸困难。
考核时间	8 min
考核要点	1. 评估病人的肛门深感觉、肛门括约肌自主收缩情况。 2. 灌肠的操作流程及注意事项。 3. 直肠指导训练全面，腹部按摩并指导病人合理饮食。 4. 人文关怀，保护隐私。

操作思维导图

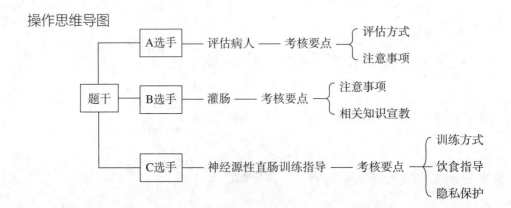

赛道式模拟题

第 1 站

考核题干	病人张某，女，36 岁，骨科 14 床，住院号：674570。因"高处坠落致双下肢无力 3 个月"收住院，查体：T 37 ℃，P 78 次 / 分，R 24 次 / 分，BP 96/66 mmHg，四肢肌张力正常，双上肢肌力 5 级，双下肢肌力 0 级，T_8 以下深浅感觉减退，T_{12} 以下浅感觉消失，肛周反射正常。入院后简易膀胱容量和压力测定，结果示：膀胱残余尿 280 ml，膀胱容量大于 500 ml，膀胱逼尿肌收缩不明显，尿流速度慢，膀胱胀满时有尿意。MRI 示：脊髓损伤。 医嘱：饮水计划制定。 　　　　清洁间歇导尿。
考核要求	1. A 选手评估病人病情及汇报。 2. B 选手制定饮水计划。 3. C 选手清洁间歇导尿。
SP 指引	1. 基本信息：病人 3 个月前在工地干活时，从高处坠落，当时即感胸背部疼痛，胸闷、气憋，无恶心、呕吐、昏迷，伴有双下肢无力及感觉障碍。 2. 查体：神志清、精神可，双上肢肌力 5 级，双下肢肌力 0 级。 3. 既往史：既往体健。 4. 过敏史：无药物及食物过敏史。 5. 家族史：无。 6. 饮食：喜欢吃辛辣刺激食物。
考核要点	1. 询问病史全面（基本信息、既往史、过敏史、家族史、饮食）。 2. 神经源性膀胱功能指导正确，制定重建储尿和排尿功能的个体化康复护理方案。 3. 饮水计划制定正确，执行到位。 4. 清洁间歇导尿过程中保持清洁，采用零接触的方式插入导尿管。

操作思维导图

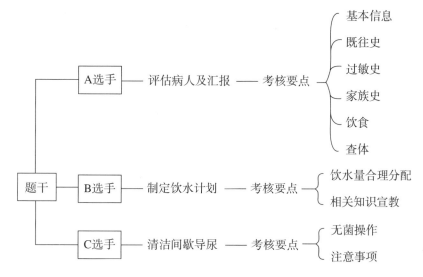

第 2 站

考核题干	病人转入康复医学科 4 床，住院号：670949。经治疗后，尿培养示：大肠杆菌感染。 医嘱：留置导尿。 　　　　膀胱功能训练指导。
考核要求	1. A 选手评估病人。 2. B 选手留置导尿。 3. C 选手膀胱功能训练指导。
SP 指引	家属紧张，询问病情。
考核要点	1. 评估病人全面，取得配合。 2. 留置导尿的无菌操作及注意事项。 3. 膀胱功能训练指导全面，注重人文关怀。

操作思维导图

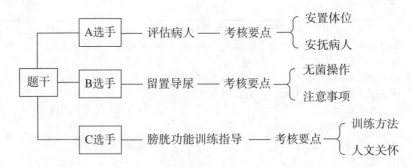

第 3 站

考核题干	病人现多重耐药菌感染未见好转，尿培养仍示：大肠杆菌感染。 医嘱：0.9%NS 250 ml，ivgtt，st。 　　　头孢吡肟皮试。 　　　静脉采血（全血细胞分析）。
考核要求	1. A 选手静脉输液。 2. B 选手皮内注射。 3. C 选手静脉采血。
SP 指引	家属询问采血的目的。
考核要点	1. 穿刺部位的选择、评估及无菌操作。 2. 皮试液的配制及操作规范。 3. 采血部位的选择和评估，采血量准确。

注：赛道式要求三站完成时间为 30 min。

操作思维导图

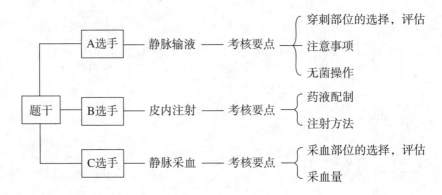

六、脑外伤后遗症

站点式模拟题一

考核题干	病人姚某，女，32 岁，康复科 17 床，住院号：690211。因"右侧活动不利 10 个月"入院，现气管切开，痰多不易咳出。肢体活动不灵，以右侧为主，生活部分自理。查体：神志清，胸部听诊两肺可闻及少量湿啰音，右侧肢体肌张力增高，ADL 评分 60 分。 医嘱：0.9%NS 3 ml 加异丙托溴铵 2 ml 雾化吸入，st。
考核要求	遵医嘱雾化吸入。
SP 指引	病人有痰，不易咳出。
考核时间	8 min
考核要点	1. 评估病人全面。 2. 调节雾量及方法指导。 3. 操作过程中的人文关怀。

操作思维导图

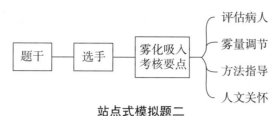

站点式模拟题二

考核题干	病人曹某，男，66 岁，骨科 16 床，住院号：697022。因"左侧肢体活动不利伴言语不清 7 个月"收住院，查体：神志清，双肺叩诊呈过清音，两肺可闻及干湿啰音。左侧肢体肌力 3 级，不能行走。入院后 1 天，病人出现咳嗽、咳痰、不易咳出。 医嘱：体位摆放。 　　　体位引流。 　　　心理护理。
考核要求	1．A 选手体位摆放。 2．B 选手体位引流。 3．C 选手心理护理。
SP 指引	病人咳嗽、咳痰，痰不易咳出。
考核时间	8 min
考核要点	1．体位摆放正确及相关知识宣教全面。 2．体位引流的个体化方案制定正确并准确记录。 3．向病人做好解释，消除病人的紧张情绪。

操作思维导图

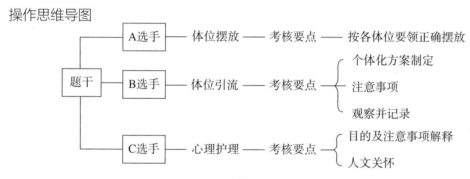

赛道式模拟题

第 1 站

考核题干	病人钱某，男，68 岁，神经外科 16 床，住院号：611045。因"脑外伤术后伴右侧肢体活动不利 6 个月"收住院。现病人卧床，仍给予鼻饲饮食，肢体活动不灵活，以右侧为主，右上肢肌力 4 级，右下肢肌力 3 级，生活部分自理。查体：T 37 ℃，P 91 次 / 分，R 28 次 / 分，BP 171/101 mmHg，SpO_2 90%，神志清，吞咽障碍，鼻饲状态，两肺可闻及少量湿啰音和哮鸣音，右下肢肌张力增高，ADL60 分。 医嘱：体位摆放。 　　　留置胃管。
考核要求	1．A 选手评估病人病情及汇报。 2．B 选手体位摆放。 3．C 选手留置胃管。
SP 指引	1．基本信息：脑外伤术后伴右侧肢体活动不利 6 个月。 2．查体：神清，鼻饲状态，右上肢肌力 4 级，右下肢肌力 3 级，右下肢肌张力增高，两肺可闻及少量湿啰音和哮鸣音。 3．既往史：高血压病史 30 年。 4．过敏史：无药物及食物过敏史。 5．家族史：无。 6．饮食：喜欢吃腌制食物。
考核要点	1．询问病史全面（基本信息、既往史、过敏史、家族史、饮食）。 2．消除病人紧张、焦虑情绪，保持躯干和肢体功能状态。 3．留置胃管的无菌操作及妥善固定。 4．操作过程中的人文关怀。

操作思维导图

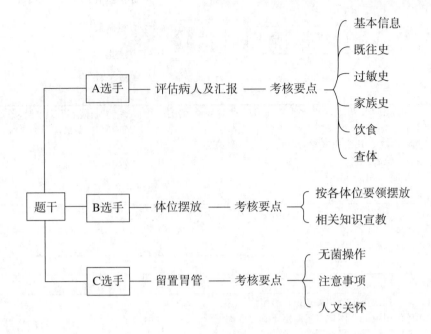

第2站

考核题干	病人转入康复医学科35床，住院号：678670。血压波动在169～175 mmHg/100～110 mmHg。医嘱：吸氧。 　　　　5%GS 50 ml 加硝普钠 50 mg，5 ml/h 微量泵泵入。 　　　　血压测量。
考核要求	1．A选手吸氧。 2．B选手微量泵使用。 3．C选手血压测量并记录。
SP指引	家属询问血压测量结果。
考核要点	1．氧气装置的检查及氧流量调节。 2．微量泵使用的无菌操作及注意事项。 3．测量血压的注意事项及准确记录。 4．操作过程中的人文关怀。

操作思维导图

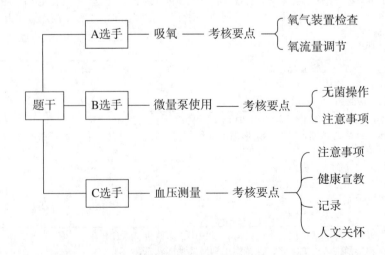

第 3 站

考核题干	经康复功能训练及评定后，完成手杖、踝足矫形器的选择、使用。 医嘱：心理护理。 　　　手杖使用。 　　　踝足矫形器使用。
考核要求	1. A 选手心理护理。 2. B 选手手杖选择及使用。 3. C 选手踝足矫形器选择及使用。
SP 指引	病人右侧肢体活动度减弱。
考核要点	1. 告知病人康复辅助器具的重要性，消除病人悲观情绪。 2. 手杖的选择正确，指导全面。 3. 踝足矫形器选择正确，及时调整。 4. 操作过程中的人文关怀。

注：赛道式要求三站完成时间为 30 min。

操作思维导图

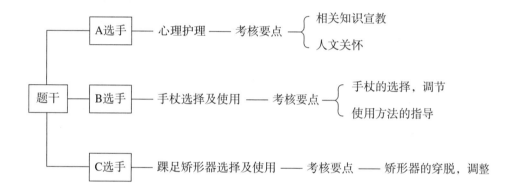

第八章

传　　染

第一节　病毒感染性疾病

一、新型冠状病毒肺炎

站点式模拟题一

考核题干	病人王某，男，58岁，门诊号：436527。于1月22日12：00乘坐甲地大巴，14：00到达乙地，期间未佩戴口罩，后经卫生及交通部门通报，同车有1名女性为新冠肺炎确诊病例，与此同时，该男性病人出现发热，体温39.1 ℃，并出现间歇性干咳、乏力，到发热门诊就诊。 医嘱：咽拭子采集。
考核要求	遵医嘱咽拭子采集。
SP指引	采集咽拭子时恶心、躲避。
考核时间	8 min
考核要点	1. 正确进行自我防护。 2. 向被采样者做好解释工作并告知配合事项。 3. 采样体位正确，采集部位准确。 4. 严格查对，合理处置垃圾。

操作思维导图

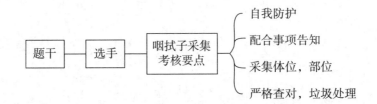

站点式模拟题二

考核题干	接疾控中心通知，某小学学生需到指定社区卫生服务中心接种新冠疫苗，赵某（女，35岁）带领儿子王某（8岁）到指定地点注射疫苗，赵某1个月前注射第一针疫苗，王某未注射过疫苗。 医嘱：成人新冠疫苗接种。 　　　　儿童新冠疫苗接种。
考核要点	1. A选手成人新冠疫苗接种。 2. B选手儿童新冠疫苗接种。 3. C选手健康宣教。
SP指引	既往均无发热、皮疹、过敏史。
考核时间	8 min
考核要点	1. 接种部位选择及按压时间。 2. 无菌原则及人文关怀。 3. 核对、询问病史全面。 4. 健康宣教全面到位。

操作思维导图

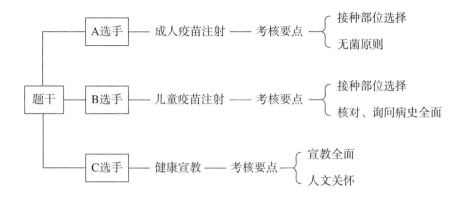

赛道式模拟题

第1站

考核题干	病人麻某，男性，67岁，住院号：754369，主诉："反复咳嗽胸闷2天，核酸检测阳性3天，"收住。查体：T 38.3 ℃，P 103次/分，R 26次/分，BP 125/87 mmHg，SPO 68%，神志清，精神欠佳。胸部CT示：右肺上叶后段、中叶外侧段实变病灶，间质性改变并感染。有高血压、糖尿病史。 医嘱：信息采集。 　　　生命体征、血氧饱和度测量。 　　　动脉采血。
考核要求	1. A选手采集患者信息并上报。 2. B选手生命体征、血氧饱和度测量。 3. C选手动脉采血。
SP指引	1. 基本信息：姓名、年龄、住址、电话、主诉、陪同人员信息等。 2. 流行病学史：新冠核酸检测阳性3天。 3. 查体：神志清，精神欠佳。 4. 既往史：有高血压、糖尿病史。 5. 过敏史：无食物及药物过敏史。 6. 家族史：无。 7. 饮食：近几日食欲欠佳。
考核要点	1. 评估病情全面。 2. 测量生命体征的注意事项。 3. 血氧饱和度监测的部位选择和评估。 4. 动脉采血的部位选择和无菌操作。

操作思维导图

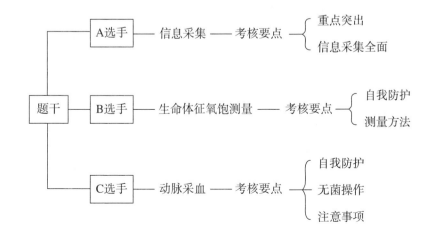

第 2 站

考核题干	测得血氧饱和度：68%。 遵医嘱：高流量吸氧、心电监护。 0.9%NS 100 ml，ivgtt，st。
考核要求	1．A 选手吸氧 2．B 选手心电监护。 3．C 选手静脉输液。
SP 指引	1．既往史：高血压、糖尿病史。 2．家族史：无。 3．烟酒史：无。 4．饮食：低盐低脂饮食。
考核要点	1．吸氧的流量选择。 2．心电监护的操作注意事项。 3．静脉输液的消毒范围和查对。 4．操作中的人文关怀。

操作思维导图

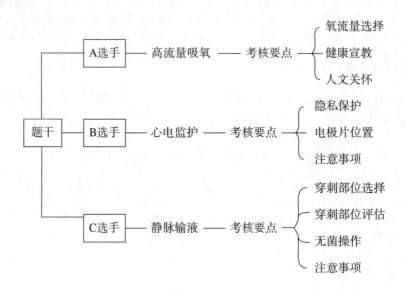

第 3 站

考核题干	患者出现咳嗽咳痰，痰不易咳出，心电监护示：P 85 次 / 分，R 22 次 / 分，自诉：心慌、胸闷，患者焦虑，紧张。 医嘱：吸痰。 俯卧位通气。 血氧饱和度监测。
考核要求	1．A 选手吸痰。 2．B 选手俯卧位通气。 3．C 选手血氧饱和度监测。
SP 指引	俯卧位通气后患者自诉胸闷有所缓解。
考核要点	1．吸痰的注意事项。 2．俯卧位通气的操作要点和注意事项。 3．俯卧位通气的健康宣教。 4．血氧饱和度监测的记录。

操作思维导图

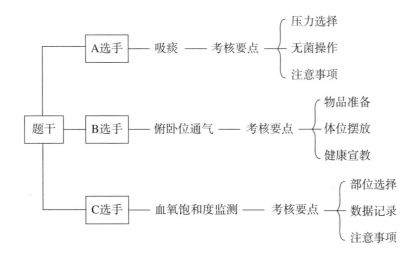

二、流行性腮腺炎

站点式模拟题一

考核题干	患儿刘某，男，3岁，门诊号：654327。因"发热、咳嗽、流涕，结膜充血、面部皮疹4天"门诊就诊，诊断为流行性腮腺炎。 医嘱：佩戴口罩。
考核要求	遵医嘱严格选择医用外科口罩佩戴。
SP指引	患儿咳嗽时，有唾液飞溅。
考核时间	8 min
考核要点	1. 操作者严格手卫生。 2. 规范选择医用外科口罩。 3. 佩戴正确，无缝隙。 4. 垃圾处理正确。

操作思维导图

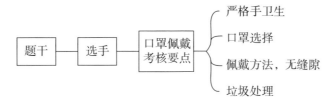

站点式模拟题二

考核题干	患儿李某，男，5岁，儿科6床，住院号：254367。患儿双侧面颊疼痛，张口咀嚼或吃酸性食物时疼痛明显，以"流行性腮腺炎"收住病房，患儿精神差，皮温高。 医嘱：病房安置。 　　　　生命体征测量。
考核要求	1. A选手病房安置。 2. B选手生命体征测量。 3. C选手评估患儿并汇报。
SP指引	患儿精神差，哭闹不止。
考核时间	8 min
考核要点	1. 安置病房符合隔离要求。 2. 询问病史全面（流行病学史、症状发展、就诊史、既往史、过敏史、家族史）。 3. 生命体征测量方法准确并记录。 4. 按要求规范佩戴防护口罩。

操作思维导图

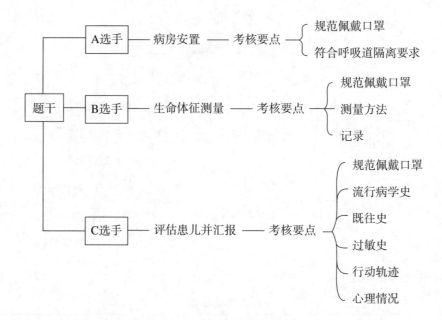

赛道式模拟题

第1站

考核题干	患儿王某，女，6岁，儿科5床，住院号：865435。因"腮腺肿大、疼痛3天"门诊就诊，诊断为流行性腮腺炎，收入儿科病房。 医嘱：生命体征测量。 　　　静脉采血（全血细胞分析、血生化）。
考核要求	1. A选手接诊、护理评估。 2. B选手生命体征测量。 3. C选手静脉采血。
SP指引	患儿哭闹不止。
考核要点	1. 做好自我防护。 2. 护理评估全面及人文关怀。 3. 生命体征测量准确并记录。 4. 采血的流程及无菌操作，注意安抚患儿。

操作思维导图

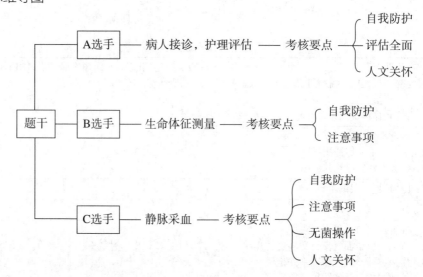

第 2 站

考核题干	患儿腮腺肿大以耳垂为中心，向前后下发展，疼痛加剧，体温 39 ℃。 医嘱：柴胡注射液 2 ml，im，st。 　　　物理降温。 　　　口腔护理。
考核要求	1．A 选手肌内注射。 2．B 选手物理降温。 3．C 选手口腔护理。
SP 指引	患儿疼痛哭闹。
考核要点	1．所有操作均做好自我防护。 2．肌内注射穿刺部位的选取、无菌操作，解释工作到位。 3．正确给予物理降温，评估降温效果。 4．口腔护理动作轻柔，清点棉球数量。

操作思维导图

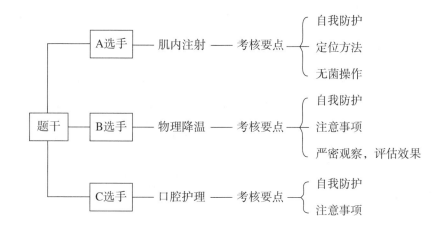

第 3 站

考核题干	实验室检查：血清特异性 IgM 抗体阳性，体温升高，精神差。 医嘱：动脉采血。 　　　5%GS 200 ml 加利巴韦林 0.2 g，ivgtt，st。
考核要求	1．A 选手动脉采血。 2．B 选手静脉输液。 3．C 选手健康宣教。
SP 指引	患儿面颊疼痛明显，哭闹不止。
考核要点	1．所有操作均做好自我防护。 2．动脉采血的无菌操作及注意事项。 3．静脉输液遵医嘱配药准确，无菌操作，严格查对。 4．饮食护理指导到位，评估家属掌握效果，宣教全面。

操作思维导图

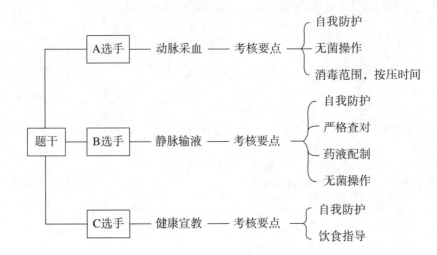

三、病毒性肝炎

站点式模拟题一

考核题干	病人王某，女，16岁，消化内科3床，住院号：863246。因"发热4天，皮肤巩膜黄染7天"收住院，于4天前受凉后发热，体温39℃左右，伴有头痛咽痛，乏力，食欲减退，恶心，上腹部胀痛及右上腹隐痛，皮肤黄染，病后大便稀，无黏液，无明显里急后重，其母为乙型肝炎病人，实验室检查结果回报：HBsAg（+），诊断为乙型病毒性肝炎。 医嘱：静脉采血（全血细胞分析、肝肾功能）。
考核要求	遵医嘱静脉采血。
SP指引	病人腹痛，侧卧蜷缩在床。
考核时间	8 min
考核要点	1．评估病人静脉血管情况。 2．协助病人取舒适体位。 3．操作中做好自我防护，佩戴一次性橡胶手套。 4．操作过程中的人文关怀。

操作思维导图

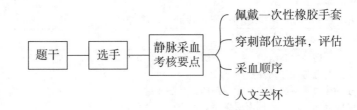

站点式模拟题二

考核题干	病人张某，男，24岁，感染科6床，住院号：654327。因"发热、尿黄、皮肤巩膜黄染6天"收住院，于6天前受凉后发热，头痛、咽痛、乏力、食欲减退、恶心、上腹部胀痛及右上腹隐痛，伴尿黄，渐呈浓茶样。查体：皮肤巩膜明显黄染，肝肋下1.5 cm，质软，压痛。实验室检查：尿胆红素（+），尿胆原（+）。肝功能：TB 84 μmol/L，DB 60 μmol/L，ALT > 200 μ/L。诊断为急性肝炎。 医嘱：生命体征测量。 　　　物理降温。
考核要求	1．A选手入院评估。 2．B选手生命体征测量。 3．C选手物理降温。
SP指引	病人自诉发热难受。
考核时间	8 min
考核要点	1．按要求进行护理评估。 2．生命体征测量准确及记录。 3．物理降温的方法及部位准确。 4．操作过程中的人文关怀。

操作思维导图

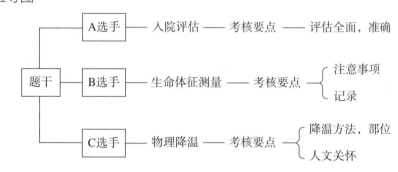

赛道式模拟题

第1站

考核题干	病人王某，男，40岁，消化内科4床，住院号：654273。因"发热、食欲减退10天"收住院，10天前不明原因出现发热，体温在38 ℃左右，伴头痛、全身乏力、食欲减退，自认为"感冒"服用"康泰克"等药物，5天后体温下降至正常，精神食欲好转，但出现皮肤发黄，遂来院。查体：T 37.4 ℃，P 70次/分，R 20次/分，BP 110/70 mmHg。肝功检查：ALT 450 U/L，血清抗HAV-IgM（+）。诊断为急性黄疸型甲型病毒性肝炎。 医嘱：饮食指导。 　　　静脉采血（全血细胞分析、肝肾功能）。
考核要求	1．A选手评估病人病情及汇报。 2．B选手饮食指导。 3．C选手静脉采血。
SP指引	1．基本信息：10天前不明原因出现发热，体温在38 ℃左右，伴头痛、全身乏力、食欲减退，自认为"感冒"服用"康泰克"等药物，5天后体温下降至正常，精神食欲好转，发现皮肤发黄。 2．查体：巩膜及皮肤黄染，未见肝掌及蜘蛛痣，无出血点，浅表淋巴结无肿大。颈软，心肺正常。腹软，肝右肋下2 cm，质软，压痛，表面光滑，脾未及。 3．既往史：既往体健。 4．过敏史：无药物及食物过敏史。 5．家族史：无。 6．饮食：食欲减退。
考核要点	1．询问病史全面（流行病学史、个体免疫情况、起病急缓、病程长短、体格检查、心理状况）。 2．饮食指导符合病情需要。 3．静脉采血按消化道接触隔离要求准确佩戴一次性橡胶手套。 4．注意人文关怀，关注病人心理。

操作思维导图

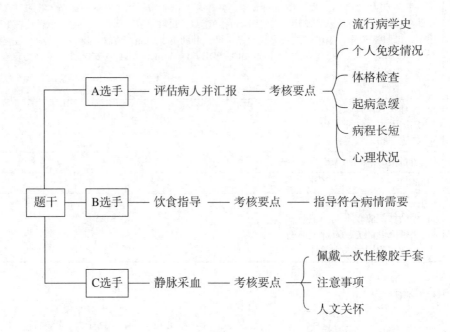

第 2 站

考核题干	病人急性发病，营养失调，电解质紊乱，10 天未解大便。实验室检查：K$^+$ 2.36 mmol/L。医嘱：灌肠。 　　5%GS 500 ml 加 KCl 1.5 g，ivgtt，st
考核要求	1．A 选手健康宣教。 2．B 选手灌肠。 3．C 选手静脉输液。
SP 指引	病人自诉腹胀。
考核要点	1．健康宣教全面，减轻病人焦虑。 2．灌肠的操作流程、注意事项及评估灌肠效果。 3．静脉输液的部位选择、评估及查对准确。 4．防护到位，隔离准确，垃圾处理规范。

操作思维导图

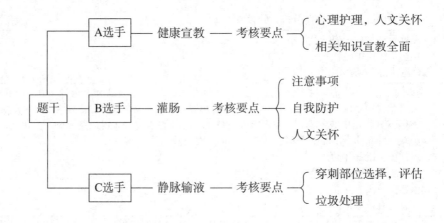

第 3 站

考核题干	经过系统的治疗，病人病情有所好转，食欲增加，询问目前可以进食的食物。 医嘱：静脉采血（全血细胞分析）。 　　　　饮食指导。
考核要求	1．A 选手静脉采血。 2．B 选手处理被血渍污染的床头柜。 3．C 选手饮食指导。
SP 指引	病人牙龈出血，血渍污染床头柜。
考核要点	1．静脉采血规范，自我防护到位。 2．床头柜处理的消毒液选取正确，浓度合理。 3．饮食指导全面准确及人文关怀。

注：赛道式要求三站完成时间为 30 min。

操作思维导图

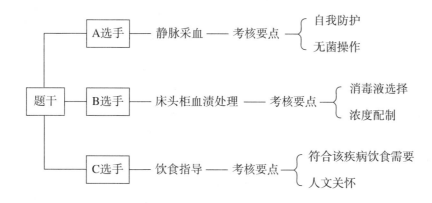

四、狂犬病

站点式模拟题一

考核题干	病人张某，男，22 岁，急诊号：632159。因"狗咬伤 1 小时"就诊。入院后病人查体未见明显 异常，右前臂可见狗咬伤伤口。 医嘱：伤口处理。
考核要求	遵医嘱伤口处理。
SP 指引	病人不配合，有间断发作性惊恐。
考核时间	8 min
考核要点	1．做好病人安抚，取得配合。 2．伤口处理冲洗液选取 20% 肥皂水或 0.1% 苯扎溴铵反复冲洗。 3．伤口处理时，穿隔离衣、戴帽子、一次性橡胶手套，必要时带护目镜，产生的垃圾特殊处理。 4．操作过程中的人文关怀。

操作思维导图

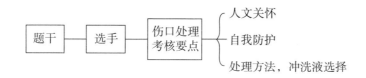

站点式模拟题二

考核题干	病人马某，女，44岁，急诊外科45床，住院号：673712。因"恐水、怕光、咽肌痉挛3天"收住院。5天前被野狗咬伤右足背，后出现头痛、呕吐，伤口未做特殊处理，继而出现恐水、怕光、怕风、怕声、流涎、多汗。实验室检查：WBC 13.5×10^9/L，N 85%，脑脊液压力增高、狂犬病毒培养（+）。 　医嘱：TAT皮内注射。 　　　　伤口处理。 　　　　生命体征测量。
考核要求	1. A选手皮内注射。 2. B选手伤口处理。 3. C选手生命体征测量。
SP指引	病人不配合，交谈过程中情绪激动，咬伤伤口再次流血。
考核时间	8 min
考核要点	1. 规范隔离病人，做好自我防护，防止污染，保持环境安静。 2. TAT皮试液配置准确，知晓皮试阳性时脱敏注射方法。 3. 伤口冲洗液选取20%肥皂水或0.1%苯扎溴铵反复冲洗。 4. 生命体征测量准确并记录，垃圾处置规范。

操作思维导图

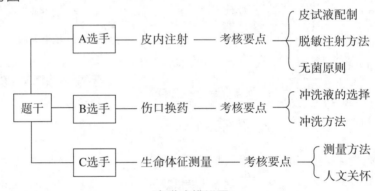

赛道式模拟题

第1站

考核题干	病人李某，男，41岁，急诊内科28床，住院号：652478。以"呕吐、恐风、怕水1天"收住院，于1周前被流浪狗咬伤，未处理伤口，未注射狂犬病疫苗。右手狗咬伤处留有伤口瘢痕，诊断为狂犬病。迅速将病人送至隔离病房隔离治疗，保持环境安静舒适，查体：T 36.8 ℃，P 100次/分，R 28次/分，BP 118/85 mmHg，SpO_2 95%。病人极度兴奋，神志清楚，双侧瞳孔等大等圆，对光反射灵敏。 　医嘱：地西泮注射液 10 mg，im，st。 　　　　狂犬病免疫球蛋白 1600 IU，H，st
考核要求	1. A选手评估病人病情及汇报。 2. B选手肌内注射。 3. C选手皮下注射。
SP指引	1. 基本信息：以"呕吐、恐风、怕水1天"入院，于1周前被流浪狗咬伤，未处理伤口，未注射狂犬病疫苗，出现进水时喉头痉挛、流涎、胸闷恶心、恐惧不安、全身不适、阵发性肢体痉挛，极度兴奋，无呕血黑便，无呼吸困难，右手狗咬伤处留有伤口瘢痕。 2. 查体：病人极度兴奋，神志清楚，双侧瞳孔等大等圆，对光反射灵敏。 3. 既往史：既往体健。 4. 过敏史：无药物及食物过敏史。 5. 家族史：无。 6. 饮食：食欲减退。
考核要点	1. 询问病史全面（基本信息、生命体征、既往史、过敏史、家族史、饮食）。 2. 肌内注射的部位评估及方法正确。 3. 皮下注射的范围及方法正确。 4. 操作时，穿隔离衣、戴帽子、一次性橡胶手套，必要时戴护目镜，产生的垃圾特殊处理。

操作思维导图

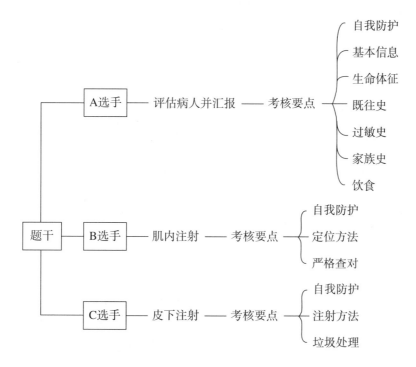

第 2 站

考核题干	病人出现呕吐、恐风、怕水，进水时喉头痉挛、流涎、胸闷恶心、恐惧不安、全身不适、阵发性肢体痉挛，无呕血黑便。 医嘱：心理护理。 　　　　心电监护。 　　　　约束带使用。
考核要求	1. A 选手心理护理。 2. B 选手心电监护。 3. C 选手约束带使用。
SP 指引	病人紧张，担心预后。
考核要点	1. 安抚病人，做好心理护理。 2. 电极片的位置及参数调节。 3. 约束方法到位，解释清楚及人文关怀。 4. 操作进行时，穿隔离衣、戴帽子、一次性橡胶手套，必要时戴护目镜，产生的垃圾特殊处理。 5. 保持环境安静，动作轻柔，避免刺激。

操作思维导图

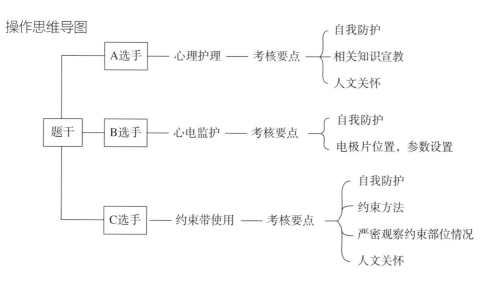

第 3 站

考核题干	病人自诉呼吸困难，胸闷加重，交谈时发生呕吐。 医嘱：保持呼吸道通畅。 　　　吸氧。 　　　5%GS 100 ml，ivgtt，st。
考核要求	1．A 选手清理病人呼吸道异物，保持呼吸道通畅。 2．B 选手吸氧。 3．C 选手静脉输液。
SP 指引	病人自诉呼吸困难。
考核要点	1．清理呼吸道异物及时，保持呼吸道通畅。 2．吸氧的注意事项及氧流量调节。 3．静脉输液的穿刺部位选择、评估，注意人文关怀。 4．操作进行时，穿隔离衣、戴帽子、一次性橡胶手套，必要时戴护目镜，产生的垃圾特殊处理。

注：赛道式要求三站完成时间为 30 min。

操作思维导图

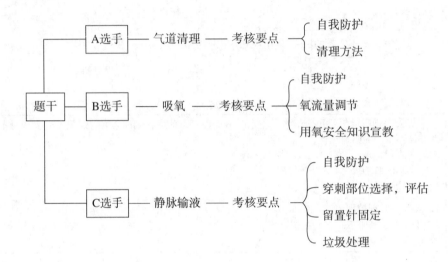

第二节　细菌感染性疾病

一、细菌性食物中毒

站点式模拟题一

考核题干	病人李某，男，45 岁，急诊内科 6 床，住院号：876543。因"腹痛、呕吐、腹泻 6 小时"收住院，病人进食生鸡蛋 8 h 后出现腹痛，为中上腹阵发性绞痛，伴恶心、呕吐，腹泻过后有腹泻，大便共 8 次，排泄物为稀水样便，带有少量黏液，腹泻后腹痛有所缓解。诊断为食物中毒。 医嘱：病房安置。
考核要求	遵医嘱病房安置。
SP 指引	病人自诉腹痛，询问原因。
考核时间	8 min
考核要点	1．隔离措施准确，宣教到位。 2．指导病人饭前便后认真洗手，用物处理规范。 3．操作时，穿隔离衣、戴帽子、防护口罩、一次性橡胶手套，产生的垃圾特殊处理。

操作思维导图

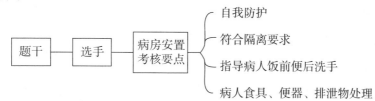

站点式模拟题二

考核题干	病人张某，男，26岁，急诊内科3床，住院号：786788。主诉"腹痛、呕吐、腹泻1天"，周日与朋友聚餐食用大量三分熟的烤鱼后腹痛、呕吐、腹泻。查体：上腹及脐周压痛明显，腹泻共11次，可见洗肉水样便，有少量黏液，伴发热，T 38.7 ℃。 医嘱：病房安置。 　　　　生命体征测量。 　　　　物理降温。
考核要求	1. A选手病房安置。 2. B选手生命体征测量。 3. C选手物理降温。
SP指引	病人精神差、乏力。
考核时间	8 min
考核要点	1. 隔离措施准确，宣教到位。 2. 操作时，穿隔离衣、戴帽子、一次性橡胶手套，产生的垃圾特殊处理。 3. 生命体征测量准确并记录。 4. 物理降温的方法准确及效果评价。

操作思维导图

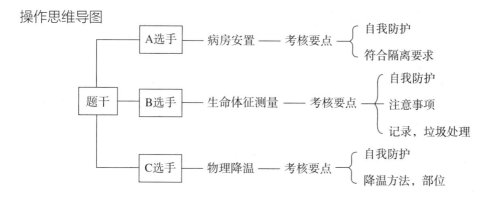

赛道式模拟题

第1站

考核题干	病人李某，男，34岁，急诊内科26床，住院号：564329。因"腹痛、呕吐、腹泻6小时"收住院，病人进食生鸭蛋6 h后出现腹痛，为中上腹阵发性绞痛，伴恶心、呕吐，腹痛过后有腹泻，大便共8次，排泄物为黄绿色稀水样便，带有少量黏液，腹泻后腹痛有所缓解，诊断为食物中毒。 医嘱：病房安置。 　　　　生命体征测量。
考核要求	1. A选手评估病人病情及汇报。 2. B选手安置病房。 3. C选手生命体征测量。
SP指引	1. 基本信息：病人进食生鸭蛋6 h后出现腹痛，为中上腹阵发性绞痛，伴恶心、呕吐，腹痛过后有腹泻，大便共8次，排泄物为黄绿色稀水样便，带有少量黏液，腹泻后腹痛有所缓解。 2. 查体：T 37.5 ℃，P 20次/分，R 20次/分，BP 125/80 mmHg，腹软，上腹部有压痛，肠鸣音亢进。 3. 粪便常规：WBC（+）/HP，RBC2～6/HP，粪便培养见沙门菌。 4. 既往史：既往体健。 5. 过敏史：无药物及食物过敏史。 6. 家族史：无。
考核要点	1. 询问病史全面（基本信息、体格检查、既往史、过敏史、家族史、饮食）。 2. 安置病房符合隔离要求。 3. 生命体征测量准确并记录。 4. 操作时穿隔离衣、戴帽子、一次性橡胶手套，产生的垃圾特殊处理。

操作思维导图

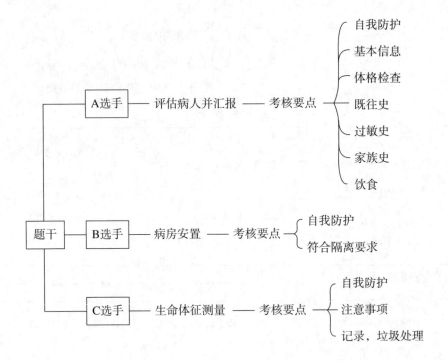

第 2 站

考核题干	病人排便次数增加，便中有时带脓血和黏液，体温升高至 39 ℃，伴有寒战，病人烦躁，偶尔有抽搐。 医嘱：心理护理。 　　　　盐酸左氧氟沙星注射液 100 ml，ivgtt，st。 　　　　物理降温。
考核要求	1. A 选手心理护理。 2. B 选手静脉输液。 3. C 选手物理降温。
SP 指引	病人精神差，虚弱无力。
考核要点	1. 心理护理及疾病知识宣教全面。 2. 询问过敏史，静脉输液器具的选择及准确给药。 3. 物理降温方法准确及效果评价。 4. 防护隔离措施到位，垃圾处理规范。

操作思维导图

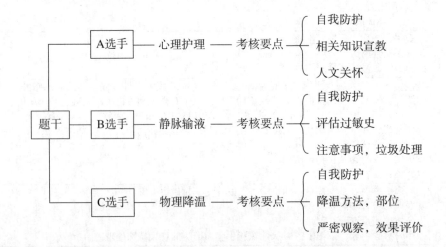

第 3 站

考核题干	病人物理降温效果不佳，发生惊厥。 医嘱：地西泮 5 mg，iv，st。 　　　物理降温。 　　　安全防护。
考核要求	1．A 选手静脉注射。 2．B 选手物理降温。 3．C 选手安全防护。
SP 指引	病人发生惊厥，有坠床的危险。
考核要点	1．及时准确给药，操作规范。 2．物理降温持续进行，方法部位准确及效果评价。 3．安全防护措施到位，宣教全面。 4．操作时穿隔离衣、戴帽子、一次性橡胶手套，产生的垃圾特殊处理。

注：赛道式要求三站完成时间为 30 min。

操作思维导图

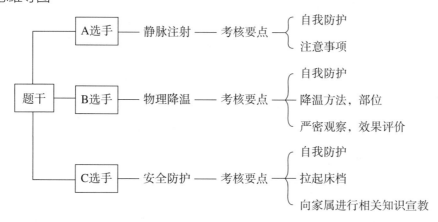

二、布鲁菌病

站点式模拟题一

考核题干	病人李某，男，49 岁，感染性疾病科 2 床，住院号：657421。因"间断发热伴关节疼痛 1 个月，加重 1 周"入院，1 个月前病人无明显诱因出现畏寒、发热，体温在 38.5 ℃左右，发热反复发作，1 周前病人再次出现寒战、高热，体温 39.5 ℃左右，出现双侧睾丸肿大、疼痛。门诊化验布鲁杆菌凝集试验示：阳性，诊断为布鲁菌病。 医嘱：病房安置。
考核要求	遵医嘱病房安置。
SP 指引	病人询问疾病是否具有传染性。
考核时间	8 min
考核要点	1．隔离措施及相关知识宣教全面。 2．操作时穿隔离衣、戴帽子、防护口罩、使用护目镜或者面屏、一次性橡胶手套，产生的垃圾特殊处理。

操作思维导图

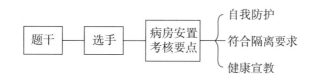

站点式模拟题二

考核题干	病人潘某，男，38岁，门诊号：564321。因"间断发热2个月，加重伴头痛1周"就诊，病人为动物实验员，2个月前无明显诱因出现间断发热症状，体温波动在38.5～40.0℃之间，热退时大汗，伴乏力、关节疼痛。急查布鲁杆菌凝集试验：阳性。 医嘱：病房安置。 　　　　生命体征测量。
考核要求	1. A选手病房安置。 2. B选手生命体征测量。 3. C选手评估病人病情并汇报。
SP指引	病人紧张，询问疾病相关知识。
考核时间	8 min
考核要点	1. 做好自我防护，相关知识宣教全面。 2. 隔离措施全面准确。 3. 测量生命体征准确并记录。 4. 评估病史全面，汇报完整。

操作思维导图

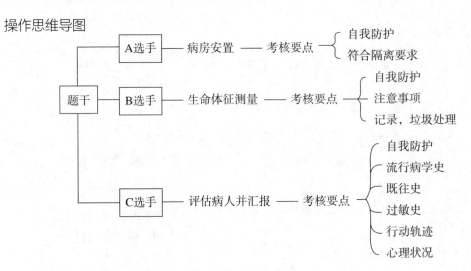

赛道式模拟题

第1站

考核题干	病人李某，男，38岁，感染科5床，住院号：675439。因"间断发热2个月，加重伴头痛1周"就诊。病人2个月前无明显诱因出现间断发热症状，体温波动在38.5～40.0℃之间，热退时大汗，伴乏力、关节疼痛。入院前1周，病人出现头痛，以眼眶周围及顶枕部为主，呈持续性胀痛。腱反射活跃，Babinski征阳性。实验室检查：WBC $3.9×10^9$/L，N 35%，L 62%，ESR 29 mm/h；血布鲁杆菌凝集试验示：阳性，诊断为布鲁菌病。 医嘱：病房安置。 　　　　生命体征测量。
考核要求	1. A选手评估病人病情并汇报。 2. B选手安置病房。 3. C选手生命体征测量。
SP指引	1. 基本信息：病人2个月前无明显诱因出现间断发热症状，体温波动在38.5～40.0℃之间，热退时大汗，伴乏力、关节疼痛。入院前1周，病人出现头痛，以眼眶周围及顶枕部为主，呈持续性胀痛。 2. 查体：T 38.9℃，P 85次/分，R 20次/分，BP 130/80 mmHg。神志清，精神差，耳后、腋下、腹股沟浅表淋巴结如黄豆大小，无压痛，可移动。咽部充血。肝、脾肋下1 cm，质软，光滑，边缘钝，无触痛。四肢大关节有压痛，无红肿，活动受限。 3. 实验室检查：WBC $3.9×10^9$/L，N 35%，L 62%，ESR 29 mm/h，血布鲁杆菌凝集试验示：阳性。 4. 既往史：既往体健。 5. 过敏史：无药物及食物过敏史。 6. 家族史：无。
考核要点	1. 询问病史全面（流行病学史、症状发展、就诊史、既往史、过敏史、家族史）。 2. 隔离措施全面准确。 3. 生命体征测量准确并记录。 4. 所有操作进行时，做好自我防护。

操作思维导图

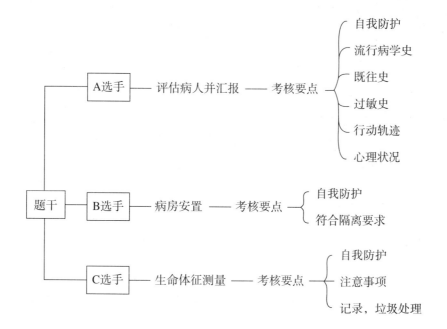

第 2 站

考核题干	病人仍发热，以夜间为著，昨夜最高体温 39.2 ℃，现体温 38.9 ℃，关节疼痛明显，以膝关节为著，无法忍受。 医嘱：心理护理。 　　　双氯芬酸钠 40 mg，im，st。 　　　物理降温。
考核要求	1．A 选手心理护理。 2．B 选手肌内注射。 3．C 选手物理降温。
SP 指引	病人自诉膝关节疼痛难耐。
考核要点	1．心理护理及疾病相关知识宣教全面。 2．肌内注射部位选择及评估，严格查对。 3．物理降温方法及部位正确，效果评价。 4．自我防护到位及人文关怀。

操作思维导图

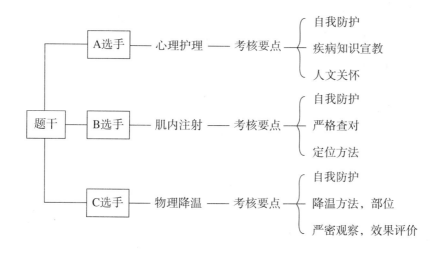

第 3 站

考核题干	病人多汗，床单位全部浸湿，但发热较前减轻，食欲好转。 医嘱：六味地黄丸 6 g，po，st。 饮食指导。
考核要求	1．A 选手口服给药。 2．B 选手更换床单。 3．C 选手饮食指导。
SP 指引	病人询问饮食种类。
考核要点	1．及时准确给药及注意事项宣教。 2．更换床单操作规范，注意人文关怀，污染床单处理正确。 3．饮食指导全面。 4．自我防护到位。

注：赛道式要求三站完成时间为 30 min。

操作思维导图

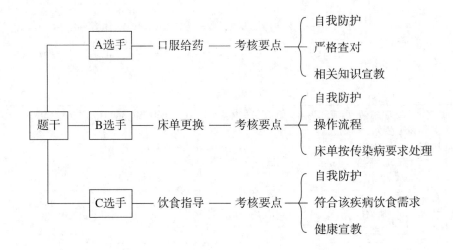

三、猩红热

站点式模拟题一

考核题干	患儿张某，女，10 岁，儿科 28 床，住院号：628383。入院前 1 天出现发热，体温最高 37.8 ℃，同时发现颈部、躯干部出现弥漫性红色细小皮疹，压之褪色，面部潮红，诊断为猩红热。 医嘱：病房安置。
考核要求	遵医嘱病房安置。
SP 指引	患儿孤独想要住在多人病房。
考核时间	8 min
考核要点	1．隔离措施准确到位。 2．病房安置妥当。 3．健康宣教全面及自我防护到位。

操作思维导图

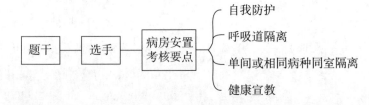

站点式模拟题二

考核题干	患儿黄某，女，5岁，儿科34床，住院号：676565。昨日体温突然升高到39.5 ℃、咽痛明显，今发现躯干部、四肢有密集细小的红色丘疹，有痒感，面部潮红无疹。心、肺正常，腹软，肝肋下未触及，神经系统检查正常，诊断为猩红热。 医嘱：病房安置。 　　　咽拭子采集。 　　　生命体征测量。
考核要求	1．A选手病房安置。 2．B选手采集咽拭子。 3．C选手生命体征测量。
SP指引	患儿哭闹不止，家属紧张。
考核时间	8 min
考核要点	1．隔离措施准确到位，病房安置妥当。 2．采集咽拭子的方法及部位准确。 3．生命体征测量准确并记录。 4．自我防护到位。

操作思维导图

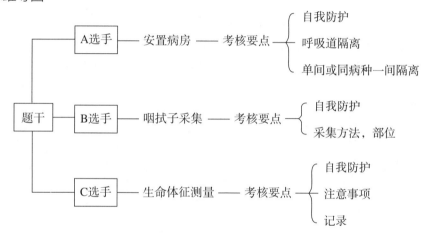

赛道式模拟题

第1站

考核题干	患儿方某，男，9岁，门诊号：675432。因"畏寒、高热、咽痛1天"入院。期间伴头痛、食欲减退、恶心、呕吐3次，全身皮肤弥漫性充血，并有针尖大小的丘疹，诊断为猩红热。 医嘱：病房安置。 　　　生命体征测量。
考核要求	1．A选手评估病人病情并汇报。 2．B选手病房安置。 3．C选手生命体征测量。
SP指引	1．基本信息：因"畏寒、高热、咽痛1天"入院，体温持续39 ℃以上，伴头痛、食欲减退、恶心、呕吐3次，全身皮肤弥漫性充血，并有针尖大小的丘疹。 2．查体：咽部和扁桃体充血肿胀，有脓性分泌物渗出，软腭充血水肿，有米粒大的出血点，颌下及颈部淋巴结肿大，有压痛。全身皮疹压之色退，去压后复现。 3．实验室检查：WBC $18.6×10^9$/L，N 91%，咽拭子涂片可见革兰阳性链球菌。 4．既往史：既往体健。 5．过敏史：无药物及食物过敏史。 6．家族史：无。
考核要点	1．询问病史全面（流行病学史、症状发展、就诊史、既往史、过敏史、家族史）。 2．隔离措施准确到位，病房安置妥当。 3．生命体征测量准确并记录。 4．自我防护到位。

操作思维导图

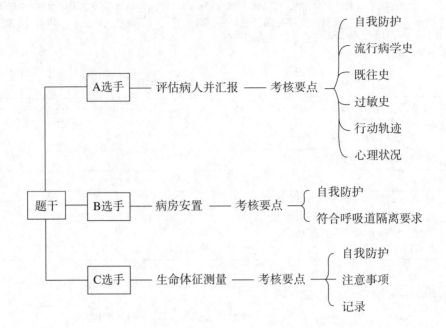

第 2 站

考核题干	患儿自诉咽痛明显，查体可见患儿软腭有米粒大的红色斑疹及出血点，呈杨梅状，体温 39 ℃。全身皮肤充血发红散布针尖大小、密集而均匀的点状充血性红疹，压之褪色，伴瘙痒感。 医嘱：心理护理。 　　　　青霉素皮试。 　　　　物理降温。
考核要求	1．A 选手心理护理。 2．B 选手皮内注射。 3．C 选手物理降温。
SP 指引	患儿哭闹，家属询问病情。
考核要点	1．心理护理及疾病相关知识宣教全面。 2．皮试液的配置及询问过敏史。 3．物理降温方法及部位正确，效果评价。 4．防护措施到位。

操作思维导图

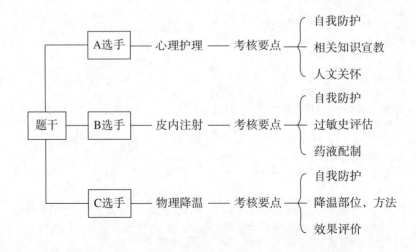

第 3 站

考核题干	患儿皮试阴性，且患儿物理降温效果不明显。 医嘱：青霉素 80 万 U 加 0.9%NS 100 ml，ivgtt，st。 　　　布洛芬混悬液 15 ml，po，st。 　　　心理护理。
考核要求	1．A 选手静脉输液。 2．B 选手口服给药。 3．C 选手心理护理。
SP 指引	家属询问用药目的。
考核要点	1．静脉输液的部位选择、留置针固定及操作查对。 2．准确口服给药及用药目的解释全面。 3．自我防护到位。 4．心理护理及疾病相关知识宣教全面。

注：赛道式要求三站完成时间为 30 min。

操作思维导图

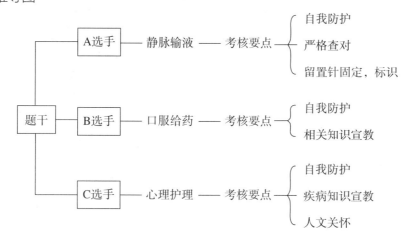

四、鼠疫

站点式模拟题一

考核题干	患者李某，于 3 天前在野外捡到 1 只死兔并剥皮后煮食。2 天前自觉发热、发冷、浑身疼痛，次日就诊，医生怀疑病人可能是腺鼠疫，立即上报疾控中心，疾控中心确诊后，病人被转诊至传染病医院进行救治。 医嘱：病房安置。
考核要求	遵医嘱病房安置。
SP 指引	病人紧张，担心预后。
考核时间	8 min
考核要点	1．隔离措施准确到位，病房安置妥当。 2．操作时防护到位，产生的垃圾规范处理。 3．禁止陪护和探视病人。 4．心理护理及疾病相关知识宣教全面。

操作思维导图

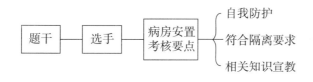

站点式模拟题二

考核题干	病人刘某，女，44岁，门诊号：876521。因"突发寒战高热，伴恶心呕吐"就诊，病人放羊时被旱獭咬伤，3天后出现寒战高热，伴恶心、呕吐、头痛和四肢酸痛，颜面潮红、结膜充血，右侧大腿根部有灼热疼痛，诊断为腺鼠疫，已上报疾控中心。 医嘱：病房安置。 　　　生命体征测量。
考核要求	1．A选手入院前处置、病房安置。 2．B选手生命体征测量。 3．C选手病人病情评估并汇报。
SP指引	右大腿根部可触及明显的淋巴结肿大。
考核时间	8 min
考核要点	1．隔离措施准确到位，病房安置妥当。 2．生命体征测量准确并记录。 3．病情评估全面并汇报。 4．自我防护及防护要点宣教到位。

操作思维导图

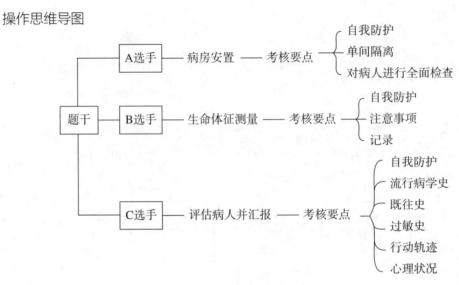

赛道式模拟题

第1站

考核题干	病人臧某，男，44岁，门诊号：987612。因"突发寒战高热，伴恶心呕吐"入院，病人进食黄鼠3天后，出现寒战高热，伴恶心、呕吐、头痛及四肢酸痛，颜面潮红、结膜充血，右侧大腿根部有灼热疼痛，诊断为腺鼠疫，已上报疾控中心。 医嘱：病房安置。 　　　生命体征测量。
考核要求	1．A选手评估病人病情并汇报。 2．B选手病房安置。 3．C选手生命体征测量。
SP指引	1．基本信息：进食黄鼠3天后，出现寒战高热，伴恶心、呕吐、头痛及四肢酸痛，颜面潮红、结膜充血，右侧大腿根部有灼热疼痛。 2．查体：前胸部位皮肤有少量出血，右侧腹股沟淋巴结及其周围组织有明显红肿并触及硬块，病人有剧烈触痛。 3．实验室检查：WBC 40×10^9/L，L 70%。 4．既往史：既往体健。 5．过敏史：无药物及食物过敏史。 6．家族史：无。
考核要点	1．询问病史全面（流行病学史、行动轨迹、接触人员、症状发展、就诊史、既往史、过敏史、家族史）。 2．病房安置符合隔离要求。 3．生命体征测量准确并记录。 4．防护到位，宣教全面。

操作思维导图

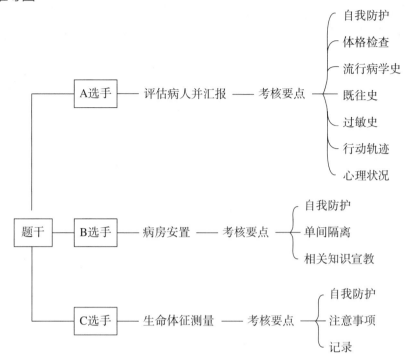

第 2 站

考核题干	病人腹股沟处淋巴结剧痛难忍，体温 39.6 ℃，病人被迫俯卧位。 医嘱：链霉素 1 g，im，st。 　　　物理降温。
考核要求	1．A 选手健康宣教。 2．B 选手肌内注射。 3．C 选手物理降温。
SP 指引	病人挤压腹股沟隆起处。
考核要点	1．体位摆放舒适准确，健康宣教全面。 2．肌内注射部位选择、评估及垃圾处理规范。 3．物理降温的方法及部位正确，效果评价。 4．防护措施全面。

操作思维导图

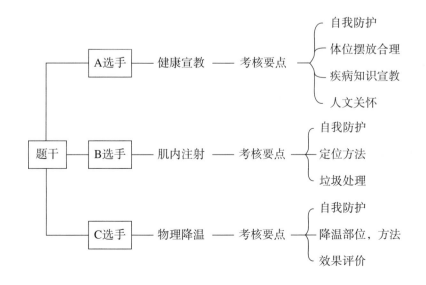

第 3 站

考核题干	病人病程进展急速，出现意识丧失，血压下降，自主呼吸消失。 医嘱：0.9%NS 250 ml，ivgtt，st。 　　　盐酸肾上腺素 1 mg，iv，st。 　　　心电监护。 　　　吸氧。
考核要求	1. A 选手静脉输液，静脉注射。 2. B 选手心电监护。 3. C 选手吸氧。
SP 指引	病人意识丧失，呼之不应。
考核要点	1. 静脉输液的部位选择及评估，留置针固定，正确及时给药。 2. 电极片位置及参数调节。 3. 氧流量调节准确，操作规范。 4. 抢救过程中的隔离防护措施到位，垃圾处理规范。

注：赛道式要求三站完成时间为 30 min。

操作思维导图

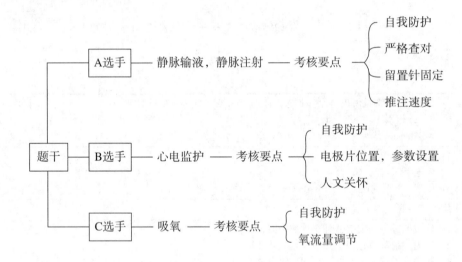

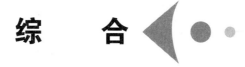

第九章

综 合

一、院外急救（车祸）

考核题干	病人李某，男，56 岁，半小时前发生车祸，右小腿外伤畸形明显、出血不止，右前臂擦伤，家属拨打"120"，作为急救人员到达现场，请到急救车上准备用物。
考核要求	处置后（2 min） 题卡：请下车。
	处置后（10 min） 题卡：R 21 次 / 分，P 70 次 / 分，BP 90/60 mmHg
	处置后（11 min） 题卡：将病人移动到转运担架上，请移至模拟人身上操作。
	处置后（12 min） 题卡：心电监护提示室颤。
	处置后（17 min） 题卡：心电监护提示窦性心律，98 次 / 分。
	处置后（20 min） 题卡：操作结束。
SP 指引	将病人移动到转运担架上时，自诉胸痛难耐，随即意识丧失。
考核要点	1. 急救用物准备齐全。 2. 病情判断准确，措施得当。 3. 团队的分工明确，协作紧密。

注：一站式操作时间为 20 min，由 3 位选手根据病人病情变化及题卡提示采取相应急救措施，重点考核临床思维能力、急救操作能力、团队协作能力。

操作思维导图

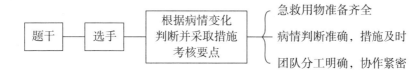

二、急性肺水肿

考核题干	病人王某，呼吸科 15 床，女，58 岁，住院号：586580。2 天前受凉后出现发热、咳嗽，收住入院。今晨突然出现乏力、心慌、呼吸困难，伴咳嗽、咳粉红色泡沫痰，双下肢水肿，查体：神志清，两肺底闻及湿啰音，HR 115 次 / 分，律不齐，诊断为急性肺水肿，既往有风湿病病史 7 年，请根据病人病情予以适当处置。
考核要求	处置后（5 min） 题卡：T 38.3℃，P 115 次 / 分，R 24 次 / 分，BP 100/75 mmHg。
	处置后（6 min） 题卡：心电监护。 5%GS 10 ml 加去乙酰毛花苷 K 0.2 mg，iv，st。 呋塞米 20 mg，iv，st。 静脉采血（全血细胞分析及血生化）。

续表

	处置后（13 min） 题卡：病人突发意识丧失，呼之不应、无脉搏搏动。
	处置后（18 min） 题卡：病人转入监护病房。
SP 指引	1. 基本信息：2 天前受凉后出现发热、咳嗽，现乏力、心慌、呼吸困难伴咳嗽、咳粉红色泡沫痰，双下肢水肿，情绪紧张。 2. 既往史：风湿病病史 7 年。 3. 过敏史：青霉素过敏。 4. 家族史：无。 5. 吸烟史：无。 6. 饮食：未进食。
考核要点	1. 急性肺水肿的处理措施。 2. 医嘱执行核对准确。 3. 心搏呼吸骤停的紧急处理。 4. 团队的分工明确，协作紧密。

注：一站式操作时间为 20 min，由 3 位选手根据病人病情变化及题卡提示采取相应急救措施，重点考核临床思维能力、急救操作能力、团队协作能力。

操作思维导图

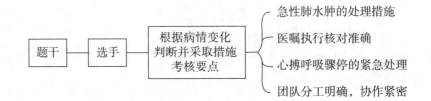

三、消化道出血

考核题干	病人张某，男，42 岁，因"腹痛 2 天，柏油样便 1 天"急诊入院，神志清，既往有胃溃疡、心律失常病史，抽烟 30 年，喜饮酒，三天前与朋友聚会大量饮酒，入院后给予止血补液等处理，左手有留置针，管路通畅，下午出现血便，量约 600 ml，测血压 85/55 mmHg。 请根据病人病情予以适当处置。
考核要求	处置后（1 min） 题卡：静脉输血。 　　　心电监护。
	处置后（13 min） 题卡：家属需做进一步检查，请扶至轮椅上。
	处置后（14 min） 题卡：血氧饱和度下降，心电监护示室颤。
SP 指引	输血结束后，病人意识丧失，呼之不应。
考核要点	1. 输血的查对。 2. 电极片位置及参数调节。 3. 密切观察病情，抢救及时高效。 4. 突发跌倒的应急处理及人文关怀。 5. 团队分工明确，协作紧密。

注：一站式操作时间为 20 min，由 3 位选手根据病人病情变化及题卡提示采取相应急救措施，重点考核临床思维能力、急救操作能力、团队协作能力。

操作思维导图

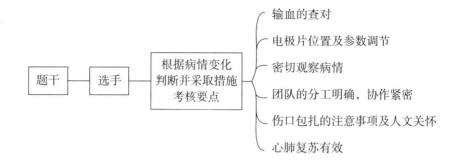

四、癫痫持续状态

考核题干	病人李某，男，47岁，急诊号：689679。既往有癫痫病史10年，最初表现为局部肌阵挛，病情逐年加重，10 min前出现四肢抽搐、口吐白沫，大小便失禁，急送入院，请根据病人病情予以适当处置。
考核要求	处置后（1 min） 题卡：保持呼吸道通畅。 　　　吸氧。
	处置后（5 min） 题卡：地西泮 10 mg，im，st。 　　　静脉输液。
	处置后（13 min） 题卡：心电监护提示室颤，SpO_2 65%。
	处置后（18 min） 题卡：心电监护提示窦性心律，78 次 / 分。
SP 指引	病人持续抽搐，牙关紧闭。
考核要点	1. 急救处理及安全措施到位。 2. 给氧方式及氧流量调节。 3. 医嘱执行规范，核对准确无误。 4. 密切观察病情，抢救及时高效。 5. 团队分工明确，协作紧密。

注：一站式操作时间为 20 min，由 3 位选手根据病人病情变化及题卡提示采取相应急救措施，重点考核临床思维能力、急救操作能力、团队协作能力。

操作思维导图

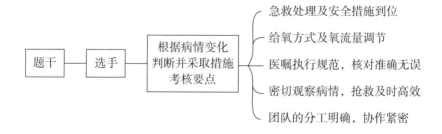

五、胆囊结石

考核题干	病人赵某，肝胆科 15 床，男，32 岁，住院号：326581。1 天前以"急性胆囊炎伴胆囊结石"收住院，拟行"胆囊切除术"，现病人腹痛腹胀。请根据病人病情予以适当处置。
考核要求	处置后（6 min） 题卡：T 38.3℃，P 115 次 / 分，R 24 次 / 分，BP 100/75 mmHg。 　　　头孢吡肟皮试。 　　　0.9%NS 250 ml，ivgtt，st。
	处置后（12 min） 题卡：病人进入手术间，请完成三方核查、手术铺巾。
	处置后（19 min） 题卡：操作结束。
SP 指引	1. 基本信息：男，32 岁，1 天前以"急性胆囊炎伴胆囊结石"收住院，拟行"胆囊切除术"，现腹痛腹胀，情绪焦虑，自诉口渴，欲饮水。 2. 既往史：胆囊炎病史 1 年。 3. 过敏史：磺胺类药物过敏。 4. 家族史：无。 5. 吸烟史：吸烟 10 年，每天一包。 6. 饮食：未进食。
考核要点	1. 评估病人全面准确。 2. 术前准备完善，护理措施得当。 3. 医嘱执行规范，输液液体选择准确。 4. 无菌操作规范，核查全面。 5. 团队分工明确，协作紧密。

注：一站式操作时间为 20 min，由 3 位选手根据病人病情变化及题卡提示采取相应急救措施，重点考核临床思维能力、急救操作能力、团队协作能力。

操作思维导图

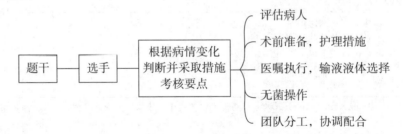

六、分娩及新生儿处置

考核题干	孕妇张某，女，32 岁，G_4P_0，产科 8 床，住院号：649478。因"孕 36+3 天，下腹坠痛半天"入院。半日来出现规律下腹坠痛，渐加重，约 5 min 一次，有少许血性分泌物，请根据病人病情予以适当处置。
考核要求	处置后（1 min） 题卡：地塞米松 6 mg，im，st。
	处置后（7 min） 题卡：T 36.2℃，P 78 次 / 分，R 18 次 / 分，BP 100/70 mmHg。宫高 28 cm，腹围 90 cm，宫缩 30 s/4 ～ 5 min，强度（+），胎头先露，已入盆，胎心 140 次 / 分。骨盆各径线正常，宫颈软，消失，宫口 2 cm，先露 S-2。
	处置后（8 min） 题卡：6 h 后该孕妇顺产一男婴，出生体重 2000 g，患儿出生后出现呼吸困难、呻吟、三凹征，并逐渐加重，Apgar 评分为 4 分，经过初步复苏后，HR：58 次 / 分。请予以 1∶10 000 盐酸肾上腺素 0.4 ml，iv，st；0.9%NS 20 ml，iv，st。

续表

	处置后（12 min） 题卡：新生儿复苏成功，辐射台保温。
	处置后（13 min） 题卡：静脉采血（血常规）。 　　　母乳喂养指导。 　　　新生儿核心体温测量。
SP指引	1. 基本信息：因"孕 36+3 天，下腹坠痛半天"入院，半日来出现规律下腹坠痛，渐加重，约 5 min 一次，有少许血性分泌物。 2. 既往史：既往流产 3 次。 3. 过敏史：青霉素过敏。 4. 家族史：无。 5. 吸烟史：无。 6. 饮食：普通饮食。
考核要点	1. 产前处理，给予正确基础护理，生产用物准备（辐射台、抢救用物）。 2. 口头医嘱的执行和核对。 3. 密切观察病情，做好心理护理。 4. 团队的分工明确，协作紧密。 5. 新生儿窒息复苏紧急处理及脐静脉给药途径正确。 6. 产后新生儿、孕妇的处置及时准确。

注：一站式操作时间为 20 min，由 3 位选手根据病人病情变化及题卡提示采取相应急救措施，重点考核临床思维能力、急救操作能力、团队协作能力。

操作思维导图

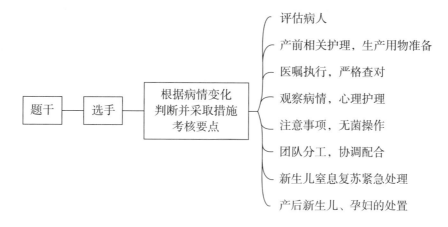

七、小儿腹泻

考核题干	患儿安某，男，8 月，体重 8 kg，儿科 23 床，住院号：370897。家属代诉"腹泻 3 天，稀水样便，每天 5～6 次"，以"腹泻原因待查"收住院，查体：眼窝凹陷，囟门大小 2.5 cm×2.5 cm，皮肤弹性差，臀部发红，尿不湿指示条变色。现患儿哭闹不止，奶奶给予果冻喂食时，患儿突然出现面色青紫，口唇发绀，请根据患儿病情予以适当处置。
考核要求	处置后（5 min） 题卡：静脉采血（电解质）。 　　　配方奶喂养。 　　　测量头围。
	处置后（12 min） 题卡：Na$^+$ 122 mmol/L，Cl$^-$ 96 mmol/L，K$^+$ 4.6 mmol/L。
	处置后（13 min） 题卡：0.9%NS 250 ml，ivgtt，st。

续表

SP 指引	1. 基本信息：家属代诉"腹泻 3 天，稀水样便，每天 5～6 次"，以"腹泻原因待查"收住院。 2. 查体：眼窝凹陷，囟门大小 2.5 cm×2.5 cm，皮肤弹性差，臀部发红，尿不湿指示条变色。 3. 既往史：既往体健。 4. 过敏史：青霉素过敏。 5. 家族史：无。 6. 饮食：人工喂养。
考核要点	1. 评估患儿全面准确，急救措施得当。 2. 配方奶喂养方法，剂量准确。 3. 医嘱执行规范，输液液体选择准确。 4. 无菌操作规范，核查全面。 5. 团队的分工明确，协作紧密。

注：一站式操作时间为 20 min，由 3 位选手根据病人病情变化及题卡提示采取相应急救措施，重点考核临床思维能力、急救操作能力、团队协作能力。

操作思维导图

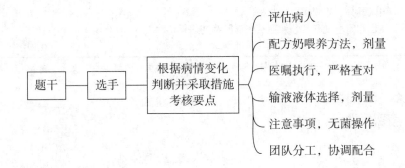

第二部分

基础部分

第一章

预防与控制医院感染

第一节　手　卫　生

一、洗手

操作评分标准

项目	技术操作要求	得分	扣分
	洗手的评分标准		
操作目的	1. 切断通过手传播的途径、防止交叉感染。	3	
	2. 清除手部皮肤污垢以及大部分暂居菌。	3	
操作准备	1. 环境准备：宽敞、明亮、温湿度适宜。	3	
	2. 护士准备：着装规范，戴口罩。	3	
	3. 用物准备：流动水洗手设施、干手设施，洗手液，需要时备护手液或速干手消毒剂。	6	
操作流程	1. 准备：打开水龙头，调节水流及水温。	4	
	2. 湿手：在流动水下，充分淋湿双手。	4	
	3. 涂抹：取适量洗手液均匀涂抹至整个双手。	4	
	4. 搓洗：认真揉搓双手至少 15 s。		
	（1）掌心相对，手指并拢相互揉搓。	5	
	（2）掌心对手背沿指缝相互揉搓，交替进行。	5	
	（3）掌心对掌心，双手交叉相互揉搓。	5	
	（4）弯曲手指使关节在另一掌心旋转揉搓，交替进行。	5	
	（5）一手握另一手大拇指旋转揉搓，交替进行。	5	
	（6）5 个指尖并拢在另掌心中旋转揉搓，交替进行。	5	
	5. 冲洗：打开水龙头，在流动水下冲净双手。	6	
	6. 干手：关闭水龙头，用擦手纸或毛巾擦干双手，或在干手机下烘干双手取护手液护肤。	6	
注意要点	1. 洗手方法原则：当手部有血液、其他体液等肉眼可见污染时，应用清洁剂和流动水洗手；当手部没有肉眼可见污染时可用速干手消毒剂消毒双手代替洗手，揉搓方法和洗手方法相同。	6	
	2. 遵照洗手的流程和步骤：遵照洗手的流程和步骤，调节合适的水流、水温，避免污染周围环境；如水龙头为手触式的，注意随时清洁水龙头的开关。揉搓双手时各个部位都需洗到、冲净，尤其要认真清洗指背、指缝、指尖和指关节等易污染部位；冲净双手时指尖向下。	6	
	3. 洗手指征。		
	（1）直接接触每个病人前后。	2	
	（2）从同一病人身体的污染部位移动至清洁部位时。	2	
	（3）接触病人黏膜、伤口或破损皮肤前后。	2	
	（4）接触病人血液、体液、分泌物、排泄物、伤口敷料等之后。	2	
	（5）接触病人周围环境及物品后。	2	
	（6）穿、脱隔离衣前后，脱手套之后。	2	
	（7）进行无菌操作，接触无菌、清洁物品之前。	2	
	（8）整理药物或配餐前。	2	
总分		100	

操作思维导图

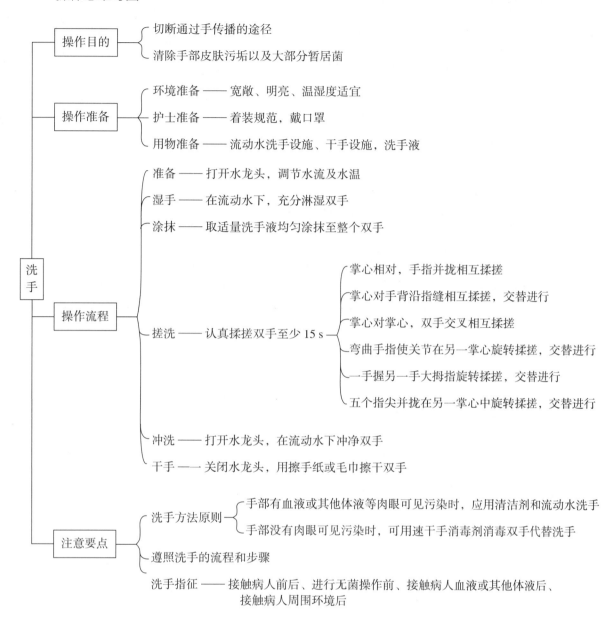

洗手
├─ 操作目的
│　├─ 切断通过手传播的途径
│　└─ 清除手部皮肤污垢以及大部分暂居菌
├─ 操作准备
│　├─ 环境准备——宽敞、明亮、温湿度适宜
│　├─ 护士准备——着装规范，戴口罩
│　└─ 用物准备——流动水洗手设施、干手设施，洗手液
├─ 操作流程
│　├─ 准备——打开水龙头，调节水流及水温
│　├─ 湿手——在流动水下，充分淋湿双手
│　├─ 涂抹——取适量洗手液均匀涂抹至整个双手
│　├─ 搓洗——认真揉搓双手至少 15 s
│　│　├─ 掌心相对，手指并拢相互揉搓
│　│　├─ 掌心对手背沿指缝相互揉搓，交替进行
│　│　├─ 掌心对掌心，双手交叉相互揉搓
│　│　├─ 弯曲手指使关节在另一掌心旋转揉搓，交替进行
│　│　├─ 一手握另一手大拇指旋转揉搓，交替进行
│　│　└─ 五个指尖并拢在另一掌心中旋转揉搓，交替进行
│　├─ 冲洗——打开水龙头，在流动水下冲净双手
│　└─ 干手——关闭水龙头，用擦手纸或毛巾擦干双手
└─ 注意要点
　├─ 洗手方法原则
　│　├─ 手部有血液或其他体液等肉眼可见污染时，应用清洁剂和流动水洗手
　│　└─ 手部没有肉眼可见污染时，可用速干手消毒剂消毒双手代替洗手
　├─ 遵照洗手的流程和步骤
　└─ 洗手指征——接触病人前后、进行无菌操作前、接触病人血液或其他体液后、接触病人周围环境后

二、卫生手消毒

操作评分标准

卫生手消毒的评分标准			
项目	技术操作要求	得分	扣分
操作目的	1．清除致病性微生物。	2	
	2．预防感染与交叉感染。	2	
	3．避免污染无菌、清洁物品。	2	
操作准备	1．环境准备：宽敞、明亮、温湿度适宜。	6	
	2．护士准备：着装规范，戴口罩。	6	
	3．用物准备：流动水洗手设施、干手设施，洗手液和速干手消毒剂。	7	

续表

	卫生手消毒的评分标准		
项目	技术操作要求	得分	扣分
操作流程	1. 洗手：按洗手步骤洗手并保持手干燥。	15	
	2. 涂抹：取速干手消毒剂于掌心，均匀涂抹至整个双手，必要时增加手腕及腕上10 cm。	10	
	3. 揉搓：按照揉搓洗手的步骤揉搓双手，直至手部干燥（揉搓至少15 s）。	15	
	4. 干手：自然干燥。	5	
注意要点	1. 卫生手消毒前先洗手并保持手部干燥，遵循洗手的注意事项。	6	
	2. 消毒剂揉搓双手时方法正确，注意手的每个部位都需揉搓到。	8	
	3. 以下情况应先洗手，然后进行卫生手消毒。		
	（1）接触病人的血液、体液和分泌物后。	4	
	（2）接触被传染性致病微生物污染的物品后。	4	
	（3）直接为传染病病人进行检查、护理、治疗后。	4	
	（4）处理传染病病人污物之后。	4	
总分		100	

操作思维导图

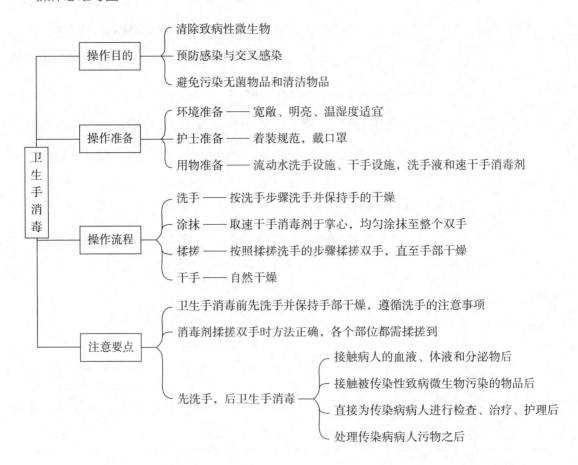

三、外科手消毒

操作评分标准

外科手消毒的评分标准			
项目	技术操作要求	得分	扣分
操作目的	1．抑制微生物的快速再生。	2	
	2．清除指甲、手部、前臂的污物和暂居菌，将常居菌减少到最低程度。	3	
操作准备	1．环境准备：宽敞、明亮、温湿度适宜。	4	
	2．护士准备：着装规范，戴口罩。	2	
	3．用物准备：洗手池、清洁用品、干手设施及免洗手消毒剂。	2	
操作流程	1．准备：摘除手部饰物，修剪指甲。	5	
	2．洗手：调节水流，湿润双手，取适量的清洁剂揉搓并刷洗双手、前臂和上臂下 1/3。	10	
	3．冲净：流动水冲洗双手、前臂和上臂下 1/3。	10	
	4．干手：使用干手物品擦干双手、前臂和上臂下 1/3。	10	
	5．消毒。		
	（1）免冲洗手消毒法：		
	1）取适量的免冲洗手消毒剂涂抹至双手的每个部位、前臂和上臂下 1/3。	14　27	
	2）认真揉搓至消毒剂干燥。	13	
	（2）冲洗手消毒法：		
	1）取适量的手消毒剂涂抹至双手的每个部位、前臂和上臂下 1/3，认真揉搓 2 ~ 6 min。	10　27	
	2）流水冲净双手、前臂和上臂下 1/3。	7	
	3）按序擦干：无菌巾彻底擦干双手、前臂和上臂下 1/3。	10	
注意要点	1．遵循原则。		
	（1）先洗手，后消毒。	2	
	（2）不同病人手术之间、手被污染或手套破损时，应重新进行外科手消毒。	3	
	2．充分准备：洗手之前应先摘除手部饰物和手表，修剪指甲时要求长度不超过指尖，保持指甲周围组织的清洁。	5	
	3．在整个手消毒过程中始终保持双手位于胸前并高于肘部。	5	
	4．涂抹消毒剂揉搓、流水冲洗、无菌巾擦干等都应从手部开始，然后再向前臂、上臂下 1/3 进行。	5	
	5．用后的清洁指甲用具、揉搓用品等，应放到指定的容器中；揉搓用品应每人使用后消毒或者一次性使用；清洁指甲用品应每日清洁与消毒；术后摘除外科手套后，应用肥皂清洁双手。	5	
总分		100	

操作思维导图

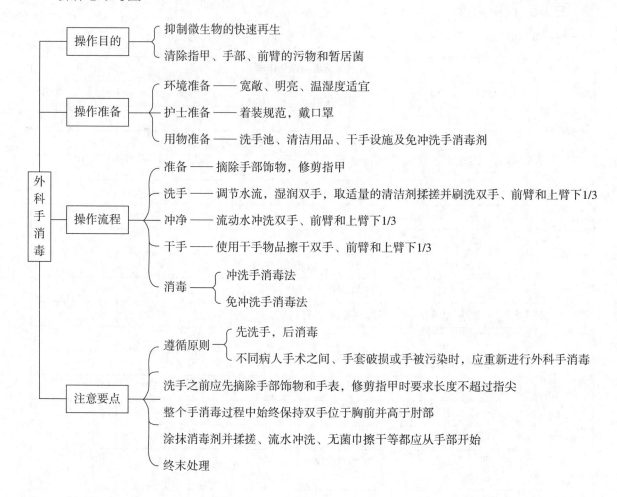

第二节　无菌技术操作

一、无菌持物钳的使用

操作评分标准

无菌持物钳使用的评分标准			
项目	技术操作要求	得分	扣分
操作目的	1. 保持无菌物品的无菌状态。	2	
	2. 取放和传递无菌物品。	3	
操作准备	1. 环境准备：宽敞、明亮、温湿度适宜。	6	
	2. 护士准备：着装规范，洗手、戴口罩。	7	
	3. 用物准备：盛放无菌持物钳的容器以及无菌持物钳。	7	
操作流程	1. 核对：检查并核对物品的名称、灭菌标识、有效期。	10	
	2. 取钳：打开盛放无菌持物钳的容器盖，手持无菌持物钳上 1/3 处，闭合钳端，将钳移至容器中央，垂直取出，关闭容器盖。	15	
	3. 使用：保持钳端向下，在腰部以上视线范围内活动，不可倒转向上。	15	
	4. 放钳：用后闭合钳端，打开容器盖，快速垂直放回容器，关闭容器盖。	10	

续表

无菌持物钳使用的评分标准			
项目	技术操作要求	得分	扣分
注意要点	1．严格遵循无菌操作原则。	4	
	2．取、放无菌持物钳时应先闭合钳端，不能触及容器口边缘。	3	
	3．使用过程中要注意。		
	（1）始终保持钳端向下，不能触及非无菌区。	3	
	（2）就地使用，到距离较远处取物时，需将持物钳和容器一起移至操作处。	3	
	4．不可用无菌持物钳夹取油纱布，防止油粘于钳端而影响消毒效果，不可用无菌持物钳换药或消毒皮肤，以防被污染。	2	
	5．无菌持物钳一旦污染或可疑污染应重新灭菌。	2	
	6．无菌持物钳如为湿式保存，除注意上述 1～5 外，还需注意以下几点。		
	（1）盛放无菌持物钳的有盖容器底部垫有纱布，容器深度与钳的长度比例适合，消毒液面需浸没镊子长度的 1/2 或持物钳轴节以上 2～3 cm。	2	
	（2）无菌持物钳及其浸泡容器每周清洁、消毒 2 次，同时更换消毒液；使用频率较高的部门应每天清洁、灭菌（如门诊换药室、注射室、手术室等）。	2	
	（3）取、放无菌持物钳时不能触及液面以上部分的容器内壁。	2	
	（4）放入无菌持物钳时需松开轴节以利于钳与消毒液充分接触。	2	
总分		100	

操作思维导图

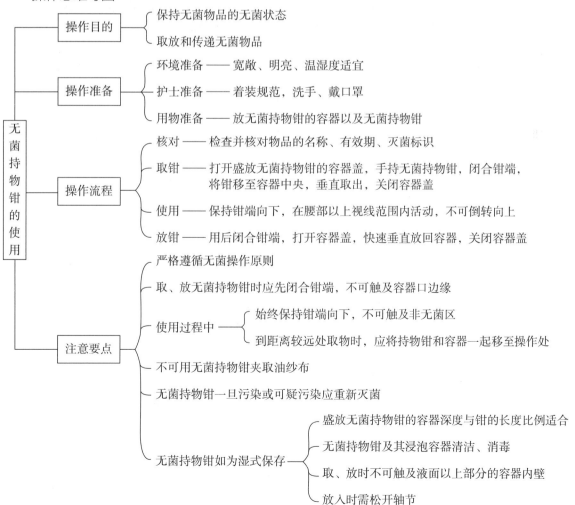

二、无菌容器的使用

操作评分标准

无菌容器使用的评分标准			
项目	技术操作要求	得分	扣分
操作目的	1. 用于盛放无菌物品。	2	
	2. 保持无菌物品的无菌状态。	3	
操作准备	1. 环境准备：宽敞、明亮、温湿度适宜。	6	
	2. 护士准备：着装规范，洗手、戴口罩。	6	
	3. 用物准备：盛有无菌持物钳的无菌罐，盛放无菌物品的容器，盛有灭菌器械、棉球、纱布的无菌容器。	6	
操作流程	1. 准备：摘除手部饰物，修剪指甲，洗手，戴口罩。	7	
	2. 查对：检查并核对无菌容器名称、灭菌日期、灭菌标识、失效期。	10	
	3. 开盖：取物时，打开容器盖，平移离开容器，内面向上置于稳妥处或拿在手中。	10	
	4. 取物：用无菌持物钳从无菌容器内夹取无菌物品。	10	
	5. 关盖：取物后，立即将盖盖严。	10	
	6. 手持容器：手持无菌容器（如治疗碗）时，应托住容器底部。	5	
注意要点	1. 严格遵循无菌操作原则。	7	
	2. 移动无菌容器时，应托住底部，手指不可触及无菌容器的内面及边缘。	6	
	3. 从无菌容器内取出的物品，即使未用，也不可再放回无菌容器中。	6	
	4. 无菌容器应定期消毒灭菌，打开之后使用时间不超过 24 h。	6	
总分		100	

操作思维导图

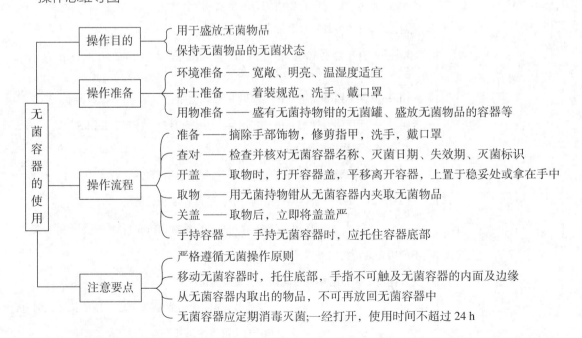

三、无菌包的使用

操作评分标准

无菌包使用的评分标准			
项目	技术操作要求	得分	扣分
操作目的	从无菌包内取出无菌物品，供无菌操作使用。	5	
操作准备	1. 环境准备：宽敞、明亮、温湿度适宜。	6	
	2. 护士准备：着装规范，洗手、戴口罩。	7	
	3. 用物准备：无菌包、盛有无菌持物钳的无菌罐、盛放无菌包内物品的容器、记录的纸笔。	7	
操作流程	1. 查对：检查并核对无菌包名称、灭菌日期、灭菌标识、有效期，检查无菌包有无潮湿或破损。	10	
	2. 开包：将包托在手上，另一手撕开胶带，或解开系带卷放在手上，手接触包布四角外面，依次揭开四角并捏住。	15	
	3. 放物：稳妥地将包内物品放在备好的无菌区内或递送术者。	15	
	4. 整理：将包布折叠放妥。	10	
注意要点	1. 严格遵循无菌操作原则。	5	
	2. 无菌包包布通常选用致密、质厚、未脱脂的双层棉布制成，或医用无纺布。	5	
	3. 打开无菌包时手只能接触包布四角的外面，不能触及包布内面，不能跨越无菌区。	5	
	4. 无菌包应定期灭菌，如包内物品超过有效期、包布受潮或被污染，则需重新灭菌。	5	
	5. 如取出包内部分物品，无菌包检查后平放于清洁、平坦、干燥的操作台上，手接触包布四角外面，依次揭开四角，用无菌持物钳夹取所需物品放在备妥的无菌区，按原折痕包好，注明开包日期及时间，限 24 h 内使用。	5	
总分		100	

操作思维导图

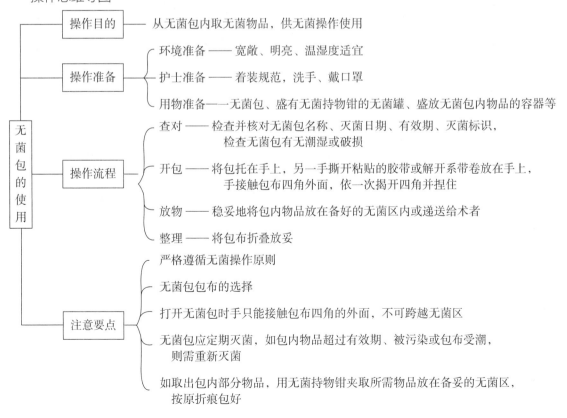

四、铺无菌盘

操作评分标准

铺无菌盘的评分标准				
项目	技术操作要求		得分	扣分
操作目的	放置无菌物品形成无菌区域供治疗护理使用。		5	
操作准备	1. 环境准备：宽敞、明亮、温湿度适宜。		2	
	2. 护士准备：着装规范，洗手、戴口罩。		3	
	3. 用物准备：无菌物品、盛有无菌持物钳的无菌罐、盛放治疗巾的无菌包、治疗盘和纸笔。		5	
操作流程	1. 核对：检查并核对无菌包名称、灭菌日期、灭菌标识、有效期、有无潮湿或破损。		5	
	2. 取巾：打开无菌包，用无菌持物钳取一块治疗巾置于治疗盘内。		5	
	3. 铺盘。			
	（1）单层底铺盘法：			
	1）铺巾：双手捏住无菌巾一边外面两角，轻轻抖开，双折平铺于治疗盘上，将上层呈扇形折至对侧，开口向外。	15		
	2）放入无菌物品。	15	45	
	3）覆盖：双手捏住扇形折叠层治疗巾外面，并遮盖于物品上，对齐上下层边缘，将开口处向上翻折两次，两侧边缘分别向下折一次，露出治疗盘边缘。	15		
	（2）双层底铺盘法：			
	1）铺巾：双手捏住无菌巾一边外面两角，轻轻抖开，从远到近3折成双层底，上层呈扇形折叠，开口向外。	15		
	2）放入无菌物品。	15	45	
	3）覆盖：拉平扇形折叠层，并盖于物品上，边缘对齐。	15		
	（3）双巾铺盘法：			
	1）铺巾：双手捏住无菌巾一边两角外面，轻轻抖开，从远到近铺于治疗盘上，无菌面朝上。	15		
	2）放入无菌物品。	15	45	
	3）覆盖：取出另一块无菌巾打开，从近到远覆盖于无菌物品上，无菌面朝下；两巾边缘对齐，四边多余部分分别向上反折。	15		
	4. 记录：注明铺盘日期、时间并签名。		5	
注意要点	1. 严格遵循无菌操作原则。		7	
	2. 铺无菌区域须清洁干燥、无菌巾避免污染、潮湿。		6	
	3. 铺盘时非无菌物品和身体应与无菌盘保持适当距离，手不能触及无菌巾内面，不能跨越无菌区。		6	
	4. 铺好的无菌盘需尽早使用，有效期不超过4 h。		6	
总分			100	

操作思维导图

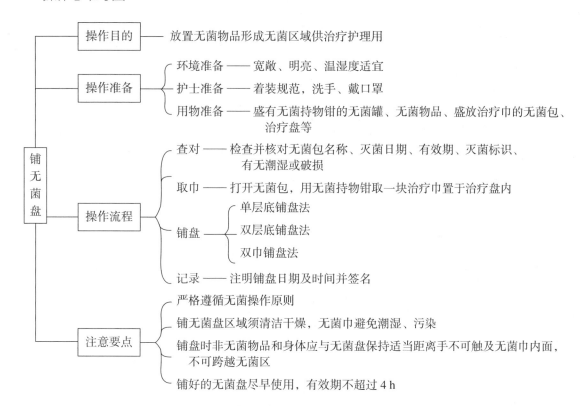

```
        ┌── 操作目的 ──── 放置无菌物品形成无菌区域供治疗护理用
        │
        │                ┌── 环境准备 ── 宽敞、明亮、温湿度适宜
        │                │
        │                ├── 护士准备 ── 着装规范，洗手、戴口罩
        ├── 操作准备 ────┤
        │                └── 用物准备 ── 盛有无菌持物钳的无菌罐、无菌物品、盛放治疗巾的无菌包、
        │                               治疗盘等
        │
        │                ┌── 查对 ── 检查并核对无菌包名称、灭菌日期、有效期、灭菌标识、
        │                │           有无潮湿或破损
        │                │
铺       │                ├── 取巾 ── 打开无菌包，用无菌持物钳取一块治疗巾置于治疗盘内
无 ──────┤                │
菌       │                │           ┌── 单层底铺盘法
盘       ├── 操作流程 ────┼── 铺盘 ──┤── 双层底铺盘法
        │                │           └── 双巾铺盘法
        │                │
        │                └── 记录 ── 注明铺盘日期及时间并签名
        │
        │                ┌── 严格遵循无菌操作原则
        │                │
        │                ├── 铺无菌盘区域须清洁干燥，无菌巾避免潮湿、污染
        └── 注意要点 ────┤
                         ├── 铺盘时非无菌物品和身体应与无菌盘保持适当距离手不可触及无菌巾内面，
                         │   不可跨越无菌区
                         │
                         └── 铺好的无菌盘尽早使用，有效期不超过 4 h
```

五、取无菌溶液

操作评分标准

取无菌溶液的评分标准			
项目	技术操作要求	得分	扣分
操作目的	保持无菌溶液的无菌状态，供治疗护理用。	5	
操作准备	1．环境准备：宽敞、明亮、温湿度适宜。	2	
	2．护士准备：着装规范，洗手、戴口罩。	3	
	3．用物准备：无菌溶液、装无菌溶液的容器、弯盘、棉签、消毒液、纸、笔，必要时备盛有无菌持物钳的无菌罐、无菌纱布罐、起瓶器。	7	
操作流程	1．清洁：取盛有无菌溶液的密封瓶，擦净瓶外灰尘。	5	
	2．查对：检查并核对。		
	（1）瓶签上的药名、剂量、浓度和有效期。	5	
	（2）瓶盖有无松动。	5	
	（3）瓶身有无裂缝。	5	
	（4）溶液有无沉淀、浑浊或变色。	5	
	3．开瓶：开启无菌溶液。	8	
	4．倒液：手持溶液瓶，瓶签朝向掌心，倒少量溶液旋转冲洗瓶口，再由原处倒出溶液至无菌容器中。	8	
	5．封好无菌溶液。	8	
	6．记录：在瓶签上注明开瓶日期、时间并签名，放回原处。	8	
	7．按要求整理用物并处理。	6	

续表

取无菌溶液的评分标准			
项目	技术操作要求	得分	扣分
注意要点	1. 严格遵循无菌操作原则。	4	
	2. 不可将物品伸入无菌溶液瓶内蘸取溶液。	3	
	3. 倾倒液体时不可直接接触无菌溶液瓶口。	3	
	4. 已倒出的溶液不可再倒回瓶内以免污染剩余溶液。	4	
	5. 已开启的无菌溶液，24 h 内有效，余液只作清洁操作用。	6	
总分		100	

操作思维导图

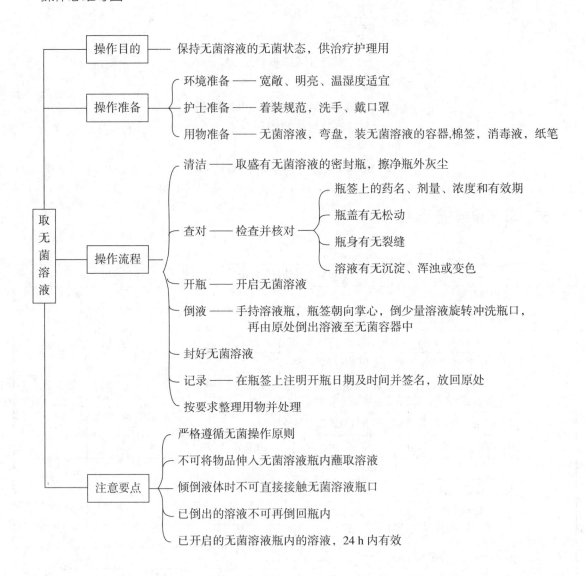

操作目的 —— 保持无菌溶液的无菌状态，供治疗护理用

操作准备
- 环境准备 —— 宽敞、明亮、温湿度适宜
- 护士准备 —— 着装规范，洗手、戴口罩
- 用物准备 —— 无菌溶液，弯盘，装无菌溶液的容器，棉签，消毒液，纸笔

取无菌溶液

操作流程
- 清洁 —— 取盛有无菌溶液的密封瓶，擦净瓶外灰尘
- 查对 —— 检查并核对
  - 瓶签上的药名、剂量、浓度和有效期
  - 瓶盖有无松动
  - 瓶身有无裂缝
  - 溶液有无沉淀、浑浊或变色
- 开瓶 —— 开启无菌溶液
- 倒液 —— 手持溶液瓶，瓶签朝向掌心，倒少量溶液旋转冲洗瓶口，再由原处倒出溶液至无菌容器中
- 封好无菌溶液
- 记录 —— 在瓶签上注明开瓶日期及时间并签名，放回原处
- 按要求整理用物并处理

注意要点
- 严格遵循无菌操作原则
- 不可将物品伸入无菌溶液瓶内蘸取溶液
- 倾倒液体时不可直接接触无菌溶液瓶口
- 已倒出的溶液不可再倒回瓶内
- 已开启的无菌溶液瓶内的溶液，24 h 内有效

六、戴、脱无菌手套

操作评分标准

项目	技术操作要求	得分		扣分
	戴、脱无菌手套的评分标准			
操作目的	1．预防病原微生物通过医务人员的手传播疾病和污染环境。	1		
	2．进行严格无菌操作时。	2		
	3．接触病人破损皮肤黏膜时。	2		
操作准备	1．环境准备：宽敞、明亮、温湿度适宜。	2		
	2．护士准备：着装规范，洗手、戴口罩。	3		
	3．用物准备：无菌手套、弯盘。	5		
操作流程	1．核对：检查并核对无菌手套袋外的号码、灭菌日期，包装是否干燥、完整。	10		
	2．打开手套袋：将手套袋平放于清洁、干燥、平坦的桌面上打开。	5		
	3．取、戴手套。			
	（1）一次性取、戴法：			
	1）两手同时掀开手套袋开口处，用一手拇指和示指同时捏住两只手套的反折部分，取出手套。	10	25	
	2）将两手套五指对准，先戴一只手，再以戴好手套的手指插入另一只手套的反折内面，同法戴好。	10		
	3）同时，将后一只戴好的手套的翻边扣套在工作服衣袖外面，同法扣套好另一只手套。	5		
	（2）分次取、戴法：			
	1）一手掀开手套袋开口处，另一手捏住一只手套内面取出手套，对准五指戴上。	10	25	
	2）未戴手套的手掀起另一只袋口，再用戴好手套的手指插入另一只手套外面，取出手套，同法戴好。	10		
	3）同时，将后一只戴好的手套的翻边扣套在工作服衣袖外面，同法扣套好另一只手套。	5		
	4．检查调整：双手对合交叉检查是否漏气，并调整好手套位置。	5		
	5．脱手套：用戴着手套的手捏住另一手套腕部外面，翻转脱下，再将脱下手套的手伸入另一手套内，捏住内面边缘将手套向下翻转脱下。	10		
	6．处理：按要求整理用物并处理，洗手，摘口罩。	5		
注意要点	1．严格遵循无菌操作原则。	5		
	2．选择合适手掌大小的手套尺码；修剪指甲以防刺破手套。	4		
	3．戴手套时手套无菌面不可触及任何非无菌物品；已戴手套的手不可触及未戴手套的手及另一手套的内面；未戴手套的手不可触及手套的外面。	4		
	4．戴手套后双手应始终保持在腰部或操作台面以上视线范围内的水平；如发现有破损或可疑污染应立即更换。	4		
	5．脱手套时避免强拉，应翻转脱下，手套污染面在内，注意勿使手套污染面接触到皮肤；脱手套后应洗手。	4		
	6．诊疗护理不同病人之间应更换手套；一次性手套应一次性使用；戴手套不能替代洗手，必要时进行手消毒。	4		
总分		100		

操作思维导图

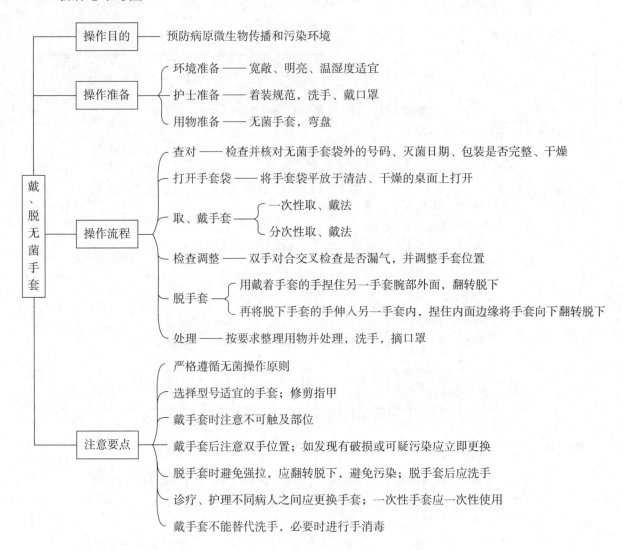

```
戴、脱无菌手套
├─ 操作目的 —— 预防病原微生物传播和污染环境
├─ 操作准备
│   ├─ 环境准备 —— 宽敞、明亮、温湿度适宜
│   ├─ 护士准备 —— 着装规范，洗手、戴口罩
│   └─ 用物准备 —— 无菌手套，弯盘
├─ 操作流程
│   ├─ 查对 —— 检查并核对无菌手套袋外的号码、灭菌日期、包装是否完整、干燥
│   ├─ 打开手套袋 —— 将手套袋平放于清洁、干燥的桌面上打开
│   ├─ 取、戴手套
│   │   ├─ 一次性取、戴法
│   │   └─ 分次性取、戴法
│   ├─ 检查调整 —— 双手对合交叉检查是否漏气，并调整手套位置
│   ├─ 脱手套
│   │   ├─ 用戴着手套的手捏住另一手套腕部外面，翻转脱下
│   │   └─ 再将脱下手套的手伸入另一手套内，捏住内面边缘将手套向下翻转脱下
│   └─ 处理 —— 按要求整理用物并处理，洗手，摘口罩
└─ 注意要点
    ├─ 严格遵循无菌操作原则
    ├─ 选择型号适宜的手套；修剪指甲
    ├─ 戴手套时注意不可触及部位
    ├─ 戴手套后注意双手位置；如发现有破损或可疑污染应立即更换
    ├─ 脱手套时避免强拉，应翻转脱下，避免污染；脱手套后应洗手
    ├─ 诊疗、护理不同病人之间应更换手套；一次性手套应一次性使用
    └─ 戴手套不能替代洗手，必要时进行手消毒
```

第三节 隔离技术

一、帽子、口罩的使用

操作评分标准

帽子、口罩使用的评分标准			
项目	技术操作要求	得分	扣分
操作目的	保护工作人员和病人，防止感染和交叉感染。	2	
操作准备	1. 环境准备：宽敞、明亮、温湿度适宜。	2	
	2. 护士准备：着装规范，洗手。	2	
	3. 用物准备：合适的帽子、口罩。	3	
操作流程	1. 洗手。	5	
	2. 戴帽子：将帽子遮住全部头发，戴妥。	5	
	3. 戴口罩。		
	（1）普通医用口罩的戴法：		

续表

	帽子、口罩使用的评分标准		
项目	技术操作要求	得分	扣分
	将口罩罩住鼻、口及下巴，口罩系带挂于两侧耳上，按压鼻夹，使口罩充分贴合口面部。	30　30	
	（2）医用外科口罩的戴法：		
	1）将口罩罩住鼻、口及下巴，口罩下方带系于颈后，上方带系于头顶中部。	8	
	2）将双手指尖放在鼻夹上，从中间位置开始，用手指向内按压，并逐步向两侧移动。	8	
	3）根据鼻梁形状塑造鼻夹。	6　30	
	4）调整系带的松紧度，检查闭合性。	8	
	（3）医用防护口罩的戴法：		
	1）一手托住口罩，有鼻夹的一面背向外。	5	
	2）将口罩罩住鼻、口及下巴，鼻夹部位向上紧贴面部。	5	
	3）用另一手将下方系带拉过头顶，放在颈后双耳下。	5	
	4）将上方系带拉过头顶中部。	5　30	
	5）将双手指尖放在金属鼻夹上，从中间位置开始，用手指向内按鼻夹，并分别向两侧移动和按压，根据鼻梁的形状塑造鼻夹。	5	
	6）检查：将双手完全盖住口罩，快速呼气，检查密合性，如有漏气应调整鼻夹位置。	5	
	4．脱口罩：		
	（1）普通医用口罩的脱法：		
	手卫生后轻轻抓住耳后系带，低头，脱去口罩，扔在医疗废物桶内。	25　25	
	（2）医用外科口罩的脱法：		
	1）手卫生后，先松开下方系带，再摘上方系带，摘除过程中，避免手碰触口罩，避免口罩触碰身体。	15　25	
	2）手捏住系带，轻轻扔进医疗废物桶内。	10	
	（3）医用防护口罩的脱法：		
	1）手卫生后，先摘下下方系带，再摘上方系带，摘除过程中，避免手碰触口罩，避免口罩触碰身体。	15　25	
	2）手捏住系带，轻轻扔进医疗废物桶内。	10	
	5．脱帽子：洗手后取下帽子。	2	
注意要点	1．使用帽子的注意事项。		
	（1）进入污染区和洁净环境前、进行无菌操作等应戴帽子。	2	
	（2）帽子要大小合适，能遮住全部头发。	2	
	（3）被病人血液、体液污染后应及时更换。	2	
	（4）一次性帽子应一次性使用后，放入医疗垃圾袋集中处理。	2	
	（5）布制帽子保持清洁干燥，每次或每天更换与清洁。	2	
	2．使用口罩的注意事项。		
	（1）应根据不同的操作要求选用不同种类的口罩：一般诊疗活动，可佩戴一般医用口罩；手术室工作或护理免疫功能低下病人、进行体腔穿刺等操作时应戴外科口罩；接触经空气传播或近距离接触经飞沫传播的呼吸道传染病病人时，应戴医用防护口罩。	3	
	（2）始终保持口罩的清洁、干燥，口罩潮湿后、受到病人血液或体液污染后，应及时更换。	3	
	（3）一般医用口罩应每天更换、清洁与消毒，遇污染时及时更换；医用外科口罩只能一次性使用。	2	
	（4）正确佩戴口罩，不应只用一只手捏鼻夹；戴上口罩后，不可悬于胸前，更不能用污染的手触摸口罩；每次佩戴医用防护口罩进入工作区域前，应进行密合性检查。	3	
	（5）脱口罩前后应洗手，使用后的一次性口罩应放入医疗垃圾袋内，以便集中处理。	3	
总分		100	

操作思维导图

- 操作目的 —— 保护工作人员和病人，防止感染和交叉感染
- 操作准备
  - 环境准备 —— 宽敞、明亮、温湿度适宜
  - 护士准备 —— 着装规范，洗手
  - 用物准备 —— 合适的帽子，口罩
- 操作流程
  - 洗手，戴帽子
  - 戴口罩
    - 普通医用口罩 —— 将口罩罩住鼻、口及下巴，系带挂于两侧耳上，按压鼻夹
    - 医用外科口罩
      - 将口罩罩住鼻、口及下巴，下方带系于颈后，上方带系于头顶中部
      - 将双手指尖放在鼻夹上，用手指向内按压，并向两侧移动
      - 根据鼻梁形状塑造鼻夹
      - 检查闭合性
    - 医用防护口罩
      - 一手托住口罩，将口罩罩住鼻、口及下巴，鼻夹部位向上紧贴面部
      - 用另一手将下方系带放在颈后双耳下，上方系带拉过头顶中部
      - 将双手指尖放在金属鼻夹上，用手指向内按鼻夹，并向两侧移动和按压
      - 根据鼻梁的形状塑造鼻夹
      - 检查密合性
  - 脱口罩
    - 普通医用口罩 —— 手卫生后轻轻抓住耳后系带，低头，脱去口罩
    - 医用外科口罩
      - 手卫生后，先松开下方系带，再松开耳后上方系带
      - 摘除过程中，避免于触碰口罩，避免口罩触碰身体
    - 医用防护口罩
      - 手卫生后，先摘下下方系带，再摘上方系带
      - 摘除过程中，避免手触碰口罩，避免口罩触碰身体
  - 脱帽子 —— 洗手后取下帽子
- 注意要点
  - 使用帽子的注意事项
    - 进入污染区和洁净环境前、进行无菌操作等应戴帽子
    - 帽子要大小合适，能遮住全部头发
    - 污染后应及时更换
    - 一次性帽子应一次性使用
    - 布制帽子保持清洁干燥，每次或每天更换与清洁
  - 使用口罩的注意事项
    - 应根据不同的操作要求选用不同种类的口罩
    - 始终保持口罩的清洁、干燥
    - 口罩只能一次性使用
    - 正确佩戴口罩，不应只用一只手捏鼻夹
    - 戴上口罩后，不可悬于胸前，更不能用污染的手触摸口罩
    - 每次佩戴医用防护口罩进入工作区域前，应进行密合性检查
    - 脱口罩前后应洗手，使用后的一次性口罩应放入医疗垃圾袋内

帽子、口罩的使用

二、穿、脱隔离衣

操作评分标准

穿、脱隔离衣的评分标准			
项目	技术操作要求	得分	扣分
操作目的	1. 保护医务人员，避免受到血液、体液和其他感染性物质污染。	2	
	2. 保护病人避免感染。	3	
操作准备	1. 环境准备：宽敞、明亮、温湿度适宜。	2	
	2. 护士准备：着装规范，洗手。	3	
	3. 用物准备：隔离衣、挂衣架、手消毒用物。	3	
操作流程	1. 穿隔离衣。		
	（1）评估：病人的病情、护理与治疗、隔离的种类及措施、穿隔离衣的环境。	6	
	（2）取衣：查对隔离衣，取衣后手持衣领，衣领两端向外折齐，对齐肩缝。	6	
	（3）穿袖：一手持衣领，另一手伸入同侧袖内，持衣领的手向上拉衣领，将衣袖穿好，换手持衣领，同法穿好另一袖。	6	
	（4）系领：两手持衣领，由领子中央顺着边缘从前向后系好衣领。	6	
	（5）系袖口：扣好袖口或系上袖带。	6	
	（6）系腰带：将隔离衣一边（约在腰下5 cm处）逐渐向前拉，见到衣边捏住，同法捏住另一侧衣边。两手在背后将衣边边缘对齐，向一侧折叠，一手按住折叠处，另一手将腰带拉至背后折叠处，腰带在背后交叉，回到前面打一活结系好。	6	
	2. 脱隔离衣。		
	（1）解腰带：解开腰带，在前面打一活结。	4	
	（2）解袖口：解开袖口，将衣袖上拉，在肘部将部分衣袖塞入工作衣袖内，充分暴露双手。	4	
	（3）消毒双手。	4	
	（4）解衣领：解开领带（或领扣）。	4	
	（5）脱衣袖：双手持带将隔离衣从胸前向下拉，两手分别捏住对侧衣领内侧清洁面下拉脱去袖子。	5	
	（6）处理：将隔离衣污染面向里，衣领及衣边卷至中央，一次性隔离衣投入医疗垃圾袋中，需换洗的布制隔离衣放入污衣回收袋内清洗、消毒后备用。	5	
注意要点	1. 隔离衣只能在规定区域内穿脱，穿前检查有无潮湿、破损，长短须全部遮盖工作服。	4	
	2. 隔离衣每日更换，如有潮湿或污染，则立即更换。接触不同病种病人时应更换隔离衣。	4	
	3. 穿、脱隔离衣过程中避免污染衣领、面部、帽子和清洁面，始终保持衣领清洁。	4	
	4. 穿好隔离衣后，双臂保持在腰部以上，视线范围内；不得进入清洁区，避免接触清洁物品。	4	
	5. 消毒手时不能沾湿隔离衣，隔离衣也不能触及其他物品。	4	
	6. 脱下的隔离衣还需使用时，如挂在污染区，则污染面向外；如挂在半污染区，清洁面向外。	5	
总分		100	

操作思维导图

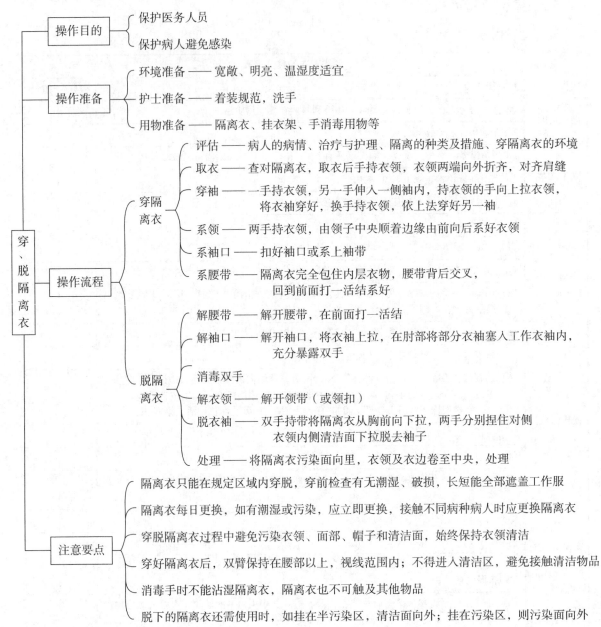

三、穿、脱防护服

操作评分标准

穿、脱防护服的评分标准			
项目	技术操作要求	得分	扣分
操作目的	保护医务人员和病人，避免感染、交叉感染。	7	
操作准备	1. 环境准备：宽敞、明亮、温湿度适宜。	2	
	2. 护士准备：着装规范，洗手。	3	
	3. 用物准备：防护服、消毒手用物。	3	
操作流程	1. 穿防护服。		
	（1）取衣：查对防护服合格。	10	
	（2）穿防护服：穿下衣，穿上衣，戴帽子，拉拉链。	20	

续表

穿、脱防护服的评分标准			
项目	技术操作要求	得分	扣分
	2．脱防护服。		
	（1）脱分体防护服：		
	1）拉开拉链。	6	
	2）脱帽子：上提帽子使帽子脱离头部。	6	
	3）脱上衣：先脱袖子，再脱上衣，将污染面向里放入医疗垃圾袋内。	9	
	4）脱下衣：由上到下边脱边卷，污染面向里，脱下后置于医疗垃圾袋内。	9	
	（2）脱连体防护服：		
	1）拉开拉链：将拉链拉到底。	6	
	2）脱帽子：上提帽子使帽子脱离头部。	6	
	3）脱衣服：先脱袖子，再由上到下边脱边卷，污染面向里，全部脱下后卷成包裹状，置于医疗垃圾袋内。	18	
注意要点	1．防护服只能在规定区域内穿脱，穿前检查有无破损、潮湿，长短是否合适。	8	
	2．接触多个同类传染病病人时，防护服可连续使用；接触疑似病人时，防护服应每次更换。	9	
	3．防护服如有潮湿、污染或破损，应立即更换。	8	
总分		100	

操作思维导图

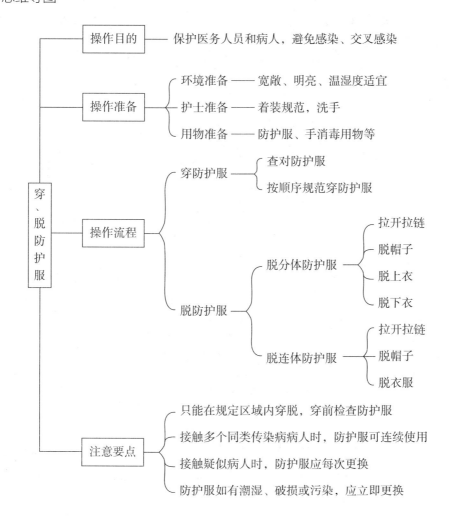

第二章

病人入院和出院的护理

第一节 病人入院的护理

一、铺备用床

操作评分标准

项目	技术操作要求		得分	扣分
操作目的	保持病室整洁，准备接收新病人。		5	
操作准备	1．环境准备：病室内无人员进行治疗或进餐、清洁、通风、温湿度适宜。		2	
	2．护士准备：着装规范，洗手、戴口罩。		3	
	3．用物准备：床、床垫、床褥、棉胎或毛毯、枕芯大单、枕套。		3	
操作流程	1．放置用物：将铺床用物按操作顺序放于治疗车上，推至病人床旁。有脚轮的床，固定脚轮闸，必要时调整床的高度，移开床旁椅。自下而上将枕芯、棉胎、床褥摆放于椅面上。		3	
	2．移开床旁桌，距床 20 cm 左右。		3	
	3．检查床垫或根据需要翻转床垫。		3	
	4．将床褥齐床头平放于床垫上，将对折处向下拉至床尾，铺平床褥。		3	
	5．铺床单或床褥罩。			
	（1）大单法：			
	1）将大单横、纵中线对齐床面横、纵中线放于床褥上，同时向床头、床尾依次打开。	4		
	2）将靠近护士一侧大单向近侧下拉散开，将远离护士一侧大单向远侧散开。	4		
	3）护士移至床头将大单散开平铺于床头。	4		
	4）右手托起床垫角，左手伸过床头中线将大单折入床垫下，扶持床头角。	4	30	
	5）做角：右手将大单边缘提起使大单侧看呈等边三角形平铺于床面，将位于床头侧方的大单塞于床垫下，再将床面上的大单下拉于床缘。	4		
	6）移至床尾，同步骤3）～5）铺床尾角。	4		
	7）移至床中间处，两手下拉大单中部边缘，塞于床垫下。	3		
	8）转至床对侧，同步骤3）～7）铺对侧大单。	3		
	（2）床褥罩法：			
	1）将床褥罩横、纵中线对齐床面横、纵中线放于床褥上，依次将床褥罩打开。	2	30	
	2）同大单法的4）～8）的顺序分别将床褥罩套在床褥及床垫上。	28		
	6．铺棉被。			
	（1）将被套横、纵中线对齐床面横、纵中线放于大单上，向床头侧打开被套，使被套上端距床头 15 cm，再向床尾侧打开被套，并拉平。		3	
	（2）将近侧被套向近侧床缘下拉散开，远侧被套向远侧床缘散开。		2	
	（3）将被套尾部开口端的上层打开至 1/3 处。		2	
	（4）将棉胎放于被套尾端开口处，棉胎底边与被套开口缘平齐。		2	
	（5）上缘中部至被套被头中部，充实远侧棉胎角于被套顶角处，展开远侧棉胎，平铺于被套内。		3	
	（6）充实近侧棉胎角于被套顶角处，展开近侧棉胎，平铺于被套内。		3	
	（7）移至床尾中间处，一手持被套下层底边中点、棉胎底边中点、被套上层底边中点于一点，一手展平一侧棉胎；两手交换，展平另一侧棉胎，拉平盖被。		3	

续表

项目	技术操作要求	得分	扣分
	（8）系好被套尾端开口处系带。	2	
	（9）护士移至左侧床头，平齐远侧床缘内折远侧盖被，再平齐近侧床缘内折近侧盖被。	2	
	（10）移至床尾中间处，将盖被两侧平齐两侧床缘内折成筒状。	2	
	（11）于床两侧分别将盖被尾端反折至齐床尾。	2	
	7.将枕套套于枕芯外，并横放于床头盖被上。	2	
	8.移回床旁桌、床旁椅。	2	
	9.推治疗车离开病室。	2	
	10.洗手。	2	
注意要点	1.符合铺床的安全、实用、耐用、舒适的原则。	2	
	2.床单中缝与床中线对齐，四角平整、紧扎。	2	
	3.被头充实，盖被平整、两边内折对称。	2	
	4.枕头平整、充实、开口背门。	2	
	5.注意节时、省力。	2	
	6.病室及病人床单位环境干净整洁、美观。	1	
总分		100	

铺备用床的评分标准

操作思维导图

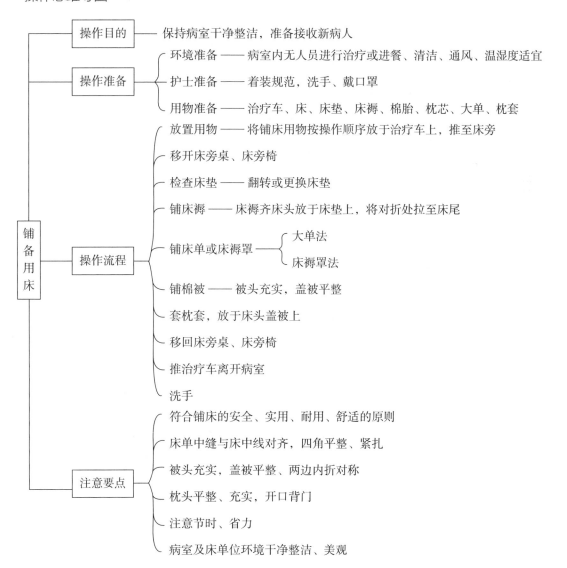

二、铺暂空床

操作评分标准

铺暂空床的评分标准			
项目	技术操作要求	得分	扣分
操作目的	1. 供新住院病人或暂时离床病人使用。	3	
	2. 保持病室干净整洁。	2	
操作准备	1. 环境准备：病室内无人员进行治疗或进餐、清洁、通风、温湿度适宜。	2	
	2. 护士准备：着装规范，洗手、戴口罩。	3	
	3. 用物准备：床、床垫、床褥、棉胎或毛毯、枕芯大单、枕套。	3	
	4. 病人准备：暂时离床活动或外出检查的病人及家属了解操作目的。	4	
操作流程	1. 将铺床用物按操作顺序放于治疗车上，推至病人床旁。有脚轮的床，固定脚轮闸，必要时调整床的高度，移开床旁椅放于床尾处。自下而上将枕芯、棉胎、床褥摆放于椅面上。	4	
	2. 移开床旁桌，距床 20 cm 左右。	2	
	3. 检查床垫或根据需要翻转床垫。	2	
	4. 将床褥齐床头平放于床垫上，将对折处下拉至床尾，铺平床褥。	2	
	5. 铺床单或床褥罩。		
	（1）大单法：		
	1）将大单横、纵中线对齐床面横、纵中线放于床褥上，同时向床头、床尾依次打开。	2	
	2）将靠近护士一侧大单向近侧下拉散开，将远离护士一侧大单向远侧散开。	2	
	3）护士移至床头将大单散开平铺于床头。	2	
	4）右手托起床垫角，左手伸过床头中线将大单折入床垫下，扶持床头角。	3	
	5）右手将大单边缘提起使大单侧看呈等边三角形平铺于床面，将位于床头侧方的大单塞于床垫下，再将床面上的大单下拉于床缘。	3	30
	6）移至床尾，同步骤 3）～5）铺床尾角。	6	
	7）移至床中间处，两手下拉大单中部边缘，塞于床垫下。	4	
	8）转至床对侧，同步骤 3）～7）铺对侧大单。	8	
	（2）床褥罩法：		
	1）将床褥罩横、纵中线对齐床面横、纵中线放于床褥上，依次将床褥罩打开。	6	30
	2）同大单法的 4）～8）的顺序分别将床褥罩套在床褥及床垫上。	24	
	6. 铺棉被。		
	（1）将被套横、纵中线对齐床面横、纵中线放于大单上，向床头侧打开被套，使被套上端距床头 15 cm，再向床尾侧打开被套，并拉平。	2	
	（2）将近侧被套向近侧床缘下拉散开，远侧大单向远侧床缘散开。	2	
	（3）将被套尾部开口端的上层打开至 1/3 处。	2	
	（4）将棉胎放于被套尾端开口处，棉胎底边与被套开口缘平齐。	2	
	（5）拉棉胎的上缘中部至被套被头中部，充实远侧棉胎角于被套顶角处，展开远侧棉胎，平铺于被套内。	2	
	（6）充实近侧棉胎角于被套顶角处，展开近侧棉胎，平铺于被套内。	2	
	（7）移至床尾中间处，一手持被套下层底边中点、棉胎底边中点、被套上层底边中点于一点，一手展平一侧棉胎；两手交换，展平另一侧棉胎，拉平盖被。	2	
	（8）系好被套尾端开口处系带。	2	
	（9）护士移至左侧床头，平齐远侧床缘内折远侧盖被，再平齐近侧床缘内折近侧盖被。	2	
	（10）移至床尾中间处，将盖被两侧平齐两侧床缘内折成被筒状。	2	
	（11）于床两侧分别将盖被尾端反折至齐床尾。	2	
	（12）在右侧床头，将备用床的盖被上端向内折，然后扇形三折于床尾，并使之平齐。	2	
	7. 将枕套套于枕芯外，并横放于床头。	2	

续表

项目	技术操作要求	得分	扣分
	8. 移回床旁桌、床旁椅。	1	
	9. 推治疗车离开病室。	1	
	10. 洗手。	1	
注意要点	1. 符合铺床的安全、实用、耐用、舒适的原则。	2	
	2. 床单中缝与床中线对齐，四角平整、紧扎。	2	
	3. 被头充实，盖被平整、两边内折对称。	2	
	4. 枕头平整、充实，开口背门。	2	
	5. 注意节时、省力。	2	
	6. 病室及病人床单位环境干净整洁、美观。	2	
	7. 用物准备符合病人病情需要。	1	
	8. 病人上下床方便。	1	
总分		100	

操作思维导图

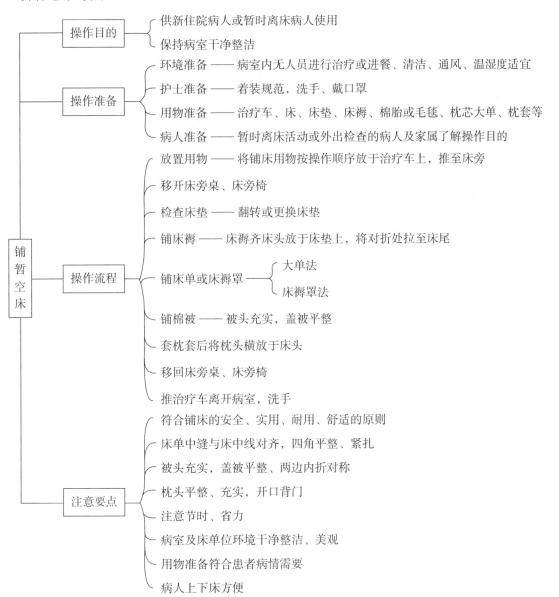

三、铺麻醉床

操作评分标准

铺麻醉床的评分标准			
项目	技术操作要求	得分	扣分
操作目的	1．便于接收、护理麻醉手术后的病人。	2	
	2．避免床上用物被污染，便于更换。	2	
	3．预防并发症，使病人安全、舒适。	1	
操作准备	1．环境准备：宽敞、明亮、温湿度适宜。	2	
	2．护士准备：着装规范，洗手、戴口罩。	3	
	3．用物准备。 （1）床上用物：床垫、床褥、棉胎或毛毯、枕芯、大单、橡胶单和中单各2条、被套、枕套。 （2）麻醉护理盘： 1）治疗巾内：开口器、舌钳、牙垫、通气导管、治疗碗、氧气导管、棉签、压舌板、平镊、纱布或纸巾。 2）治疗巾外：电筒、心电监护仪（血压计、听诊器）治疗巾、胶布、弯盘、护理记录单、笔。	5	
	4．患者准备：病人了解手术和麻醉方式、配合要点等。	5	
操作流程	1．同备用床步骤1~5，铺好近侧大单。	10	
	2．铺橡胶单和中单。		
	（1）于床中部或床尾部铺一橡胶单或中单，余下部分塞于床垫下。	5	
	（2）于床头铺另一橡胶单，将中单铺在橡胶单上，余下部分塞于床垫下。	5	
	（3）转至对侧，铺好大单、橡胶单和中单。	5	
	3．同备用床步骤6套被套。	5	
	4．于床尾向上反折盖被底端，齐床尾，系带部分内折整齐。	5	
	5．将背门一侧盖被内折，对齐床缘。	5	
	6．将近门一侧盖被边缘向上反折，对齐床缘。	5	
	7．将盖被三折叠于背门一侧。	5	
	8．同备用床步骤7套枕套，横立于床头。	5	
	9．移回床旁桌、床旁椅。	2	
	10．将麻醉护理盘放置于床旁桌上，其他物品按需要放置。	5	
	11．推治疗车离开病室。	2	
	12．洗手。	2	
健康宣教	解释说明铺麻醉床的目的和使用方法。	4	
注意要点	1．同备用床。	5	
	2．保证护理术后病人的用物齐全，使病人能及时得到抢救和护理。	5	
总分		100	

操作思维导图

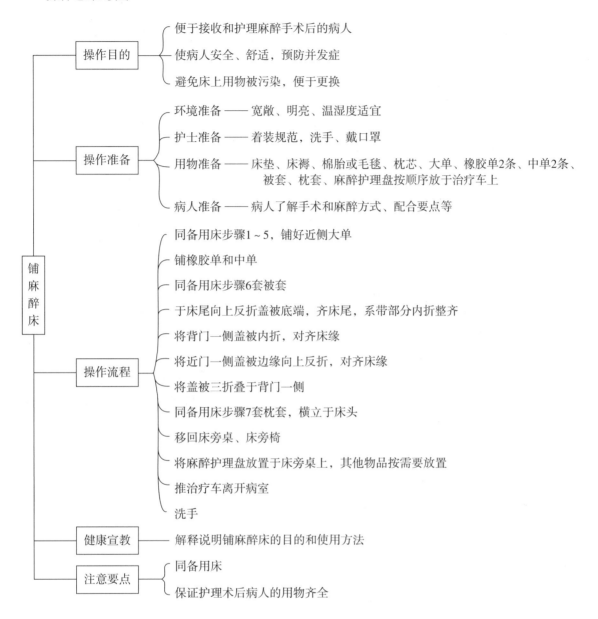

铺麻醉床

操作目的
— 便于接收和护理麻醉手术后的病人
— 使病人安全、舒适，预防并发症
— 避免床上用物被污染，便于更换

操作准备
— 环境准备 —— 宽敞、明亮、温湿度适宜
— 护士准备 —— 着装规范，洗手、戴口罩
— 用物准备 —— 床垫、床褥、棉胎或毛毯、枕芯、大单、橡胶单2条、中单2条、被套、枕套、麻醉护理盘按顺序放于治疗车上
— 病人准备 —— 病人了解手术和麻醉方式、配合要点等

操作流程
— 同备用床步骤1~5，铺好近侧大单
— 铺橡胶单和中单
— 同备用床步骤6套被套
— 于床尾向上反折盖被底端，齐床尾，系带部分内折整齐
— 将背门一侧盖被内折，对齐床缘
— 将近门一侧盖被边缘向上反折，对齐床缘
— 将盖被三折叠于背门一侧
— 同备用床步骤7套枕套，横立于床头
— 移回床旁桌、床旁椅
— 将麻醉护理盘放置于床旁桌上，其他物品按需要放置
— 推治疗车离开病室
— 洗手

健康宣教
— 解释说明铺麻醉床的目的和使用方法

注意要点
— 同备用床
— 保证护理术后病人的用物齐全

四、卧床病人更换床单法

操作评分标准

卧床病人更换床单的评分标准			
项目	技术操作要求	得分	扣分
操作目的	1. 预防压疮等并发症的发生。	2	
	2. 保持病人清洁，增加舒适度。	3	
操作准备	1. 环境准备：同病室内无人员进行治疗或进餐等，酌情关闭门窗，按季节调节室内温度，必要时用屏风遮挡病人。	2	
	2. 护士准备：着装规范，洗手、戴口罩。	2	
	3. 用物准备：大单、中单、被套、枕套、床刷及床刷套，需要时备清洁衣裤。将准备好的用物叠放整齐并按使用顺序放于护理车上。	3	
	4. 病人准备：病人及家属了解更换床单的目的、方法、注意事项及配合要点。	5	

续表

卧床病人更换床单的评分标准			
项目	技术操作要求	得分	扣分
操作流程	1. 将放置用物的护理车推至病人床旁，评估病人。	1	
	2. 放平床头和膝下支架。	2	
	3. 移开床旁椅，移开床旁桌，距床 20 cm 左右。	2	
	4. 松开床尾盖被，将病人枕头移向对侧，并协助病人移向对侧，病人侧卧、背向护士。	2	
	5. 从床头到床尾将各层床单从床垫下拉出。	2	
	6. 清扫近侧橡胶单和床褥。		
	（1）上卷中单至床中线处，塞于病人身下。	2	
	（2）清扫橡胶单，将橡胶单搭于病人身上。	2	
	（3）将大单上卷至中线处，塞于病人身下。	2	
	（4）清扫床褥。	2	
	7. 铺近侧清洁大单、近侧橡胶单和清洁中单。		
	（1）同备用床步骤 5（1）1）放置大单。	2	
	（2）将近侧大单向近侧下拉散开，将对侧大单内折后卷至床中线处，塞于病人身下。	2	
	（3）同备用床步骤 5（1）4）～ 5（1）7）。	6	
	（4）铺平橡胶单，铺清洁中单于橡胶单上，近侧部分下拉至床缘，对侧部分内折后卷至床中线处，塞于病人身下；将近侧橡胶单和中单边缘塞于床垫下。	4	
	8. 协助病人平卧，将病人枕头移向近侧，并协助病人移向近侧，病人侧卧、面向护士，躺卧于已铺好床单的一侧并拉起床档。	3	
	9. 护士转至床对侧，从床头至床尾将各层床单从床垫下依次拉出。	3	
	10. 清扫对侧橡胶单和床褥。		
	（1）上卷中单至中线处，取出污中单，放于护理车污衣袋内。	2	
	（2）清扫橡胶单，将橡胶单搭于病人身上。	2	
	（3）将大单自床头内卷至床尾处，取出污大单，放于护理车污衣袋内。	2	
	（4）清扫床褥。	2	
	11. 铺对侧清洁大单、对侧橡胶单和清洁中单。		
	（1）同备用床步骤 5（1）8）铺对侧大单。	2	
	（2）放平橡胶单，铺清洁中单于橡胶单上，将对侧橡胶单和中单边缘塞于床垫下。	2	
	12. 协助病人平卧，将病人枕头移向床中间。	2	
	13. 套被套。		
	（1）同备用床步骤 6（1）将被套平铺于盖被上。	2	
	（2）自污被套内将棉胎取出，装入清洁被套内。	2	
	（3）撤出污被套。	2	
	（4）将棉胎展平，系好被套尾端开口处系带。	2	
	（5）折被筒，床尾余下部分塞于床垫下并拉起床档。	2	
	14. 更换枕套。	2	
	15. 铺床后处理。		
	（1）移回床旁桌、床旁椅。	2	

续表

项目	技术操作要求	得分	扣分
	（2）根据天气情况和病人病情，摇起床头和膝下支架，打开门窗。	2	
	（3）推护理车离开病室。	2	
	（4）洗手。	2	
健康宣教	1.告知病人在更换床单过程中，如感觉不适应，立即向护士说明，防止意外发生。	3	
	2.告知病人被服一旦被伤口渗出液、尿液或粪便等污染，应及时通知护士请求更换。	3	
注意要点	1.同备用床。	2	
	2.病人感觉安全、舒适。	2	
	3.与病人进行有效沟通，满足病人身心需要。	2	
总分		100	

卧床病人更换床单的评分标准

操作思维导图

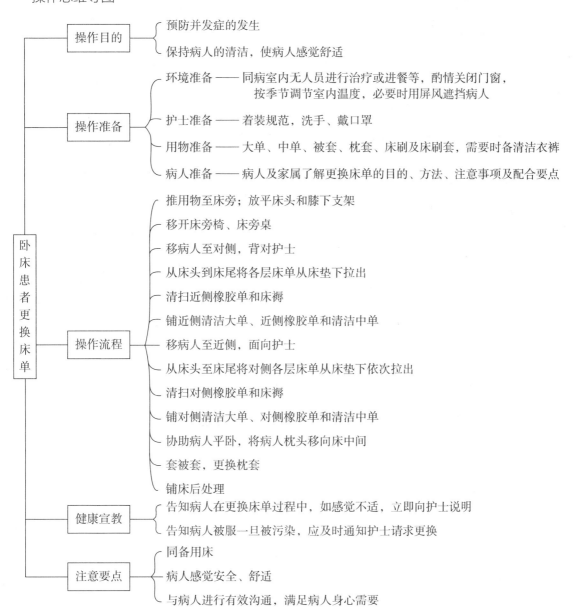

第二节 病人卧位

一、协助病人移向床头

操作评分标准

协助病人移向床头的评分标准			
项目	技术操作要求	得分	扣分
操作目的	协助滑向床尾而不能自行移动的病人移向床头，恢复舒适而安全的卧位。	5	
操作准备	1. 环境准备：宽敞、明亮、温湿度适宜。	2	
	2. 护士准备：着装规范，洗手，戴口罩。	3	
	3. 用物准备：根据病情准备好枕头等物品。	2	
	4. 病人准备：病人及家属了解移向床头的目的、方法及配合要点。	6	
操作流程	1. 核对床号、姓名、腕带，评估病人。	2	
	2. 将床脚轮固定。	3	
	3. 将各种输液装置及导管安置妥当，必要时将盖被折叠至床尾或一侧。	6	
	4. 移动病人。		
	（1）一人协助病人移向床头法：		
	1）病人取仰卧屈膝位，双手握住床头栏杆，双脚蹬床面。	20	40
	2）护士一手稳住病人双脚，另一手在臀部提供助力，使其移向床头。	20	
	（2）二人协助病人移向床头法：		
	1）病人取仰卧屈膝位。	10	40
	2）护士两人分别站于床的两侧，交叉托住病人颈肩部和臀部，或一人托住颈、肩部和腰部，另一人托住臀部和腘窝部，两人同时抬起病人移向床头。	30	
	5. 放回枕头，视病情需要摇起床头或支起靠背架，协助病人取舒适卧位，整理床单位。	10	
注意要点	1. 注意节力原则。	5	
	2. 避免导管脱落，操作后检查导管，保持通畅。	4	
	3. 视病人病情放平床头支架或靠背架，为避免撞伤病人将枕头横立于床头。	4	
	4. 动作轻稳、协调一致、不可拖拉，以免擦伤皮肤。	4	
	5. 减少病人与床之间的摩擦力，避免组织受伤。	4	
总分		100	

操作思维导图

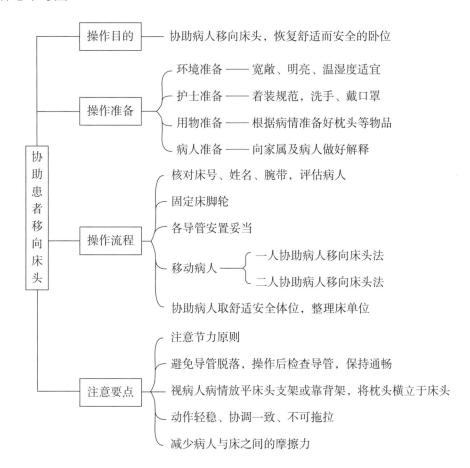

二、协助病人翻身侧卧

操作评分标准

协助病人翻身侧卧的评分标准			
项目	技术操作要求	得分	扣分
操作目的	1. 预防并发症，如压疮等。	1	
	2. 满足护理、治疗和检查的需要，如背部皮肤护理、更换或整理床单位等。	2	
	3. 协助不能起床的病人更换卧位，使其感觉舒适。	2	
操作准备	1. 环境准备：宽敞、明亮、温湿度适宜。	2	
	2. 护士准备：着装规范，洗手、戴口罩。	3	
	3. 用物准备：视病情准备好枕头，必要时拉起床档。	2	
	4. 病人准备：病人及家属了解翻身侧卧的目的、过程、方法及配合要点。	5	
操作流程	1. 核对床号、姓名、腕带，评估病人。	2	
	2. 将床脚轮固定。	2	
	3. 将各种导管及输液装置安置妥当，必要时将盖被折叠至床尾或一侧。	6	
	4. 协助病人取仰卧位，两手放于腹部，两腿屈曲。	6	
	5. 翻身。		
	(1) 一人协助病人翻身侧卧法：		

续表

协助病人翻身侧卧的评分标准			
项目	技术操作要求	得分	扣分
	1) 先将病人双下肢移向靠近护士侧的床沿，再将病人肩、腰、臀部向护士侧移动。	12 / 24	
	2) 一手托肩，另一手托膝部，轻轻将病人推向对侧，使其背向护士。	12	
	(2) 两人协助病人翻身侧卧法：		
	1) 两名护士站在床的同一侧，一人托住病人颈肩部和腰部，一人托住臀部和腘窝部，同时将病人抬起移向近侧。	12 / 24	
	2) 两人分别托扶病人的肩、腰部和臀、膝部，轻轻将病人推向对侧，使病人转向对侧。	12	
	6. 按侧卧位的要求，在病人背部、胸前及两膝间放置软枕，使病人安全舒适；必要时使用床档。	6	
	7. 检查并使病人肢体各关节处于功能位，各种管道保持通畅。	6	
	8. 观察全身皮肤并进行护理，记录皮肤状况及翻身时间，做好交接班。	6	
健康宣教	1. 向病人及家属说明更换卧位对预防并发症的重要性。	4	
	2. 更换卧位前向病人及家属介绍更换卧位的方法及注意事项。	3	
	3. 教会病人及家属更换卧位及配合更换的正确方法，确保病人的安全。	3	
注意要点	1. 护士应注意节力原则。	2	
	2. 动作轻稳，协调一致，不可拖拉，以免擦伤皮肤。	2	
	3. 翻身时应注意为病人保暖，并防止坠床。	2	
	4. 根据病人病情及皮肤受压情况确定翻身间隔的时间。	2	
	5. 若病人身上有各种输液装置或导管时，应先将导管安置妥当，翻身后仔细检查导管是否有脱落、移位、扭曲、受压，以保持导管通畅。	2	
	6. 为手术病人翻身前应先检查伤口敷料是否脱落或潮湿，如已脱落或被分泌物浸湿，应先更换敷料并固定妥当后再行翻身，翻身后注意伤口不可受压；颈椎或颅骨牵引者，翻身时不可放松牵引，并使头、颈、躯干保持在同一水平位翻动，翻身后注意牵引方向、牵引力和位置是否正确；颅脑手术者，头部转动过剧会引起脑疝，导致病人突然死亡，故应卧于健侧或平卧；石膏固定者，应注意翻身后患处位置和局部肢体的血运情况，防止受压。	5	
总分		100	

操作思维导图

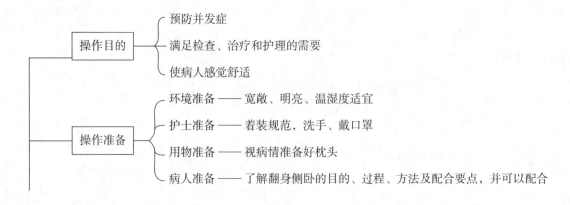

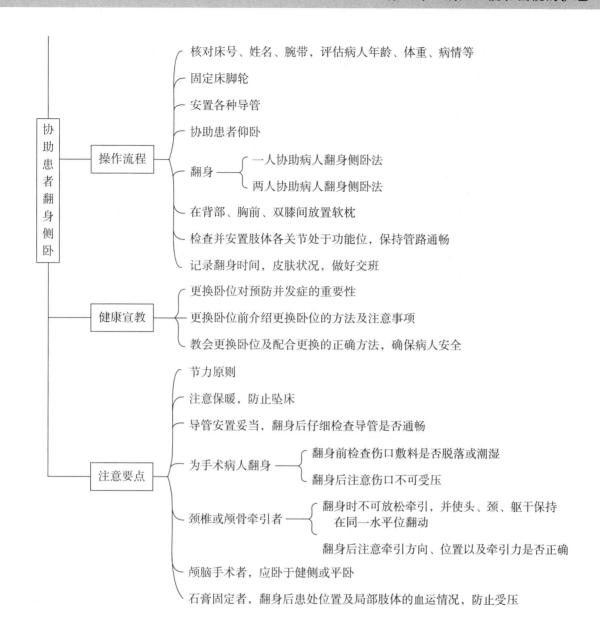

三、轴线翻身法

操作评分标准

轴线翻身法的评分标准			
项目	技术操作要求	得分	扣分
操作目的	1. 协助不能起床的病人更换卧位,使其感觉舒适。	2	
	2. 满足检查、治疗和护理的需要,如背部皮肤护理、更换床单或整理床单位等。	2	
	3. 预防并发症,如压疮、坠积性肺炎等。	2	
操作准备	1. 环境准备:宽敞、明亮、温湿度适宜。	2	
	2. 护士准备:着装规范,洗手、戴口罩。	3	
	3. 用物准备:视病情准备好枕头、床档。	2	
	4. 病人准备:了解翻身侧卧的目的、过程、方法及配合要点。	5	

续表

轴线翻身法的评分标准			
项目	技术操作要求	得分	扣分
操作流程	1. 同协助病人翻身侧卧法操作步骤 1～4。	8	
	2. 病人取仰卧位。	2	
	3. 翻身。		
	（1）二人协助病人轴线翻身法：		
	1）两名护士站在病床同侧，小心地将大单置于病人身下分别抓紧靠近病人肩、腰部、臀部、大腿等处的大单，将病人拉至近侧，拉起床档。	10	
	2）护士绕至对侧，将病人近侧手臂置于头侧，远侧手臂置于胸前，两膝间放一软枕。	10	34
	3）护士双脚前后分开，两人双手分别抓紧病人肩、腰背、髋部、大腿等处的远侧大单，由其中一名护士发口令，两人动作一致地将病人整个身体以圆滚轴式翻转至侧卧。	14	
	（2）三人协助病人轴线翻身法：		
	1）由三名护士完成，第一名护士固定病人头部，纵轴向上略加牵引，使头、颈部随躯干一起慢慢移动。	10	
	2）第二名护士双手分别置于病人肩、背部。	8	34
	3）第三名护士双手分别置于病人腰部、臀部，使病人头、颈、腰、髋保持在同一水平线上，移至近侧。	8	
	4）翻转至侧卧位，翻转角度不超过60°。	8	
	4. 将软枕放于病人背部支撑身体，另一软枕置于两膝间。	5	
	5. 检查病人肢体各关节保持功能位，各种管道保持通畅。	5	
	6. 观察全身皮肤并进行护理，记录翻身时间及皮肤状况，做好交接班。	4	
健康宣教	1. 向病人及家属说明更换卧位对预防并发症的重要性。	3	
	2. 更换卧位前向病人及家属介绍更换卧位的方法及注意事项。	3	
	3. 教会病人及家属更换卧位及配合更换的正确方法，确保病人安全。	3	
注意要点	1. 护士应注意节力原则。	2	
	2. 动作轻稳，协调一致，不可拖拉，以免擦伤皮肤。	2	
	3. 翻身时应注意为病人保暖，并防止坠床。	2	
	4. 根据病人病情及皮肤受压情况确定翻身间隔的时间。	2	
	5. 若病人身上有各种输液装置或导管时，应先将导管安置妥当，翻身后仔细检查导管是否有脱落、移位、扭曲、受压，以保持导管通畅。	3	
	6. 为手术病人翻身前应先检查伤口敷料是否脱落或潮湿，如已脱落或被分泌物浸湿，应先更换敷料并固定妥当后再行翻身，翻身后注意伤口不可受压；颈椎或颅骨牵引者，翻身时不可放松牵引，并使头、颈、躯干保持在同一水平位翻动；翻身后注意牵引方向、牵引力和位置是否正确；颅脑手术者，头部转动过剧会引起脑疝，导致病人突然死亡，故应卧于健侧或平卧；石膏固定者，应注意翻身后患处位置和局部肢体的血运情况，防止受压。	4	
总分		100	

操作思维导图

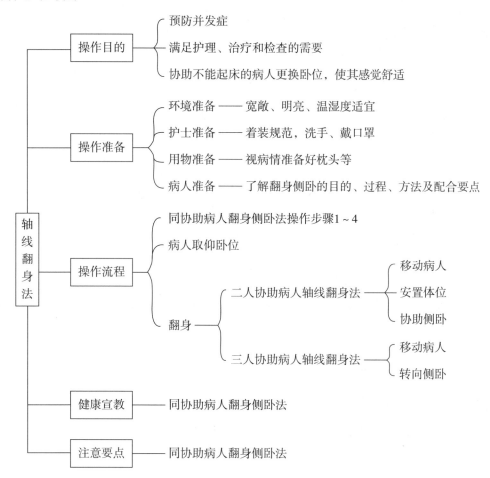

第三节 运送病人法

一、轮椅运送法

操作评分标准

轮椅运送法的评分标准			
项目	技术操作要求	得分	扣分
操作目的	1. 护送不能行走但能坐起的病人入院、出院、治疗、检查或室外活动。	3	
	2. 帮助病人下床活动，促进血液循环、体力恢复。	2	
操作准备	1. 环境准备：宽敞、明亮、温湿度适宜。	2	
	2. 护士准备：着装规范，洗手、戴口罩。	3	
	3. 用物准备：轮椅，软枕，毛毯，别针。	2	
	4. 病人准备：病人及家属了解轮椅运送的目的、方法及注意事项，能主动配合。	5	
操作流程	1. 检查轮椅性能，将轮椅推至病人床旁，核对病人姓名、床号、腕带，评估病人。	5	
	2. 使椅背与床尾平齐，椅面朝向床头，扳制动闸使轮椅固定，翻起脚踏板。	5	
	3. 病人上轮椅前的准备。		
	（1）撤掉盖被，扶病人坐起。	3	
	（2）协助病人穿衣。	3	
	（3）嘱病人以手掌撑在床面上，双足垂床缘，维持坐姿。	3	
	（4）协助病人穿鞋。	3	
	4. 协助病人上轮椅。		

续表

项目	技术操作要求	得分	扣分
	（1）嘱病人将双手置于护士肩上，护士双手环抱病人腰部，协助病人下床。	5	
	（2）协助病人转身，嘱病人用手扶住轮椅把手，坐于轮椅中间。	4	
	（3）翻下脚踏板，协助病人将双足放在脚踏板上。	4	
	（4）整理床单位，铺暂空床。	4	
	（5）观察病人，确定无不适后，放松制动闸，推病人至目的地。	4	
	5．协助病人下轮椅。		
	（1）将轮椅推至床尾，使椅背与床尾平齐，病人面向床头。	4	
	（2）扳制动闸使轮椅固定，翻起脚踏板。	4	
	（3）解除病人身上固定毛毯的曲别针。	3	
	（4）协助病人站起、转身、坐于床缘。	5	
	（5）协助病人脱去鞋子及外衣，躺卧舒适，盖好盖被。	3	
	（6）整理床单位。	3	
	6．推轮椅至原处放置。	2	
健康宣教	1．告知病人在转运过程中，如感不适立刻向护士说用，防止意外发生。	5	
	2．解释搬运的过程、配合方法及注意事项。	4	
注意要点	1．保证病人的安全与舒适。	3	
	2．根据室外温度适当地增加衣服、盖被，以免病人受凉。	4	
总分		100	

表头：轮椅运送法的评分标准

操作思维导图

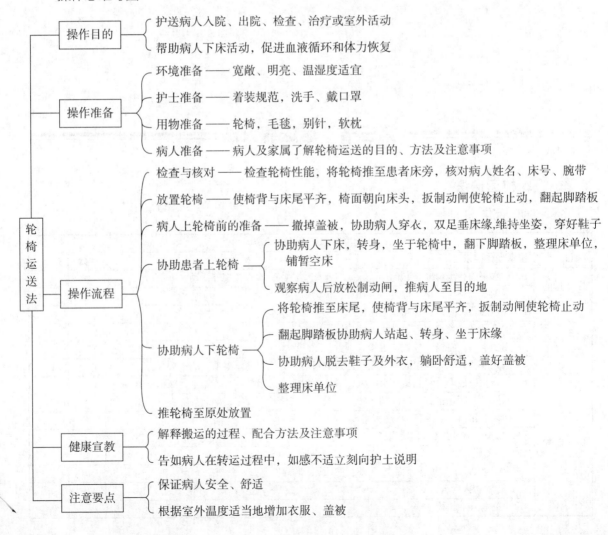

二、平车运送法

操作评分标准

平车运送法的评分标准			
项目	技术操作要求	得分	扣分
操作目的	运送不能起床的病人入院，做各种检查，治疗，手术或转运。	5	
操作准备	1．环境准备：宽敞、明亮、温湿度适宜。	5	
	2．护士准备：着装规范，洗手、戴口罩。	5	
	3．用物准备：平车，带套的毛毯或棉被。	5	
	4．病人准备：向病人及家属解释搬运的步骤及配合方法。	5	
操作流程	1．核查平车性能，将平车推至病人床旁，核对病人床号、姓名、腕带，评估病人。	5	
	2．安置好病人身上的导管等。	5	
	3．搬运病人。		
	（1）挪动法：		
	1）推平车至病人床旁，移开床旁桌、床旁椅，松开盖被。	5	
	2）将平车推至床旁与床平行，大轮靠近床头，制动。	5	30
	3）协助病人将上身、臀部、下肢依次向平车移动。	10	
	4）协助病人在平车上躺好，用被单或包被包裹病人，先足部，再两侧，头部盖被折成45°角。	10	
	（2）一人搬运法：		
	1）推平车至病人床旁，大轮端靠近床尾，使平车与床成钝角，扳制动闸使平车制动。	10	
	2）松开盖被，协助病人穿好衣服。	10	30
	3）搬运者一臂自病人近侧肢下伸入至对侧肩部，另一臂伸入病人臀下，病人双臂过搬运者肩部，双手交叉于搬运者颈后，搬运者抱起病人，稳步移动将病人放于平车中央，盖好盖被。	10	
	（3）二人搬运法：		
	1）同一人搬运法步骤1）～2）。	20	
	2）站位：搬运者二人站在病人同侧床旁，协助病人将上肢交叉于胸前。	3	30
	3）分工：一人将手伸至病人头、颈、肩下方，另一手伸入病人腰部下方；另一人将手伸至病人臀部下方，另一只手伸至病人膝部下方，两人同时抬起病人至近侧床缘，再同时抬起病人稳步向平车处移动，将病人放于平车中央，盖好盖被。	7	
	（4）三人搬运法：		
	1）同一人搬运法步骤1）～2）。	20	
	2）站位：搬运者三人站在病人同侧床旁，协助病人将上肢交叉于胸前。	3	30
	3）分工：搬运者一人双手托住病人头、颈、肩及胸部；一人双手托住病人背、腰、臀部；另一人双手托住病人膝部及双足，三人同时抬起病人至近侧床缘，再同时抬起病人稳步向平车处移动，将病人放于平车中央，盖好盖被。	7	
	（5）四人搬运法：		
	1）同挪动法步骤1）～2）。	20	
	2）站位：搬运者甲、乙分别站于床头和床尾，搬运者丙、丁分别站于病床和平车的一侧。	2	30
	3）将帆布兜或中单放于病人腰、臀部下方。	2	
	4）分工：搬运者甲抬起病人的头、颈、肩；搬运者乙抬起病人的双足；搬运者丙、丁分别抓住帆布兜或者中单四角，四人同时抬起病人向平车处移动，将病人放于平车中央，盖好盖被。	6	

续表

平车运送法的评分标准			
项目	技术操作要求	得分	扣分
	4．铺暂空床：整理床单位，将床改铺为暂空床。	5	
	5．运送病人：松开平车制动闸，推病人至目的地。	5	
健康宣教	1．向病人及家属解释搬运的过程、配合方法及注意事项。	5	
	2．告知病人在搬运过程中，如感不适立刻向护士说明，防止意外发生。	5	
注意要点	1．搬运时注意动作轻稳、准确，确保病人安全、舒适。	5	
	2．搬运过程中，注意观察病人的病情变化，避免引起并发症。	5	
	3．保证病人的持续性治疗不受影响。	5	
总分		100	

操作思维导图

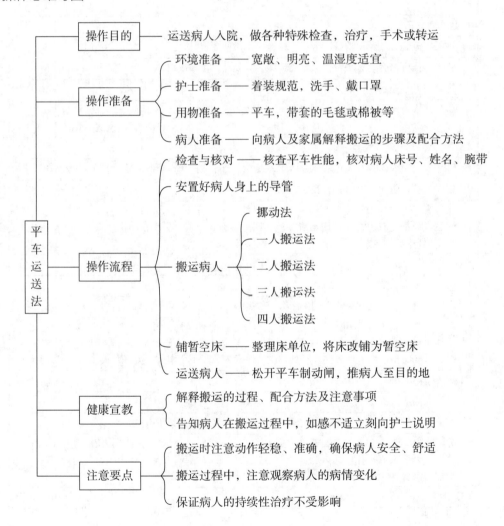

第三章

病人的清洁卫生

第一节 头面部清洁

一、口腔护理

操作评分标准

项目	技术操作要求	得分	扣分
操作目的	1. 为确保病人舒适，促进食欲，去除口腔异味。	1	
	2. 保持口腔清洁，预防口腔感染等并发症。	2	
	3. 评估口腔黏膜、舌苔及牙龈的变化，为病人病情变化提供依据。	2	
操作准备	1. 环境准备：宽敞、明亮、温湿度适宜。	2	
	2. 护士准备：着装规范，洗手，戴口罩。	3	
	3. 用物准备：口腔护理包、水杯（内盛漱口溶液）、吸水管、棉签、纱布数块、治疗巾、手电筒及口腔护理液。	3	
	4. 病人准备：病人及家属了解口腔护理的目的、方法、注意事项及配合要点，采取合适体位。	5	
操作流程	1. 携用物至床旁，核对病人床号、姓名、腕带，评估病人。	2	
	2. 协助病人侧卧或仰卧，摇高床头，头偏向一侧，面向护士。	2	
	3. 将治疗巾铺于病人颈下，弯盘置于病人的口角旁。	3	
	4. 倒漱口液，润湿并清点棉球的数量。	2	
	5. 湿润嘴唇。	3	
	6. 协助病人用吸水管吸水漱口。	2	
	7. 嘱病人张口，护士一手持手电筒，另一手持压舌板观察口腔情况。当病人昏迷牙关紧闭时用开口器协助张口。	5	
	8. 用弯止血钳夹取含有护理液的棉球，用另一把止血钳夹住，拧干。	5	
	（1）嘱病人咬合上、下齿，用压舌板撑开左侧颊部，纵向由臼齿向门齿擦洗牙齿的左外侧面，用相同的方法擦洗右外侧面。	10	
	（2）嘱病人张开上、下齿，擦洗牙齿左上内侧面、左上咬合面、左下内侧面及左下咬合面，然后弧形擦洗左侧颊部，用相同的方法擦洗右侧牙齿。	10	
	（3）擦洗舌面、舌下和硬腭部。	8	
	（4）擦洗完毕，再次清点棉球数量。	5	
	9. 协助病人漱口，再次评估口腔情况，确定清洁是否有效。	5	
	10. 给病人口唇涂抹润唇膏，酌情涂药。	5	
	11. 撤去弯盘及治疗巾，协助病人取舒适卧位，整理床单位，整理用物，洗手，做记录。	5	
健康宣教	1. 向病人及家属讲解口腔护理的重要作用。	2	
	2. 介绍口腔护理的知识，并根据病人存在的问题进行针对性指导。	2	

续表

口腔护理的评分标准			
项目	技术操作要求	得分	扣分
注意要点	1. 昏迷病人禁止漱口,防止引起误吸。	2	
	2. 长期使用抗生素和激素的病人,观察口腔时注意口腔内有无真菌感染。	2	
	3. 按消毒隔离原则处理传染病病人的口腔护理用物。	2	
总分		100	

操作思维导图

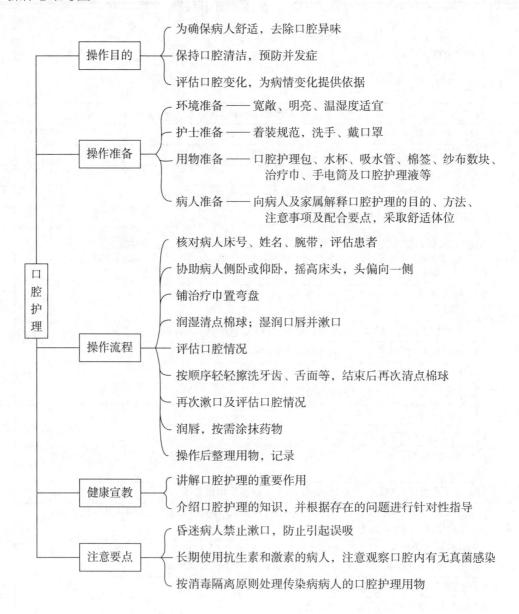

二、床上梳头

操作评分标准

床上梳头的评分标准			
项目	技术操作要求	得分	扣分
操作目的	1. 确保病人舒适，维护病人自尊，建立良好的护患关系。	1	
	2. 促进头部血液循环，促进头发生长代谢。	2	
	3. 保持头发清洁，减少感染机会。	2	
操作准备	1. 环境准备：宽敞、明亮、温湿度适宜。	2	
	2. 护士准备：着装规范，洗手、戴口罩。	3	
	3. 用物准备：梳子，治疗巾，纸袋，手消毒液，必要时备发夹、橡皮圈、30% 乙醇。	5	
	4. 病人准备：病人及家属了解梳头的目的、方法、注意事项及配合要点，根据病情取平卧位、坐位或半坐卧位。	10	
操作流程	1. 携用物至床旁，核对病人床号、姓名、腕带，评估病人。	5	
	2. 协助病人取平卧位、坐位或半坐位，铺治疗巾于病人肩上；卧床病人，铺治疗巾于枕头上。	10	
	3. 将头发从中间分成两股，一手握住一股头发，另一手用梳子从发根梳向发梢。	10	
	4. 根据病人喜好，将头发编辫或扎成束。	10	
	5. 将脱落的头发置于纸袋中，撤去治疗巾。	5	
	6. 协助病人取舒适体位，整理床单位。	5	
	7. 整理用物，洗手，记录。	5	
健康宣教	1. 指导病人及家属了解正确梳头的方法，保持头部清洁和整齐。	5	
	2. 维持良好的个人外观，改善心理状态，保持心情舒畅。	5	
注意要点	1. 进行头发梳理时，可用指腹按摩头发，促进头部血液循环。	5	
	2. 进行梳头护理时，注意尊重病人个人喜好和习惯。	5	
	3. 如果将头发编成辫，每天至少松开发辫一次，梳理后再编好。	5	
总分		100	

操作思维导图

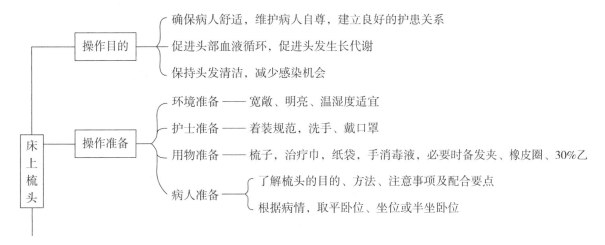

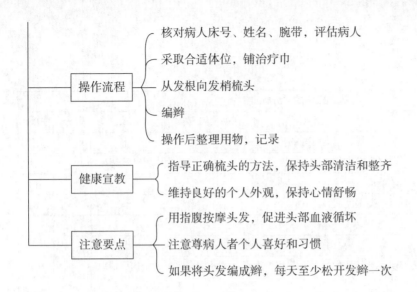

操作流程
- 核对病人床号、姓名、腕带，评估病人
- 采取合适体位，铺治疗巾
- 从发根向发梢梳头
- 编辫
- 操作后整理用物，记录

健康宣教
- 指导正确梳头的方法，保持头部清洁和整齐
- 维持良好的个人外观，保持心情舒畅

注意要点
- 用指腹按摩头发，促进头部血液循坏
- 注意尊病人者个人喜好和习惯
- 如果将头发编成辫，每天至少松开发辫一次

三、床上洗头

操作评分标准

项目	技术操作要求	得分	扣分
\<td colspan=4 style="text-align:center">**床上洗头的评分标准**\</td>			
操作目的	1. 为确保病人舒适，维护病人自尊，建立良好的护患关系。	2	
	2. 促进头部血液循环，促进头发生长代谢。	2	
	3. 保持头发清洁，去除头皮屑和污物，减少感染机会。	2	
操作准备	1. 环境准备：移开床头桌、椅，关好门窗，温湿度适宜。	2	
	2. 护士准备：着装规范，洗手，戴口罩。	3	
	3. 用物准备：橡胶单、毛巾、浴巾、别针、眼罩、耳塞、量杯、洗发液、梳子、橡胶马蹄形卷、水壶（内盛热水，水温略高于体温，以不超过40℃为宜）、脸盆或污水桶、手消毒液，需要时备电吹风。扣杯式洗头法另备搪瓷杯、橡胶管。	5	
	4. 病人准备：向病人及家属了解床上洗头的目的、方法、注意事项及配合要点。	5	
操作流程	1. 携用物至病人床旁，核对病人床号、姓名、腕带，评估病人，松开衣领向内折，毛巾围于颈下，用别针固定，铺橡胶单和浴巾于枕上。	5	
	2. 体位。		
	（1）马蹄形垫床上洗头法：将枕头垫于病人肩下，协助病人取仰卧位，上半身斜向床边，置马蹄形垫于病人颈后，马蹄形垫突起处，使病人颈部置于马蹄形垫突起处，头部置于水槽中。马蹄形垫下端置于脸盆或污水槽中。		
	（2）扣杯式床上洗头法：枕头垫于病人肩下，协助病人取仰卧位。铺橡胶单和浴巾于病人头部位置，取脸盆一只，盆底放一条毛巾，倒扣搪瓷杯于盆底，杯上垫折成四折并外裹防水薄膜的毛巾。将病人头部枕于毛巾上，脸盆内置一根橡胶管，下接污水桶。	10	
	（3）洗头车床上洗头法：病人取仰卧位，上半身斜向床边，头部枕于洗头车的头托上，接水盘置于病人头下。		
	3. 用耳塞塞好双耳，双眼用眼罩保护。	6	
	4. 松开头发，温水浸湿，取适量洗发液于掌心，均匀涂抹于头发，由发际至脑后部反复揉搓，并用指腹按摩头皮，再用温水冲洗干净。	12	
	5. 松开颈下毛巾，擦去头发水分。取下眼罩和耳塞，用毛巾包裹头发，擦干面部。	6	
	6. 撤去洗发用物，将枕头置于床头，协助病人取舒适体位。	4	
	7. 取下包头毛巾，擦干头发，梳理整齐，整理床单位及用物，洗手，做好记录。	5	

续表

床上洗头的评分标准			
项目	技术操作要求	得分	扣分
健康宣教	1. 告知病人经常洗头可保持头发清洁，促进头部血液循环和头发生长，并能保持良好的形象，维护自信。	3	
	2. 指导家属掌握卧床病人床上洗头的方法。	3	
注意要点	1. 洗发时注意调节室温和水温，避免打湿衣物和床铺，及时擦干头发，防止病人着凉。	4	
	2. 在洗头过程中，随时观察病人病情变化，若有异常，应立即停止操作。	4	
	3. 病情危重和极度衰弱病人不宜洗发。	4	
	4. 在为病人洗头时，正确运用人体力学原理，身体尽量靠近床边，保持节力姿势，避免疲劳。	4	
	5. 床上洗发时间不宜过久，避免引起病人疲劳不适或头部充血。	4	
	6. 洗发时注意保持病人舒适体位，保护伤口及各种管路，防止水流入耳和眼。	5	
总分		100	

操作思维导图

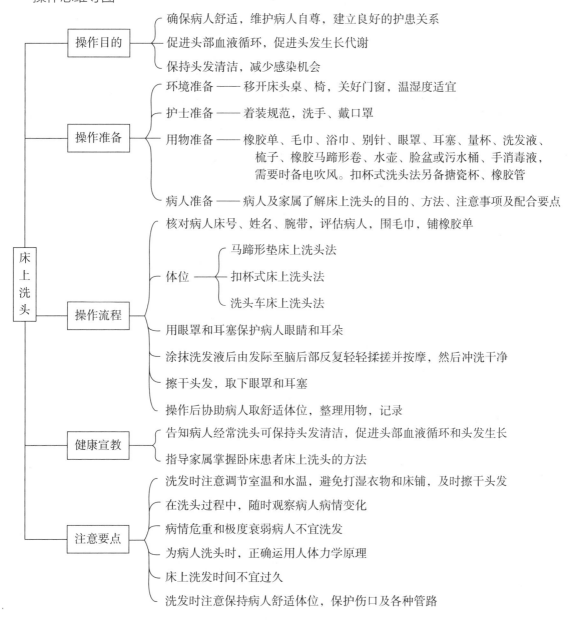

534

第二节 皮肤护理

一、淋浴和盆浴

操作评分标准

淋浴和盆浴的评分标准			
项目	技术操作要求	得分	扣分
操作目的	1. 去除皮肤污垢，保持皮肤清洁，确保病人舒适，增进健康。	2	
	2. 促进皮肤血液循环，增强皮肤排泄功能，预防感染和压疮。	2	
	3. 促进病人身心舒适，增加病人活动机会。	2	
	4. 促进护患交流，增进护患关系。	2	
操作准备	1. 环境准备：调节室温至 22 ℃以上，水温以皮肤温度为准，夏季略低于体温，冬季略高于体温。	5	
	2. 护士准备：着装规范，修剪指甲，洗手、戴口罩。	4	
	3. 用物准备：毛巾、浴巾、脸盆、浴皂（可根据皮肤情况选择酸、碱度适宜的洗浴用品）、洗发液、洁净的衣裤、拖鞋、手消毒液。	5	
	4. 病人准备：了解洗浴的目的、方法及注意事项，需要时协助病人排便。	5	
操作流程	1. 携用物至床旁，核对病人床号、姓名、腕带、询问病人有无特殊需求。	5	
	2. 检查浴室、浴盆是否清洁，放置防滑垫。协助病人准备洗浴用品，放于浴室内易取处。	5	
	3. 嘱病人穿好浴衣和拖鞋，进、出浴室时扶好安全把手，协助病人入浴室。指导病人调节冷、热水开关及使用浴室呼叫器。浴室勿闩门，将"正在使用"标记挂于浴室门外，确保病人的安全。	8	
	4. 病人洗浴时，护士应每隔 5 min 查看病人情况，观察病人在沐浴过程中的反应。	6	
	5. 洗浴结束后应根据情况协助病人擦干皮肤，穿好衣裤和拖鞋防止病人受凉。	7	
	6. 协助病人回病室，取舒适卧位。	5	
	7. 清洁浴室、浴盆，将用物放回原处，并将"未用"标记挂于浴室门外。	5	
	8. 洗手。	2	
	9. 记录。	2	
健康宣教	1. 指导病人检查皮肤卫生情况，确定洗浴的频率和方法。	2	
	2. 指导病人洗浴时预防意外跌倒和晕厥的方法。	2	
	3. 指导病人根据个人皮肤耐受情况选择合适的洗浴用品。	4	
注意要点	1. 盆浴浸泡时间不应超过 10 min，以防浸泡时间过长而晕厥。	4	
	2. 洗浴应在进食 1 h 后进行，以免影响消化功能。	4	
	3. 若遇病人发生晕厥，应立即将病人抬出、平卧、保暖，通知医生并配合处理。	4	
	4. 指导病人呼叫器的使用方法，嘱病人如在洗浴过程中感到虚弱无力、眩晕，应立即呼叫。	4	
	5. 传染病病人应根据病情和隔离原则进行洗浴。	4	
总分		100	

操作思维导图

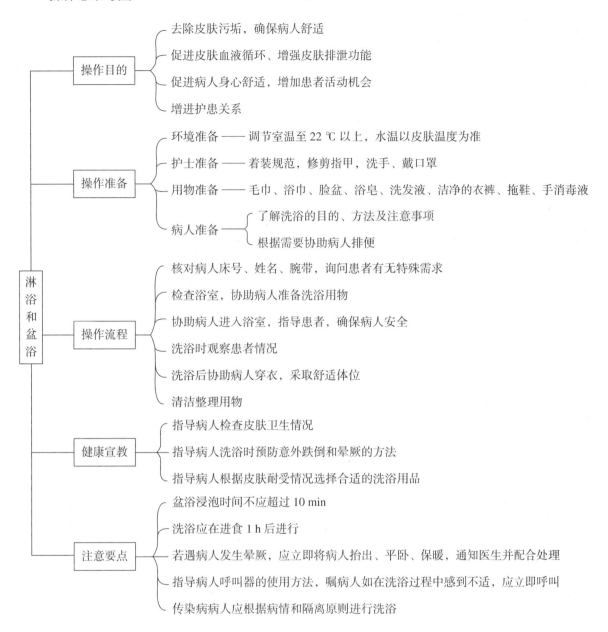

淋浴和盆浴

操作目的
- 去除皮肤污垢，确保病人舒适
- 促进皮肤血液循环、增强皮肤排泄功能
- 促进病人身心舒适，增加患者活动机会
- 增进护患关系

操作准备
- 环境准备 —— 调节室温至 22 ℃以上，水温以皮肤温度为准
- 护士准备 —— 着装规范，修剪指甲，洗手、戴口罩
- 用物准备 —— 毛巾、浴巾、脸盆、浴皂、洗发液、洁净的衣裤、拖鞋、手消毒液
- 病人准备
  - 了解洗浴的目的、方法及注意事项
  - 根据需要协助病人排便

操作流程
- 核对病人床号、姓名、腕带，询问患者有无特殊需求
- 检查浴室，协助病人准备洗浴用物
- 协助病人进入浴室，指导患者，确保病人安全
- 洗浴时观察患者情况
- 洗浴后协助病人穿衣，采取舒适体位
- 清洁整理用物

健康宣教
- 指导病人检查皮肤卫生情况
- 指导病人洗浴时预防意外跌倒和晕厥的方法
- 指导病人根据皮肤耐受情况选择合适的洗浴用品

注意要点
- 盆浴浸泡时间不应超过 10 min
- 洗浴应在进食 1 h 后进行
- 若遇病人发生晕厥，应立即将病人抬出、平卧、保暖，通知医生并配合处理
- 指导病人呼叫器的使用方法，嘱病人如在洗浴过程中感到不适，应立即呼叫
- 传染病病人应根据病情和隔离原则进行洗浴

二、床上擦浴

操作评分标准

床上擦浴的评分标准			
项目	技术操作要求	得分	扣分
操作目的	1. 去除皮肤污垢，保持皮肤清洁，确保病人舒适，增进健康。	1	
	2. 促进皮肤血液循环、增强皮肤排泄功能，预防感染和压疮。	1	
	3. 观察病人一般情况，防止肌肉挛缩和关节僵硬等并发症发生。	1	
	4. 促进病人身心舒适，增加病人活动机会，促进护患交流，增进护患关系。	1	
操作准备	1. 环境准备：调节室温在 24 ℃以上，关闭门窗，拉上窗帘或使用屏风遮挡。	2	
	2. 护士准备：着装规范，洗手、戴口罩。	2	

续表

	床上擦浴的评分标准		
项目	技术操作要求	得分	扣分
	3. 用物准备：治疗车上层：脸盆2个、毛巾2条、浴巾2条、浴皂、小剪刀、梳子、浴毯、按摩乳、护肤用品、清洁衣裤和被服、手消毒液；治疗车下层：水桶2个、便盆、纸巾。	3	
	4. 病人准备。		
	(1) 了解擦浴的目的、方法及注意事项。	1	
	(2) 病人病情稳定，一般情况良好，可以配合。	1	
	(3) 根据需要排便。	1	
操作流程	1. 携用物至床旁，核对病人床号、姓名、腕带，询问病人有无特殊需求。	2	
	2. 按需要协助病人排便。关闭门窗，拉上隔帘或用屏风遮挡。	2	
	3. 协助病人取舒适卧位，并保持身体平衡。	2	
	4. 根据病情放平床头及床尾支架，松开盖被，移至床尾，浴毯遮盖病人。	2	
	5. 将脸盆和浴皂放于床旁桌上，倒入适量温水。将一条浴巾铺于病人枕上，另一条浴巾盖于病人胸部。将毛巾叠成手套状，包于护士手上。将包好的毛巾放入水中，彻底浸湿。	4	
	6. 由内眦至外眦擦洗病人眼部，使用毛巾的不同部位轻轻擦干眼部。按前额、面颊、鼻翼、耳后、下颌直至颈部顺序依次洗净并擦干。根据病人情况使用浴皂。	5	
	7. 按先脱近侧，后脱远侧的顺序为病人脱去上衣，盖好浴毯。如有肢体外伤或活动障碍，应先脱健侧，后脱患侧。	4	
	8. 移去近侧上肢浴毯，将浴巾纵向铺于病人上肢下面。将毛巾涂好浴皂，擦洗病人上肢到腋窝，再用清水擦净，浴巾擦干。将浴巾对折，放于病人床边处。置脸盆于浴巾上，协助病人清洗双手并擦干，根据情况修剪指甲。操作后移至对侧，同法擦洗对侧上肢。	7	
	9. 根据需要换水并测试水温。	3	
	10. 将浴巾盖于病人胸部，将浴毯向下折叠至病人脐部。护士一手掀起浴巾一边，用另一包有毛巾的手擦洗病人胸部。擦洗女病人乳房时应环形用力，注意擦净乳房下皮肤皱褶处。必要时，可将乳房抬起擦洗皱褶处皮肤。	5	
	11. 将浴巾纵向盖于病人胸、腹部，将浴毯向下折叠至会阴部。护士一手掀起浴巾一边，用另一包有毛巾的手擦洗病人腹部一侧，同法擦洗腹部另一侧。	3	
	12. 协助病人取侧卧位，背向护士，将浴巾纵向铺于病人身下。	2	
	13. 将浴毯盖于病人肩部和腿部。按颈部、背部至臀部依次擦洗，并进行背部按摩。	2	
	14. 协助病人穿好清洁上衣（先穿对侧，后穿近侧）。如有肢体外伤或活动障碍，则先穿患侧，后穿健侧。	2	
	15. 将浴毯盖于病人胸、腹部，换水。	1	
	16. 协助病人平卧将浴毯盖于远侧腿部，确保遮盖会阴部位。将浴巾纵向铺于近侧腿部下面，按踝部、膝关节、大腿，依次擦洗并擦干。	6	
	17. 将盆放于足下，盆下垫浴巾。一手托起病人小腿部，将足部轻轻置于盆内，浸泡后擦洗足部。根据情况修剪趾甲。若足部过于干燥，可使用润肤剂。	4	
	18. 护士移至床对侧，将浴毯盖于洗净腿，同法擦洗近侧下肢。擦洗后，浴毯盖好病人。换水，用浴巾盖好上肢和胸部，浴毯盖好下肢，只暴露会阴部。洗净并擦干会阴部。	6	
	19. 协助病人穿好清洁裤子，协助病人取舒适体位并为病人梳头，整理床单位，按需更换床单。	2	
	20. 整理用物。	2	
	21. 洗手。	2	
	22. 记录。	2	
健康宣教	1. 向病人及家属解释床上擦浴的注意事项，皮肤护理的目的及方法。	2	
	2. 指导病人经常观察皮肤，预防感染和压疮等并发症发生。	2	

续表

项目	技术操作要求	得分	扣分
床上擦浴的评分标准			
注意要点	1．擦浴过程中应注意观察病人病情变化及皮肤情况，如出现寒战、面色苍白、脉速等征象，应立即停止擦浴，并给予适当处理。	2	
	2．擦浴时应注意病人保暖，控制室温，随时调节水温，及时为病人盖好浴毯。	2	
	3．操作时动作应敏捷、轻柔，减少翻动次数，通常于 15 ～ 30 min 内完成擦浴。	2	
	4．擦浴时注意保护病人隐私。	2	
	5．擦浴过程中，遵循节时省力原则。	2	
	6．擦浴过程中，注意保护伤口和引流管，避免伤口受压、引流管打折或扭曲。	2	
总分		100	

操作思维导图

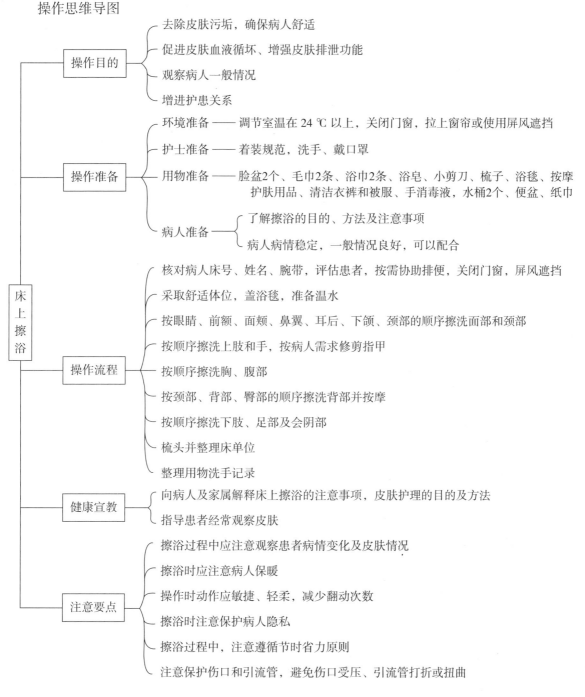

三、背部按摩

操作评分标准

背部按摩的评分标准			
项目	技术操作要求	得分	扣分
操作目的	1. 预防压疮，促进病人皮肤血液循环。	2	
	2. 满足病人身心需要，增进病人健康，增进护患关系。	2	
	3. 观察病人一般情况、皮肤有无破损。	2	
操作准备	1. 环境准备：宽敞、明亮、温湿度适宜。	3	
	2. 护士准备：着装规范，洗手，戴口罩。	3	
	3. 用物准备：毛巾、浴巾、按摩乳、脸盆、手消毒液。	3	
	4. 病人准备。		
	(1) 了解背部按摩的目的、方法及注意事项，做好配合。	3	
	(2) 病情稳定，一般情况较好。	2	
操作流程	1. 携用物至床旁，核对病人床号、姓名、腕带。	5	
	2. 备水，将盛有温水的脸盆置于床旁桌或椅上。	5	
	3. 协助病人取俯卧位或侧卧位，背对操作者。	5	
	4. 按摩。		
	(1) 俯卧位：		
	1) 暴露病人背部、肩部、上肢及臀部，将身体其他部位盖好，将浴巾纵向铺于病人身下。	5	
	2) 用毛巾依次擦洗病人的颈部、肩部、背部及臀部。	8	
	3) 两手掌蘸少许按摩乳，用手掌大小鱼际以环形方式按摩。从骶尾部开始，沿脊柱两侧向上按摩至肩部，按摩肩胛部位时应用力稍轻；再从上臂沿背部两侧向下按摩至髂嵴部位，依次按摩数次。	8	36
	4) 用拇指指腹蘸按摩乳，由骶尾部开始沿脊柱旁按摩至肩部、颈部，再继续向下按摩至骶尾部。	5	
	5) 用手掌大、小鱼际蘸按摩乳紧贴皮肤按摩其他受压处，按向心方向先由轻至重，再由重至轻按摩。	5	
	6) 背部轻叩 3 min。	5	
	(2) 侧卧位：		
	1) 同俯卧位背部按摩（1～6）。	30	36
	2) 协助病人转向另一侧卧位，按摩另一侧髋部。	6	
	5. 更换衣服撤去浴巾，协助病人穿衣。	3	
	6. 协助病人取舒适卧位。	3	
	7. 整理床单位，整理用物。	3	
	8. 洗手。	3	
	9. 记录。	2	
健康宣教	1. 向病人及家属讲解背部按摩的重要性。	3	
	2. 指导病人经常自行检查皮肤；预防感染和压疮等并发症发生，于卧位或坐位时采用减压方法，对受压处皮肤进行合理按摩；并有计划、适度地活动全身。	4	
	3. 教育病人保持皮肤及床褥的清洁卫生，鼓励病人及家属积极参与自我护理。	2	
注意要点	1. 操作过程中，注意观察病人生命体征，如有异常应立即停止。	2	
	2. 操作时，应遵循人体力学原则，注意节时省力。	2	
	3. 按摩力量适中，避免用力过大造成皮肤损伤。	2	
总分		100	

操作思维导图

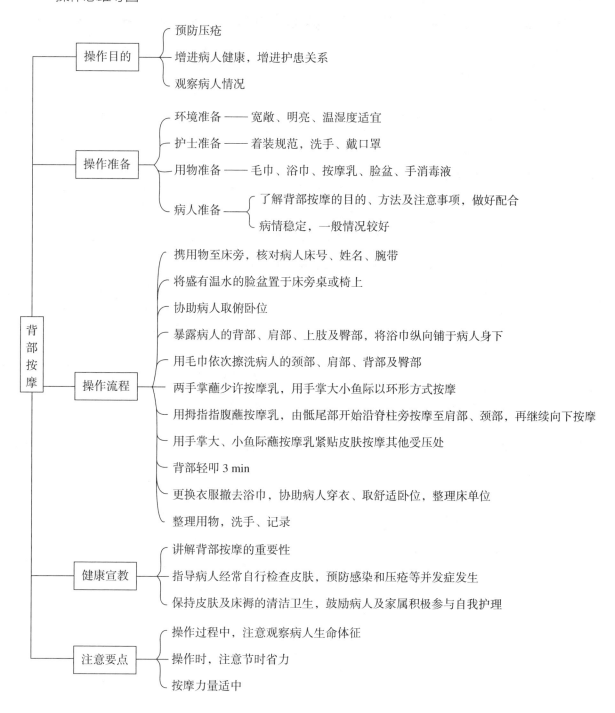

背部按摩
- 操作目的
  - 预防压疮
  - 增进病人健康，增进护患关系
  - 观察病人情况
- 操作准备
  - 环境准备 —— 宽敞、明亮、温湿度适宜
  - 护士准备 —— 着装规范，洗手、戴口罩
  - 用物准备 —— 毛巾、浴巾、按摩乳、脸盆、手消毒液
  - 病人准备
    - 了解背部按摩的目的、方法及注意事项，做好配合
    - 病情稳定，一般情况较好
- 操作流程
  - 携用物至床旁，核对病人床号、姓名、腕带
  - 将盛有温水的脸盆置于床旁桌或椅上
  - 协助病人取俯卧位
  - 暴露病人的背部、肩部、上肢及臀部，将浴巾纵向铺于病人身下
  - 用毛巾依次擦洗病人的颈部、肩部、背部及臀部
  - 两手掌蘸少许按摩乳，用手掌大小鱼际以环形方式按摩
  - 用拇指指腹蘸按摩乳，由骶尾部开始沿脊柱旁按摩至肩部、颈部，再继续向下按摩
  - 用手掌大、小鱼际蘸按摩乳紧贴皮肤按摩其他受压处
  - 背部轻叩 3 min
  - 更换衣服撤去浴巾，协助病人穿衣、取舒适卧位，整理床单位
  - 整理用物，洗手、记录
- 健康宣教
  - 讲解背部按摩的重要性
  - 指导病人经常自行检查皮肤，预防感染和压疮等并发症发生
  - 保持皮肤及床褥的清洁卫生，鼓励病人及家属积极参与自我护理
- 注意要点
  - 操作过程中，注意观察病人生命体征
  - 操作时，注意节时省力
  - 按摩力量适中

第三节 会阴部护理

一、便器的使用

操作评分标准

	便器使用的评分标准		
项目	技术操作要求	得分	扣分
操作目的	满足病人排便需要，促进病人舒适。	4	
操作准备	1. 环境准备：关闭门窗，拉上隔帘或用屏风遮挡。	4	
	2. 护士准备：着装规范，洗手、戴口罩。	4	
	3. 用物准备：便盆、便盆巾、卫生纸、手消毒液。	5	
	4. 病人准备：了解便盆的使用方法、注意事项并配合操作。	4	
操作流程	1. 携用物至床旁，核对病人床号、姓名、腕带。	4	
	2. 关闭门窗，拉上隔帘或用屏风遮挡。	4	
	3. 将橡胶单和中单铺于病人臀下，协助病人脱裤，屈膝。	8	
	4. 能配合的病人，嘱其双脚向下蹬床，抬起背部和臀部，护士一手协助病人托起腰骶部，另一手将便盆置于臀下；若病人不能配合，先协助病人侧卧，放置便盆于病人臀部后，护士一手紧按便盆，另一手帮助病人恢复平卧位；或二人协力抬起病人臀部后放置便盆。	10	
	5. 检查病人是否坐于便盆中央。	4	
	6. 尊重病人意愿，酌情守候床旁或暂离病室；将卫生纸、呼叫器等放于病人身边易取处。	5	
	7. 排便完毕，协助病人擦净肛门。	4	
	8. 嘱病人双腿用力，将臀部抬起，护士一手抬高病人的腰和骶尾部，另一手取出便盆，盖便盆巾。	8	
	9. 协助病人穿裤、洗手、取舒适卧位。	4	
	10. 整理床单位。	2	
	11. 撤去屏风，开窗通风。	3	
	12. 倒掉排泄物，冷水冲洗便盆，必要时留取标本送检。	5	
	13. 洗手。	2	
	14. 记录。	2	
健康宣教	指导病人及家属正确使用便盆，切忌硬塞、硬拉便器，以免损伤骶尾部皮肤。	2	
注意要点	1. 尊重并保护病人隐私。	4	
	2. 使用前应检查便盆有无破损，防止皮肤损伤，使用后应清洁便盆。	4	
	3. 金属便盆使用前需倒入少量热水加温，避免太凉而引起病人不适。	4	
总分		100	

操作思维导图

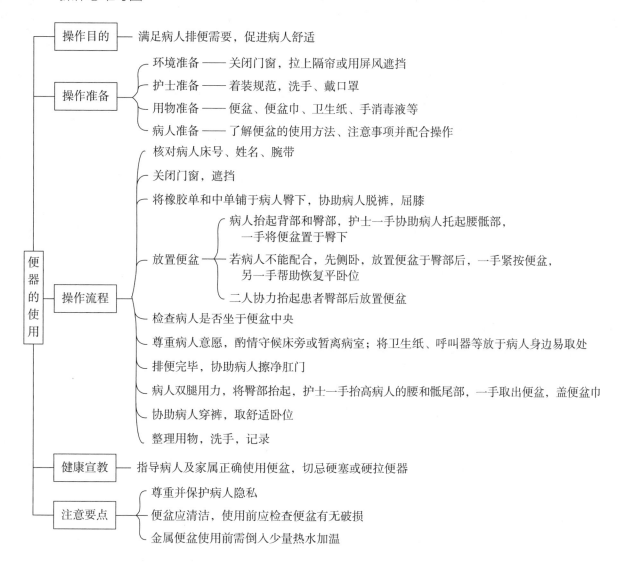

便器的使用

- 操作目的 —— 满足病人排便需要，促进病人舒适
- 操作准备
  - 环境准备 —— 关闭门窗，拉上隔帘或用屏风遮挡
  - 护士准备 —— 着装规范，洗手、戴口罩
  - 用物准备 —— 便盆、便盆巾、卫生纸、手消毒液等
  - 病人准备 —— 了解便盆的使用方法、注意事项并配合操作
- 操作流程
  - 核对病人床号、姓名、腕带
  - 关闭门窗，遮挡
  - 将橡胶单和中单铺于病人臀下，协助病人脱裤，屈膝
  - 放置便盆
    - 病人抬起背部和臀部，护士一手协助病人托起腰骶部，一手将便盆置于臀下
    - 若病人不能配合，先侧卧，放置便盆于臀部后，一手紧按便盆，另一手帮助恢复平卧位
    - 二人协力抬起患者臀部后放置便盆
  - 检查病人是否坐于便盆中央
  - 尊重病人意愿，酌情守候床旁或暂离病室；将卫生纸、呼叫器等放于病人身边易取处
  - 排便完毕，协助病人擦净肛门
  - 病人双腿用力，将臀部抬起，护士一手抬高病人的腰和骶尾部，一手取出便盆，盖便盆巾
  - 协助病人穿裤，取舒适卧位
  - 整理用物，洗手，记录
- 健康宣教 —— 指导病人及家属正确使用便盆，切忌硬塞或硬拉便器
- 注意要点
  - 尊重并保护病人隐私
  - 便盆应清洁，使用前应检查便盆有无破损
  - 金属便盆使用前需倒入少量热水加温

二、会阴部清洁护理

操作评分标准

会阴部清洁护理的评分标准			
项目	技术操作要求	得分	扣分
操作目的	1. 保持会阴部清洁、预防和减少感染。	2	
	2. 保持会阴伤口处清洁，促进伤口愈合。	2	
	3. 为导尿术、留取中段尿标本和会阴部手术做准备。	2	
操作准备	1. 环境准备：关闭门窗，拉上隔帘或用屏风遮挡。	3	
	2. 护士准备：着装规范，洗手、戴口罩。	3	
	3. 用物准备：治疗车上层：无菌棉球、无菌溶液、大量杯、镊子、一次性手套、橡胶单、中单、浴巾、浴毯、毛巾、卫生纸、手消毒液和水壶（内盛温水，温度以不超过 40 ℃为宜）；治疗车下层：便盆和便盆巾。	5	
	4. 病人准备。		
	（1）了解会阴部护理的目的、方法、注意事项。	2	
	（2）病人取仰卧位，双腿屈膝外展。	3	

续表

会阴部清洁护理的评分标准			
项目	技术操作要求	得分	扣分
操作流程	1. 携用物至床旁，核对病人床号、姓名、腕带。	5	
	2. 关闭门窗，拉上隔帘或用屏风遮挡。	5	
	3. 将橡胶单和中单置于病人臀下；协助病人脱对侧裤腿，盖在近侧腿部，对侧腿用盖被遮盖。	5	
	4. 协助病人取屈膝仰卧位，两腿外展。	5	
	5. 脸盆内放温水，将脸盆和卫生纸放于床旁桌上，毛巾置于脸盆内。	3	
	6. 戴一次性手套。	2	
	7. 擦洗会阴部。		
	（1）男性：		
	1）擦洗大腿内侧 1/3，由外向内擦洗至阴囊边缘。	6	
	2）将阴茎轻轻提起，手持纱布将包皮后推露出冠状沟，由尿道口向外环形擦洗阴茎头部，更换毛巾，反复擦洗，直至擦净。	6	24
	3）沿阴茎体由上向下擦洗。	6	
	4）擦洗阴囊及阴囊下皮肤皱褶。	6	
	（2）女性：		
	1）擦洗大腿内侧，由外向内擦洗至大阴唇边缘。	4	
	2）擦洗阴阜。	4	
	3）擦洗阴唇部位。	4	
	4）分开阴唇，暴露尿道口和阴道口，由上到下从会阴部向肛门方向轻轻擦洗，彻底擦净阴唇、阴蒂及阴道口周围部分。	5	24
	5）置便盆于病人臀下。	2	
	6）护士一手持装有温水的大量杯，一手持夹有棉球的大镊子，边冲水边擦洗会阴部。从会阴部冲洗至肛门部，冲洗后，将会阴部擦干。	3	
	7）撤去便盆。	2	
	8. 协助病人取侧卧位，擦洗肛周及肛门部位。	5	
	9. 脱手套，撤除橡胶单和中单。	3	
	10. 协助病人穿好衣裤，取舒适卧位。	2	
	11. 整理床单位，整理用物。	2	
	12. 洗手。	2	
	13. 记录。	2	
健康宣教	1. 指导病人经常检查会阴部卫生情况，及时做好清洁护理，预防感染。	3	
	2. 指导病人掌握会阴部清洁方法。	2	
注意要点	1. 进行会阴部擦洗时，洗浴液温度适中，每擦洗一处需变换毛巾部位，用棉球擦洗，每擦洗一处应更换一个棉球。	2	
	2. 擦洗时动作轻稳，顺序清楚，从污染最小部位到污染最大部位清洁，避免交叉感染。	2	
	3. 注意观察会阴部皮肤黏膜情况，如发现异常，及时向医生汇报，并处理。如病人有会阴或直肠手术，应使用无菌棉球擦净手术部位及会阴部周围皮肤。	2	
	4. 操作中减少暴露，注意保暖，女性病人月经期宜采用会阴冲洗，并保护病人隐私。	2	
总分		100	

操作思维导图

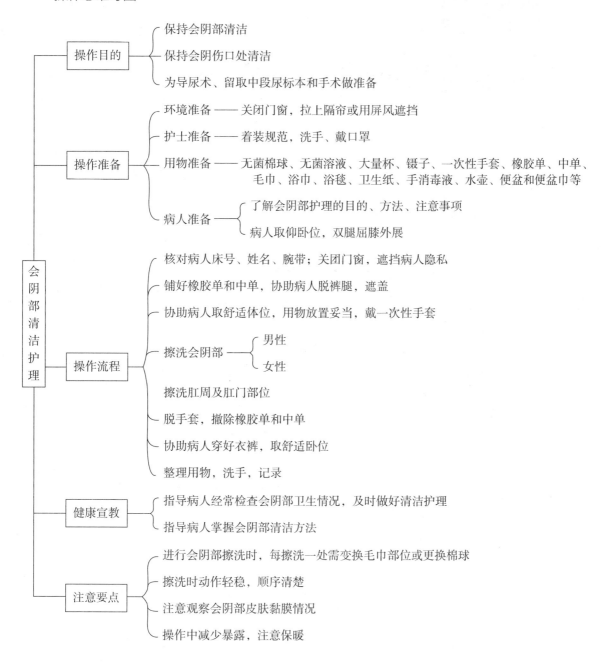

会阴部清洁护理

- 操作目的
  - 保持会阴部清洁
  - 保持会阴伤口处清洁
  - 为导尿术、留取中段尿标本和手术做准备

- 操作准备
  - 环境准备 —— 关闭门窗，拉上隔帘或用屏风遮挡
  - 护士准备 —— 着装规范，洗手、戴口罩
  - 用物准备 —— 无菌棉球、无菌溶液、大量杯、镊子、一次性手套、橡胶单、中单、毛巾、浴巾、浴毯、卫生纸、手消毒液、水壶、便盆和便盆巾等
  - 病人准备
    - 了解会阴部护理的目的、方法、注意事项
    - 病人取仰卧位，双腿屈膝外展

- 操作流程
  - 核对病人床号、姓名、腕带；关团门窗，遮挡病人隐私
  - 铺好橡胶单和中单，协助病人脱裤腿，遮盖
  - 协助病人取舒适体位，用物放置妥当，戴一次性手套
  - 擦洗会阴部
    - 男性
    - 女性
  - 擦洗肛周及肛门部位
  - 脱手套，撤除橡胶单和中单
  - 协助病人穿好衣裤，取舒适卧位
  - 整理用物，洗手，记录

- 健康宣教
  - 指导病人经常检查会阴部卫生情况，及时做好清洁护理
  - 指导病人掌握会阴部清洁方法

- 注意要点
  - 进行会阴部擦洗时，每擦洗一处需变换毛巾部位或更换棉球
  - 擦洗时动作轻稳，顺序清楚
  - 注意观察会阴部皮肤黏膜情况
  - 操作中减少暴露，注意保暖

第四章

生命体征的评估与护理

第一节 体温、脉搏、血压的评估与护理

一、体温的评估与护理

操作评分标准

体温评估与护理的评分标准			
项目	技术操作要求	得分	扣分
操作目的	1. 判断体温有无异常。	2	
	2. 动态监测体温变化，分析热型及伴随症状。	2	
	3. 为诊断、治疗、护理提供依据。	2	
操作准备	1. 环境准备：安静、宽敞、明亮、温湿度适宜。	2	
	2. 护士准备：着装规范，洗手，戴口罩。	3	
	3. 用物准备：容器2个（一为清洁容器盛放已消毒的体温计，另一为盛放测温后的体温计）、含消毒液纱布、表、记录本、笔、手消毒液。(若测肛温，另备润滑油、棉签、卫生纸)。	5	
	4. 病人准备：了解体温测量的目的、方法、注意事项及配合要点；体位舒适，情绪稳定。测温前20～30 min若有运动、进食、冷热饮、冷热敷、洗澡、坐浴、灌肠等，应休息30 min后再测量。	5	
操作流程	1. 携用物至床旁，核对病人床号、姓名、腕带，评估病人。	5	
	2. 协助病人舒适卧位。	4	
	3. 测量体温。		
	（1）口温：		
	1）口表水银端斜放于舌下热窝。	10	
	2）闭口勿咬，用鼻呼吸。	10 25	
	3）时间：3 min。	5	
	（2）腋温：		
	1）体温计水银端放于腋窝正中。	10	
	2）擦干汗液，体温计紧贴皮肤，屈臂过胸。	10 25	
	3）时间：10 min。	5	
	（3）肛温：		
	1）取适宜测量的体位（暴露测温部位）。	8	
	2）润滑肛表水银端，插入肛门3～4 cm；婴幼儿可取仰卧位，护士一手握住病儿双踝，提起双腿；另一手将已润滑的肛表插入肛门（婴儿1.25 cm，幼儿2.5 cm），并握住肛表用手掌根部和手指将双臀轻轻捏拢，固定。	12 25	
	3）时间：3 min。	5	
	4. 取出体温计，用消毒纱布擦拭。	4	
	5. 读数。	3	

续表

体温评估与护理的评分标准			
项目	技术操作要求	得分	扣分
	6．协助病人穿衣、裤，取舒适体位。	3	
	7．整理用物，垃圾分类处理。	3	
	8．消毒体温计。	3	
	9．洗手。	2	
	10．记录。	2	
健康宣教	1．向病人及家属解释体温监测的重要性，学会正确测量体温，以保证测量结果的准确性。	2	
	2．介绍体温的正常值及测量过程中的注意事项。	3	
	3．鼓励穿着宽松、棉质、透气的衣物，以利于排汗。	2	
	4．切忌滥用退热药及消炎药。	2	
	5．指导病人动态观察体温，为病人提供体温过高、体温过低的护理指导。	3	
注意要点	1．测量体温前应清点体温计数量，并检查有无破损，定期检查体温计的准确性。	2	
	2．婴幼儿、危重病人、躁动病人，应设专人守护，防止意外。	2	
	3．测口温时，若病人不慎咬破体温计时，首先应及时清除玻璃碎屑，以免损伤唇、舌、口腔、食管、胃肠道黏膜，再口服蛋清或牛奶，以延缓汞的吸收。若病情允许，可食用粗纤维食物，加速汞的排出。	2	
	4．避免影响体温测量的各种因素。	2	
	5．发现体温与病情不符合时，要查找原因，并告知医生予以复测。	2	
	6．婴幼儿、精神异常、昏迷、口腔疾患、口鼻手术、张口呼吸者禁忌口温测量。腋下有创伤、手术、炎症，腋下出汗较多者，肩关节受伤或消瘦夹不紧体温计者禁忌腋温测量。直肠或肛门手术、腹泻、禁忌肛温测量；心肌梗死病人不宜测肛温，以免刺激肛门引起迷走神经反射，导致心动过缓。	3	
总分		100	

操作思维导图

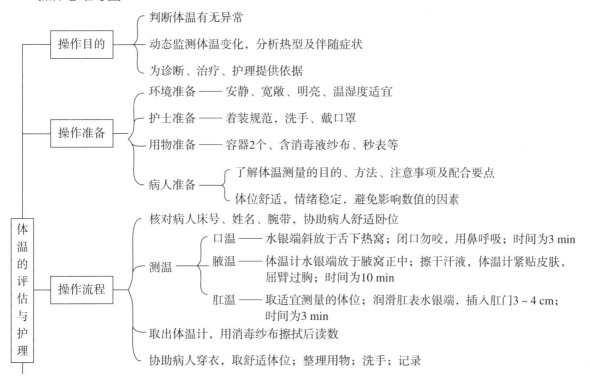

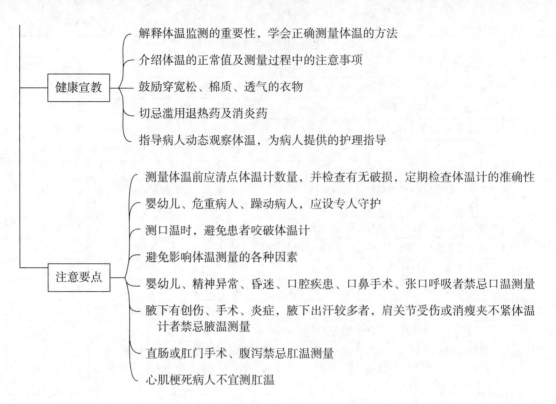

健康宣教
- 解释体温监测的重要性，学会正确测量体温的方法
- 介绍体温的正常值及测量过程中的注意事项
- 鼓励穿宽松、棉质、透气的衣物
- 切忌滥用退热药及消炎药
- 指导病人动态观察体温，为病人提供的护理指导

注意要点
- 测量体温前应清点体温计数量，并检查有无破损，定期检查体温计的准确性
- 婴幼儿、危重病人、躁动病人，应设专人守护
- 测口温时，避免患者咬破体温计
- 避免影响体温测量的各种因素
- 婴幼儿、精神异常、昏迷、口腔疾患、口鼻手术、张口呼吸者禁忌口温测量
- 腋下有创伤、手术、炎症，腋下出汗较多者，肩关节受伤或消瘦夹不紧体温计者禁忌腋温测量
- 直肠或肛门手术、腹泻禁忌肛温测量
- 心肌梗死病人不宜测肛温

二、脉搏的评估与护理

操作评分标准

脉搏评估与护理的评分标准			
项目	技术操作要求	得分	扣分
操作目的	1. 判断脉搏有无异常。	2	
	2. 动态监测脉搏变化，了解心脏状况。	4	
	3. 为医生诊断和治疗提供依据。	4	
操作准备	1. 环境准备：宽敞、明亮、温湿度适宜。	2	
	2. 护士准备：着装规范，洗手，戴口罩。	3	
	3. 用物准备：表、记录本、笔、手消毒液（必要时备听诊器）。	5	
	4. 病人准备：了解脉搏测量的目的、方法、注意事项及配合要点；体位舒适，情绪稳定；测量前若有剧烈运动、紧张、恐惧、哭闹等，应休息 20 ~ 30 min 后再测量。	10	
操作流程	1. 携用物至床旁，核对病人床号、姓名、腕带，评估病人。	5	
	2. 协助病人卧位或坐位；手腕伸展，手臂放舒适位置。	10	
	3. 护士以示指、中指、环指的指端按压在桡动脉处，按压力量适中，以能清楚测得脉搏搏动为宜。	15	
	4. 计数：正常脉搏测 30 s，乘以 2。若发现病人脉搏短绌，应由 2 名护士同时测量，一人听心率，一人测脉率，由听心率者发出"起"或"停"口令，计时 1 min。	15	
	5. 洗手。	2	
	6. 记录：脉搏短绌以分数式记录，记录方式为心率 / 脉率。	3	
健康宣教	1. 向病人及家属解释脉搏监测的重要性及测量方法，并指导其对脉搏进行动态观察。	5	
	2. 做好病人心理护理工作，嘱病人放松取得合作，教会自我护理的技巧，提高病人对异常脉搏的判断能力。	5	
注意要点	1. 因拇指小动脉的搏动较强，易与病人的脉搏相混淆，所以勿用拇指诊脉。	5	
	2. 正常脉搏测 30 s，异常脉搏、危重病人应测量 1 min；脉搏细弱难以触诊应测心尖冲动 1 min。	5	
总分		100	

操作思维导图

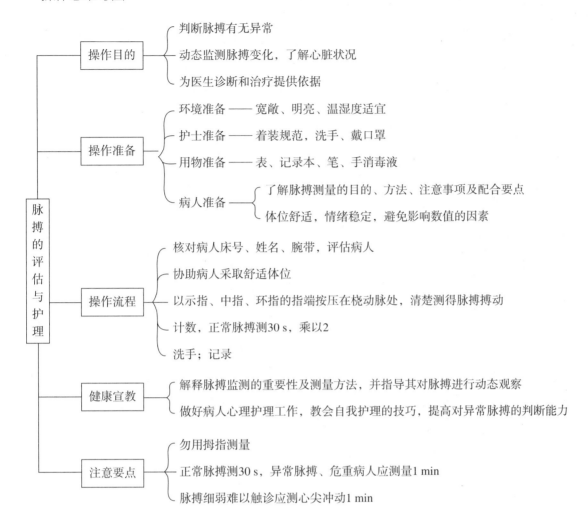

三、血压的评估与护理

操作评分标准

血压评估与护理的评分标准			
项目	技术操作要求	得分	扣分
操作目的	1．判断血压有无异常。	2	
	2．动态监测血压变化，了解循环系统的功能状况。	3	
	3．为医生的诊断和治疗提供依据。	2	
操作准备	1．环境准备：宽敞、明亮、温湿度适宜。	3	
	2．护士准备：着装规范，洗手、戴口罩。	3	
	3．用物准备：血压计、听诊器、记录本、笔。	5	
	4．病人准备：体位舒适，情绪稳定；测量前有吸烟、运动、情绪变化等，应休息15～30 min后再测量；了解血压测量的目的、方法、注意事项及配合要点。	5	

续表

血压评估与护理的评分标准			
项目	技术操作要求	得分	扣分
操作流程	1. 携用物至床旁,核对病人床号、姓名、腕带。	5	
	2. 测量血压。		
	(1) 肱动脉:		
	1) 手臂位置(肱动脉)与心脏呈同一水平。坐位:平第4肋;仰卧位:平腋中线。	5	
	2) 卷袖,手掌向上,肘部伸直。	5	
	3) 打开血压计,垂直放稳,开启水银槽开关,驱尽袖带内空气,平整置于上臂中部,下缘距肘窝2~3 cm,松紧以能插入一指为宜。	5	
	4) 触摸肱动脉搏动,将听诊器胸件置肱动脉搏动最明显处,一手固定,另一手握加压气球,关气门,充气至肱动脉搏动消失再升高20~30 mmHg。	5	35
	5) 缓慢放气,速度以水银柱下降4 mmHg/s 为宜(注意水银柱刻度和肱动脉声音的变化)。	5	
	6) 听诊器出现的第一声搏动音,此时水银柱所指的刻度,即为收缩压;当搏动音突然变弱或消失,水银柱所指的刻度即为舒张压。	10	
	(2) 腘动脉:		
	1) 协助病人平卧。	5	
	2) 卷裤,卧位舒适,必要时脱去一侧裤腿。	5	35
	3) 将袖带缠于大腿下部,其下缘距腘窝3~5 cm,听诊器置腘动脉搏动最明显处。	5	
	4) 其余操作同肱动脉。	20	
	3. 测量完毕,排尽袖带内余气,关紧压力活门,整理后放入盒内;血压计盒盖右倾45°,使水银全部流回槽内,关闭水银槽开关,盖上盒盖,放置平稳。	5	
	4. 恢复病人舒适体位。	3	
	5. 洗手。	2	
	6. 记录。	2	
健康宣教	1. 向病人及家属解释血压的正常值及测量过程中的注意事项。	2	
	2. 指导病人正确使用血压计和测量血压,以便病人能够及时掌握自己血压的动态变化。	3	
注意要点	1. 定期检测血压计:玻璃管无裂损,刻度清晰,加压气球和橡胶管无老化、不漏气,袖带宽窄合适,水银充足、无断裂;听诊器性能良好。	5	
	2. 对需持续观察血压者,应做到"四定",即定时间、定部位、定体位、定血压计。	5	
	3. 发现血压听不清或异常,应重测。重测时,待水银柱降至"0"点,稍等片刻后测量。	5	
	4. 对血压测量的要求:应相隔1~2 min重复测量,取2次读数的平均值记录。如果收缩压或舒张压的2次读数相差5 mmHg以上,应再次测量,取3次读数的平均值记录。	5	
总分		100	

操作思维导图

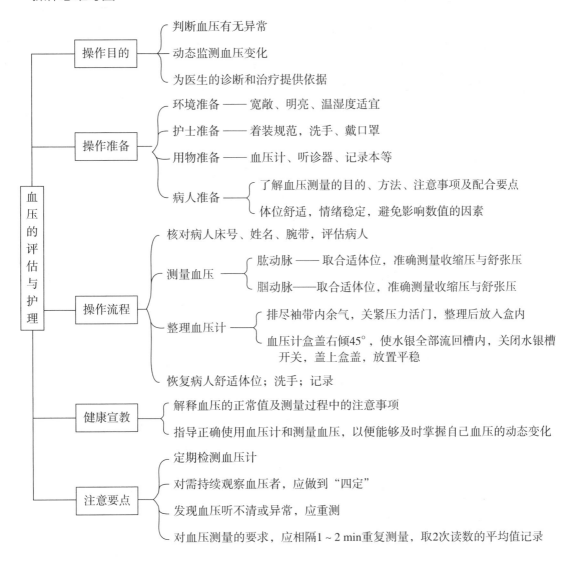

第二节　呼吸的评估与护理

一、呼吸的测量

操作评分标准

呼吸测量的评分标准			
项目	技术操作要求	得分	扣分
操作目的	1．判断呼吸有无异常。	2	
	2．动态监测呼吸变化，了解病人呼吸功能情况。	2	
	3．为医生的诊断和治疗提供依据。	2	
操作准备	1．环境准备：宽敞、明亮、温湿度适宜。	3	
	2．护士准备：着装规范，洗手、戴口罩。	3	
	3．用物准备：表、记录本、笔（必要时备棉花）。	5	
	4．病人准备：了解呼吸测量的目的、方法、注意事项；体位舒适，情绪稳定，保持自然呼吸状态；测量前如有剧烈运动、情绪激动等，应休息 20 ~ 30 min 后再测量。	8	

续表

呼吸测量的评分标准			
项目	技术操作要求	得分	扣分
操作流程	1. 携用物至床旁，核对病人床号、姓名、腕带，评估病人。	5	
	2. 协助病人取舒适体位。	5	
	3. 护士将手放在病人的诊脉部位似诊脉状，眼睛观察病人胸部或腹部的起伏。	10	
	4. 观察呼吸频率（一起一伏为一次呼吸）、深度、节律、形态、音响及有无呼吸困难。	10	
	5. 计数：正常呼吸测 30 s，乘以 2。	5	
	6. 洗手。	5	
	7. 记录。	5	
健康宣教	1. 向病人及家属解释呼吸监测的重要性，学会测量呼吸的方法。	7	
	2. 指导病人精神放松，并使病人具有识别异常呼吸的判断能力，教会病人对异常呼吸的自我护理。	8	
注意要点	1. 因呼吸受意识控制，所以测量呼吸前不必解释，在测量过程中不使病人察觉，以免紧张，影响测量的准确性。	7	
	2. 危重病人呼吸微弱，将少许棉花置于病人鼻孔前，观察棉花被吹动的次数，计时应 1 min。	8	
总分		100	

操作思维导图

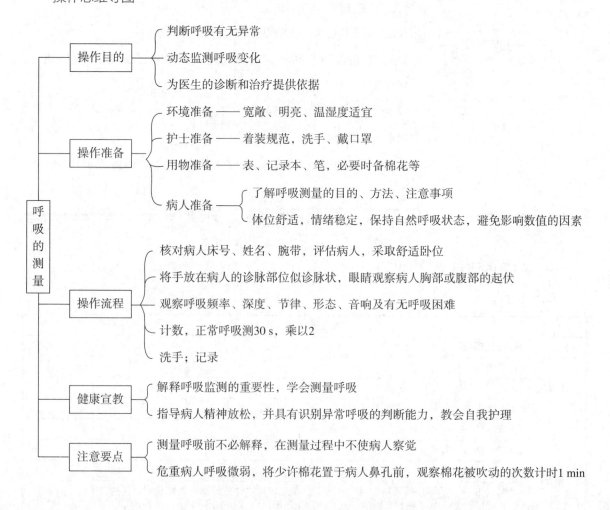

二、吸痰

操作评分标准

吸痰的评分标准			
项目	技术操作要求	得分	扣分
操作目的	1. 清除呼吸道分泌物，确保呼吸道通畅。	2	
	2. 预防并发症。	2	
	3. 促进呼吸功能，改善肺通气。	2	
操作准备	1. 环境准备：宽敞、明亮、温湿度适宜。	3	
	2. 护士准备：着装规范，洗手、戴口罩。	3	
	3. 用物准备：治疗盘内备：有盖罐 2 只（试吸罐和冲洗罐，内盛无菌生理盐水）、一次性无菌吸痰管数根、无菌纱布、无菌手套、弯盘。治疗盘外备：电动吸引器或中心吸引器。必要时备压舌板、舌钳、张口器、电插板等。	5	
	4. 病人准备：了解吸痰的目的、方法、注意事项及配合要点。	3	
操作流程	1. 携用物至床旁，核对病人床号、姓名、腕带，评估病人。	5	
	2. 接通电源，打开开关，检查吸引器性能，调节负压。	5	
	3. 检查病人口、鼻腔，取下活动义齿。	4	
	4. 使病人头偏向一侧，面向操作者。	4	
	5. 连接吸痰管，在试吸罐中试吸少量生理盐水。	3	
	6. 一手反折吸痰导管末端，另一手戴手套持吸痰管前端，插入口咽部（10～15 cm）然后放松导管末端，先吸口咽部分泌物，再吸气管内分泌物。	10	
	7. 吸痰管退出时，在冲洗罐中用生理盐水抽吸。	3	
	8. 观察气道是否通畅，病人的反应，吸出液的颜色、性状、量。	5	
	9. 拭净脸部分泌物，协助病人取舒适体位，整理床单位。	3	
	10. 整理用物、吸痰管按一次性用物处理，吸痰的玻璃接管插入盛有消毒液的试管中浸泡。	3	
	11. 洗手。	3	
	12. 记录。	2	
健康宣教	1. 指导清醒病人吸痰时正确配合的方法，向病人及病人家属讲解呼吸道疾病的预防保健知识。	2	
	2. 指导病人呼吸道有分泌物时应及时吸出，确保气道通畅，改善呼吸，纠正缺氧的症状。	3	
注意要点	1. 吸痰前，检查电动吸引器性能是否良好，连接是否准确。	2	
	2. 严格无菌操作，每次吸痰应更换吸痰管。	5	
	3. 每次吸痰时间＜15 s，以免造成缺氧。	5	
	4. 吸痰动作轻稳，防止呼吸道黏膜损伤。	2	
	5. 痰液黏稠时，可配合叩击、蒸汽吸入、雾化吸入，提高吸痰效果。	3	
	6. 电动吸引器连续使用时间不宜过久；贮液瓶内液体达 2/3 满时，应及时倾倒，以免损坏仪器。贮液瓶内应放少量消毒液，使吸出液不致黏附于瓶底，便于清洗消毒。	3	
	7. 如果病患在吸痰时，临床上有明显的血氧饱和度下降的问题，建议吸痰前提高氧浓度；向儿童和成人提供 100% 的纯氧。	5	
总分		100	

操作思维导图

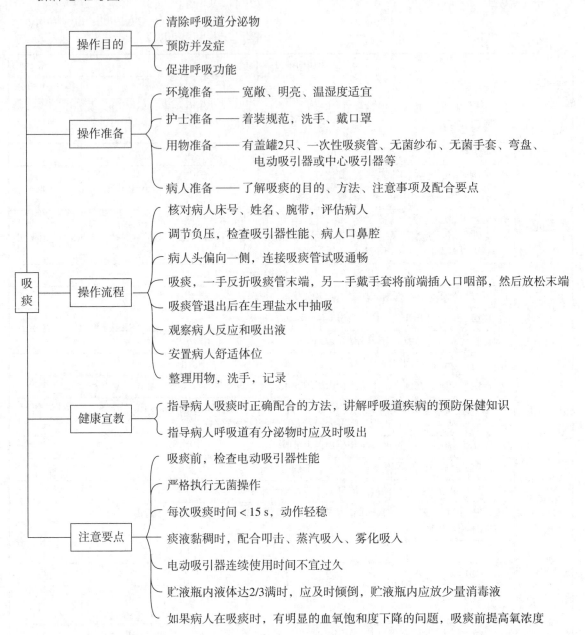

三、鼻氧管给氧法

操作评分标准

鼻氧管给氧法的评分标准			
项目	技术操作要求	得分	扣分
操作目的	1. 纠正各种原因造成的缺氧状态，提高动脉血氧分压和动脉血氧饱和度，增加动脉血氧含量。	2	
	2. 维持机体生命活动，促进组织的新陈代谢。	2	
操作准备	1. 环境准备：宽敞、明亮、温湿度适宜、远离火源。	3	
	2. 护士准备：着装规范，洗手、戴口罩。	3	
	3. 用物准备：治疗盘内备：小药杯（内盛冷开水）、鼻氧管、纱布、棉签、扳手。治疗盘外备：管道氧气装置或氧气筒及氧气压力表装置、用氧记录单、笔、标志。	5	
	4. 病人准备：了解吸氧法的目的、方法、注意事项及配合要点。	5	

鼻氧管给氧法的评分标准			
项目	技术操作要求	得分	扣分
操作流程	1．携用物至床旁，核对病人床号、姓名、腕带，评估病人。	4	
	2．用湿棉签清洁双侧鼻腔并检查。	2	
	3．将鼻氧管与湿化瓶的出口相连接。	2	
	4．调节氧流量。	5	
	5．湿润鼻氧管前端并观察鼻氧管是否通畅。	2	
	6．将鼻氧管突出端背向病人插入鼻孔1cm。	5	
	7．将导管环绕病人耳部向下放置并调节松紧度。	2	
	8．记录给氧时间、氧流量、病人反应。	8	
	9．观察缺氧症状、实验室指标、氧气装置无漏气并通畅、有无氧疗不良反应。	5	
	10．停止用氧先取下鼻氧管。	3	
	11．取舒适体位。	1	
	12．卸表。		
	（1）氧气筒：关闭总开关，放出余气后，关闭流量开关，再卸表。	5	
	（2）中心供氧：关流量开关，取下流量表。		
	13．整理用物。	2	
	14．洗手。	2	
	15．记录。	2	
健康宣教	1．向病人及家属讲解吸氧的重要作用。	3	
	2．介绍吸氧的知识，并指导吸氧过程中的用氧安全。	3	
注意要点	1．用氧前，检查氧气装置有无漏气，是否通畅。	3	
	2．严格遵守操作规程，注意用氧安全，做好"四防"，即防震、防火、防热、防油。	5	
	3．使用氧气时，应先调节流量后应用；停用氧气时，应先拔出鼻氧管，再关闭氧气开关；中途改变流量，先分离鼻氧管与湿化瓶连接处，调节好流量再接上。以免一旦开关出错，大量氧气进入呼吸道而损伤肺部组织。	5	
	4．常用湿化液为灭菌蒸馏水，急性肺水肿用20%～30%乙醇。	4	
	5．氧气筒内氧勿用尽，压力表至少要保留5 kg/cm^2，以免灰尘进入筒内，再充气时引起爆炸。	3	
	6．对未用完或已用尽的氧气筒，应分别悬挂"满"或"空"的标志，便于及时更换。	2	
	7．用氧过程中，护士应加强巡视、监测。	2	
总分		100	

操作思维导图

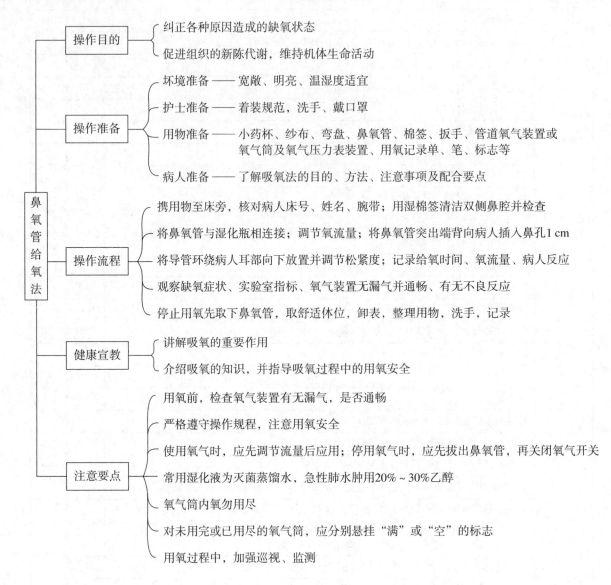

操作目的
- 纠正各种原因造成的缺氧状态
- 促进组织的新陈代谢，维持机体生命活动

操作准备
- 环境准备——宽敞、明亮、温湿度适宜
- 护士准备——着装规范，洗手、戴口罩
- 用物准备——小药杯、纱布、弯盘、鼻氧管、棉签、扳手、管道氧气装置或氧气筒及氧气压力表装置、用氧记录单、笔、标志等
- 病人准备——了解吸氧法的目的、方法、注意事项及配合要点

操作流程
- 携用物至床旁，核对病人床号、姓名、腕带；用湿棉签清洁双侧鼻腔并检查
- 将鼻氧管与湿化瓶相连接；调节氧流量；将鼻氧管突出端背向病人插入鼻孔1 cm
- 将导管环绕病人耳部向下放置并调节松紧度；记录给氧时间、氧流量、病人反应
- 观察缺氧症状、实验室指标、氧气装置无漏气并通畅、有无不良反应
- 停止用氧先取下鼻氧管，取舒适体位，卸表，整理用物，洗手，记录

健康宣教
- 讲解吸氧的重要作用
- 介绍吸氧的知识，并指导吸氧过程中的用氧安全

注意要点
- 用氧前，检查氧气装置有无漏气，是否通畅
- 严格遵守操作规程，注意用氧安全
- 使用氧气时，应先调节流量后应用；停用氧气时，应先拔出鼻氧管，再关闭氧气开关
- 常用湿化液为灭菌蒸馏水，急性肺水肿用20%～30%乙醇
- 氧气筒内氧勿用尽
- 对未用完或已用尽的氧气筒，应分别悬挂"满"或"空"的标志
- 用氧过程中，加强巡视、监测

鼻氧管给氧法

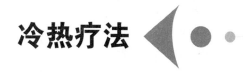

第五章

冷热疗法

第一节 冷 疗 法

一、冰袋的使用

操作评分标准

冰袋使用的评分标准			
项目	技术操作要求	得分	扣分
操作目的	降温、镇痛、止血、消炎。	4	
操作准备	1. 环境准备：宽敞、明亮、温湿度适宜。	5	
	2. 护士准备：着装规范，洗手、戴口罩。	5	
	3. 用物准备：治疗盘内备：冰袋或冰囊、布套、毛巾；治疗盘外备：冰块、帆布袋、木槌、脸盆及冷水、勺、手消毒液。	5	
	4. 病人准备：了解冰袋使用的目的、方法、注意事项及配合要点。	5	
操作流程	1. 准备冰袋。		
	（1）将冰块装入帆布袋，木槌敲碎成小块，放入盆内用冷水冲去棱角。	4	
	（2）将小冰块装袋 1/2～2/3 满。	4	
	（3）排出冰袋内空气并夹紧袋口。	4	
	（4）用毛巾擦干冰袋，倒提，检查。	4	
	（5）将冰袋装入布套。	4	
	2. 携用物至病人床旁，核对病人床号、姓名、腕带。	5	
	3. 放置冰袋于前额、头顶部和体表大血管流经处（颈部两侧、腋窝、腹股沟等），扁桃体摘除术后将冰囊置于颈前颌下。	6	
	4. 放置时间不超过 30 min。	5	
	5. 观察效果与反应。	5	
	6. 操作后处理：撤去治疗用物，协助病人取舒适体位，整理床单位，对用物进行处理。	5	
	7. 洗手。	2	
	8. 记录。	3	
健康宣教	1. 向病人及家属介绍使用冰袋的目的、作用及正确的使用方法。	5	
	2. 说明使用冰袋的注意事项及应达到的治疗效果。	5	
注意要点	1. 随时观察，检查冰袋有无漏水，是否夹紧，冰块融化后应及时更换，保持布套干燥。	5	
	2. 观察用冷部位局部情况，皮肤色泽，防止冻伤，注意倾听病人主诉，有异常立即停止用冷。	5	
	3. 如为降温，冰袋使用 30 min 后需测体温，当体温降至 39 ℃以下，应取下冰袋，并做好记录。	5	
总分		100	

操作思维导图

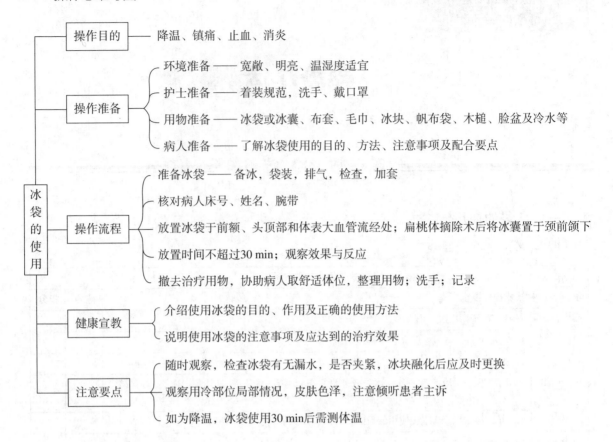

二、冰帽的使用

操作评分标准

冰帽使用的评分标准			
项目	技术操作要求	得分	扣分
操作目的	头部降温，预防脑水肿，降低脑组织代谢。	5	
操作准备	1. 环境准备：宽敞、明亮、温湿度适宜。	5	
	2. 护士准备：着装规范，洗手、戴口罩。	5	
	3. 用物准备：治疗盘内备：冰帽、肛表、海绵；治疗盘外备：冰块、帆布袋、木槌、盆及冷水、勺、手消毒液、水桶。	6	
	4. 病人准备：了解冰帽使用的目的、方法、注意事项及配合要点。	4	
操作流程	1. 准备冰袋：同冰袋法1。	20	
	2. 携用物至病人床旁，核对病人床号、姓名、腕带。	5	
	3. 头部置冰帽中，后颈部、双耳廓垫海绵；排水管放水桶内。	6	
	4. 观察效果与反应。	6	
	5. 操作后处理：撤去治疗用物，协助病人取舒适体位，整理床单位，对用物进行处理。	5	
	6. 洗手。	5	
	7. 记录。	3	
健康宣教	1. 向病人及家属解释使用冰帽的目的、作用、方法。	5	
	2. 说明使用冰帽的注意事项及应达到的治疗效果。	5	

续表

冰帽使用的评分标准			
项目	技术操作要求	得分	扣分
注意要点	1．观察冰帽有无破损、漏水，冰帽内的冰块融化后，应及时更换或添加。	5	
	2．用冷时间不得超过 30 min，以防产生继发效应。	5	
	3．观察皮肤色泽，注意监测肛温，维持肛温在 33 ℃左右，不得低于 30 ℃。	5	
总分		100	

操作思维导图

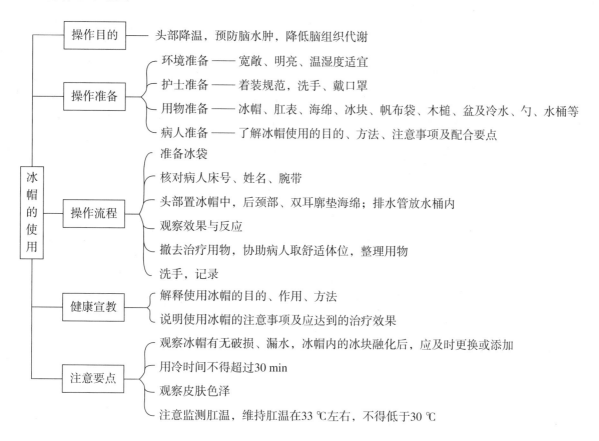

三、冷湿敷

操作评分标准

冷湿敷的评分标准			
项目	技术操作要求	得分	扣分
操作目的	止血、消肿、消炎、止痛。	5	
操作准备	1．环境准备：宽敞、明亮、温湿度适宜。	5	
	2．护士准备：着装规范，洗手、戴口罩。	5	
	3．用物准备：治疗盘内备：敷布 2 块、凡士林、纱布、棉签、一次性治疗巾、手套、换药用物；治疗盘外备：盛放冰水的容器，手消毒液。	5	
	4．病人准备：了解冷湿敷使用的目的、方法、注意事项及配合要点。	5	

续表

冷湿敷的评分标准			
项目	技术操作要求	得分	扣分
操作流程	1．携用物至病人床旁，核对病人床号、姓名、腕带。	5	
	2．协助病人取舒适卧位，暴露患处，垫一次性治疗巾于受敷部位下，受敷部位涂凡士林，上盖一层纱布。	5	
	3．冷敷。		
	（1）戴手套，将敷布浸入冰水中后拧至半干。	3	
	（2）抖开敷布敷于患处。	3	
	（3）每3～5 min 更换一次敷布，持续15～20 min。	10	
	4．观察局部皮肤变化及病人反应。	4	
	5．操作后擦干冷敷部位，擦掉凡士林，脱去手套。	5	
	6．协助病人取舒适体位，整理床单位。	3	
	7．用物处理。	4	
	8．洗手。	5	
	9．记录。	3	
健康宣教	1．向病人及家属解释使用冷湿敷的目的、作用、方法。	5	
	2．说明使用冷湿敷的注意事项及应达到的治疗效果。	5	
注意要点	1．注意观察皮肤部位情况及病人反应。	5	
	2．敷布湿度得当，以不滴水为度。	5	
	3．若为降温，则使用冷湿敷30 min 后应测量体温，并记录。	5	
总分		100	

操作思维导图

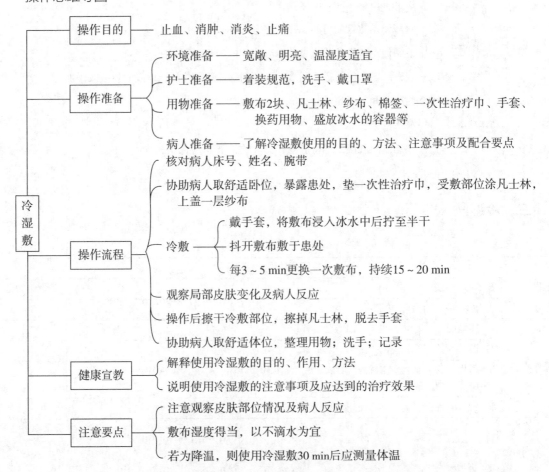

四、温水拭浴或乙醇拭浴

操作评分标准

温水拭浴或乙醇拭浴的评分标准			
项目	技术操作要求	得分	扣分
操作目的	为高热的病人降温。	2	
操作准备	1. 环境准备：调节室温，关闭门窗，必要时床帘或屏风遮挡。	2	
	2. 护士准备：着装规范，洗手、戴口罩。	3	
	3. 用物准备：治疗盘内备：大毛巾、小毛巾、热水袋及套、冰袋及套；治疗盘外备：脸盆（内盛放 32 ~ 34 ℃温水 2/3 满或盛放 30 ℃、25% ~ 35% 乙醇 200 ~ 300 ml），手消毒液。	5	
	4. 病人准备：了解温水拭浴或乙醇拭浴的目的、方法、注意事项及配合要点。	3	
操作流程	1. 携用物至床旁，核对病人床号、姓名、腕带。	3	
	2. 松开床尾盖被，协助病人脱去上衣。	3	
	3. 冰袋置头部，热水袋置足底。	5	
	4. 拭浴。		
	（1）脱去衣裤，大毛巾垫擦拭部位下，小毛巾浸入温水或乙醇中，拧至半干，缠于手上成手套状，以离心方向拭浴，拭浴毕，用大毛巾擦干皮肤。	8	
	（2）病人取仰卧位，按顺序擦拭：颈外侧→肩→肩上臂外侧→前臂外侧→手背；侧胸→腋窝→上臂内侧→前臂内侧→手心。	8	
	（3）病人取侧卧位，从颈下肩部→臀部，擦拭毕穿好上衣。	5	
	（4）病人取仰卧位，按顺序擦拭：外侧：髂骨→下肢外侧→足背；内侧：腹股沟→下肢内侧→内踝；后侧：臀下→大腿后侧→腘窝→足跟。	8	
	（5）每侧（四肢、背腰部）3 min，全过程 20 min 以内。	4	
	5. 观察病人有无出现寒战、面色苍白、脉搏呼吸异常等情况。	5	
	6. 拭浴毕，取下热水袋，根据需要更换干净衣裤，协助病人取舒适体位。	3	
	7. 整理床单位，开窗，拉开床帘或撤去屏风。	3	
	8. 用物处理。	2	
	9. 洗手。	3	
	10. 记录。	2	
健康宣教	1. 向病人及家属解释拭浴的目的、作用、方法。	2	
	2. 说明全身降温应达到的治疗效果。	3	
注意要点	1. 擦浴过程中，注意观察局部皮肤情况及病人反应。	5	
	2. 因心前区用冷可导致反射性心率减慢、心房纤颤或心室纤颤及房室传导阻滞，腹部用冷易引起腹泻，足底用冷可导致反射性末梢血管收缩影响散热或引起一过性冠状动脉收缩，故心前区、腹部、后颈、足底为拭浴的禁忌部位。因婴幼儿用乙醇擦拭皮肤易造成中毒，甚至导致昏迷和死亡，血液病人用乙醇擦浴易导致或加重出血，故婴幼儿及血液病高热病人禁用乙醇拭浴。	10	
	3. 拭浴时，以拍拭方式进行，避免用摩擦方式。	3	
总分		100	

操作思维导图

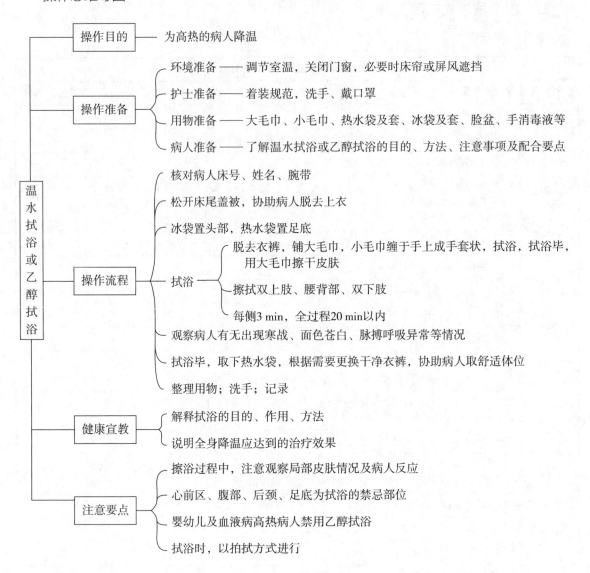

温水拭浴或乙醇拭浴

- 操作目的 —— 为高热的病人降温
- 操作准备
  - 环境准备 —— 调节室温，关闭门窗，必要时床帘或屏风遮挡
  - 护士准备 —— 着装规范，洗手、戴口罩
  - 用物准备 —— 大毛巾、小毛巾、热水袋及套、冰袋及套、脸盆、手消毒液等
  - 病人准备 —— 了解温水拭浴或乙醇拭浴的目的、方法、注意事项及配合要点
- 操作流程
  - 核对病人床号、姓名、腕带
  - 松开床尾盖被，协助病人脱去上衣
  - 冰袋置头部，热水袋置足底
  - 拭浴
    - 脱去衣裤，铺大毛巾，小毛巾缠于手上成手套状，拭浴，拭浴毕，用大毛巾擦干皮肤
    - 擦拭双上肢、腰背部、双下肢
    - 每侧3 min，全过程20 min以内
  - 观察病人有无出现寒战、面色苍白、脉搏呼吸异常等情况
  - 拭浴毕，取下热水袋，根据需要更换干净衣裤，协助病人取舒适体位
  - 整理用物；洗手；记录
- 健康宣教
  - 解释拭浴的目的、作用、方法
  - 说明全身降温应达到的治疗效果
- 注意要点
  - 擦浴过程中，注意观察局部皮肤情况及病人反应
  - 心前区、腹部、后颈、足底为拭浴的禁忌部位
  - 婴幼儿及血液病高热病人禁用乙醇拭浴
  - 拭浴时，以拍拭方式进行

第二节 热 疗 法

一、热水袋使用

操作评分标准

热水袋使用的评分标准			
项目	技术操作要求	得分	扣分
操作目的	保暖、镇痛、解痉、舒适。	5	
操作准备	1. 环境准备：宽敞、明亮、温湿度适宜，调节室温。	5	
	2. 护士准备：着装规范，洗手、戴口罩。	5	
	3. 用物准备：治疗盘内备：热水袋及套、水温计、毛巾；治疗盘外备：盛水容器、热水、手消毒液。	5	
	4. 病人准备：了解热水袋使用的目的、方法、注意事项及配合要点。	5	
操作流程	1. 测量、调节水温（成人60～70 ℃）。	5	
	2. 备热水袋。		

续表

项目	技术操作要求	得分	扣分
	1）灌水：放平热水袋、去塞、一手持袋口边缘，一手灌水；灌水 1/2 ~ 2/3 满。	5	
	2）排气：热水袋缓慢放平，排出袋内空气并拧紧塞子。	5	
	3）检查：用毛巾擦干热水袋，倒提，检查。	5	
	4）加套：将热水袋装入布套。	2	
	3．携用物至病人床旁，核对病人床号、姓名、腕带。	5	
	4．放置所需部位，袋口朝身体外侧，时间不超过 30 min。	4	
	5．观察效果与反应、热水温度等。	5	
	6．操作后撤去治疗用物，协助病人取舒适体位，整理床单位。	4	
	7．用物分类处理。	3	
	8．洗手。	5	
	9．记录。	2	
健康宣教	1．向病人及家属介绍使用热水袋的目的、作用、方法。	3	
	2．讲解使用热水袋的注意事项，并根据病人存在的问题进行针对性指导。	2	
注意要点	1．昏迷、老人、婴幼儿、感觉迟钝、循环不良等病人水温低于 50 ℃。	4	
	2．经常检查热水袋有无破损，热水袋与塞子是否配套，以防漏水。	4	
	3．炎症部位热敷时，热水袋灌水 1/3 满，以免压力过大，引起疼痛。	4	
	4．特殊病人使用热水袋，应再包一块大毛巾或放于两层毯子之间，以防烫伤。	4	
	5．加强巡视，定期检查局部皮肤情况，并进行床边交班。	4	
总分		100	

热水袋使用的评分标准

操作思维导图

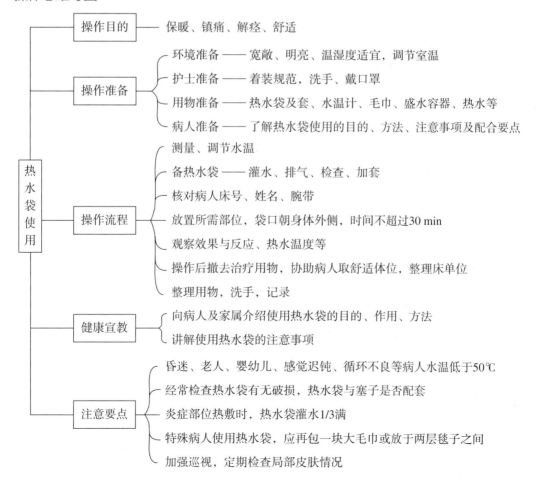

二、红外线灯及烤灯的使用

操作评分标准

红外线灯及烤灯使用的评分标准			
项目	技术操作要求	得分	扣分
操作目的	消炎、解痉、镇痛、促进创面干燥结痂、保护肉芽组织生长。	5	
操作准备	1. 环境准备：宽敞、明亮、温湿度适宜，必要时屏风遮挡。	5	
	2. 护士准备：着装规范，洗手、戴口罩。	5	
	3. 用物准备：手消毒液，必要时备有色眼镜，另备红外线灯或鹅颈灯。	5	
	4. 病人准备：了解烤灯使用的目的、方法、注意事项及配合要点。	5	
操作流程	1. 携用物至病人床旁，核对病人床号、姓名、腕带。	5	
	2. 屏风遮挡，暴露患处，清洁局部治疗部位。	5	
	3. 调节灯距、温度，一般灯距为 30 ~ 50 cm，温热为宜（用手试温）。	10	
	4. 照射 20 ~ 30 min（注意保护局部）。	6	
	5. 每 5 min 观察治疗效果与反应。	6	
	6. 操作后协助病人取舒适体位、整理床单位，将烤灯或红外线灯擦拭整理后备用。	5	
	7. 洗手。	5	
	8. 记录。	3	
健康宣教	1. 向病人及家属解释使用烤灯的目的、作用、方法。	3	
	2. 说明使用烤灯的注意事项及治疗效果。	2	
注意要点	1. 根据治疗部位选择不同功率灯泡：胸、腹、腰、背 500 ~ 1000 W，手、足部 250 W（鹅颈灯 40 ~ 60 W）。	5	
	2. 前胸、面颈照射时，应戴有色眼镜或用纱布遮盖。	5	
	3. 意识不清、局部感觉障碍、血液循环障碍、瘢痕者，治疗时应加大灯距，防止烫伤。	5	
	4. 红外线多次治疗后，治疗部位皮肤可出现网状红斑、色素沉着。	5	
	5. 使用时避免触摸灯泡，或用布覆盖烤灯，以免发生烫伤及火灾。	5	
总分		100	

操作思维导图

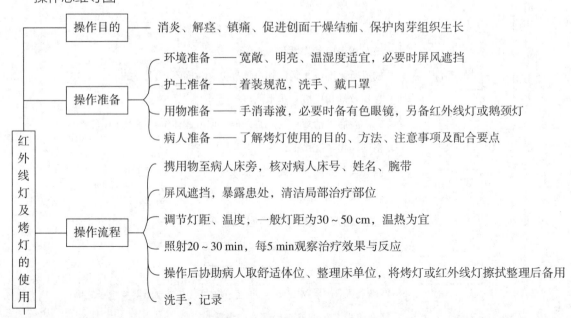

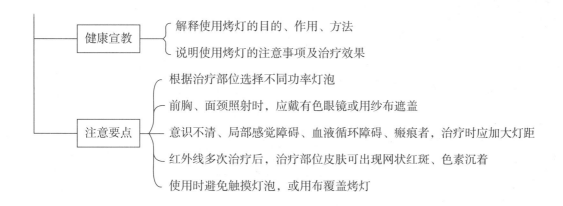

健康宣教 ┤ 解释使用烤灯的目的、作用、方法

说明使用烤灯的注意事项及治疗效果

注意要点 ┤ 根据治疗部位选择不同功率灯泡

前胸、面颈照射时，应戴有色眼镜或用纱布遮盖

意识不清、局部感觉障碍、血液循环障碍、瘢痕者，治疗时应加大灯距

红外线多次治疗后，治疗部位皮肤可出现网状红斑、色素沉着

使用时避免触摸灯泡，或用布覆盖烤灯

三、热湿敷

操作评分标准

热湿敷的评分标准			
项目	技术操作要求	得分	扣分
操作目的	解痉、止痛、消炎、消肿。	5	
操作准备	1. 环境准备：宽敞、明亮、温湿度适宜，必要时屏风遮挡。	5	
	2. 护士准备：着装规范，洗手、戴口罩。	5	
	3. 用物准备：治疗盘内备：敷布2块、凡士林、纱布、棉签、一次性治疗巾、棉垫、水温计、手套；治疗盘外备：热水瓶、脸盆（内盛放热水），手消毒液。必要时备大毛巾、热水袋、换药用物。	8	
	4. 病人准备：了解热湿敷使用的目的、方法、注意事项及配合要点。	5	
操作流程	1. 携用物至病人床旁，核对病人床号、姓名、腕带。	5	
	2. 屏风遮挡，暴露患处，垫一次性治疗巾于受敷部位下，受敷部位涂凡士林，上盖一层纱布。	6	
	3. 热湿敷。		
	1）戴手套，将敷布浸入热水中后拧至半干（水温50～60℃）。	5	
	2）折叠敷布敷于患处，上盖棉垫。	5	
	3）每3～5 min更换一次敷布，持续15～20 min。	6	
	4. 观察效果及反应。	6	
	5. 敷毕，轻轻拭干热敷部位，脱去手套。协助病人取舒适体位，整理床单位。	6	
	6. 用物分类处理。	5	
	7. 洗手。	5	
	8. 记录。	3	
健康宣教	1. 向病人及家属解释热湿敷的目的、作用、方法。	5	
	2. 说明热湿敷使用的注意事项及治疗效果。	5	
注意要点	1. 若病人热敷部位不禁忌压力，可用热水袋放置在敷布上再盖以大毛巾，以维持温度。	5	
	2. 面部热敷者，应间隔30 min后方可外出，以防感冒。	5	
总分		100	

操作思维导图

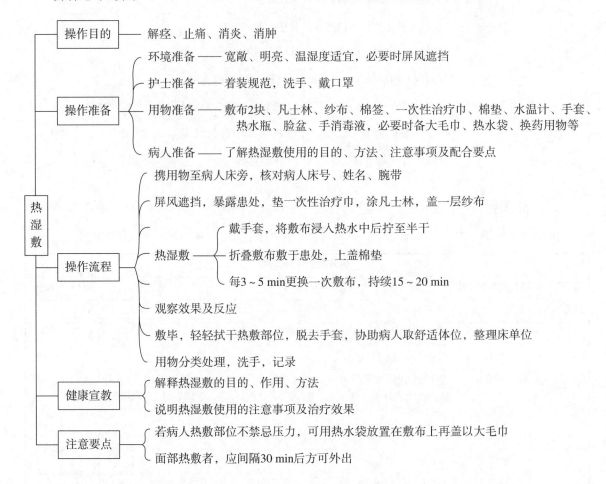

四、热水坐浴

操作评分标准

热水坐浴的评分标准			
项目	技术操作要求	得分	扣分
操作目的	消炎、消肿、止痛，促进引流，用于会阴部、肛门疾病及手术后。	5	
操作准备	1. 环境准备：宽敞、明亮、温湿度适宜，必要时屏风遮挡。	2	
	2. 护士准备：着装规范，洗手、戴口罩。	3	
	3. 用物准备：治疗盘内备：水温计、药液（遵医嘱配制）、毛巾、无菌纱布；治疗盘外备：消毒坐浴盆、热水瓶、手消毒液。必要时备换药用物；另备坐浴椅。	6	
	4. 病人准备。		
	（1）了解热水坐浴的目的、方法、注意事项及配合要点。	3	
	（2）排尿、排便并清洗局部皮肤。	3	
操作流程	1. 携用物至床旁，核对病人床号、姓名、腕带。	5	
	2. 配制药液置于浸泡盆内1/2满，调节水温。	5	
	3. 屏风遮挡，协助病人将裤子脱至膝部后取坐位。	5	
	4. 嘱病人用纱布蘸取药液清洗外阴皮肤，使之清洁。	10	
	5. 适应水温后，坐入浴盆，持续时间15～20 min。	3	
	6. 观察效果与反应。	5	
	7. 浸泡毕擦干臀部，协助穿裤。	3	

续表

热水坐浴的评分标准			
项目	技术操作要求	得分	扣分
	8. 撤去治疗用物，协助病人取舒适体位，整理床单位。	5	
	9. 用物分类处理。	3	
	10. 洗手。	5	
	11. 记录。	3	
健康宣教	1. 向病人及家属解释热水坐浴的目的、作用、方法。	3	
	2. 说明热水坐浴的注意事项及治疗效果。	3	
注意要点	1. 热水坐浴前先排尿、排便，因热水可刺激肛门、会阴部引起排尿、排便反射。	5	
	2. 坐浴部位若有伤口，用物必须无菌；坐浴后应用无菌技术处理伤口。	5	
	3. 女性病人经期、妊娠后期、产后2周内、阴道出血、盆腔急性炎症不宜坐浴，以免引起感染。	5	
	4. 坐浴过程中，注意观察病人的面色、脉搏、呼吸、倾听病人主诉，有异常时应停止坐浴，报告医生。	5	
总分		100	

操作思维导图

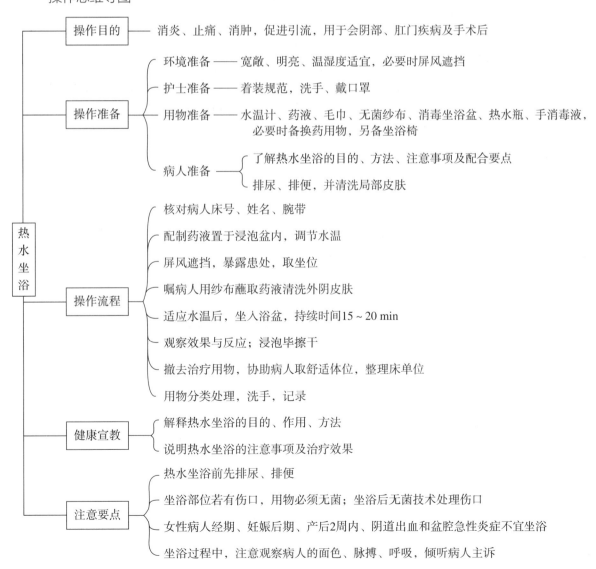

五、温水浸泡

操作评分标准

温水浸泡的评分标准			
项目	技术操作要求	得分	扣分
操作目的	镇痛、消炎、清洁、消毒创口，用于手、足、前臂、小腿部感染。	5	
操作准备	1. 环境准备：宽敞、明亮、温湿度适宜。	2	
	2. 护士准备：着装规范，洗手、戴口罩。	3	
	3. 用物准备：治疗盘内备：长镊子、纱布；治疗盘外备：热水瓶、药液（遵医嘱准备）、浸泡盆（根据浸泡部位选用），手消毒液，必要时备换药用物。	8	
	4. 病人准备：了解温水浸泡的目的、方法、注意事项及配合要点。	5	
操作流程	1. 携用物至床旁，核对病人床号、姓名、腕带。	5	
	2. 配制药液置于浸泡盆内1/2满，调节水温。	6	
	3. 暴露患处取舒适体位。	6	
	4. 将肢体慢慢放入浸泡盆，必要时用长镊子夹纱布轻擦创面，使之清洁。	7	
	5. 持续时间30 min。	3	
	6. 观察效果与反应。	7	
	7. 浸泡毕擦干浸泡部位。	5	
	8. 撤去治疗用物，协助病人取舒适体位，整理床单位。	5	
	9. 用物分类处理。	4	
	10. 洗手。	5	
	11. 记录。	4	
健康宣教	1. 向病人及家属解释温水浸泡的目的、作用、方法。	5	
	2. 说明温水浸泡的注意事项及治疗效果。	5	
注意要点	1. 浸泡部位若有伤口，用物必须无菌；浸泡后应用无菌技术处理伤口。	5	
	2. 浸泡过程中，注意观察局部皮肤，倾听病人主诉，随时调节水温。	5	
总分		100	

操作思维导图

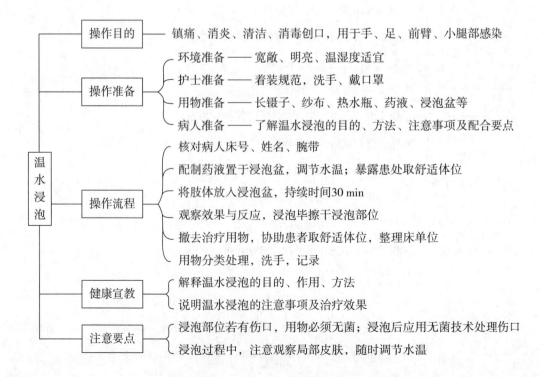

第六章

饮食与排泄

一、鼻饲法

操作评分标准

鼻饲法的评分标准			
项目	技术操作要求	得分	扣分
操作目的	1. 供给不能经口进食的病人流质食物、水分及药物。	2	
	2. 适用于昏迷、口腔疾患、食管狭窄、食管气管瘘、拒绝进食的病人，以及早产儿、病情危重的婴幼儿和某些手术后或肿瘤病人。	3	
操作准备	1. 环境准备：宽敞、明亮、温湿度适宜。	2	
	2. 护士准备：着装规范，洗手、戴口罩。	2	
	3. 用物准备：无菌鼻饲包（内备：治疗碗、镊子、止血钳、压舌板、纱布、胃管、50 ml 喂食器、治疗巾。胃管可根据鼻饲持续时间、病人的耐受程度及治疗方案选择橡胶胃管、硅胶胃管或新型胃管。）、液状石蜡、棉签、胶布、别针、夹子或橡皮圈、手电筒、听诊器、弯盘、鼻饲流食（以 38 ~ 40 ℃为适宜）、适量温开水，按需准备漱口或口腔护理用物、手消毒液及胃管标示贴。	6	
	4. 病人准备：病人及家属了解鼻饲饮食的目的、方法、注意事项及配合要点，鼻孔通畅，取舒适体位，保持情绪稳定。	5	
操作流程	1. 携用物至病人床旁，核对病人床号、姓名、腕带，评估病人。	2	
	2. 告知病人进行鼻饲的目的和方法，以取得病人配合。	2	
	3. 病人的体位可取坐位、半坐卧位和仰卧位（头偏向一侧）、抬高床头（昏迷病人取平卧位头后仰），有义齿的取下义齿。	2	
	4. 铺治疗巾于病人颌下，将准备的弯盘置于病人口角旁。	2	
	5. 观察并检查鼻腔，选择通畅的一侧，用棉签蘸取清水清洁鼻腔。	2	
	6. 测量润滑。		
	(1) 打开鼻饲包，取出胃管和注射器放包里面，戴手套，用空针检查胃管是否通畅，用镊子夹取石蜡油棉球润滑胃管前端 10 ~ 20 cm，根据病人的身高等确定个体化长度，做好标记。	4	
	(2) 测量胃管插入长度的方法：从前额发际线至剑突或从鼻尖经耳垂至剑突的距离，成人为 45 ~ 55 cm，小儿为眉间至剑突与脐中点的距离。	4	
	7. 一手用纱布托住胃管，一手持镊子夹住胃管前端，从已选好的鼻腔插入，至咽喉部（10 ~ 15 cm）时清醒病人嘱其做吞咽动作，顺势将胃管下入到预定长度。昏迷病人应用左手将病人头托起，使其下颌靠近胸骨柄，缓缓插入胃管至预定长度。	5	
	8. 当胃管插到预定长度时要确定胃管是否到达胃内，有如下三种方法。		

续表

鼻饲法的评分标准			
项目	技术操作要求	得分	扣分
	（1）接注射器于胃管末端回抽，能抽出胃液。		
	（2）将听诊器放于胃部，用注射器快速注入 10 ml 空气，能听到气过水声，再将注入的空气抽出。	8	
	（3）将胃管末端放入盛有水的治疗碗中，无气泡逸出；如有气泡溢出，表示误入气管应及时处理。		
	9. 确定胃管在胃内后，用胶布固定胃管于鼻翼及面颊部，防止胃管移动或滑出。	3	
	10. 将注射器接在胃管的末端，抽吸见有胃液抽出，再注入少量的温开水，湿润管腔，避免流质食物黏附在管壁上，然后缓慢注入流质食物或药液，注入过程中，注意观察病人的反应及询问病人感受，以调整注入速度，鼻饲完毕，再注入少量温开水，冲净胃管，避免鼻饲液残留于管腔中发酵、变质、造成胃肠炎和堵塞管腔。	5	
	11. 鼻饲完毕，将胃管开口用纱布包好反折，再用橡皮圈或夹子夹紧，防止空气进入及食物反流。再用安全别针固定于衣领处，防止脱落。撤去弯盘和治疗巾，脱手套。	2	
	12. 为病人整理床单位，协助其取半卧位，半小时后舒适卧位，交待注意事项；整理用物、清洁并消毒备用，鼻饲用物每日消毒一次，其余垃圾分类处理。	2	
	13. 洗手并记录：记录插管时间、病人反应、鼻饲的时间、鼻饲液的种类及量等。	2	
	14. 拔管实施。		
	（1）备齐用物；洗手、准备用物、携用物至床旁问候病人。	2	
	（2）核对、解释：解释拔管的原因及配合方法。	2	
	（3）置弯盘于病人颌下，夹紧胃管末端放于弯盘内或反折，轻轻揭去固定胶布。	2	
	（4）戴手套，用纱布包裹近鼻孔的胃管，嘱病人深呼吸，在病人呼气时拔管，到咽喉部时快速拔出，以防管内液体滴入气管，将拔出的胃管放入医疗垃圾袋中。	2	
	（5）清洁病人口鼻及面部，协助病人漱口，撤去弯盘，脱去手套。	2	
	（6）整理床单位，协助病人舒适卧位；整理用物、垃圾分类处理；洗手、记录拔管时间及病人反应。	2	
健康宣教	1. 为病人讲解鼻饲饮食的目的，操作方法及插管过程配合方法，减轻病人紧张的情绪，便于胃管的顺利留置。	4	
	2. 给病人讲解卧位，鼻饲液的温度、时间、量，胃管的冲洗方法及时机。	4	
注意要点	1. 插入胃管至 10 ~ 15 cm（咽喉部）时，若病人意识清楚嘱其做吞咽动作；若病人意识不清无法配合则用左手将其头部托起，使下颌靠近胸骨柄，以利插管。	3	
	2. 插管时动作应轻柔，避免损伤食管黏膜，尤其是通过食管 3 个狭窄部位（环状软骨水平处，平气管分叉处，食管通过膈肌处）时。	3	
	3. 鼻饲液温度应保持在 38 ~ 40 ℃左右，避免过冷或过热引起病人胃部不适；新鲜果汁与奶液应分别注入，防止产生凝块；药片应研碎溶解后注入。	3	
	4. 插入胃管过程中如果病人出现呼吸困难、呛咳、发绀等，表明胃管误入气管，应立即拔出胃管；长期鼻饲者应每天进行 2 次口腔护理，并定期更换胃管，硅胶胃管每月更换一次，普通胃管每周更换一次。	3	
	5. 每次鼻饲前应确定胃管在胃内且保持通畅，用少量温水冲管后再进行喂食，鼻饲完毕后再次注入少量温开水，防止鼻饲液凝结造成胃管堵塞；食管静脉曲张、食管梗阻的病人禁忌使用鼻饲法。	3	
总分		100	

操作思维导图

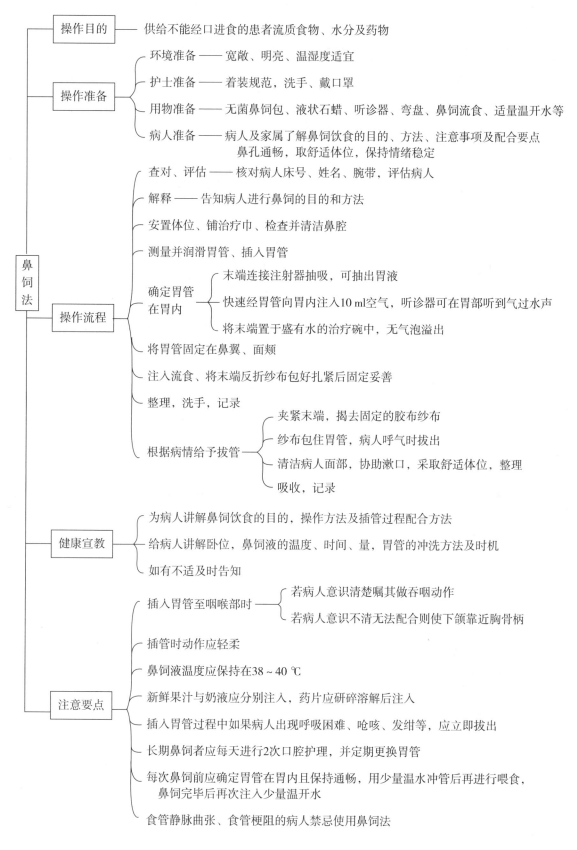

```
鼻饲法
├─ 操作目的 —— 供给不能经口进食的患者流质食物、水分及药物
├─ 操作准备
│   ├─ 环境准备 —— 宽敞、明亮、温湿度适宜
│   ├─ 护士准备 —— 着装规范，洗手、戴口罩
│   ├─ 用物准备 —— 无菌鼻饲包、液状石蜡、听诊器、弯盘、鼻饲流食、适量温开水等
│   └─ 病人准备 —— 病人及家属了解鼻饲饮食的目的、方法、注意事项及配合要点
│                   鼻孔通畅，取舒适体位，保持情绪稳定
├─ 操作流程
│   ├─ 查对、评估 —— 核对病人床号、姓名、腕带，评估病人
│   ├─ 解释 —— 告知病人进行鼻饲的目的和方法
│   ├─ 安置体位、铺治疗巾、检查并清洁鼻腔
│   ├─ 测量并润滑胃管、插入胃管
│   ├─ 确定胃管在胃内
│   │   ├─ 末端连接注射器抽吸，可抽出胃液
│   │   ├─ 快速经胃管向胃内注入10 ml空气，听诊器可在胃部听到气过水声
│   │   └─ 将末端置于盛有水的治疗碗中，无气泡溢出
│   ├─ 将胃管固定在鼻翼、面颊
│   ├─ 注入流食、将末端反折纱布包好扎紧后固定妥善
│   ├─ 整理，洗手，记录
│   └─ 根据病情给予拔管
│       ├─ 夹紧末端，揭去固定的胶布纱布
│       ├─ 纱布包住胃管，病人呼气时拔出
│       ├─ 清洁病人面部，协助漱口，采取舒适体位，整理
│       └─ 吸收，记录
├─ 健康宣教
│   ├─ 为病人讲解鼻饲饮食的目的，操作方法及插管过程配合方法
│   ├─ 给病人讲解卧位、鼻饲液的温度、时间、量，胃管的冲洗方法及时机
│   └─ 如有不适及时告知
└─ 注意要点
    ├─ 插入胃管至咽喉部时
    │   ├─ 若病人意识清楚嘱其做吞咽动作
    │   └─ 若病人意识不清无法配合则使下颌靠近胸骨柄
    ├─ 插管时动作应轻柔
    ├─ 鼻饲液温度应保持在38~40 ℃
    ├─ 新鲜果汁与奶液应分别注入，药片应研碎溶解后注入
    ├─ 插入胃管过程中如果病人出现呼吸困难、呛咳、发绀等，应立即拔出
    ├─ 长期鼻饲者应每天进行2次口腔护理，并定期更换胃管
    ├─ 每次鼻饲前应确定胃管在胃内且保持通畅，用少量温水冲管后再进行喂食，
    │   鼻饲完毕后再次注入少量温开水
    └─ 食管静脉曲张、食管梗阻的病人禁忌使用鼻饲法
```

二、导尿术

操作评分标准

导尿术的评分标准			
项目	技术操作要求	得分	扣分
操作目的	1. 为尿潴留病人引流出尿液，以减轻痛苦。	1	
	2. 留取未受污染的尿液标本用作细菌培养。	1	
	3. 测量膀胱容量、压力及检查残余尿，检查膀胱功能。	1	
	4. 盆腔内器官手术前，为病人导尿，以排空膀胱，避免手术中误伤。	1	
	5. 诊断及治疗膀胱和尿道的疾病，如进行尿道、膀胱造影或对膀胱肿瘤病人进行化疗等。	1	
操作准备	1. 环境准备：宽敞、明亮、温湿度适宜。	2	
	2. 护士准备：着装规范，洗手、戴口罩。	2	
	3. 用物准备：一次性无菌导尿包（导尿管、小弯盘1个、大棉球、纱布、无菌手套、止血钳、洞巾、纱布、碘伏棉球、胶单、治疗巾、胶布等。一般成人12～18号，小儿8～10号，新生儿6号导尿管）、手消毒液。	4	
	4. 病人准备：病人及家属了解导尿的目的、意义、过程、注意事项及配合操作的要点。清洁外阴，做好导尿的准备。如果病人无自理能力应该协助其进行外阴清洁。	5	
操作流程	1. 携带备好用物进入病房，做好隐私工作，向病人说明目的以及操作流程，以取得病人的配合。	2	
	2. 移开床旁椅，松开床尾盖被，帮助病人脱去对侧裤腿，盖在近侧腿部，并盖上浴巾，对侧腿用盖被遮盖。	2	
	3. 协助病人取屈膝仰卧位，两腿略外展，暴露外阴。	3	
	4. 垫巾将小橡胶单和治疗巾垫于病人臀下，弯盘置于近外阴处，消毒双手，核对检查并打开导尿包，取出初步消毒用物，操作者一只手戴上手套，将消毒液棉球倒入小方盘内。	5	
	5. 根据男、女性病人尿道的解剖特点进行消毒、导尿。		
	（1）女性病人：		
	1）初步消毒：操作者一手持镊子夹取消毒液棉球初步消毒阴阜、大阴唇，另一戴手套的手分开大阴唇，消毒小阴唇和尿道口，污棉球置弯盘内；消毒完毕脱下手套置弯盘内，将弯盘及小方盘移至床尾处。	7	
	2）打开导尿包：用速干手凝胶消毒双手后，将导尿包放在病人两腿之间，按无菌技术操作原则打开治疗巾。	3	
	3）戴无菌手套，铺孔巾：取出无菌手套，按无菌技术操作原则戴好无菌，取出孔巾，铺在病人的外阴处并暴露会阴部。	7	
	4）整理用物，润滑尿管：按操作顺序整理好用物取出导尿管，用润滑液棉球润滑导尿管前段，根据需要将导尿管和集尿袋的引流管连接，取消毒液棉球放于弯盘内。	6	40
	5）再次消毒：弯盘置于外阴处，手分开并固定小阴唇，一手持镊子夹取消毒液棉球，分别消毒尿道口、两侧小阴唇、尿道口。污棉球、弯盘、镊子放床尾弯盘内。	10	
	6）导尿：将方盘置于孔巾口旁，嘱病人张口呼吸，用另一镊子夹持导尿管对准尿道口轻轻插入尿道4～6 cm，见尿液流出再插入1 cm左右，松开固定小阴唇的手下移固定导尿管，将尿液引入集尿袋内。	7	
	（2）男性病人：		

续表

	导尿术的评分标准		
项目	技术操作要求	得分	扣分
	1）初步消毒：操作者一手持镊子夹取消毒棉球进行初步消毒，依次为阴阜、阴茎、阴囊。另一戴手套的手取无菌纱布裹住阴茎将包皮向后推暴露尿道口，自尿道口向外向后旋转擦拭尿道口、龟头及冠状沟。污棉球、纱布置弯盘内；消毒完毕将小方盘、弯盘移至床尾，脱下手套。	7	
	2）打开导尿包：用手消毒液消毒双手后，将导尿包放在病人两腿之间，按无菌技术操作原则打开治疗巾。	3	
	3）戴无菌手套，铺孔巾：取出无菌手套，按无菌技术操作原则戴好无菌手套，取出孔巾，铺在病人的外阴处并暴露阴茎。	7	40
	4）整理用物、润滑尿管：按操作顺序整理好用物，取出导尿管，用润滑液棉球润滑导尿管前段，根据需要将导尿管和集尿袋的引流管连接，放于方盘里，取消毒液棉球放于弯盘内。	6	
	5）再次消毒：弯盘移至近外阴处，一手用纱布包住阴茎将包皮向后推，暴露尿道口。另一只手持镊子夹消毒棉球再次消毒尿道口、龟头及冠状沟。污棉球、镊子放床尾弯盘内。	10	
	6）导尿：一手继续持无菌纱布固定阴茎并提起，使之与腹壁成 60° 角，将方盘置于孔巾口旁，嘱病人张口呼吸，用另一镊子夹持导尿管对准尿道口轻轻插入尿道 20 ~ 22 cm，见尿液流出再插入 1 ~ 2 cm，将尿液引入集尿袋内。	7	
	6. 将尿液引流入集尿袋内至合适量。	3	
	7. 取标本：若需做尿培养，用无菌标本瓶接取中段尿液 5 ml，盖好瓶盖，放置合适处。	3	
	8. 导尿完毕，轻轻拔出导尿管，撤下孔巾，擦净外阴，收拾导尿用物弃于医用垃圾桶内，撤出病人臀下的小橡胶单和治疗巾放治疗车下层。脱去手套，用速干手凝胶消毒双手，协助病人穿好裤子。整理床单位；清理用物，测量尿量，尿标本贴标示签后送检；洗手，记录。	3	
健康宣教	1. 向病人及家属讲解导尿的目的和意义。	2	
	2. 教会病人如何配合操作，保证严格无菌操作，减少污染。	3	
注意要点	1. 严格执行查对制度和无菌操作，避免逆行感染。	3	
	2. 在操作过程中注意保护病人的隐私，并采取适当的保暖措施防止病人着凉。	3	
	3. 对膀胱高度膨胀且极度虚弱的病人，第一次放尿不得超 1000 ml；大量放尿可使腹腔内压急剧下降，血液大量滞留在腹腔内，导致血压下降而虚脱；另外膀胱内压突然降低，还可导致膀胱黏膜急剧充血，发生血尿。	4	
	4. 为女性病人插尿管时，如果尿管误入阴道，应更换无菌导尿管然后重新插管。	3	
	5. 老年女性尿道口回缩，插管时应仔细观察辨认，避免误入阴道。	3	
总分		100	

操作思维导图

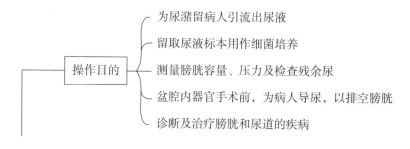

操作目的
- 为尿潴留病人引流出尿液
- 留取尿液标本用作细菌培养
- 测量膀胱容量、压力及检查残余尿
- 盆腔内器官手术前，为病人导尿，以排空膀胱
- 诊断及治疗膀胱和尿道的疾病

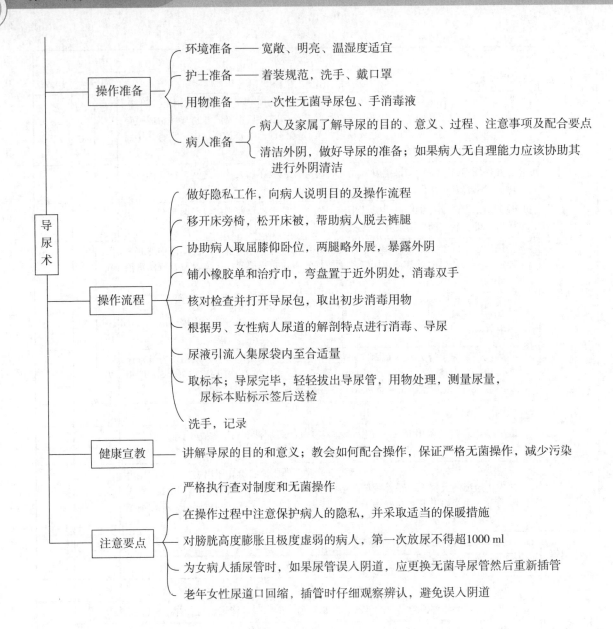

导
尿
术

操作准备
- 环境准备 —— 宽敞、明亮、温湿度适宜
- 护士准备 —— 着装规范，洗手、戴口罩
- 用物准备 —— 一次性无菌导尿包、手消毒液
- 病人准备
  - 病人及家属了解导尿的目的、意义、过程、注意事项及配合要点
  - 清洁外阴，做好导尿的准备；如果病人无自理能力应该协助其进行外阴清洁

操作流程
- 做好隐私工作，向病人说明目的及操作流程
- 移开床旁椅，松开床被，帮助病人脱去裤腿
- 协助病人取屈膝仰卧位，两腿略外展，暴露外阴
- 铺小橡胶单和治疗巾，弯盘置于近外阴处，消毒双手
- 核对检查并打开导尿包，取出初步消毒用物
- 根据男、女性病人尿道的解剖特点进行消毒、导尿
- 尿液引流入集尿袋内至合适量
- 取标本；导尿完毕，轻轻拔出导尿管，用物处理，测量尿量，尿标本贴标示签后送检
- 洗手，记录

健康宣教 —— 讲解导尿的目的和意义；教会如何配合操作，保证严格无菌操作，减少污染

注意要点
- 严格执行查对制度和无菌操作
- 在操作过程中注意保护病人的隐私，并采取适当的保暖措施
- 对膀胱高度膨胀且极度虚弱的病人，第一次放尿不得超1000 ml
- 为女病人插尿管时，如果尿管误入阴道，应更换无菌导尿管然后重新插管
- 老年女性尿道口回缩，插管时仔细观察辨认，避免误入阴道

三、留置导尿术

操作评分标准

留置导尿术的评分标准			
项目	技术操作要求	得分	扣分
操作目的	1. 抢救危重、休克病人时正确记录每小时尿量，严密观察病人的病情变化。	1	
	2. 为尿潴留病人引出尿液，减轻痛苦。	1	
	3. 协助临床诊断，留尿做细菌培养；测定残余尿量、膀胱容量及膀胱测压；进行尿道或膀胱造影等。	1	
	4. 避免盆腔手术误伤脏器；泌尿系统疾病手术后便于引流和冲洗，促进伤口愈合。	1	
	5. 为尿失禁和会阴部有伤口的病人引流，保持会阴部清洁干燥，并训练膀胱功能。	1	
操作准备	1. 环境准备：宽敞、明亮、温湿度适宜。	5	
	2. 护士准备：着装规范，洗手、戴口罩。	5	

续表

留置导尿术的评分标准			
项目	技术操作要求	得分	扣分
	3. 用物准备：一次性无菌导尿包（导尿管、小弯盘1个、大棉球、纱布、无菌手套、止血钳、洞巾、纱布、碘伏棉球、胶单、治疗巾、胶布等。一般成人12～18号，小儿8～10号，新生儿6号导尿管）、手消毒液、尿管标示贴及固定贴。	5	
	4. 病人准备：		
	（1）病人及家属了解留置导尿的目的、方法、注意事项和配合要点。	3	
	（2）清洁外阴，做好导尿准备；必要时协助病人清洁外阴。	2	
操作流程	1. 携用物至床旁，核对病人床号、姓名、腕带并进行再次解释。	3	
	2. 同导尿术初步消毒、再次消毒会阴部及尿道口，插入导尿管。	20	
	3. 见尿液后再插入7～10 cm。夹住导尿管尾部或连接集尿袋，连接注射器向气囊内注入适量生理盐水，轻拉导尿管有阻力感，证明导尿管固定于膀胱内。	7	
	4. 导尿成功后，夹闭引流管，撤下孔巾，擦净外阴，用安全别针将集尿袋的引流管固定在床单上，集尿袋固定于床沿下，开放导尿管。	7	
	5. 整理导尿用物弃于医用垃圾桶内，撤出病人臀下的小橡胶单和治疗巾放治疗车下层，脱去手套。	3	
	6. 协助病人穿好裤子，取舒适卧位，整理床单位。	3	
	7. 洗手做记录。	2	
健康宣教	1. 向病人及家属讲解留置导尿的目的和护理方法，并鼓励其主动参与护理。	2	
	2. 预防尿路感染、尿结石，每日尿量维持在2000 ml以上。	1	
	3. 保持引流通畅，避免导尿管受压、扭曲、堵塞。	2	
	4. 集尿袋不得超过耻骨联合（膀胱高度），防止尿液反流，保持尿道口清洁，每日消毒外阴1～2次。	2	
	5. 训练膀胱功能，间歇性夹管，每4 h开放一次，使膀胱定时充盈和排空。	2	
	6. 离床活动时，将尿管远端固定在大腿上，防止导尿管脱出。	1	
注意要点	1. 选择光滑和粗细适宜的导尿管，插管动作应轻柔缓慢，以免损伤尿道黏膜。	4	
	2. 导尿管如误入阴道，应更换导尿管后重新插入。	4	
	3. 若膀胱高度膨胀且极度虚弱的病人，第一次放尿不应超过1000 ml；因大量放尿，可导致腹腔内压力突然降低，大量血液滞留于腹腔血管内，引起血压突然下降，产生虚脱。此外，膀胱突然减压，可引起膀胱黏膜急剧充血和出血，发生血尿。	4	
	4. 气囊内严禁注入空气，避免漏气造成尿管脱出。	4	
	5. 注意保护病人隐私，防止病人着凉。	4	
总分		100	

操作思维导图

操作目的
- 抢救危重、休克病人时正确记录每小时尿量，严密观察病人的病情变化
- 为尿潴留病人引出尿液，减轻痛苦
- 协助临床诊断
- 避免盆腔手术误伤脏器；泌尿系统疾病手术后便于引流和冲洗
- 为尿失禁和会阴部有伤口的病人引流，保持会阴部清洁干燥

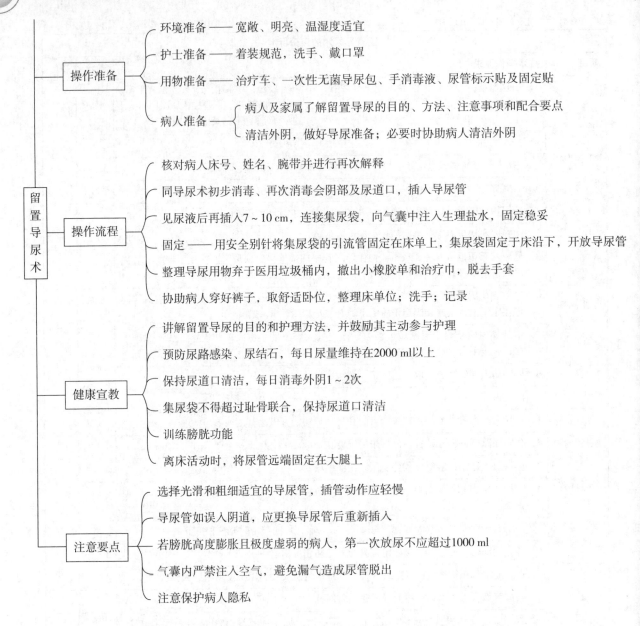

四、膀胱冲洗

操作评分标准

膀胱冲洗的评分标准			
项目	技术操作要求	得分	扣分
操作目的	1. 对留置导尿病人，保持尿液引流通畅。	1	
	2. 清除膀胱内的血凝块、黏液、细菌等异物，预防感染。	2	
	3. 治疗某些膀胱疾病，如膀胱炎、膀胱肿瘤。	2	
操作准备	1. 环境准备：宽敞、明亮、温湿度适宜。	5	
	2. 护士准备：着装规范，洗手、戴口罩。	5	
	3. 用物准备：治疗盘、冲洗液、输液器2具、治疗本、治疗单、止血钳或夹子、卫生大垫、洗手液、污物桶、弯盘、手消毒液等。	5	
	4. 病人准备：病人了解膀胱冲洗的目的、方法、注意事项及配合方法。	5	
操作流程	1. 携用物至床旁，核对病人床号、姓名、腕带并进行再次解释。	5	
	2. 协助病人取舒适卧位，将准备好的治疗巾放于病人臀下。	5	

续表

	膀胱冲洗的评分标准		
项目	技术操作要求	得分	扣分
	3. 将膀胱冲洗液悬挂在输液架上，将冲洗管与冲洗液连接，Y 形管一头连接冲洗管、另外两头分别连接导尿管和尿袋。连接前对各个连接部进行消毒。	5	
	4. 打开冲洗管，夹闭尿袋，根据医嘱调节冲洗速度。	5	
	5. 夹闭冲洗管，打开尿袋，排出冲洗液，如此反复进行。	5	
	6. 在持续冲洗过程中，观察病人的反应及冲洗液的量及颜色。评估冲洗液入量和出量，膀胱有无憋胀感。	10	
	7. 冲洗完毕，取下冲洗管，消毒导尿管口接尿袋，妥善固定，位置低于膀胱，以利引流尿液。	5	
	8. 撤去臀下治疗巾，协助病人取舒适卧位，整理床单位，整理用物，洗手，做记录。	5	
健康宣教	1. 向病人及家属讲解膀胱冲洗的目的和护理方法，并鼓励其主动配合。	5	
	2. 向病人说明摄取足够水分的重要性，每天饮水量应维持在 2000 ml 左右，以产生足够的尿量冲洗尿路，达到预防感染的目的。	5	
注意要点	1. 瓶内液面距床面约 60cm 以便产生一定的压力，使液体能够顺利滴入膀胱。	4	
	2. 滴速一般为 60～80 滴 / 分，以免病人尿意强烈，膀胱收缩，迫使冲洗液从尿管溢出。	4	
	3. 如病人有尿意或滴入 200～300 ml 后应夹闭冲洗管，放开引流管，将冲洗液全部引流出，再夹闭引流管。一般冲洗液需在膀胱内保留 30 min 后再引流出体外，防止逆流。	4	
	4. 冲洗液应加温至 38～40 ℃，以防低温刺激膀胱。	4	
	5. 严格执行无菌操作，准确记录冲洗液的量、性质、颜色，若流出液量少于注入量，可能系尿管内有脓块或者血块堵塞，可增加冲洗次数或更换尿管。冲洗中病人若感到剧痛或者流出血性液体时应停止冲洗。	4	
总分		100	

操作思维导图

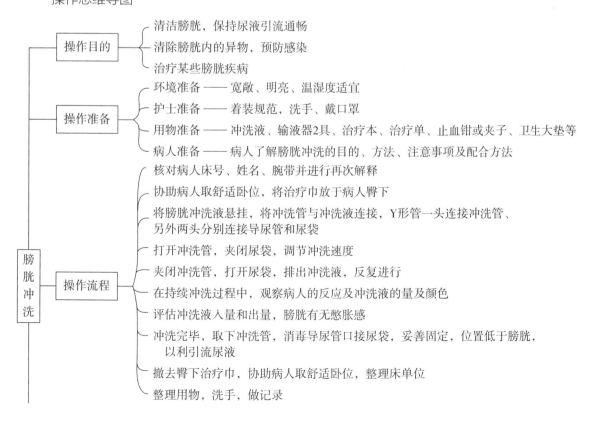

576

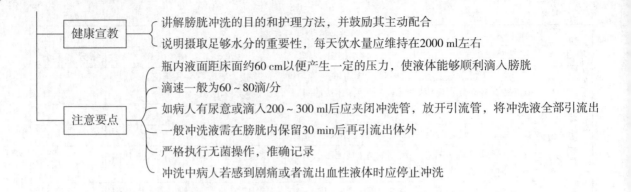

健康宣教 {
讲解膀胱冲洗的目的和护理方法，并鼓励其主动配合
说明摄取足够水分的重要性，每天饮水量应维持在2000 ml左右
}

注意要点 {
瓶内液面距床面约60 cm以便产生一定的压力，使液体能够顺利滴入膀胱
滴速一般为60~80滴/分
如病人有尿意或滴入200~300 ml后应夹闭冲洗管，放开引流管，将冲洗液全部引流出
一般冲洗液需在膀胱内保留30 min后再引流出体外
严格执行无菌操作，准确记录
冲洗中病人若感到剧痛或者流出血性液体时应停止冲洗
}

五、大量不保留灌肠

操作评分标准

大量不保留灌肠的评分标准			
项目	技术操作要求	得分	扣分
操作目的	1. 解除便秘、肠胀气。	2	
	2. 稀释并清除肠道内的有害物质，减轻中毒。	1	
	3. 灌入低温液体，为高热病人降温。	1	
	4. 胃肠道手术、检查和分娩做准备。	2	
操作准备	1. 环境准备：宽敞、明亮、温湿度适宜。	2	
	2. 护士准备：着装规范，洗手，戴口罩。	2	
	3. 用物准备：灌肠包、水温计、一次性治疗巾、弯盘、手消液，必要时备屏风以及便盆。灌肠溶液：0.1%~0.2%肥皂水、生理盐水，成人每次用量500~1000 ml，小儿200~500 ml。温度一般为39~41 ℃，降温时用28~35 ℃，中暑用4 ℃。	6	
	4. 病人准备：病人及家属了解灌肠的目的、操作方法、注意事项和配合方法。	4	
操作流程	1. 携用物至床旁，核对病人床号、姓名、腕带及灌肠溶液。	5	
	2. 关闭门窗，屏风遮挡，松开床尾盖被。协助病人左侧卧位，裤子褪至大腿，双膝屈曲，臀部移动至床边，注意保暖及隐私。	5	
	3. 铺治疗巾于病人臀下，弯盘与纸巾放在治疗巾上。	3	
	4. 打开灌肠包，戴手套，取出灌肠袋夹闭，将量杯内的灌肠液倒入灌肠袋，测量温度。	3	
	5. 挂灌肠袋于输液架上，调节输液架高度，液面距离肛门40~60 cm（伤寒病人时灌肠筒内液面不得高于肛门30 cm，液体量不得超过500 ml）。	4	
	6. 用石蜡油润滑肛管前端，排尽管内空气和冷液体，然后关闭开关。	4	
	7. 一手垫卫生纸分开病人臀部，暴露肛门，嘱病人深呼吸，一手拿镊子将肛管轻轻插入直肠7~10 cm，固定肛管。	5	
	8. 匀速打开开关，使液体缓缓流入。灌肠中密切观察液面下降速度和病人病情变化，如果液面下降过慢或停止，可移动或挤捏肛管；如果病人感觉腹胀或便意可以嘱病人张口深呼吸，放松腹部肌肉，并降低灌肠筒的高度以减慢流速或暂停片刻，以便转移病人的注意力，减轻负压，同时减少灌入溶液的压力；如果病人出现脉速、面色苍白、出冷汗、剧烈腹痛、心慌气促等不适，此时可能发生肠道剧烈痉挛或出血，应立即停止灌肠，与医生联系，给予及时处理。	6	
	9. 灌肠液流尽时，关闭调节阀，用卫生纸包裹肛管，缓缓拔出，取下灌肠袋放进医疗垃圾桶，拿纸擦净肛门，脱下手套。	5	
	10. 协助病人取舒适体位，嘱其尽量保留5~10 min后再排便。	5	
	11. 协助病人排便。	4	
	12. 整理用物，洗手，记录。	4	
健康宣教	1. 向病人及家属解释保持正常排便习惯的重要性。	2	
	2. 为病人及家属指导保持良好的饮食习惯以维持正常排便。	2	

续表

大量不保留灌肠的评分标准			
项目	技术操作要求	得分	扣分
注意要点	1. 对急腹症、妊娠早期、消化道出血、严重心血管疾病等病人禁止灌肠。肝性脑病病人禁用肥皂水灌肠，以减少氨的吸收；充血性心力衰竭和水钠潴留的病人禁用 0.9% 的氯化钠溶液灌肠。	5	
	2. 伤寒病人灌肠量不能超过 500 ml，液面距肛门距离不能超过 30 cm。	5	
	3. 一般将肛管插入直肠 7 ～ 10 cm，小儿插入深度为 4 ～ 7 cm。	4	
	4. 对病人进行降温灌肠，灌肠后保留 30 min 后再排便，排便后 30 min 测体温。	3	
	5. 灌肠中密切观察病情变化，如果病人感觉腹胀或便意可以嘱病人张口深呼吸以减轻不适。如果病人出现脉速、面色苍白、出冷汗、剧烈腹痛、心慌气促等不适，立即停止，及时与医生联系，采取措施。	4	
	6. 如灌肠后解便一次为 1/E，灌肠后无大便记为 0/E。	2	
总分		100	

操作思维导图

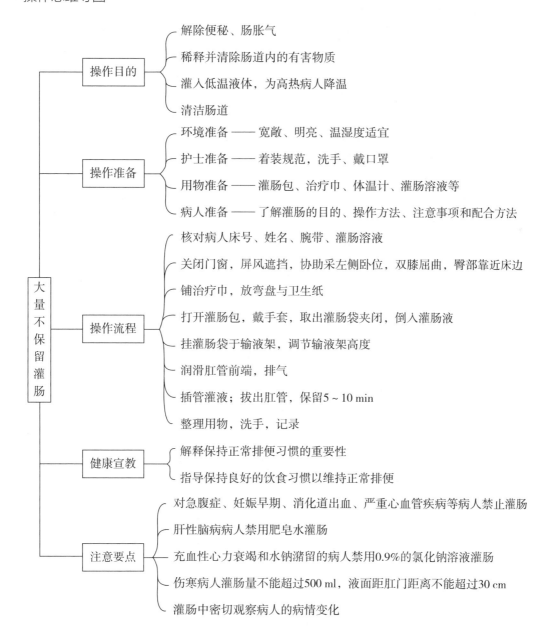

六、小量不保留灌肠

操作评分标准

小量不保留灌肠的评分标准			
项目	技术操作要求	得分	扣分
操作目的	1. 排除肠道内气体，减轻腹胀。	3	
	2. 为便秘病人软化粪便，减轻腹部不适。	3	
操作准备	1. 环境准备：宽敞、明亮、温湿度适宜。	2	
	2. 护士准备：着装规范，洗手、戴口罩。	3	
	3. 用物准备：一次性灌肠包（或注洗器，量杯，肛管，温开水 5 ～ 10 ml，止血钳，一次性垫巾或橡胶单和治疗巾，手套，润滑剂，卫生纸）、遵医嘱准备灌肠液、弯盘、温度计、手消毒液、便盆和便盆巾，常用灌肠液："1、2、3"溶液（50% 硫酸镁 30 ml，甘油 60 ml、温开水 90 ml）；甘油 50 ml 加等量温开水；各种植物油 120 ～ 180 ml。溶液温度为 38 ℃。	10	
	4. 病人准备：病人及家属了解灌肠的目的、操作方法、注意事项和配合方法。	4	
操作流程	1. 备齐用物携至床边，核对病人，作好解释，取得合作。	3	
	2. 协助病人左侧卧位，双膝屈曲，褪裤子至膝部，臀部移至床沿。	3	
	3. 铺橡胶单与治疗巾。	2	
	4. 测量灌肠液温度，将弯盘置于臀边，戴手套，用注洗器吸取灌肠溶液，连接肛管，润滑肛管前端，排气后夹紧。	5	
	5. 一手垫手纸分开病人臀部，暴露肛门，嘱病人深呼吸，一手持肛管轻轻插入直肠 7 ～ 10 cm。	6	
	6. 固定肛管，松开止血钳，缓缓注入溶液，反复吸液、注液，直至溶液全部注入。	5	
	7. 血管钳夹闭肛管尾端或反折肛管，用卫生纸包住肛管轻轻拔出，放于弯盘内，并擦净肛门，脱手套。	5	
	8. 协助病人取舒适卧位，嘱其尽可能保留 10 ～ 20 min 后排便，必要时协助病人。	5	
	9. 观察大便性状，必要时留取标本送检。	4	
	10. 协助病人取舒适卧位，整理床单位，开窗通风，清理用物。	4	
	11. 整理用物，量杯清洗，浸泡消毒。	3	
	12. 洗手，记录（灌肠时间、灌肠液的种类、量、病人的反应）。	5	
健康宣教	1. 向病人及家属解释保持正常排便习惯的重要性。	5	
	2. 为病人及家属指导保持良好的饮食习惯以维持正常排便。	5	
注意要点	1. 每次抽吸灌肠液时，应反折肛管，以防空气进入肠道，造成腹胀。	5	
	2. 灌肠时插管深度为 7 ～ 10 cm，注入灌肠液的速度不可过快，压力宜低，如为小容量灌肠筒，筒内液面距肛门的距离应低于 30 cm。	5	
	3. 注意屏风遮挡，保护病人隐私。	5	
总分		100	

操作思维导图

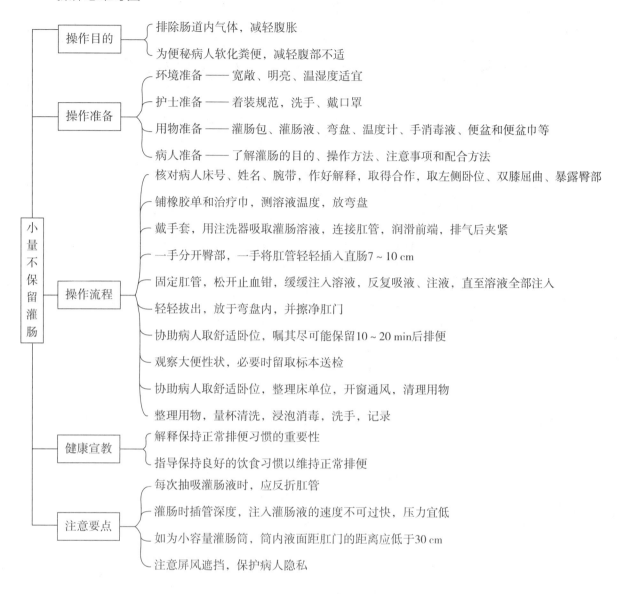

小量不保留灌肠

操作目的
- 排除肠道内气体，减轻腹胀
- 为便秘病人软化粪便，减轻腹部不适

操作准备
- 环境准备 —— 宽敞、明亮、温湿度适宜
- 护士准备 —— 着装规范，洗手、戴口罩
- 用物准备 —— 灌肠包、灌肠液、弯盘、温度计、手消毒液、便盆和便盆巾等
- 病人准备 —— 了解灌肠的目的、操作方法、注意事项和配合方法

操作流程
- 核对病人床号、姓名、腕带，作好解释，取得合作，取左侧卧位、双膝屈曲、暴露臀部
- 铺橡胶单和治疗巾，测溶液温度，放弯盘
- 戴手套，用注洗器吸取灌肠溶液，连接肛管，润滑前端，排气后夹紧
- 一手分开臀部，一手将肛管轻轻插入直肠7~10 cm
- 固定肛管，松开止血钳，缓缓注入溶液，反复吸液、注液，直至溶液全部注入
- 轻轻拔出，放于弯盘内，并擦净肛门
- 协助病人取舒适卧位，嘱其尽可能保留10~20 min后排便
- 观察大便性状，必要时留取标本送检
- 协助病人取舒适卧位，整理床单位，开窗通风，清理用物
- 整理用物，量杯清洗，浸泡消毒，洗手，记录

健康宣教
- 解释保持正常排便习惯的重要性
- 指导保持良好的饮食习惯以维持正常排便

注意要点
- 每次抽吸灌肠液时，应反折肛管
- 灌肠时插管深度，注入灌肠液的速度不可过快，压力宜低
- 如为小容量灌肠筒，筒内液面距肛门的距离应低于30 cm
- 注意屏风遮挡，保护病人隐私

七、保留灌肠

操作评分标准

保留灌肠的评分标准			
项目	技术操作要求	得分	扣分
操作目的	1. 将药液灌入到直肠或结肠内，通过肠黏膜吸收治疗肠道感染。	3	
	2. 为病人起到镇静、催眠的作用。	2	
操作准备	1. 环境准备：宽敞、明亮、温湿度适宜。	2	
	2. 护士准备：着装规范，洗手、戴口罩。	3	
	3. 用物准备：注洗器，治疗碗（内盛遵医嘱备的灌肠液）、肛管（20号以下）、温开水5~10 ml、止血钳、石蜡油、手套、弯盘、卫生纸、橡胶或塑料单、治疗巾、小垫枕、手消毒液、便盆和便盆巾。常用溶液药物及剂量遵医嘱准备，灌肠溶液量不超过200 ml。溶液温度38 ℃。①镇静、催眠用10%水合氯醛，剂量按医嘱准备。②抗肠道感染用2%小檗碱，0.5%~1%新霉素或其他抗生素溶液。	10	
	4. 病人准备：病人及家属了解灌肠的目的、操作方法、注意事项和配合方法。	5	
操作流程	1. 备齐用物携至病人床边，核对病人床号、姓名、腕带，向病人解释，以取得合作。	5	

续表

保留灌肠的评分标准			
项目	技术操作要求	得分	扣分
	2. 保留灌肠前嘱病人排便,以减轻腹压及清洁肠道,便于药物吸收。	5	
	3. 肠道疾病病人在晚间睡眠前灌入为宜,卧位根据病变部位而定,如慢性痢疾病变多在乙状结肠和直肠,故采用左侧卧位为宜,阿米巴痢疾病变多见于回盲部,应采取右侧卧位,以提高治疗效果。	10	
	4. 将小垫枕、橡胶单、治疗巾垫于臀下,使臀部抬高约 10 cm,防止药液溢出。	5	
	5. 戴手套,润滑肛管前端,排气后轻轻插入肛门 15~20 cm,溶液流速宜慢,压力要低(液面距肛门不超过 30 cm),以便于药液保留。	5	
	6. 注入完毕后,再注入温开水 5~10 ml,抬高肛管尾部,使溶液完全注入,折管拔出,擦净肛门,脱手套,嘱病人保留 1 h 以上。	6	
	7. 操作后整理床单位,清理用物。	4	
	8. 洗手,并做好记录。	5	
健康宣教	1. 向病人及家属讲解有关疾病的知识和保留灌肠的目的和方法。	5	
	2. 指导病人掌握灌肠时的配合方法。	5	
注意要点	1. 灌肠前了解灌肠的目的和病变部位,以便选用适当的卧位和插入肛管的深度。	5	
	2. 为提高疗效,灌肠前嘱病人先排便,掌握"细、深、少、慢、温、静"的操作原则,即:肛管细,插入深,液量少,流速慢,温度适宜,灌后静卧。	5	
	3. 肛门、直肠、结肠等手术后病人,排便失禁者均不宜作保留灌肠。	5	
	4. 保留灌肠前嘱病人排便,肠道排空有利于药液吸收。	5	
总分		100	

操作思维导图

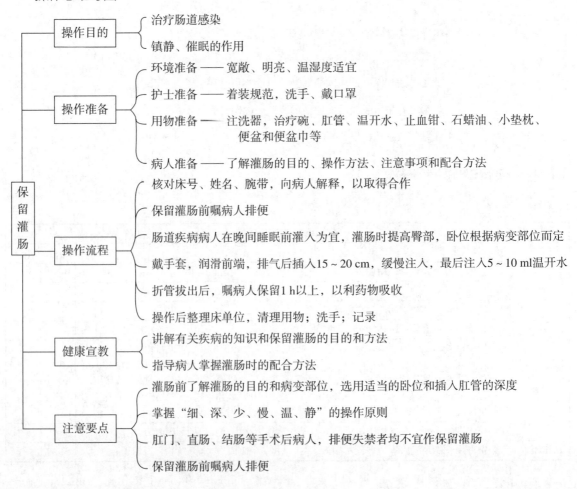

八、肛管排气

操作评分标准

肛管排气的评分标准			
项目	技术操作要求	得分	扣分
操作目的	减轻病人腹胀，缓解肠腔积气。	5	
操作准备	1．环境准备：宽敞、明亮、温湿度适宜。	2	
	2．护士准备：着装规范，洗手、戴口罩。	3	
	3．用物准备：肛管、玻璃接头、橡胶管、玻璃瓶（内盛水 3/4 满，瓶口系带）、润滑油、胶布、清洁手套、卫生纸、手消毒液。	5	
	4．病人准备：病人及家属了解肛管排气的目的、操作程序和配合要点。	5	
操作流程	1．核对、解释：携用物至病人床旁，核对病人床号、姓名，再次解释。	8	
	2．准备体位：协助病人取左侧卧位，注意遮盖，暴露肛门。	5	
	3．连接排气装置：将玻璃瓶系于床边，橡胶管一端插入玻璃瓶液面下，另一端将与肛管相连。	7	
	4．插管：戴手套，润滑肛管，嘱病人张口呼吸，将肛管轻轻插入直肠 15～18 cm，用胶布将肛管固定于臀部，橡胶管留出足够长度用别针固定在床单上。	10	
	5．观察：观察排气情况，如排气不畅，帮助病人更换体位或按摩腹部。	8	
	6．拔管：保留肛管不超过 20 min 拔出肛管，擦净肛门，取下手套。	7	
	7．操作后处理：协助病人取舒适的体位，并询问病人腹胀有无减轻。	5	
	8．整理床单位，清理用物。	3	
	9．洗手，记录。	2	
健康宣教	1．向病人及家属解释肛管排气的意义，指导病人保持健康的生活习惯。	5	
	2．向病人及家属讲解避免腹胀的方法，如增加活动、正确选择饮食种类等。	5	
注意要点	1．观察排气情况，保留肛管时间不宜超过 20 min，必要时可隔 2～3 h 后重复插管排气。	5	
	2．长时间留置肛管，会降低肛门括约肌的反应，甚至导致肛门括约肌永久性松弛。	5	
	3．注意屏风遮挡，保护病人隐私。	5	
总分		100	

操作思维导图

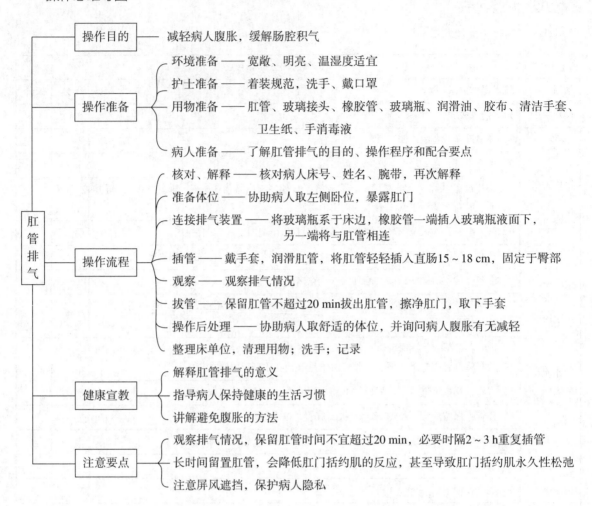

肛管排气

- 操作目的 —— 减轻病人腹胀，缓解肠腔积气
- 操作准备
  - 环境准备 —— 宽敞、明亮、温湿度适宜
  - 护士准备 —— 着装规范，洗手、戴口罩
  - 用物准备 —— 肛管、玻璃接头、橡胶管、玻璃瓶、润滑油、胶布、清洁手套、卫生纸、手消毒液
  - 病人准备 —— 了解肛管排气的目的、操作程序和配合要点
- 操作流程
  - 核对、解释 —— 核对病人床号、姓名、腕带，再次解释
  - 准备体位 —— 协助病人取左侧卧位，暴露肛门
  - 连接排气装置 —— 将玻璃瓶系于床边，橡胶管一端插入玻璃瓶液面下，另一端将与肛管相连
  - 插管 —— 戴手套，润滑肛管，将肛管轻轻插入直肠15～18 cm，固定于臀部
  - 观察 —— 观察排气情况
  - 拔管 —— 保留肛管不超过20 min拔出肛管，擦净肛门，取下手套
  - 操作后处理 —— 协助病人取舒适的体位，并询问病人腹胀有无减轻
  - 整理床单位，清理用物；洗手；记录
- 健康宣教
  - 解释肛管排气的意义
  - 指导病人保持健康的生活习惯
  - 讲解避免腹胀的方法
- 注意要点
  - 观察排气情况，保留肛管时间不宜超过20 min，必要时隔2～3 h重复插管
  - 长时间留置肛管，会降低肛门括约肌的反应，甚至导致肛门括约肌永久性松弛
  - 注意屏风遮挡，保护病人隐私

第七章

给　药

第一节　口服、注射给药

一、口服给药

操作评分标准

口服给药的评分标准			
项目	技术操作要求	得分	扣分
操作目的	1．协助病人遵医嘱安全正确地服下药物。	1	
	2．达到减轻症状、治疗疾病、协助诊断和预防疾病的目的。	2	
操作准备	1．环境准备：宽敞、明亮、温湿度适宜。	2	
	2．护士准备：着装规范，洗手、戴口罩。	2	
	3．用物准备：按医嘱准备药物、准备服药本、小药卡、药车、饮水管、水壶（内盛温开水）等。	3	
	4．病人准备。		
	（1）病人及家属了解给药目的和服药的注意事项。	3	
	（2）病人取舒适体位。	2	
操作流程	1．按医嘱查对（核对医嘱单、服药卡、服药单、检查药品、物品），按床号顺序将服药卡插入服药车盘内。	5	
	2．摆药过程严格执行查对制度，了解常用药物的剂量、作用、不良反应及处理方法。	5	
	3．固体药用药勺取药，液体药用量杯取药：量杯刻度与目光平行，倒药时瓶签朝上，倒入量杯中，药量准确后倒入药杯中，药量不足 1 ml，用滴管取药，1 ml 为 15 滴。	5	
	4．摆药后经两人核对无误后方可发药，做好标识。	5	
	5．推服药车至床旁，按要求查对：床号、姓名、腕带、服药单、服药卡。	5	
	6．说明目的，做好解释和指导。	3	
	7．查对，协助病人服药，并确定病人服下，再次查对。	5	
	8．若病人不在病房内或因故暂不能服药者，暂不发药，做好交班。	3	
	9．服药后收回药杯，再次查对床号、姓名。	2	
	10．操作后向病人交代注意事项，整理用物。	5	
	11．观察用药后反应，洗手，记录。	2	
健康宣教	1．服强心苷类药物时需加强对心率及节律的监测，脉率低于每分 60 次或节律不齐时应暂停服用，并告知医生。	3	
	2．某些磺胺类药物经肾排出，尿少时易析出结晶堵塞肾小管，服药后要多饮水。	3	
	3．健胃药宜在饭前服，助消化药及对胃黏膜有刺激性的药物宜在饭后服，催眠药在睡前服，驱虫药宜在空腹或半空腹服用。	3	
	4．抗生素及磺胺类药物应准时服药，以保证有效的血药浓度。	3	
	5．服用对呼吸道黏膜起安抚作用的药物，如止咳糖浆后不宜即饮水。	3	
	6．缓释片，肠溶片胶囊吞服时不可嚼碎；舌下含片应放舌下或两颊黏膜与牙齿之间待其溶化。	3	
	7．对牙齿有腐蚀作用的药物，如酸类和铁剂，应用吸水管吸服后漱口，以保护牙齿。	3	

续表

项目	技术操作要求	得分	扣分
	1．严格执行查对制度和无菌操作原则。	5	
	2．掌握病人所服药的作用、不良反应以及某些药物服用的特殊要求。	3	
注意要点	3．需吞服的药物通常用 40～60 ℃温开水送下，禁用茶水服药。	2	
	4．婴幼儿、鼻饲或上消化道出血病人所用的固体药，发药前需将药片研碎。	3	
	5．增加或停用某种药物时，应及时告知病人。	2	
	6．注意药物之间的配伍禁忌。	4	
总分		100	

口服给药的评分标准

操作思维导图

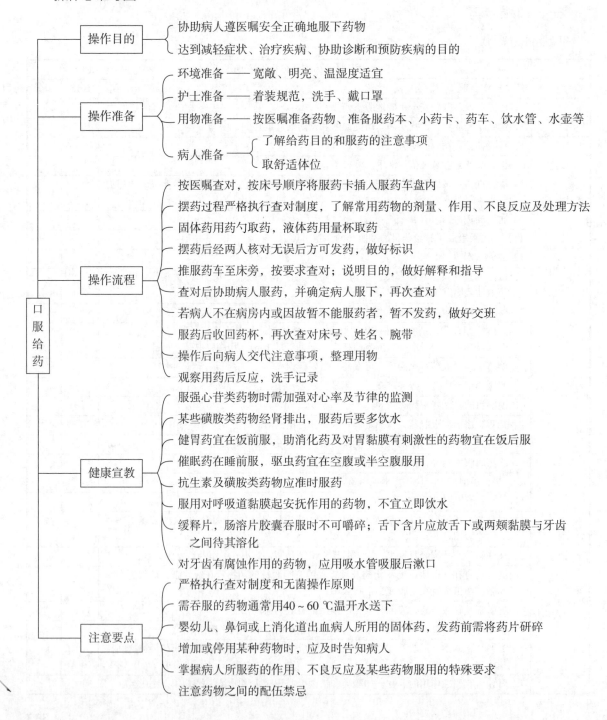

二、抽吸药液

操作评分标准

	抽吸药液的评分标准		
项目	技术操作要求	得分	扣分
操作目的	正确抽吸各种药液，使药液保持无菌。	5	
操作准备	1．环境准备：宽敞、明亮、温湿度适宜。	5	
	2．护士准备：着装规范，洗手、戴口罩。	5	
	3．用物准备：治疗盘、无菌持物镊、75%乙醇或0.5%聚维酮碘、棉签、砂轮、弯盘、启瓶器、注射器及针头、注射药物、锐器盒、注射卡及手消毒液等。	10	
操作流程	1．抽吸药液前应严格遵循查对制度、无菌技术操作原则、标准预防操作原则、安全注射和给药原则。	10	
	2．评估给药目的、药物性能及给药方法。	5	
	3．自安瓿内吸取药液：将安瓿顶端药液弹至体部，消毒安瓿颈部后划一锯痕，再次消毒后折断；将注射器针头斜面向下置入液面以下，抽动活塞，吸取药液。	7	
	4．自密封瓶内吸取药液：消毒后，用注射器吸入与所需药液等量的空气注入瓶内，倒转药瓶，使针尖在液面以下吸取所需药液，固定针栓，拔出针头。	8	
	5．粉剂药的吸取：用无菌生理盐水或注射用水或专用溶媒将结晶或粉剂药充分溶解后吸取。	5	
	6．排尽空气：针头垂直向上（示指固定针栓），轻拉活塞使针头内药液流入注射器内，并使气泡聚集在乳头口，稍推活塞驱出气体（勿浪费药液）。	10	
	7．保持无菌：排气结束，将安瓿或药瓶套或护针帽在针头上再次核对无误后置于注射盘内备用。	10	
注意要点	1．严格执行无菌操作原则、查对制度和药品配伍要求。	5	
	2．抽药时不能握住活塞体部，以免污染药液；排气时不可浪费药液以免影响药量的准确性。	5	
	3．根据药液的性质抽取药液：混悬剂摇匀后立即抽吸；油剂可稍加温或用双手对搓药瓶（药液遇热易破坏者除外）后，用稍粗针头吸取。	5	
	4．药液抽取时间：现用现抽吸，避免药液污染和效价降低。	5	
总分		100	

操作思维导图

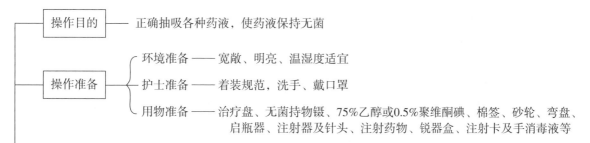

操作目的 —— 正确抽吸各种药液，使药液保持无菌

操作准备
- 环境准备 —— 宽敞、明亮、温湿度适宜
- 护士准备 —— 着装规范，洗手、戴口罩
- 用物准备 —— 治疗盘、无菌持物镊、75%乙醇或0.5%聚维酮碘、棉签、砂轮、弯盘、启瓶器、注射器及针头、注射药物、锐器盒、注射卡及手消毒液等

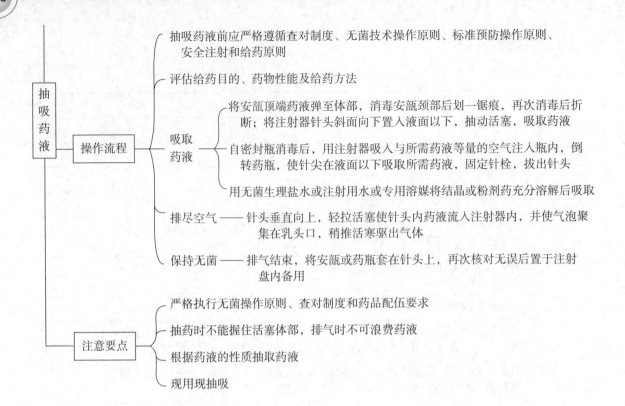

抽吸药液
操作流程
吸取药液
将安瓿顶端药液弹至体部，消毒安瓿颈部后划一锯痕，再次消毒后折断；将注射器针头斜面向下置入液面以下，抽动活塞，吸取药液
自密封瓶消毒后，用注射器吸入与所需药液等量的空气注入瓶内，倒转药瓶，使针尖在液面以下吸取所需药液，固定针栓，拔出针头
用无菌生理盐水或注射用水或专用溶媒将结晶或粉剂药充分溶解后吸取
排尽空气——针头垂直向上，轻拉活塞使针头内药液流入注射器内，并使气泡聚集在乳头口，稍推活塞驱出气体
保持无菌——排气结束，将安瓿或药瓶套在针头上，再次核对无误后置于注射盘内备用

注意要点
严格执行无菌操作原则、查对制度和药品配伍要求
抽药时不能握住活塞体部，排气时不可浪费药液
根据药液的性质抽取药液
现用现抽吸

三、皮内注射

操作评分标准

皮内注射的评分标准			
项目	技术操作要求	得分	扣分
操作目的	1．预防接种。	1	
	2．进行药敏试验，判断有无过敏反应。	2	
	3．进行穿刺时行局部麻醉。	2	
操作准备	1．环境准备：宽敞、明亮、温湿度适宜。	2	
	2．护士准备：着装规范、洗手、戴口罩。	3	
	3．用物准备：注射盘、1 ml 注射器、注射卡、按医嘱准备药液、若药敏试验另备 0.1% 盐酸肾上腺素和注射器。	5	
	4．病人准备。		
	（1）向病人及家属解释皮内注射的目的、方法、注意事项及配合要点。	3	
	（2）取舒适体位并暴露注射部位配合操作。	2	
操作流程	1．核对治疗卡（单）、药液，按医嘱抽吸药液，置于无菌盘内。	12	
	2．携用物至床旁，对床号、姓名，向病人解释，询问药物过敏史，以取得合作。	5	
	3．消毒皮肤：用 75% 乙醇消毒注射部位，待干。	5	
	4．二次核对、排气：将针头垂直向上，轻拉活塞使针头药液流入注射器内，并使气泡聚集在乳头口，左手拇指固定针栓，右手稍推活塞，驱出气体。	5	
	5．左手绷紧局部皮肤，右手持注射器，使针头斜面在上，和皮肤呈 5° 角刺入皮内，待针头斜面进入皮内后，放平注射器，左手拇指固定针栓，注入药液 0.1 ml，使局部皮肤隆起形成一半球状皮丘，皮肤变白并显露毛孔。	5	

续表

项目	技术操作要求	得分	扣分
	6. 注射完毕，迅速拔出针头，切勿按压、碰水。	3	
	7. 再次核对，20 min 后观察局部反应并作出判断。	5	
	8. 操作后协助病人取舒适卧位，清理用物，洗手做记录	5	
健康宣教	1. 拔针后指导病人不要揉捏局部，以防影响结果的观察。	5	
	2. 在观察期间如有不适，及时告知护士，便于快速处理。	5	
	3. 给病人做药敏试验后，嘱病人不要离开注射室，等待 20 min 后观察药敏试验结果。	5	
注意要点	1. 严格执行查对制度和无菌操作制度。	5	
	2. 做药物过敏试验前，护士应详细询问病人的用药史、过敏史及家族史。	5	
	3. 做药物过敏试验消毒皮肤时忌用碘酊、聚维酮碘。	5	
	4. 药物过敏试验结果如为阳性反应，告知病人或家属，不能再用该种药物，并记录在病历上。	5	
总分		100	

皮内注射的评分标准

操作思维导图

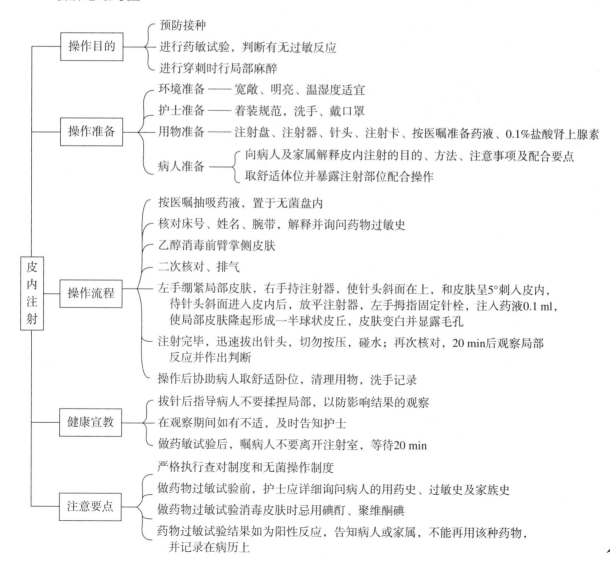

四、皮下注射

操作评分标准

皮下注射的评分标准			
项目	技术操作要求	得分	扣分
操作目的	1. 预防接种。	2	
	2. 局部麻药。	1	
	3. 用于不易口服药时，注入小剂量药物在一定时间内发生药效。	2	
操作准备	1. 环境准备：宽敞、明亮、温湿度适宜。	2	
	2. 护士准备：着装规范，洗手、戴口罩。	3	
	3. 用物准备：注射盘、1～2 ml注射器、5.5～6号针头、注射卡、按医嘱准备药液、手消毒液。	5	
	4. 病人准备：知晓用药计划，病人及家属了解皮下注射的目的、方法、注意事项、药物的作用及配合要点。	5	
操作流程	1. 核对治疗卡（单）、药液，按医嘱抽吸药液，置于无菌盘内。	12	
	2. 携用物至病人床旁，核对床号、姓名、腕带，向病人解释操作的目的、方法、注射药物及作用。	5	
	3. 协助病人摆好体位（坐位或卧位），暴露肢体，选择好注射部位（一般为上臂三角肌下缘外侧或股外侧）。	5	
	4. 常规消毒皮肤（2%碘酊消毒，以注射点为中心用螺旋式动作从中心向外旋转涂擦，直径应5 cm以上，待碘酊干后，用75%乙醇脱碘2次，如注射胰岛素应只用75%乙醇消毒2次）。	8	
	5. 从治疗巾内取出注射器，排净空气，再次核对，左手绷紧皮肤，右手持注射器，针头斜面向上与皮肤呈30°～40°角，刺入皮下，深度为针梗的1/2～2/3，示指固定针栓，左手回抽针栓无回血时可缓慢均匀注药同时观察病人反应。	10	
	6. 注射完毕，拔除针头，干棉签按压针眼处无出血，再次核对无误。	5	
	7. 整理用物，协助病人取舒适卧位；观察病人反应。	5	
	8. 清理用物，洗手做记录。	5	
健康宣教	1. 长期注射病人，应告知经常更换注射部位，以促进药液的吸收。	5	
	2. 长期注射出现局部硬结时应教会局部热敷的方法。	5	
注意要点	1. 严格执行查对制度和无菌操作原则。	5	
	2. 护士在注射前详细询问病人的用药史。	5	
	3. 对过于消瘦者，护士可捏起局部组织，适当减小穿刺角度，进针角度不宜超过45°，以免刺入肌层。	5	
总分		100	

操作思维导图

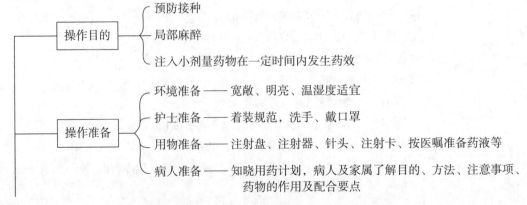

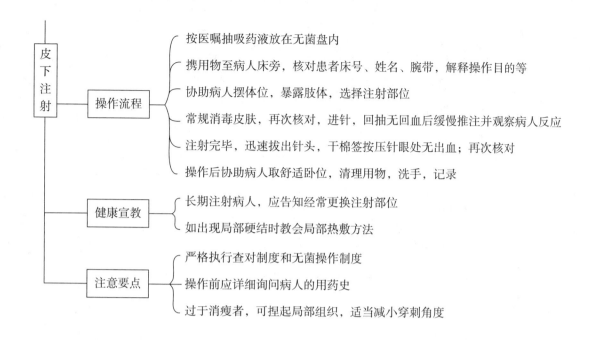

皮下注射

操作流程
- 按医嘱抽吸药液放在无菌盘内
- 携用物至病人床旁，核对患者床号、姓名、腕带，解释操作目的等
- 协助病人摆体位，暴露肢体，选择注射部位
- 常规消毒皮肤，再次核对，进针，回抽无回血后缓慢推注并观察病人反应
- 注射完毕，迅速拔出针头，干棉签按压针眼处无出血；再次核对
- 操作后协助病人取舒适卧位，清理用物，洗手，记录

健康宣教
- 长期注射病人，应告知经常更换注射部位
- 如出现局部硬结时教会局部热敷方法

注意要点
- 严格执行查对制度和无菌操作制度
- 操作前应详细询问病人的用药史
- 过于消瘦者，可捏起局部组织，适当减小穿刺角度

五、肌内注射

操作评分标准

肌内注射的评分标准			
项目	技术操作要求	得分	扣分
操作目的	用于不宜或不能口服、皮下注射、静脉注射，且要求迅速产生疗效者。	5	
操作准备	1．环境准备：宽敞、明亮、温湿度适宜。	2	
	2．护士准备：着装规范，洗手、戴口罩。	3	
	3．用物准备：注射盘、2～5 ml注射器、6～7号针头、注射卡、按医嘱准备药液、手消毒液。	5	
	4．病人准备：病人及家属了解肌内注射的目的、方法、注意事项及配合要点、药物作用及其副作用。	5	
操作流程	1．核对治疗卡（单）、药液，按医嘱抽吸药液，置于无菌盘内。	12	
	2．携用物至病人床旁，核对床号、姓名，向病人解释操作的目的、方法、注射药物及作用。	5	
	3．协助病人摆好体位（坐位或卧位），暴露肢体，选择好注射部位（一般为臀大肌）。	2	
	4．常规消毒注射部位，待干。	6	
	5．二次核对，排尽空气。	4	
	6．左手拇、示指分开皮肤，右手持针，以中指固定针栓，针头和注射部位呈直角，快速刺入肌肉内，进针约为1/2～2/3，消瘦者和病儿酌减。	10	
	7．松开左手，抽动活塞，如无回血，缓慢注入药液。注射完毕，以左手小指中的干棉签按压针眼处的同时快速拔针。	5	
	8．再次核对。	3	
	9．协助病人取舒适卧位，整理床单位，清理用物，洗手做记录。	5	
健康宣教	1．臀部注射时，为使局部肌肉放松，嘱病人侧位时上腿伸直，下腿稍弯曲；俯卧位时足尖相对，足跟分开，头偏向一侧。	5	
	2．长期注射出现局部硬结时应教会局部处理的方法。	5	

续表

肌内注射的评分标准

项目	技术操作要求	得分	扣分
注意要点	1. 严格执行查对制度和无菌操作原则。	3	
	2. 需要两种药液同时注射，应注意配伍禁忌。	3	
	3. 回抽无回血时，方可注入药物。	3	
	4. 定位准确，尤其是臀大肌注射应避免损伤坐骨神经。	3	
	5. 注射部位适合于个体。2 岁以下婴幼儿不宜选用臀大肌注射，应选用臀中肌、臀小肌注射；婴幼儿在未能独自走路前，其臀部肌肉一般发育不好，臀大肌注射有损伤坐骨神经的危险。	3	
	6. 切勿将针头全部刺入，以防针头从衔接处折断。一旦针头折断，保持局部及肢体不动，迅速用血管钳夹住断端拔出，如断端全部进入肌肉，则行手术取出。	3	
总分		100	

操作思维导图

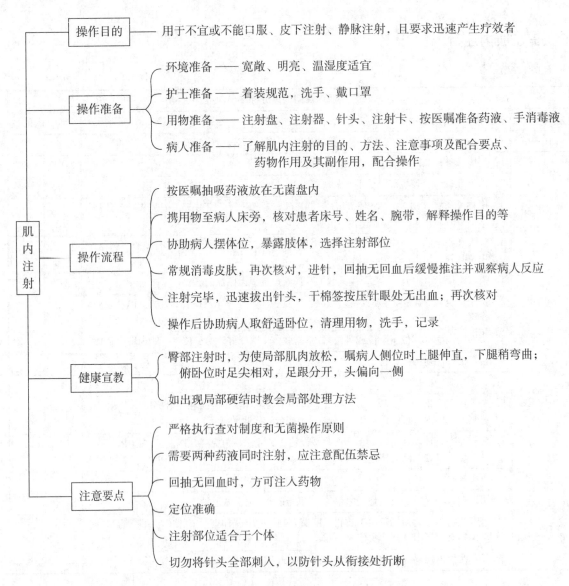

六、静脉注射

操作评分标准

静脉注射的评分标准			
项目	技术操作要求	得分	扣分
操作目的	1. 注入药物协助诊断。	2	
	2. 用于不宜口服、皮下注射、肌内注射的药物，能够迅速发挥其药效。	2	
	3. 用于静脉营养治疗。	2	
	4. 药物浓度高、刺激性大、量多的药物不宜采取其他注射方法。	2	
操作准备	1. 环境准备：宽敞、明亮、温湿度适宜。	2	
	2. 护士准备：着装规范，洗手、戴口罩。	3	
	3. 用物准备：注射盘、6～9号针头或头皮针、无菌纱布、止血带、注射用小枕、注射卡、胶布、按医嘱准备药物、手消毒液。	5	
	4. 病人准备：病人及家属了解静脉注射的目的、方法、注意事项及配合要点、药物作用及其副作用。	5	
操作流程	1. 核对治疗卡（单）、药液，按医嘱抽吸药液，置于无菌盘内。	12	
	2. 携用物至病人床旁，核对床号、姓名、腕带，向病人解释操作的目的、方法、注射药物及作用。	4	
	3. 协助病人摆好体位（坐位或卧位），暴露肢体，选择合适静脉（选择粗直、弹性好、易于固定的静脉）。	5	
	4. 在穿刺部位的肢体下垫治疗巾或纸巾，在穿刺部位的上方（近心端）6～8 cm处扎紧止血带，用2%碘酊消毒皮肤，待干后乙醇脱碘，嘱病人握拳，使静脉充盈。	6	
	5. 二次核对，排尽空气。	3	
	6. 穿刺时，以左手拇指绷紧静脉下端皮肤，使其固定，右手持注射器，针头斜面向上，针头和皮肤呈35°角，由静脉上方或侧方刺入皮下，再沿静脉方向潜行刺入。	6	
	7. 见回血，证实针头已入静脉，可再顺静脉进针少许，松开止血带，嘱病人松拳，固定针头，缓慢注入药液。	6	
	8. 在注射过程中，若局部肿胀疼痛，提示针头滑出静脉，应拔出针头更换部位，重新注射。	2	
	9. 注射毕，以消毒棉签按压穿刺点，迅速拔出针头，嘱病人按压3～5 min。	3	
	10. 再次核对。	3	
	11. 操作后协助病人取舒适卧位并整理床单位，清理用物，洗手做记录（记录注射的时间、药物名称、剂量、浓度，病人反应）。	5	
健康宣教	1. 长期注射出现局部硬结时应教会局部热敷的方法。	3	
	2. 静脉注射后病人如有不适，及时告知。	3	
注意要点	1. 严格执行查对制度和无菌操作原则。	3	
	2. 需要两种药液同时注射，应注意配伍禁忌。	3	
	3. 对组织有强烈刺激的药物，注射前应先作穿刺，注入少量等渗盐水，证实针头确在血管内，再推注药物，以防药液外溢于组织内而发生坏死。	3	
	4. 注射时应选择粗直、弹性好、不易滑动的静脉。如需长期静脉给药者，应由远心端到近心端进行注射。	3	
	5. 根据病情及药物性质，掌握注入药液的速度，并随时听取病人的主诉，观察体征及其病情变化。	2	
	6. 股静脉注射时如误入股动脉，应立即拔出针头，用无菌纱布紧压穿刺处5～10 min，直至无出血为止。	2	
总分		100	

操作思维导图

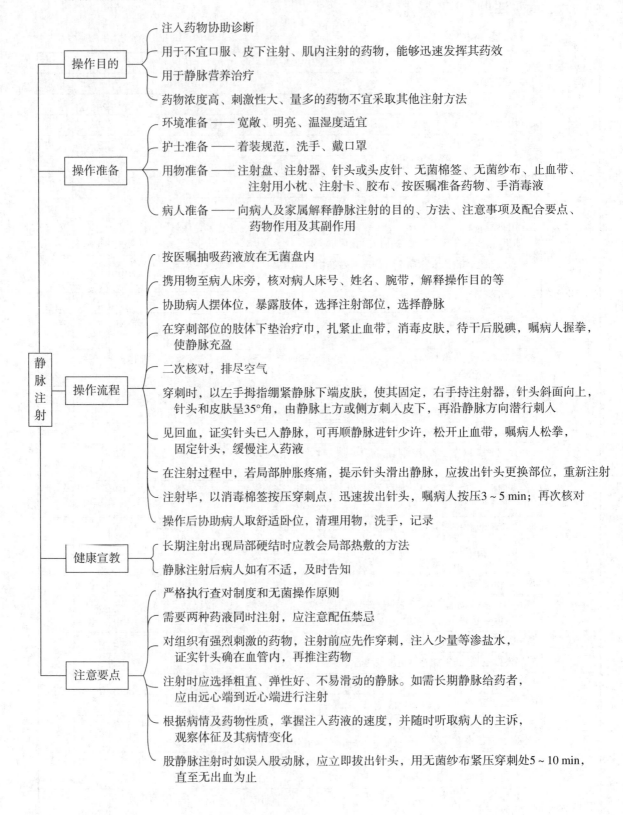

静脉注射

操作目的
- 注入药物协助诊断
- 用于不宜口服、皮下注射、肌内注射的药物，能够迅速发挥其药效
- 用于静脉营养治疗
- 药物浓度高、刺激性大、量多的药物不宜采取其他注射方法

操作准备
- 环境准备——宽敞、明亮、温湿度适宜
- 护士准备——着装规范，洗手，戴口罩
- 用物准备——注射盘、注射器、针头或头皮针、无菌棉签、无菌纱布、止血带、注射用小枕、注射卡、胶布、按医嘱准备药物、手消毒液
- 病人准备——向病人及家属解释静脉注射的目的、方法、注意事项及配合要点、药物作用及其副作用

操作流程
- 按医嘱抽吸药液放在无菌盘内
- 携用物至病人床旁，核对病人床号、姓名、腕带，解释操作目的等
- 协助病人摆体位，暴露肢体，选择注射部位，选择静脉
- 在穿刺部位的肢体下垫治疗巾，扎紧止血带，消毒皮肤，待干后脱碘，嘱病人握拳，使静脉充盈
- 二次核对，排尽空气
- 穿刺时，以左手拇指绷紧静脉下端皮肤，使其固定，右手持注射器，针头斜面向上，针头和皮肤呈35°角，由静脉上方或侧方刺入皮下，再沿静脉方向潜行刺入
- 见回血，证实针头已入静脉，可再顺静脉进针少许，松开止血带，嘱病人松拳，固定针头，缓慢注入药液
- 在注射过程中，若局部肿胀疼痛，提示针头滑出静脉，应拔出针头更换部位，重新注射
- 注射毕，以消毒棉签按压穿刺点，迅速拔出针头，嘱病人按压3～5 min；再次核对
- 操作后协助病人取舒适卧位，清理用物，洗手，记录

健康宣教
- 长期注射出现局部硬结时应教会局部热敷的方法
- 静脉注射后病人如有不适，及时告知

注意要点
- 严格执行查对制度和无菌操作原则
- 需要两种药液同时注射，应注意配伍禁忌
- 对组织有强烈刺激的药物，注射前应先作穿刺，注入少量等渗盐水，证实针头确在血管内，再推注药物
- 注射时应选择粗直、弹性好、不易滑动的静脉。如需长期静脉给药者，应由远心端到近心端进行注射
- 根据病情及药物性质，掌握注入药液的速度，并随时听取病人的主诉，观察体征及其病情变化
- 股静脉注射时如误入股动脉，应立即拔出针头，用无菌纱布紧压穿刺处5～10 min，直至无出血为止

第二节 雾化吸入给药

一、超声波雾化吸入

操作评分标准

项目	技术操作要求	得分	扣分
超声波雾化吸入的评分标准			
操作目的	1. 湿化气道，洁净气道：如痰液黏稠，气道不畅，气管切开病人。	3	
	2. 减轻支气管痉挛，如支气管哮喘、慢性阻塞性肺疾病病人。	3	
	3. 减轻和控制呼吸道炎症。	3	
操作准备	1. 环境准备：宽敞、明亮、温湿度适宜。	2	
	2. 护士准备：着装规范，洗手、戴口罩。	3	
	3. 用物准备：超声波雾化吸入器一套、水温计、弯盘、冷蒸馏水、生理盐水、按医嘱准备药液、治疗卡、手消毒液。	5	
	4. 病人准备：病人及家属了解该操作的目的、方法、注意事项及配合要点。	5	
操作流程	1. 使用前检查雾化器各部件是否完好，有无松动、脱落等异常情况。	3	
	2. 连接雾化器主件与附件。	2	
	3. 加冷蒸馏水，水量视不同类型的雾化器而定，要求浸没雾化罐底部的透声膜。	5	
	4. 将药液用生理盐水稀释至 30 ~ 50 ml 倒入雾化罐内，检查无漏水后，将雾化罐放入水槽，盖紧水槽盖。将药液用生理盐水稀释至 30 ~ 50 ml 倒入雾化罐内，检查无漏水后，将雾化罐放入水槽，盖紧水槽盖。	5	
	5. 携用物至病人床旁，再次核对病人，给予病人舒适坐位或卧位头偏向一侧，摇高床头。	5	
	6. 通电后打开定时开关至 15 ~ 20 min 处，打开电源开关，指示灯亮后，再调节雾量开关（大雾量：3 ml/min，中档雾量：2 ml/min，小档雾量：1 ml/min），此时药液呈雾状喷出。	5	
	7. 将面罩罩住病人口鼻或将口含嘴放入其口中，指导病人以口吸气、鼻呼气的方法进行深呼吸，必要时可帮助病人翻身拍背协助排痰。	5	
	8. 向病人及家属告知操作注意事项并将呼叫器放在病人身旁。	3	
	9. 观察病情（面色、呼吸、咳嗽情况）及治疗效果，随时巡视病房。	3	
	10. 时间到，取下面罩（口含嘴），按顺序关开关（先关雾化开关，后关电源）。	5	
	11. 协助病人擦拭面部并取舒适卧位，整理床单位，清理用物，洗手做记录。	5	
健康宣教	1. 教给病人深呼吸的方法及深呼吸配合雾化的方法。	5	
	2. 向病人介绍超声波雾化吸入器的作用原理并教会其正确的使用方法。	5	
注意要点	1. 使用前，先检查机器各部位有无松动、脱落等异常情况。	4	
	2. 水槽底部的晶体换能器和雾化罐底部的透声膜薄而质脆，易破碎，应轻按不能用力过猛。	4	
	3. 水槽和雾化罐切忌加温水或热水，水槽内应保持足够的水量，水温不得超过 50 ℃。	4	
	4. 特殊情况需连续使用，中间须间歇 30 min。	4	
	5. 每次使用完毕，将雾化罐和"口含嘴"浸泡于消毒溶液内 1h。	4	
总分		100	

操作思维导图

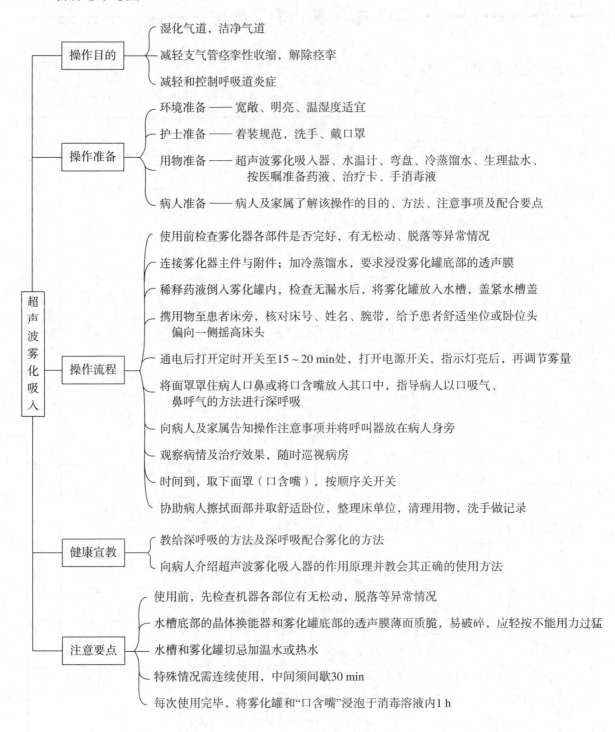

超声波雾化吸入

- 操作目的
  - 湿化气道，洁净气道
  - 减轻支气管痉挛性收缩，解除痉挛
  - 减轻和控制呼吸道炎症

- 操作准备
  - 环境准备——宽敞、明亮、温湿度适宜
  - 护士准备——着装规范，洗手、戴口罩
  - 用物准备——超声波雾化吸入器、水温计、弯盘、冷蒸馏水、生理盐水、按医嘱准备药液、治疗卡、手消毒液
  - 病人准备——病人及家属了解该操作的目的、方法、注意事项及配合要点

- 操作流程
  - 使用前检查雾化器各部件是否完好，有无松动、脱落等异常情况
  - 连接雾化器主件与附件；加冷蒸馏水，要求浸没雾化罐底部的透声膜
  - 稀释药液倒入雾化罐内，检查无漏水后，将雾化罐放入水槽，盖紧水槽盖
  - 携用物至患者床旁，核对床号、姓名、腕带，给予患者舒适坐位或卧位头偏向一侧摇高床头
  - 通电后打开定时开关至15～20 min处，打开电源开关，指示灯亮后，再调节雾量
  - 将面罩罩住病人口鼻或将口含嘴放入其口中，指导病人以口吸气、鼻呼气的方法进行深呼吸
  - 向病人及家属告知操作注意事项并将呼叫器放在病人身旁
  - 观察病情及治疗效果，随时巡视病房
  - 时间到，取下面罩（口含嘴），按顺序关开关
  - 协助病人擦拭面部并取舒适卧位，整理床单位，清理用物，洗手做记录

- 健康宣教
  - 教给深呼吸的方法及深呼吸配合雾化的方法
  - 向病人介绍超声波雾化吸入器的作用原理并教会其正确的使用方法

- 注意要点
  - 使用前，先检查机器各部位有无松动，脱落等异常情况
  - 水槽底部的晶体换能器和雾化罐底部的透声膜薄而质脆，易破碎，应轻按不能用力过猛
  - 水槽和雾化罐切忌加温水或热水
  - 特殊情况需连续使用，中间须间歇30 min
  - 每次使用完毕，将雾化罐和"口含嘴"浸泡于消毒溶液内1 h

二、氧气雾化吸入

操作评分标准

氧气雾化吸入的评分标准			
项目	技术操作要求	得分	扣分
操作目的	1. 湿化气道：如痰液黏稠，气道不畅，气管切开病人。	3	
	2. 改善通气功能：解除支气管痉挛，保持呼吸道通畅。	3	
	3. 控制呼吸道感染：消除炎症，减轻呼吸道黏膜水肿，稀释痰液，帮助祛痰。	3	
	4. 预防呼吸道感染：常用于胸部手术前后的病人。	3	
操作准备	1. 环境准备：宽敞、明亮、温湿度适宜。	3	
	2. 护士准备：着装规范，洗手、戴口罩。	3	
	3. 用物准备：氧气雾化吸入器、氧气装置一套、弯盘、按医嘱准备药液、治疗卡、手消毒液。	5	
	4. 病人准备：病人及家属了解该操作的目的、方法、注意事项及配合要点。	5	
操作流程	1. 检查氧气雾化吸入器，遵医嘱将药液稀释至 5 ml，注入雾化器的药杯内。	6	
	2. 携用物至病人床旁，核对病人床号、姓名、腕带。	7	
	3. 连接雾化器的接气口与氧气装置的橡皮管口。	6	
	4. 调节氧气流量，一般为 6 ~ 8 L/min。	6	
	5. 指导病人手持雾化器，将吸嘴放入口中紧闭嘴唇深吸气，用鼻呼气，如此反复，直至药液吸完为止。	8	
	6. 再次核对，结束雾化，取出雾化器，关闭氧气开关。	5	
	7. 操作后协助清洁口腔，取舒适卧位，整理床单位；整理用物；洗手，记录。	8	
健康宣教	1. 教给病人深呼吸的方法及深呼吸配合雾化的方法。	5	
	2. 向病人介绍氧气雾化吸入正确的使用方法。	5	
注意要点	1. 观察及协助排痰：注意观察病人痰液排出情况，如痰液仍未咳出，可予以拍背、吸痰等方法协助排痰。	6	
	2. 使用雾化器时，氧气湿化瓶内勿盛水。	5	
	3. 正确使用供氧装置，注意用氧安全，室内应避免火源。	5	
总分		100	

操作思维导图

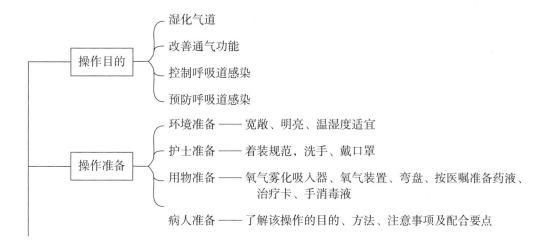

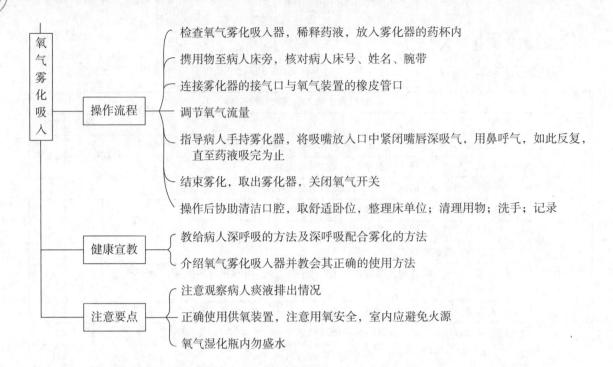

氧气雾化吸入

操作流程
- 检查氧气雾化吸入器，稀释药液，放入雾化器的药杯内
- 携用物至病人床旁，核对病人床号、姓名、腕带
- 连接雾化器的接气口与氧气装置的橡皮管口
- 调节氧气流量
- 指导病人手持雾化器，将吸嘴放入口中紧闭嘴唇深吸气，用鼻呼气，如此反复，直至药液吸完为止
- 结束雾化，取出雾化器，关闭氧气开关
- 操作后协助清洁口腔，取舒适卧位，整理床单位；清理用物；洗手；记录

健康宣教
- 教给病人深呼吸的方法及深呼吸配合雾化的方法
- 介绍氧气雾化吸入器并教会其正确的使用方法

注意要点
- 注意观察病人痰液排出情况
- 正确使用供氧装置，注意用氧安全，室内应避免火源
- 氧气湿化瓶内勿盛水

三、手压式雾化器雾化吸入

操作评分标准

项目	技术操作要求	得分	扣分
操作目的	1. 通过吸入拟肾上腺素类药、氨茶碱或沙丁胺醇等支气管解痉药，改善通气功能。	2	
	2. 适用于支气管哮喘、喘息性支气管炎的对症治疗。	3	
操作准备	1. 环境准备：宽敞、明亮、温湿度适宜。	2	
	2. 护士准备：着装规范，洗手，戴口罩。	3	
	3. 用物准备：按医嘱准备手压式雾化器（内含药液）、治疗卡、手消毒液。	5	
	4. 病人准备：病人及家属了解该操作的目的、方法、注意事项及配合要点。	5	
操作流程	1. 使用前检查雾化器是否完好。	3	
	2. 携用物至病人床旁，核对病人床号、姓名、腕带。	5	
	3. 摇匀药液：取下雾化器保护盖，充分摇匀药液。	5	
	4. 二次核对。	5	
	5. 放入口中：将雾化器倒置，接口端放入口中，平静呼气。	7	
	6. 按压喷药：吸气开始时，按压气雾瓶顶部，使之喷药然后深吸气，药物经口吸入，吸气末尽可能延长屏气时间再呼气，反复1~2次，再次核对。	8	
	7. 结束操作后协助病人清洁口腔，取舒适卧位，整理床单位，整理用物，洗手，记录。	8	
健康宣教	1. 指导病人或家属正确使用手压式雾化吸入器给药。	8	
	2. 教会病人评价疗效，当疗效不满意时，不随意增加或减少用量或缩短用药间隔时间，避免加重不良反应。	8	
	3. 帮助病人分析并解释引起呼吸道痉挛的原因和诱因，指导其选择适宜的运动，预防呼吸道感染。	8	
注意要点	1. 喷雾器使用后放在阴凉处（30℃以下）保存，其塑料外壳应定期用温水清洁。	5	
	2. 使用前检查雾化器各部件是否完好，有无松动、脱落等异常情况。	5	
	3. 每次1~2喷，两次使用间隔时间不少于3~4h。	5	
总分		100	

<table>
手压式雾化器雾化吸入的评分标准
</table>

操作思维导图

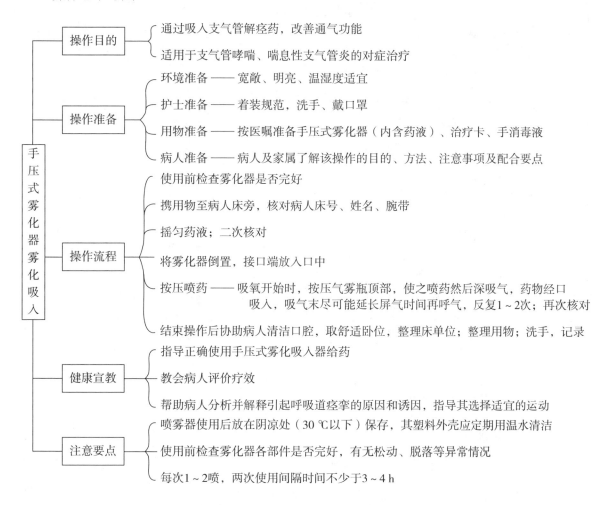

手压式雾化器雾化吸入

- 操作目的
  - 通过吸入支气管解痉药，改善通气功能
  - 适用于支气管哮喘、喘息性支气管炎的对症治疗
- 操作准备
  - 环境准备——宽敞、明亮、温湿度适宜
  - 护士准备——着装规范，洗手、戴口罩
  - 用物准备——按医嘱准备手压式雾化器（内含药液）、治疗卡、手消毒液
  - 病人准备——病人及家属了解该操作的目的、方法、注意事项及配合要点
- 操作流程
  - 使用前检查雾化器是否完好
  - 携用物至病人床旁，核对病人床号、姓名、腕带
  - 摇匀药液；二次核对
  - 将雾化器倒置，接口端放入口中
  - 按压喷药——吸氧开始时，按压气雾瓶顶部，使之喷药然后深吸气，药物经口吸入，吸气末尽可能延长屏气时间再呼气，反复1~2次；再次核对
  - 结束操作后协助病人清洁口腔，取舒适卧位，整理床单位；整理用物；洗手，记录
- 健康宣教
  - 指导正确使用手压式雾化吸入器给药
  - 教会病人评价疗效
  - 帮助病人分析并解释引起呼吸道痉挛的原因和诱因，指导其选择适宜的运动
- 注意要点
  - 喷雾器使用后放在阴凉处（30℃以下）保存，其塑料外壳应定期用温水清洁
  - 使用前检查雾化器各部件是否完好，有无松动、脱落等异常情况
  - 每次1~2喷，两次使用间隔时间不少于3~4h

第三节 药物过敏试验

一、青霉素过敏试验

操作评分标准

<table>
<tr><th colspan="4">青霉素过敏试验的评分标准</th></tr>
<tr><th>项目</th><th>技术操作要求</th><th>得分</th><th>扣分</th></tr>
<tr><td>操作目的</td><td>进行青霉素过敏试验，判断病人是否对青霉素过敏，以此来作为临床应用青霉素治疗依据。</td><td>5</td><td></td></tr>
<tr><td rowspan="4">操作准备</td><td>1. 环境准备：宽敞、明亮、温湿度适宜。</td><td>2</td><td></td></tr>
<tr><td>2. 护士准备：着装规范，洗手、戴口罩。</td><td>2</td><td></td></tr>
<tr><td>3. 用物准备：注射盘、1 ml 注射器、2~5 ml 注射器、6~7 号针头、青霉素药液、生理盐水、0.1% 盐酸肾上腺素注射液 1 支、无菌棉签、皮肤消毒液及手消毒液。</td><td>3</td><td></td></tr>
<tr><td>4. 病人准备：病人及家属了解过敏试验的目的、方法、注意事项及配合要点。</td><td>5</td><td></td></tr>
<tr><td rowspan="3">操作流程</td><td>1. 按临时医嘱准备，检查并配制皮试液：皮试液浓度为 200 U/ml。</td><td></td><td></td></tr>
<tr><td>(1) 启开青霉素铝盖中心，用消毒液消毒。</td><td>5</td><td></td></tr>
<tr><td>(2) 抽吸生理盐水 4 ml，注入青霉素瓶内（4 ml 含 80 万单位青霉素），注入后排出瓶内空气并混匀药液。</td><td>5</td><td></td></tr>
</table>

续表

	青霉素过敏试验的评分标准		
项目	技术操作要求	得分	扣分
	(3) 用 1 ml 注射器抽吸生理盐水 0.9 ml，再抽青霉素溶液 0.1 ml（2万 U）混匀，为 20000 U/ml，推出 0.9 ml 剩 0.1 ml（2000 U）。	5	
	(4) 再抽生理盐水 0.9 ml，混匀为 2000 U/ml，推出 0.9 ml，剩 0.1 ml（200 U）。	5	
	(5) 再抽生理盐水 0.9 ml，混匀为 200 U/ml。	3	
	2. 将抽好的药液放置无菌盘内。	2	
	3. 核对病人姓名、床号，询问"三史"：用药史、过敏史、家族史。	5	
	4. 协助病人取舒适卧位，选择注射部位。	2	
	5. 75% 乙醇消毒皮肤待干，二次核对，排尽空气。	2	
	6. 进针推药，注射完毕拔出针头，勿按压针眼。	5	
	7. 再次核对病人，嘱病人等待 20 min，观察反应。	4	
	8. 清理用物，洗手记录。	3	
健康宣教	1. 告知病人在皮试期间如有不适，及时告知护士，进行相应处理。	5	
	2. 嘱病人在皮试期间不要离开病房，静候 20 min，皮试处不要按压揉搓。	5	
注意要点	1. 做皮肤过敏试验前，应详细询问用药过敏史及家族史，有过敏者严禁做过敏试验。	3	
	2. 凡首次使用青霉素、停药 3 天以上或用药中途更改批号者，需做青霉素皮试。	3	
	3. 长效青霉素在每次注射前均应做皮试。	3	
	4. 注入皮内试验药液剂量应准确，针头不宜过深，以免刺入皮下引起出血，拔针后勿按压局部，以免影响效果。	3	
	5. 皮肤试验药液要配现用。	3	
	6. 认真判断结果，严格掌握时间。		
	(1) 阳性：局部皮丘隆起增大，出现红晕，直径大于 1 cm，周围有伪足伴局部痒感，可有头晕、心慌、恶心，甚至发生过敏性休克。	5	
	(2) 阴性：局部皮丘大小无改变，周围无红肿，无红晕，无自觉症状，无不适表现。	3	
	7. 如对皮试结果有怀疑，应在对侧前臂皮内注射生理盐水 0.1 ml，以作对照，确认青霉素皮试结果为阴性方可用药。使用过程中要继续严密观察反应。	4	
总分		100	

操作思维导图

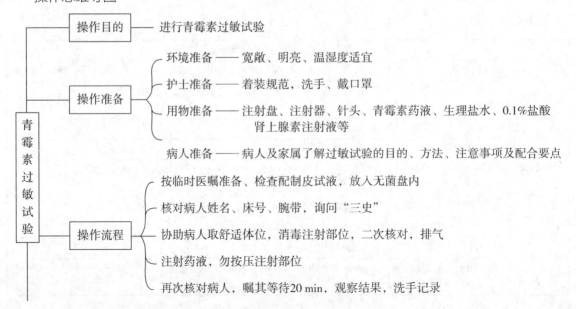

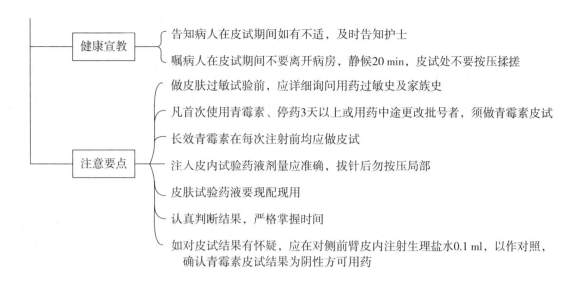

健康宣教
- 告知病人在皮试期间如有不适，及时告知护士
- 嘱病人在皮试期间不要离开病房，静候20 min，皮试处不要按压揉搓

注意要点
- 做皮肤过敏试验前，应详细询问用药过敏史及家族史
- 凡首次使用青霉素、停药3天以上或用药中途更改批号者，须做青霉素皮试
- 长效青霉素在每次注射前均应做皮试
- 注入皮内试验药液剂量应准确，拔针后勿按压局部
- 皮肤试验药液要现配现用
- 认真判断结果，严格掌握时间
- 如对皮试结果有怀疑，应在对侧前臂皮内注射生理盐水0.1 ml，以作对照，确认青霉素皮试结果为阴性方可用药

二、头孢菌素类药物过敏试验

操作评分标准

头孢菌素类药物过敏试验的评分标准			
项目	技术操作要求	得分	扣分
操作目的	进行头孢菌素类药物过敏试验，判断病人是否对头孢菌素类药物过敏，以此来作为临床应用头孢菌素类药物治疗依据。	5	
操作准备	1. 环境准备：宽敞、明亮、温湿度适宜。	2	
	2. 护士准备：着装规范，洗手、戴口罩。	2	
	3. 用物准备：注射盘、1 ml 注射器、2 ~ 5 ml 注射器、6 ~ 7 号针头、头孢菌素类药液、生理盐水、0.1% 盐酸肾上腺素注射液 1 支、无菌棉签、皮肤消毒液及手消毒液。	3	
	4. 病人准备：病人及家属了解过敏试验的目的、方法、注意事项及配合要点。	5	
操作流程	1. 按临时医嘱准备、检查并配制皮试液（以先锋霉素Ⅵ为例）。		
	(1) 配制皮试液：皮试液浓度为 500 μg/ml。	5	
	(2) 抽吸生理盐水 2 ml，注入先锋霉素Ⅵ内（2 ml 含 500 mg 先锋霉素Ⅵ），注入后排出瓶内空气并混匀药液。	5	
	(3) 用 1 ml 注射器抽吸生理盐水 0.8 ml，再抽先锋霉素Ⅵ溶液 0.2 ml（50 mg）混匀，为 50 mg/ml，推出 0.9 ml 剩 0.1 ml（5 mg）。	5	
	(4) 再抽生理盐水 0.9 ml，混匀为 5 mg/ml，推出 0.9 ml，剩 0.1 ml（500 μg）。	5	
	(5) 再抽生理盐水 0.9 ml，混匀为 500 μg/ml。	3	
	2. 将抽好的药液放置无菌盘内。	2	
	3. 核对病人姓名、床号，询问"三史"（用药史、过敏史、家族史）。	5	
	4. 协助病人取舒适卧位，选择注射部位。	2	
	5. 75% 乙醇消毒皮肤待干，二次核对，排尽空气。	2	
	6. 进针推药，注射完毕拔出针头，勿按压针眼。	5	
	7. 再次核对病人，嘱病人等待 20 min，观察反应。	4	
	8. 整理用物，洗手记录。	3	
健康宣教	1. 告知病人在皮试期间如有不适，及时告知护士，进行相应处理。	5	
	2. 嘱病人在皮试期间不要离开病房，静候 20 min，皮试处不要按压揉搓。	5	
注意要点	1. 做皮肤过敏试验前，应详细询问用药过敏史及家族史，有过敏者严禁做过敏试验。	3	

续表

	头孢菌素类药物过敏试验的评分标准		
项目	技术操作要求	得分	扣分
	2. 凡初次用药、停药 3 天后再用，以及更换批号时，均须按常规做过敏试验。	3	
	3. 皮肤试验液必须临用时配制，浓度与剂量必须准确。	3	
	4. 皮肤试验结果阳性者不可使用头孢菌素类药物，应及时报告医生，同时在体温单、病例、医嘱单、床头卡和注射本上加以注明，并将结果告知病人及其家属。	3	
	5. 严密观察病人的反应，首次注射后须观察 30 min，注意局部和全身反应，倾听病人的主诉，做好急救准备工作。	3	
	6. 认真判断结果。		
	（1）阳性：局部皮丘隆起增大，出现红晕，直径大于 1 cm，周围有伪足伴局部痒感，可有头晕、心慌、恶心，甚至发生过敏性休克。	5	
	（2）阴性：局部皮丘大小无改变，周围无红肿，无红晕，无自觉症状，无不适表现。	3	
	7. 如对皮试结果有疑问，应在对侧前臂皮内注射生理盐水 0.1 ml，以作对照，确认头孢菌素类药物皮试结果为阴性方可用药。使用过程中要继续严密观察反应。	4	
总分		100	

操作思维导图

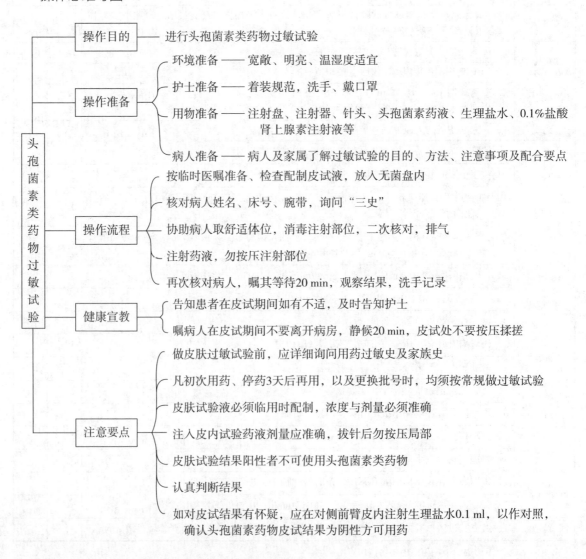

三、破伤风抗毒素（TAT）过敏试验

操作评分标准

破伤风抗毒素（TAT）过敏试验的评分标准			
项目	技术操作要求	得分	扣分
操作目的	进行 TAT 过敏试验，判断病人是否对 TAT 过敏，以此来作为临床应用 TAT 治疗依据。	5	
操作准备	1．环境准备：宽敞、明亮、温湿度适宜。	2	
	2．护士准备：着装规范，洗手、戴口罩。	2	
	3．用物准备：注射盘、1 ml 注射器、2～5 ml 注射器、6～7 号针头、破伤风抗毒素药液、生理盐水、0.1% 盐酸肾上腺素注射液 1 支、砂轮、无菌棉签、皮肤消毒液及手消毒液。	5	
	4．病人准备：病人及家属了解过敏试验的目的、方法、注意事项及配合要点。	5	
操作流程	1．按医嘱准备，检查并配制皮试液，取 TAT 0.1 ml 加生理盐水稀释至 1 ml。	8	
	2．将抽好的药液放置无菌盘内。	2	
	3．核对病人姓名、床号、腕带，询问"三史"（用药史、过敏史、家族史）。	5	
	4．协助病人取舒适卧位，选择注射部位。	3	
	5．75% 乙醇消毒皮肤待干，二次核对，排尽空气。	5	
	6．进针推药 0.1 ml，注射完毕拔出针头，勿按压针眼。	8	
	7．再次核对病人，嘱病人等待 20 min，观察反应。	4	
	8．整理用物，洗手记录。	3	
健康宣教	1．告知病人在皮试期间如有不适，及时告知护士，进行相应处理。	5	
	2．嘱病人在皮试期间不要离开病房，静候 20 min，皮试处不要按压揉搓。	3	
注意要点	1．做皮肤过敏试验前，应详细询问用药过敏史及家族史，有过敏者严禁做过敏试验。	3	
	2．皮肤试验液配制浓度与剂量必须准确。	3	
	3．皮肤试验结果阳性者，遵医嘱可采用 TAT 脱敏注射，每隔 20 min 注射一次。		
	（1）取 0.1 ml TAT 加生理盐水 0.9 ml，肌内注射。	2	
	（2）取 0.2 ml TAT 加生理盐水 0.8 ml，肌内注射。	2	
	（3）取 0.3 ml TAT 加生理盐水 0.7 ml，肌内注射。	2	
	（4）余液加生理盐水至 1 ml，肌内注射。	2	
	4．严密观察病人的反应，首次注射后须观察 30 min，注意局部和全身反应，倾听病人的主诉，做好急救准备工作。	5	
	5．认真判断结果。		
	（1）阳性：局部皮丘隆起增大，硬结直径大于 1.5 cm，红晕范围直径超过 4 cm，周围有伪足伴局部痒感，可有头晕、心慌、恶心，甚至发生过敏性休克。	5	
	（2）阴性：局部皮丘大小无改变，周围无红肿，无红晕，无自觉症状，无不适表现。	5	
	6．如对皮试结果有疑问，应在对侧前臂皮内注射生理盐水 0.1 ml，以作对照，确认破伤风抗毒素皮试结果为阴性方可用药。使用过程中要继续严密观察反应。	6	
总分		100	

操作思维导图

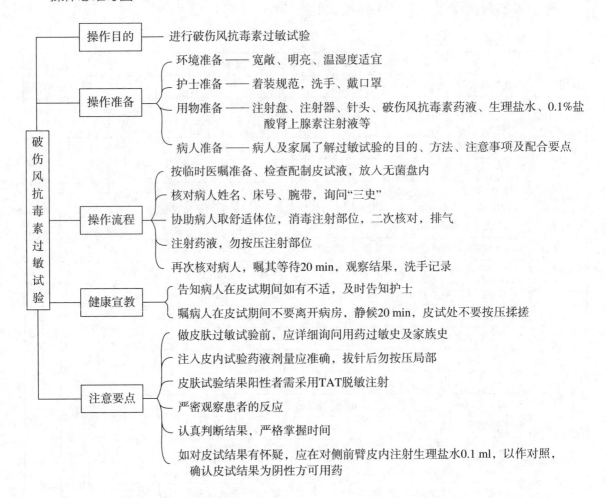

破伤风抗毒素过敏试验
├── 操作目的 —— 进行破伤风抗毒素过敏试验
├── 操作准备
│   ├── 环境准备 —— 宽敞、明亮、温湿度适宜
│   ├── 护士准备 —— 着装规范，洗手、戴口罩
│   ├── 用物准备 —— 注射盘、注射器、针头、破伤风抗毒素药液、生理盐水、0.1%盐酸肾上腺素注射液等
│   └── 病人准备 —— 病人及家属了解过敏试验的目的、方法、注意事项及配合要点
├── 操作流程
│   ├── 按临时医嘱准备、检查配制皮试液，放入无菌盘内
│   ├── 核对病人姓名、床号、腕带，询问"三史"
│   ├── 协助病人取舒适体位，消毒注射部位，二次核对，排气
│   ├── 注射药液，勿按压注射部位
│   └── 再次核对病人，嘱其等待20 min，观察结果，洗手记录
├── 健康宣教
│   ├── 告知病人在皮试期间如有不适，及时告知护士
│   └── 嘱病人在皮试期间不要离开病房，静候20 min，皮试处不要按压揉搓
└── 注意要点
    ├── 做皮肤过敏试验前，应详细询问用药过敏史及家族史
    ├── 注入皮内试验药液剂量应准确，拔针后勿按压局部
    ├── 皮肤试验结果阳性者需采用TAT脱敏注射
    ├── 严密观察患者的反应
    ├── 认真判断结果，严格掌握时间
    └── 如对皮试结果有怀疑，应在对侧前臂皮内注射生理盐水0.1 ml，以作对照，确认皮试结果为阴性方可用药

四、普鲁卡因过敏试验

操作评分标准

普鲁卡因过敏试验的评分标准			
项目	技术操作要求	得分	扣分
操作目的	因手术或特殊检查需要普鲁卡因时，须做皮肤过敏试验，阴性方可用药。	5	
操作准备	1. 环境准备：宽敞、明亮、温湿度适宜。	2	
	2. 护士准备：着装规范，洗手、戴口罩。	2	
	3. 用物准备：注射盘、1 ml注射器、普鲁卡因溶液、0.1%盐酸肾上腺素注射液、无菌棉签、皮肤消毒液及手消毒液。	6	
	4. 病人准备：病人及家属了解过敏试验的目的、方法、注意事项及配合要点。	5	
操作流程	1. 按临时医嘱准备、检查并配制皮试液，0.25%普鲁卡因0.1 ml。	8	
	2. 将抽好的药液放置无菌盘内。	2	
	3. 核对病人姓名、床号、腕带，询问"三史"（用药史、过敏史、家族史）。	5	
	4. 协助病人取舒适卧位，选择注射部位。	5	
	5. 75%乙醇消毒皮肤待干，二次核对，排尽空气。	5	
	6. 进针推药，注射完毕拔出针头，勿按压针眼。	8	
	7. 再次核对病人，嘱病人等待20 min，观察反应。	5	
	8. 整理用物，洗手记录。	4	

续表

	普鲁卡因过敏试验的评分标准		
项目	技术操作要求	得分	扣分
健康宣教	1．告知病人在皮试期间如有不适，及时告知护士，进行相应处理。	5	
	2．嘱病人在皮试期间不要离开病房，静候 20 min，皮试处不要按压揉搓。	5	
注意要点	1．做皮肤过敏试验前，应详细询问用药过敏史及家族史，有过敏者严禁做过敏试验。	5	
	2．注入皮内试验药液剂量应准确，针头不宜过深，以免刺入皮下引起出血，拔针后勿按压局部，以免影响效果。	5	
	3．认真判断结果，严格掌握时间。		
	（1）阳性：局部皮丘隆起增大，出现红晕，直径大于 1 cm，周围有伪足伴局部痒感，可有头晕、心慌、恶心，甚至发生过敏性休克。	6	
	（2）阴性：局部皮丘大小无改变，周围无红肿，无红晕，无自觉症状，无不适表现。	6	
	4．如对皮试结果有疑问，应在对侧前臂皮内注射生理盐水 0.1 ml，以作对照，确认皮试结果为阴性方可用药。使用过程中要继续严密观察反应。	6	
总分		100	

操作思维导图

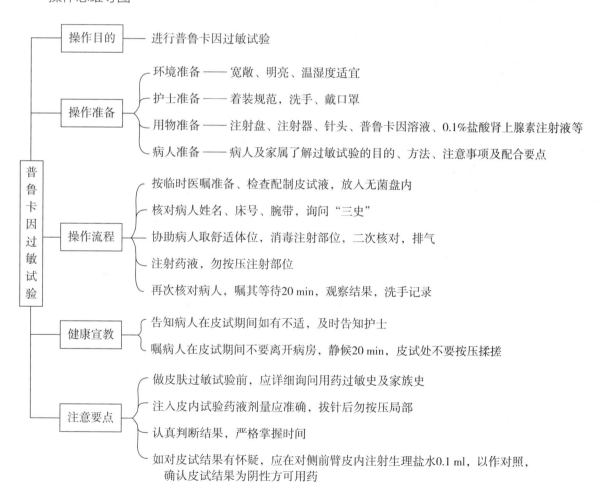

五、碘剂过敏试验

操作评分标准

碘剂过敏试验的评分标准			
项目	技术操作要求	得分	扣分
操作目的	首次用碘化物造影剂作造影时，应提前做过敏试验，结果阴性方可做碘造影检查。	5	
操作准备	1. 环境准备：宽敞、明亮、温湿度适宜。	2	
	2. 护士准备：着装规范，洗手，戴口罩。	2	
	3. 用物准备：注射盘、1 ml 注射器、2 ~ 5 ml 注射器、6 ~ 7 号针头、碘化钾或碘造影剂、0.1% 盐酸肾上腺素注射液、75% 乙醇、无菌棉签、手消毒液。	6	
	4. 病人准备：病人及家属了解过敏试验的目的、方法、注意事项及配合要点。	5	
操作流程	1. 按临时医嘱准备、检查并准备药液。	12	
	（1）口服法：5% ~ 10% 碘化钾 5 ml。		
	（2）皮内注射法：碘造影剂 0.1 ml。		
	（3）静脉注射法：静脉注射碘造影剂 1 ml。		
	2. 将备好的药液放置无菌盘内。	5	
	3. 携用物至床旁，核对病人姓名、床号、腕带，询问"三史"：用药史、过敏史、家族史。	5	
	4. 协助病人取舒适卧位。	5	
	5. 给药。	15	
	（1）口服：5% ~ 10% 碘化钾 5 ml，tid，共三天。		
	（2）皮内注射：75% 乙醇消毒皮肤待干，二次核对，排尽空气，进针推药，注射完毕拔出针头，勿按压针眼，再次核对病人，嘱病人等待 20 min，观察反应。		
	（3）静脉注射法：75% 乙醇消毒皮肤待干，二次核对，排尽空气，进针推药，注射完毕拔出针头按压，再次核对病人，嘱病人等待 5 ~ 10 min 后观察结果。		
	6. 整理用物，洗手记录。	6	
健康宣教	告知病人在皮试期间如有不适，及时告知护士，进行相应处理。	5	
注意要点	1. 做皮肤过敏试验前，应详细询问用药史、过敏史及家族史，有过敏者严禁做过敏试验。	5	
	2. 注入皮内试验药液剂量应准确，针头不宜过深，以免刺入皮下引起出血，拔针后勿按压局部，以免影响效果。	5	
	3. 药液要现配现用。	5	
	4. 认真判断结果，严格掌握时间。	6	
	（1）阳性：		
	1）口服：有口麻、头晕、心慌、恶心、呕吐、荨麻疹等症状。		
	2）皮内注射：局部有红肿硬结，直径 > 1 cm。		
	3）静脉注射：有恶心、呕吐、手足麻木、血压、脉搏、呼吸、面色改变。		
	（2）阴性：无自觉症状，无不适表现。	6	
总分		100	

操作思维导图

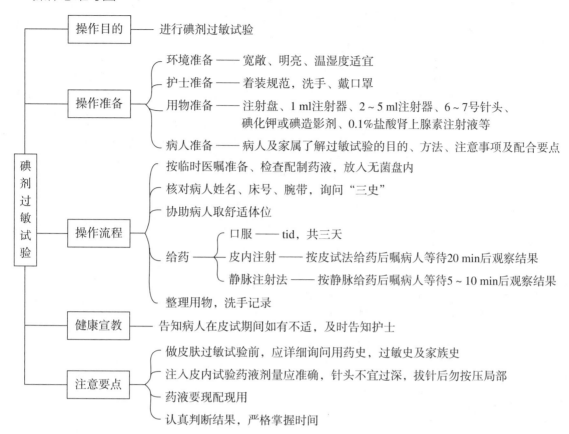

操作思维导图内容：

- 碘剂过敏试验
  - 操作目的 —— 进行碘剂过敏试验
  - 操作准备
    - 环境准备 —— 宽敞、明亮、温湿度适宜
    - 护士准备 —— 着装规范，洗手、戴口罩
    - 用物准备 —— 注射盘、1 ml注射器、2～5 ml注射器、6～7号针头、碘化钾或碘造影剂、0.1%盐酸肾上腺素注射液等
    - 病人准备 —— 病人及家属了解过敏试验的目的、方法、注意事项及配合要点
  - 操作流程
    - 按临时医嘱准备、检查配制药液，放入无菌盘内
    - 核对病人姓名、床号、腕带，询问"三史"
    - 协助病人取舒适体位
    - 给药
      - 口服 —— tid，共三天
      - 皮内注射 —— 按皮试法给药后嘱病人等待20 min后观察结果
      - 静脉注射法 —— 按静脉给药后嘱病人等待5～10 min后观察结果
    - 整理用物，洗手记录
  - 健康宣教 —— 告知病人在皮试期间如有不适，及时告知护士
  - 注意要点
    - 做皮肤过敏试验前，应详细询问用药史，过敏史及家族史
    - 注入皮内试验药液剂量应准确，针头不宜过深，拔针后勿按压局部
    - 药液要现配现用
    - 认真判断结果，严格掌握时间

六、链霉素过敏试验

操作评分标准

链霉素过敏试验的评分标准			
项目	技术操作要求	得分	扣分
操作目的	进行链霉素过敏试验，判断病人是否对链霉素过敏，以此来作为临床应用链霉素治疗依据。	5	
操作准备	1．环境准备：宽敞、明亮、温湿度适宜。	2	
	2．护士准备：着装规范，洗手、戴口罩。	2	
	3．用物准备：注射盘、1 ml注射器、2～5 ml注射器、6～7号针头、链霉素制剂、生理盐水、10% 葡萄糖酸钙或5% 氯化钙、无菌棉签、皮肤消毒液及手消毒液。	3	
	4．病人准备：病人及家属了解过敏试验的目的、方法、注意事项及配合要点。	5	
操作流程	1．按临时医嘱准备、检查并配制皮试液：皮试液浓度为2500 U/ml。		
	（1）启开链霉素铝盖中心，用安尔碘消毒。	5	
	（2）抽吸生理盐水3.5 ml，注入链霉素瓶内（4 ml含100万单位链霉素），注入后排出瓶内空气并混匀药液。	6	
	（3）用1 ml注射器抽吸生理盐水0.9 ml，再抽链霉素溶液0.1 ml（2.5万U）混匀，为25000 U/ml。推出0.9 ml剩0.1 ml（2500 U）。	6	
	（4）再抽生理盐水0.9 ml，混匀为2500 U/ml。	6	
	2．将抽好的药液放置无菌盘内。	2	
	3．核对病人姓名、床号，询问"三史"：用药史、过敏史、家族史。	5	
	4．协助病人取舒适卧位，选择注射部位。	2	
	5．75% 乙醇消毒皮肤待干，二次核对，排尽空气。	2	

续表

链霉素过敏试验的评分标准			
项目	技术操作要求	得分	扣分
	6. 进针推药 0.1 ml，注射完毕拔出针头，勿按压针眼。	5	
	7. 再次核对病人，嘱病人等待 20 min，观察反应。	4	
	8. 整理用物，洗手记录。	3	
健康宣教	1. 告知病人在皮试期间如有不适，及时告知护士，进行相应处理。	5	
	2. 嘱病人在皮试期间不要离开病房，静候 20 min，皮试处不要按压揉搓。	5	
注意要点	1. 做皮肤过敏试验前，应详细询问用药史、过敏史及家族史，有过敏者严禁做过敏试验。	3	
	2. 凡首次使用链霉素、停药 3 天以上或用药中途更改批号者，须做链霉素皮试。	3	
	3. 长效链霉素在每次注射前均应做皮试。	3	
	4. 注入皮内试验药液剂量应准确，针头不宜过深，以免刺入皮下引起出血，拔针后勿按压局部，以免影响效果。	3	
	5. 皮肤试验药液要现配现用。	3	
	6. 认真判断结果，严格掌握时间。		
	（1）阳性：局部皮丘隆起增大，出现红晕，直径大于 1 cm，周围有伪足伴局部痒感，可有头晕、心慌、恶心，甚至发生过敏性休克。	4	
	（2）阴性：局部皮丘大小无改变，周围无红肿，无红晕，无自觉症状，无不适表现。	4	
	7. 如对皮试结果有疑问，应在对侧前臂皮内注射生理盐水 0.1 ml，以作对照，确认链霉素皮试结果为阴性方可用药。使用过程中要继续严密观察反应。	4	
总分		100	

操作思维导图

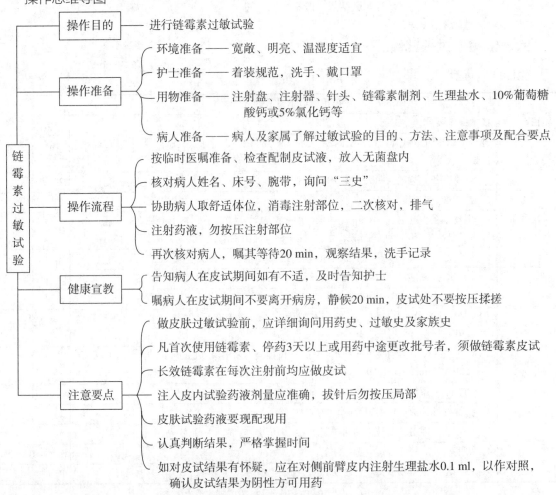

第四节 局部给药

一、直肠栓剂插入法

操作评分标准

直肠栓剂插入法的评分标准			
项目	技术操作要求	得分	扣分
操作目的	1. 栓剂中有效成分被直肠黏膜吸收，而达到全身治疗作用，如解热镇痛栓剂。	5	
	2. 直肠插入甘油栓，软化粪便，以利排出。	5	
操作准备	1. 环境准备：宽敞、明亮、温湿度适宜，必要时屏风遮挡。	2	
	2. 护士准备：着装规范，洗手、戴口罩。	3	
	3. 用物准备：直肠栓剂、指套或手套、手消毒液。	5	
	4. 病人准备：病人及家属了解用药的目的和用药后需平卧的时间。	5	
操作流程	1. 携用物至病人床旁，核对病人床号、姓名、腕带。	5	
	2. 协助病人取侧卧位，膝部弯曲，暴露肛门。	5	
	3. 戴上指套或手套。	5	
	4. 嘱病人放松，让病人张口深呼吸，尽量放松。	5	
	5. 将栓剂插入肛门，并用示指将栓剂沿直肠壁朝脐部方向送入6～7 cm。	5	
	6. 置入栓剂后，保持侧卧位15 min，若栓剂滑脱出肛门外，应予重新插入。	10	
	7. 操作后协助病人穿裤子，取舒适体位，整理床单位和用物。	5	
	8. 整理用物，洗手，记录。	5	
健康宣教	教会病人自行操作的方法，说明在置入药物后至少平卧15 min的目的。	10	
注意要点	1. 严格执行查对制度。	8	
	2. 注意保护病人隐私。	6	
	3. 指导病人放松以及配合的方法，采取提高用药效果的措施。	6	
总分		100	

操作思维导图

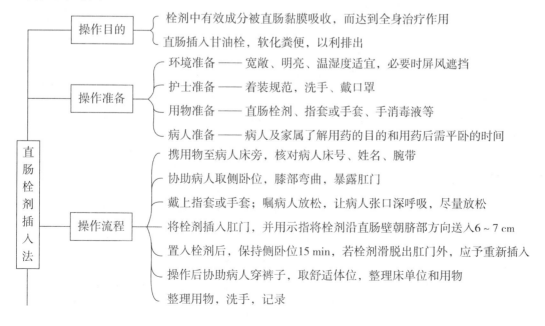

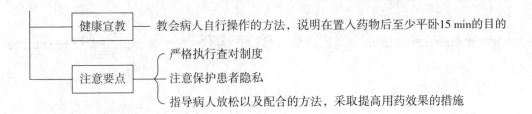

健康宣教 —— 教会病人自行操作的方法，说明在置入药物后至少平卧15 min的目的

注意要点
- 严格执行查对制度
- 注意保护患者隐私
- 指导病人放松以及配合的方法，采取提高用药效果的措施

二、阴道栓剂插入法

操作评分标准

阴道栓剂插入法的评分标准			
项目	技术操作要求	得分	扣分
操作目的	自阴道插入栓剂，以起到局部治疗的作用，如治疗阴道炎。	5	
操作准备	1. 环境准备：宽敞、明亮、温湿度适宜，必要时屏风遮挡。	2	
	2. 护士准备：着装规范，洗手、戴口罩。	3	
	3. 用物准备：阴道栓剂、指套或手套、卫生棉垫、手消毒液。	5	
	4. 病人准备：病人及家属了解用药的目的和用药后需平卧的时间。	5	
操作流程	1. 携用物至病人床旁，核对病人床号、姓名、腕带。	5	
	2. 协助病人取屈膝仰卧位，双腿分开，暴露会阴部。	5	
	3. 将橡胶单及治疗巾铺于会阴下。	5	
	4. 一手戴上指套或手套取出栓剂。	5	
	5. 嘱病人张口深呼吸，尽量放松。	5	
	6. 利用置入器或戴上手套将栓剂沿阴道下后方轻轻送入 5 cm，达阴道穹窿。	10	
	7. 嘱咐病人至少平卧 15 min，以利药物扩散至整个阴道组织，利于药物吸收。	5	
	8. 操作后取出治疗巾及橡胶单，为避免药物或阴道渗出物弄污内裤，可使用卫生棉垫。	5	
	9. 协助病人取舒适卧位，整理床单位及用物；洗手，记录。	5	
健康宣教	教会病人自行操作的方法，说明在置入药物后至少平卧 15 min 的目的，并指导病人在治疗期间避免性生活。	10	
注意要点	1. 严格执行查对制度。	5	
	2. 注意保护病人隐私部位。	5	
	3. 指导病人放松以及配合的方法，采取提高用药效果的措施。	5	
	4. 准确判断阴道口，必须置入足够深度。	5	
总分		100	

操作思维导图

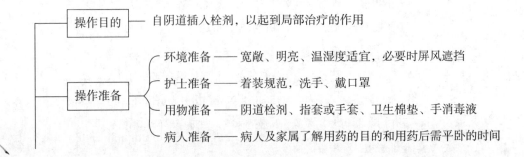

操作目的 —— 自阴道插入栓剂，以起到局部治疗的作用

操作准备
- 环境准备 —— 宽敞、明亮、温湿度适宜，必要时屏风遮挡
- 护士准备 —— 着装规范，洗手、戴口罩
- 用物准备 —— 阴道栓剂、指套或手套、卫生棉垫、手消毒液
- 病人准备 —— 病人及家属了解用药的目的和用药后需平卧的时间

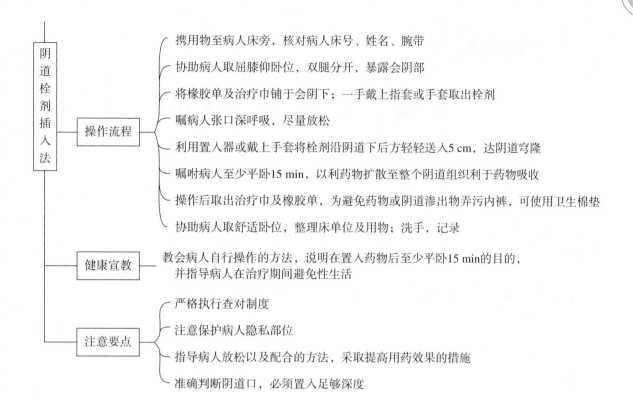

阴道栓剂插入法

操作流程
- 携用物至病人床旁，核对病人床号、姓名、腕带
- 协助病人取屈膝仰卧位，双腿分开，暴露会阴部
- 将橡胶单及治疗巾铺于会阴下；一手戴上指套或手套取出栓剂
- 嘱病人张口深呼吸，尽量放松
- 利用置入器或戴上手套将栓剂沿阴道下后方轻轻送入5 cm，达阴道穹隆
- 嘱咐病人至少平卧15 min，以利药物扩散至整个阴道组织利于药物吸收
- 操作后取出治疗巾及橡胶单，为避免药物或阴道渗出物弄污内裤，可使用卫生棉垫
- 协助病人取舒适卧位，整理床单位及用物；洗手，记录

健康宣教
教会病人自行操作的方法，说明在置入药物后至少平卧15 min的目的，并指导病人在治疗期间避免性生活

注意要点
- 严格执行查对制度
- 注意保护病人隐私部位
- 指导病人放松以及配合的方法，采取提高用药效果的措施
- 准确判断阴道口，必须置入足够深度

第八章

静脉输液与输血

一、密闭式周围静脉输液

操作评分标准

项目	技术操作要求	得分	扣分
操作目的	1. 补充水分和电解质，预防和纠正水、电解质及酸碱平衡紊乱。	1	
	2. 增加血液循环量，改善微循环，维持血压及微循环灌注。	2	
	3. 供给营养物质，促进组织修复，增加体重，维持正氮平衡。	2	
操作准备	1. 环境准备：整洁、安静、舒适、安全。	2	
	2. 护士准备：衣帽整洁，修剪指甲，洗手，戴口罩。	3	
	3. 用物准备：注射盘、弯盘、液体及药物（医嘱准备）、加药用的注射器及针头、止血带、胶布（或输液敷贴）静脉小垫枕、一次性治疗巾、瓶套、砂轮、开瓶器、输液器一套、输液贴、输液卡、输液记录单、手消毒液。静脉留置针输液法需另备静脉留置针一套、封管液（无菌生理盐水或稀释肝素溶液）。	5	
	4. 病人准备：病人及家属了解输液的目的、方法、注意事项及配合要点。	5	
操作流程	1. 核对药液瓶签（药名、浓度、剂量）及给药时间和给药方法。	5	
	2. 检查药液的质量并套上瓶套，用开瓶器启开输液瓶铝盖的中心部分，常规消毒，按医嘱加入药物。	5	
	3. 填写、粘贴输液贴：根据医嘱（输液卡上的内容）填写输液贴，并将填好的输液贴倒贴于输液瓶上，检查输液器质量，无问题后取出输液器，将输液器的插头插入瓶塞直至插头根部，关闭调节器。	6	
	4. 携用物至病人床旁，核对病人床号、姓名、腕带，再次洗手。	3	
	5. 排气。	5	
	6. 选择穿刺部位：将静脉小垫枕置于穿刺肢体下，铺治疗巾，在穿刺点上方 6 ~ 8 cm 处扎止血带，选择穿刺血管，松开止血带。	6	
	7. 消毒皮肤：按常规消毒穿刺部位的皮肤，消毒范围大于 5 cm，待干，备胶布。	6	
	8. 静脉穿刺：再次扎止血带，嘱病人握拳；再次排气；穿刺：取下护针帽，按静脉注射法穿刺。见回血后，将针头与皮肤平行再进入少许。	6	
	9. 固定：用右手拇指固定好针柄，松开止血带，嘱病人松拳，打开调节器。待液体滴入通畅、病人无不舒适后，用输液敷贴（或胶布）固定针柄，固定针眼部位，最后将针头附近的输液管环绕后固定，必要时用夹板固定关节。	6	
	10. 调节滴速：根据病人年龄、病情及药液的性质调节滴速。	3	
	11. 再次核对：核对病人的床号、姓名、腕带，药物名称、浓度、剂量，给药时间和给药方法。	5	
	12. 安置卧位：撤去治疗巾，取出止血带和小垫枕，协助病人取舒适体位。	2	
	13. 将呼叫器放于病人易取处。	2	
	14. 确认全部液体输入完毕后，关闭输液器，轻揭输液敷贴（或胶布），用无菌干棉签或无菌棉球轻压穿刺点上方，快速拔针；局部按压 1 ~ 2 min（至无出血为止）。将头皮针头和输液插头剪至锐器收集盒中。	3	
	15. 协助病人取舒适卧位，整理床单位，整理用物，洗手，记录。	3	
健康宣教	1. 向病人说明年龄、病情及药物性质是决定输液速度的主要因素，嘱病人不可自行随意调节输液滴速以免发生意外。	2	

续表

项目	技术操作要求	得分	扣分
	2. 向病人介绍常见输液反应的症状及防治方法，告知病人一旦出现输液反应的表现，应及时使用呼叫器。	2	
	3. 对于需要长期输液的病人，护士应做好病人的心理护理，消除其焦虑和厌烦情绪。	2	
注意要点	1. 严格执行无菌操作及查对制度，预防感染及差错事故的发生。	2	
	2. 根据病情需要合理安排输液顺序，并根据治疗原则，按急、缓及药物半衰期等情况合理分配药物。	2	
	3. 对需要长期输液的病人，要注意保护和合理使用静脉，一般从远端小静脉开始穿刺（抢救时可例外）。	2	
	4. 输液前要排尽输液管及针尖内的空气，药液滴尽前要及时更换输液瓶（袋）或拔针，严防造成空气栓塞。	2	
总分		100	

操作思维导图

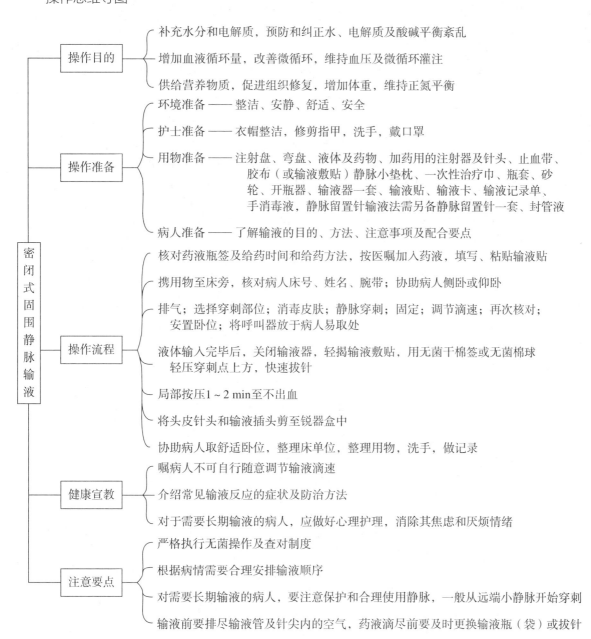

二、颈外静脉输液

操作评分标准

颈外静脉输液的评分标准			
项目	技术操作要求	得分	扣分
操作目的	1. 补充水分和电解质，预防和纠正水、电解质及酸碱平衡紊乱。	2	
	2. 增加血液循环量，改善微循环，维持血压及微循环灌注。	2	
	3. 供给营养物质，促进组织修复，增加体重，维持正氮平衡。	2	
	4. 输入药物，治疗疾病；测量中心静脉压。	2	
操作准备	1. 环境准备：宽敞、明亮、温湿度适宜。	2	
	2. 护士准备：着装规范，洗手、戴口罩。	3	
	3. 用物准备：无菌穿刺包；另备：无菌生理盐水、1% 普鲁卡因注射液（或 2% 利多卡因）、无菌手套、无菌敷贴、0.4% 枸橼酸钠生理盐水或肝素稀释液。	5	
	4. 病人准备：病人及家属了解颈外静脉穿刺置管的目的、方法、注意事项及配合要点。	3	
操作流程	1. 选择体位：协助病人去枕平卧，头偏向一侧，肩下垫一薄枕头，使病人头低肩高，颈部伸展平直，充分暴露穿刺部位。	5	
	2. 选择穿刺点并消毒：术者立于床头，取下颌角与锁骨上缘中点连线的上 1/3 处颈外静脉外缘为穿刺点，常规消毒皮肤。	5	
	3. 开包铺巾：打开无菌穿刺包，戴无菌手套，铺孔巾，布置一个无菌区，便于术者操作。	5	
	4. 局部麻醉：术者用 5 ml 注射器抽吸 1% 普鲁卡因，在穿刺部位行局部麻醉；用 10 ml 注射器吸取无菌生理盐水，以平针头连接硅胶管排尽空气备插管时用。	5	
	5. 穿刺：先用刀片尖端在穿刺点上刺破皮肤做引导以减少进针时皮肤阻力，穿刺时助手用手指按压颈静脉三角处（阻断血流时静脉充盈，便于穿刺），术者左手绷紧穿刺点上方皮肤，右手持穿刺针与皮肤呈 45° 角进针，入皮后呈 25° 角沿静脉方向穿刺。	8	
	6. 插管：见回血后，立即抽出穿刺针内芯，左手拇指用纱布堵住针栓孔，右手持备好的硅胶管进入针孔内 10 cm 左右。插管时由助手一边抽回血，一边缓慢注入生理盐水。当插入过深，较难通过锁骨下静脉与颈外静脉汇合角处时，可改变插管方向，再试通过。插管动作要轻柔，以防盲目插入使硅胶管在血管内打折或硅胶管过硬刺破血管发生意外。	8	
	7. 接输液器输液：确定硅胶管在血管内后，缓慢退出穿刺针；再次抽回血，注入生理盐水，检查导管是否在血管内；确定无误后，移开孔巾，接输液器输入备用液体。如输液不畅，应观察硅胶管有无弯曲，是否滑出血管外。	5	
	8. 固定并调节滴速：用无菌敷贴覆盖穿刺点并固定硅胶管，硅胶管与输液管接头处用无菌纱布包扎并用胶布固定在颌下。固定要牢固，防止硅胶管脱出。根据病人的年龄、病情及药物性质调节滴速。	6	
	9. 暂停输液的处理：暂停颈外静脉输液时，为防止血液凝集在输液管内，可用 0.4% 枸橼酸钠生理盐水 1 ~ 2 ml 或肝素稀释液 2 ml 注入硅胶管进行封管，用无菌静脉帽塞住针栓孔，再用安全别针固定在敷料上。每天更换穿刺点敷料，用 0.9% 过氧乙酸溶液擦拭消毒硅胶管，常规消毒局部皮肤。	6	
	10. 再行输液的处理：如需再次输液，取下静脉帽，消毒针栓孔，接上输液装置即可。	3	
	11. 输液完毕的处理：停止输液时，硅胶管末端接上注射器，边抽吸边拔出硅胶管（边抽吸边拔管可防止残留的小血块和空气进入血管，形成血栓），局部加压数分钟，用 75% 乙醇消毒穿刺局部，无菌纱布覆盖。	4	

续表

颈外静脉输液的评分标准			
项目	技术操作要求	得分	扣分
健康宣教	1. 向病人说明年龄、病情及药物性质是决定输液速度的主要因素，嘱病人不可自行随意调节输液滴速以免发生意外。	2	
	2. 向病人介绍常见输液反应的症状及防治方法，告知病人一旦出现输液反应的表现，应及时使用呼叫器。	2	
	3. 对于需要长期输液的病人，护士应做好病人的心理护理，消除其焦虑和厌烦情绪。	2	
注意要点	1. 严格执行无菌操作及查对制度，预防感染及差错事故的发生。	2	
	2. 仔细选择穿刺点，穿刺点的位置不可过高或过低，过高因近下颌角而妨碍操作，过低则易损伤锁骨下胸膜及肺尖而导致气胸。	2	
	3. 输液过程中加强巡视，如发现硅胶管内有回血，应及时用0.4%枸橼酸钠生理盐水冲注，以免血块阻塞硅胶管。	2	
	4. 防止硅胶管内发生凝血，每天暂停输液时，用0.4%枸橼酸钠生理盐水1～2 ml或肝素稀释液2 ml注入硅胶管进行封管。若发现硅胶管内有凝血，应用注射器将凝血块抽出，切忌将凝血块推入血管造成栓塞。	2	
	5. 每天输液前要先检查导管是否在静脉内。	2	
	6. 穿刺点上的敷料应每日更换，潮湿后要立即更换，并按正确的方法进行消毒。更换敷料时应注意观察局部的皮肤有无红肿，一旦出现红、肿、热、痛等炎症表现，应做相应的抗炎处理。	3	
总分		100	

操作思维导图

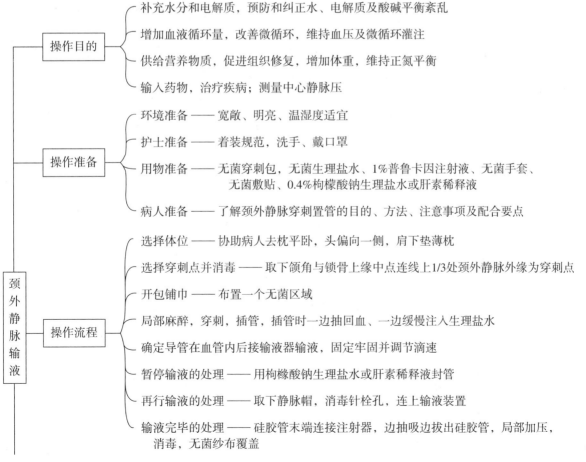

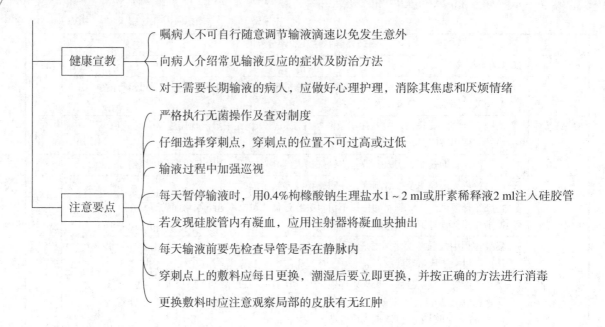

健康宣教
- 嘱病人不可自行随意调节输液滴速以免发生意外
- 向病人介绍常见输液反应的症状及防治方法
- 对于需要长期输液的病人，应做好心理护理，消除其焦虑和厌烦情绪

注意要点
- 严格执行无菌操作及查对制度
- 仔细选择穿刺点，穿刺点的位置不可过高或过低
- 输液过程中加强巡视
- 每天暂停输液时，用0.4%枸橼酸钠生理盐水1~2 ml或肝素稀释液2 ml注入硅胶管
- 若发现硅胶管内有凝血，应用注射器将凝血块抽出
- 每天输液前要先检查导管是否在静脉内
- 穿刺点上的敷料应每日更换，潮湿后要立即更换，并按正确的方法进行消毒
- 更换敷料时应注意观察局部的皮肤有无红肿

三、静脉输血

操作评分标准

项目	技术操作要求	得分	扣分
	静脉输血的评分标准		
操作目的	1. 补充血容量增加有效循环血量，改善心肌功能和全身血液灌流，提升血压，增加心输出量，促进循环。用于失血、失液引起的血容量减少或休克病人。	2	
	2. 纠正贫血，增加血红蛋白含量，促进携氧功能。用于血液系统疾病引起的严重贫血和某些慢性消耗性疾病的病人。	2	
	3. 补充血浆蛋白增加蛋白质，改善营养状态，维持血浆胶体渗透压，减少组织渗出和水肿，保持有效循环血量。用于低蛋白血症以及大出血、大手术的病人。	2	
	4. 补充各种凝血因子和血小板改善凝血功能，有助于止血。用于凝血功能障碍（如血友病）及大出血的病人。	2	
	5. 补充抗体、补体等血液成分增强机体免疫力，提高机体抗感染的能力。用于严重感染的病人。	2	
	6. 排除有害物质，一氧化碳、苯酚等化学物质中毒时，血红蛋白失去了运氧能力或不能释放氧气供机体组织利用。为了改善组织器官的缺氧状况，可以通过换血疗法，把不能释放氧气的红细胞换出。溶血性输血反应及重症新生儿溶血病时，也可采用换血治疗。为了排除血浆中的自身抗体，可采用换血浆法。	2	
操作准备	1. 环境准备：整洁、安静、舒适、安全。	2	
	2. 护士准备：衣帽整洁、修剪指甲、洗手、戴口罩。	3	
	3. 用物准备：同密闭式输液法，仅将一次性输液器换为一次性输血器（滴管内有滤网，可去除大的细胞碎屑和纤维蛋白等微粒，而血细胞、血浆等均能通过滤网；静脉穿刺针头为9号针头），生理盐水、血液制品（根据医嘱准备）、一次性手套。	5	
	4. 病人准备：了解输血的目的、方法、注意事项和配合要点。排空大小便，取舒适卧位。	3	
操作流程	1. 输血前双人核对。	4	
	2. 将用物携至病人床旁，与另一位护士一起再次核对病人床号、姓名、腕带、性别、年龄、住院号、病室/门急诊、血型、血液有效期、配血试验结果以及保存血的外观。	3	

续表

项目	技术操作要求	得分	扣分
	3．建立静脉通道：按静脉输液法建立静脉通道，输入少量生理盐水。	5	
	4．摇匀血液：以手腕旋转动作将血袋内的血液轻轻摇匀。	5	
	5．连接血袋进行输血：戴手套，打开储血袋封口，常规消毒或用安尔碘消毒开口处塑料管，将输血器针头从生理盐水瓶上拔下，插入输血器的输血接口，缓慢将储血袋倒挂于输液架上。	6	
	6．操作后查对。	5	
	7．控制和调节滴速：开始输入时速度宜慢，观察 15 min 左右，如无不良反应后再根据病情及年龄调节滴速。	10	
	8．操作后处理。		
	（1）安置卧位：撤去治疗巾，取出止血带和一次性垫巾，整理床单位，协助病人取舒适卧位将呼叫器放于病人易取处。	3	
	（2）整理用物，洗手。	1	
	（3）记录。	1	
	9．续血时的处理：连续输用不同供血者的血液时，前一次血输尽后，用生理盐水冲洗输血器，再接下一袋血继续。	5	
	10．输血完毕后的处理。		
	（1）用上述方法继续滴入生理盐水，直到将输血器内的血液全部输入体内再拔针。	2	
	（2）输血袋及输血器的处理：输血完毕后，用剪刀将输血器针头剪下放入锐器收集盒中；将输血管道放入医用垃圾桶中；将输血袋送至输血科保留 24 h。	2	
	（3）洗手，记录。	1	
健康宣教	1．向病人说明输血速度调节的依据，告知病人切勿擅自调节。	2	
	2．向病人介绍常见输血反应的症状和防治方法。告知病人，一旦出现不适应及时使用呼叫器。	2	
	3．向病人介绍输血的适应证和禁忌证。	2	
	4．向病人介绍有关血型的知识及做血型鉴定和交叉配血试验的意义。	2	
注意要点	1．在取血和输血过程中，要严格执行无菌操作及查对制度。在输血前，一定要由两名护士根据需查对的项目再次进行查对，避免差错事故的发生。	2	
	2．输血前后及两袋血之间需要滴注少量生理盐水，以防发生不良反应。	2	
	3．血液内不可随意加入其他药品，如钙剂、酸性及碱性药品、高渗或低渗液体，以防血液凝集或溶解。	2	
	4．输血过程中，一定要加强巡视，观察有无输血反应的征象，并询问病人有无任何不适反应。一旦出现输血反应，应立刻停止输血，并按输血反应进行处理。	2	
	5．严格掌握输血速度，对年老体弱、严重贫血、心衰病人应谨慎，滴速宜慢。	2	
	6．对急症输血或大量输血病人可行加压输血，输血时可直接挤压血袋、卷压血袋输血或应用加压输血器等。加压输血时，护士须在床旁守护，输血完毕时及时拔针，避免发生空气栓塞反应。	2	
	7．输完的血袋送回输血科保留 24 h，以备病人在输血后发生输血反应时检查分析原因。	2	
总分		100	

操作思维导图

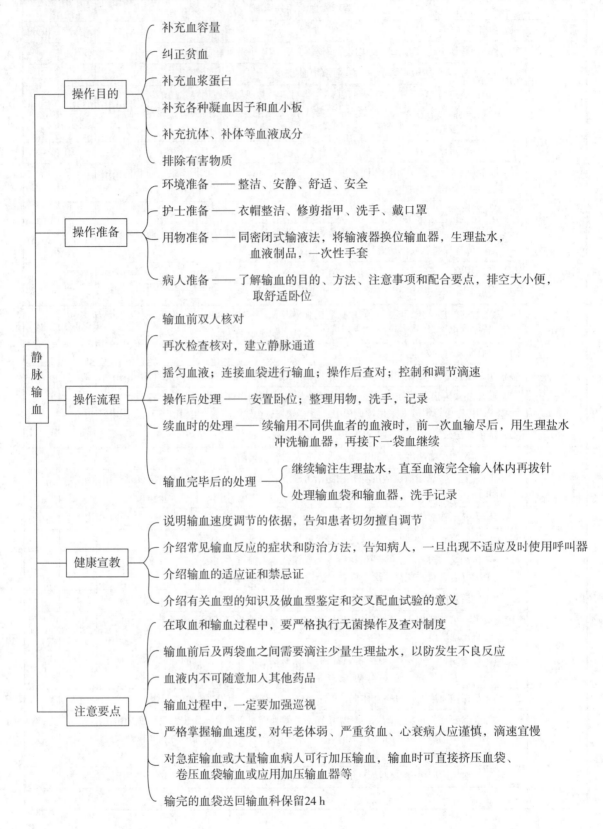

- 静脉输血
  - 操作目的
    - 补充血容量
    - 纠正贫血
    - 补充血浆蛋白
    - 补充各种凝血因子和血小板
    - 补充抗体、补体等血液成分
    - 排除有害物质
  - 操作准备
    - 环境准备——整洁、安静、舒适、安全
    - 护士准备——衣帽整洁、修剪指甲、洗手、戴口罩
    - 用物准备——同密闭式输液法，将输液器换位输血器，生理盐水，血液制品，一次性手套
    - 病人准备——了解输血的目的、方法、注意事项和配合要点，排空大小便，取舒适卧位
  - 操作流程
    - 输血前双人核对
    - 再次检查核对，建立静脉通道
    - 摇匀血液；连接血袋进行输血；操作后查对；控制和调节滴速
    - 操作后处理——安置卧位；整理用物，洗手，记录
    - 续血时的处理——续输用不同供血者的血液时，前一次血输尽后，用生理盐水冲洗输血器，再接下一袋血继续
    - 输血完毕后的处理
      - 继续输注生理盐水，直至血液完全输入体内再拔针
      - 处理输血袋和输血器，洗手记录
  - 健康宣教
    - 说明输血速度调节的依据，告知患者切勿擅自调节
    - 介绍常见输血反应的症状和防治方法，告知病人，一旦出现不适应及时使用呼叫器
    - 介绍输血的适应证和禁忌证
    - 介绍有关血型的知识及做血型鉴定和交叉配血试验的意义
  - 注意要点
    - 在取血和输血过程中，要严格执行无菌操作及查对制度
    - 输血前后及两袋血之间需要滴注少量生理盐水，以防发生不良反应
    - 血液内不可随意加入其他药品
    - 输血过程中，一定要加强巡视
    - 严格掌握输血速度，对年老体弱、严重贫血、心衰病人应谨慎，滴速宜慢
    - 对急症输血或大量输血病人可行加压输血，输血时可直接挤压血袋、卷压血袋输血或应用加压输血器等
    - 输完的血袋送回输血科保留24 h

标本采集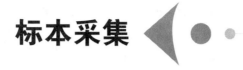

第一节　血液标本的采集

一、静脉血标本采集

操作评分标准

静脉血标本采集的评分标准				
项目	技术操作要求		得分	扣分
操作目的	1. 全血标本主要用于临床血液学检查，例如血细胞计数和分类、形态学检查等。		2	
	2. 血浆标本，抗凝血经离心所得上清液称为血浆，血浆里含有凝血因子I，适合于内分泌激素、血栓和止血检测等。		2	
	3. 血清标本，不加抗凝剂的血，经离心所得上清液称为血清，血清里不含有凝血因子I，多适合于临床化学和免疫学的检测，如测定肝功能、血清酶、脂类、电解质等。		2	
	4. 血培养标本多适合于培养检测血液中的病原菌。		2	
操作准备	1. 环境准备：清洁，安静，宽敞明亮、温湿度适宜。		2	
	2. 护士准备：衣帽整洁，修剪指甲，洗手，戴口罩。		3	
	3. 用物准备：注射盘、检验申请单、标签或条形码、棉签、消毒液、止血带、一次性垫巾、胶布、弯盘、无菌手套、手消毒液、一次性密闭式双向采血针及真空采血管，如为非真空采血则准备一次性注射器（规格视采血量而定）及针头或头皮针以及标本容器（试管、密封瓶）。		5	
	4. 病人准备：了解静脉血采集的目的，方法，临床意义；取舒适卧位，暴露穿刺部位。		5	
操作流程	1. 核对医嘱、检验申请单（或条形码）及标本容器（或真空采血管），贴标签（或条形码）于标本容器（或真空采血管外壁上）。		5	
	2. 携用物至病人床旁，核对病人的床号、姓名、住院号及腕带；本容器（或真空采血管）以及标签（或条形码）是否一致。向病人及家属说明标本采集的目的及配合方法。		5	
	3. 选择合适的静脉，将一次性垫巾放置于穿刺部位下。		5	
	4. 常规消毒皮肤，直径不少于5 cm，戴手套，按静脉注射法系止血带。		5	
	5. 二次核对。		2	
	6. 采血。			
	（1）真空采血器采血：			
	1）穿刺：取下真空采血针护针帽，手持采血针，按静脉注射法行静脉穿刺。	10		
	2）采血：见回血，松止血带，固定针柄，将采血针另一端刺入真空管，采血至需要量。	10	25	
	3）拔针、按压：采血毕，迅速拔出针头，采血结束，按压局部1～2 min。	5		
	（2）注射器采血：			

续表

静脉血标本采集的评分标准			
项目	技术操作要求	得分	扣分
	1) 穿刺、抽血：持一次性注射器或头皮针，按静脉注射法行静脉穿刺，见回血抽取至需要量。	10	
	2) 两松一拔一按压：松止血带，松拳，迅速拔出针头，按压局部 1 ～ 2 min。	5	
	3) 将血液注入标本容器：		
	①血培养标本：打开瓶盖，消毒培养瓶橡皮塞，待消毒剂完全干燥，以上步骤重复3 次；采集所需血液量后，取下针头，更换 20 G 新针头，并将所需血液量注入血培养瓶。	25	
	②全血标本：取下针头，将血液沿管壁缓慢注入盛有抗凝剂的试管内，轻轻摇动，使血液与抗凝剂充分混匀。	10	
	③血清标本：取下针头，将血液沿管壁缓慢注入干燥试管内。		
	7. 操作后处理。		
	（1）取下一次性垫巾后脱手套，整理床单位，取舒适卧位。	2	
	（2）再次核对检验申请单、病人、标本。	2	
	（3）指导病人。	2	
	（4）用物处置，洗手，记录。	2	
	8. 标本送检。	1	
健康宣教	1. 向病人或家属说明采集血液标本的目的与配合要求。	5	
	2. 向病人解释空腹采血的意义，嘱其在采血前空腹；采血后，压迫止血的时间不宜过短，不宜按揉。	2	
	3. 向病人或家属说明如在采集标本前病人已使用抗生素，应向医护人员说明。	3	
注意要点	1. 严格执行查对制度及无菌技术操作原则。	3	
	2. 不同的血液测定项目对血液标本的采集时间有不同的要求。	2	
	3. 采血用的注射器，试管必须保持干燥，清洁。	2	
	4. 标本采集后及时送检，以免影响检验结果。	2	
	5. 采集标本所用的材料应安全处置，垃圾分类。	2	
总分		100	

操作思维导图

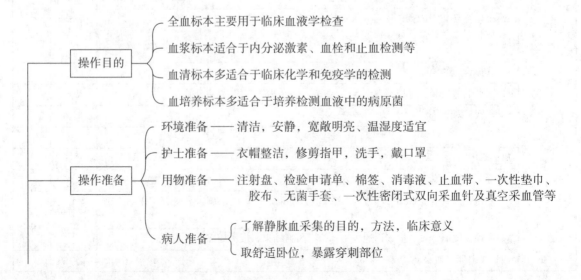

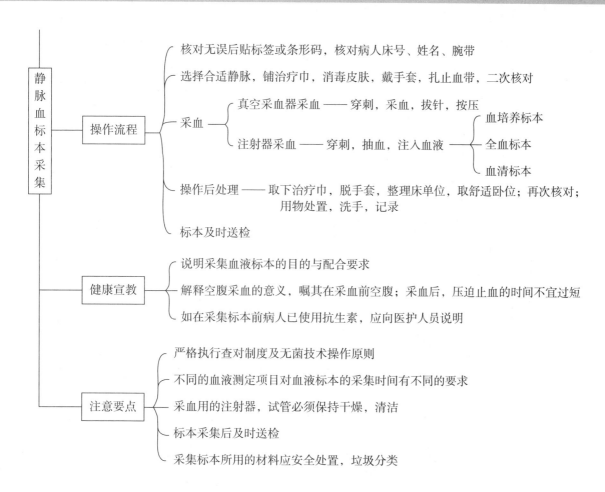

二、动脉血标本采集

操作评分标准

动脉血标本采集的评分标准			
项目	技术操作要求	得分	扣分
操作目的	1．进行血液气体分析。	2	
	2．判断病人氧合及酸碱平衡情况，为诊断、治疗、用药提供依据。	1	
	3．作乳酸和丙酮酸测定等。	1	
操作准备	1．环境准备：清洁，安静，光线适宜。	1	
	2．护士准备：衣帽整洁，修剪指甲，洗手，戴口罩。	2	
	3．用物准备：注射盘、检验申请单、标签或条形码、动脉血气针（或 2 ml/5 ml，一次性注射器及肝素适量、无菌软木塞或橡胶塞）、一次性治疗巾、无菌纱布、弯盘、消毒棉签、消毒液、无菌手套、小沙袋、手消毒液。	6	
	4．病人准备。		
	（1）病人了解动脉血标本采集的目的、方法、临床意义、注意事项。	2	
	（2）取舒适体位，暴露穿刺部位。	1	
操作流程	1．核对医嘱、检验申请单、标签（或条形码）及标本容器（动脉血气针或一次性注射器），无误后贴检验标签（或条形码）于标本容器外壁上。	5	
	2．携用物至病人床旁，依据检验申请单查对病人的床号、姓名、住院号及腕带；核对检验申请单、标本容器以及标签（或条形码）是否一致。向病人及家属说明标本采集的目的及配合方法。根据需要为病人暂停吸氧。	5	

续表

<table>
<tr><th colspan="4">动脉血标本采集的评分标准</th></tr>
<tr><th>项目</th><th>技术操作要求</th><th>得分</th><th>扣分</th></tr>
<tr><td rowspan="19"></td><td>3．选择合适动脉：协助病人取舒适体位，选择合适动脉，将一次性垫巾置于穿刺部位下；夹取无菌纱布放于一次性垫巾上，打开橡胶塞（一次性注射器采血时）。</td><td>5</td><td></td></tr>
<tr><td>4．消毒皮肤：常规消毒皮肤，直径至少 8 cm，戴无菌手套。</td><td>5</td><td></td></tr>
<tr><td>5．二次核对。</td><td>3</td><td></td></tr>
<tr><td>6．采血。</td><td></td><td></td></tr>
<tr><td>（1）动脉血气针采血：</td><td></td><td></td></tr>
<tr><td>1）将针栓推到底部，拉到预设位置，除去护针帽，定位动脉，采血器与皮肤呈适宜角度进针，采血针进入动脉后血液自然涌入动脉采血器，空气迅速经过孔石排出。</td><td>10</td><td rowspan="5">36</td></tr>
<tr><td>2）血液液面达到预设位置，孔石遇湿封闭。拔出动脉采血器，用无菌纱布按压穿刺部位 5～10 min，将动脉采血器针头垂直插入橡皮针塞中（配套的）。</td><td>8</td></tr>
<tr><td>3）按照医院规定丢弃针头和针塞，如有需要排除气泡，螺旋拧上安全针座帽。</td><td>6</td></tr>
<tr><td>4）颠倒混匀 5 次，手搓样品管 5 s 以保证抗凝剂完全作用。</td><td>6</td></tr>
<tr><td>5）立即送检分析，如 > 15 min 需冰浴。</td><td>6</td></tr>
<tr><td>（2）一次性注射器采血：</td><td></td><td></td></tr>
<tr><td>1）用左示指和中指触及动脉搏动最明显处并固定动脉于两指间，右手持注射器在两指间垂直刺入或与动脉走向呈 45° 刺入动脉，见有鲜红色血液涌进注射器，即以右手固定穿刺针的方向和深度，左手抽取血液至所需量。</td><td>15</td><td rowspan="3">36</td></tr>
<tr><td>2）采血毕，迅速拔出针头，局部用无菌纱布加压止血 5～10 min（指导病人或家属正确按压），必要时用沙袋压迫止血。</td><td>15</td></tr>
<tr><td>3）针头拔出后立即刺入软木塞或橡胶塞，以隔绝空气，并轻轻搓动注射器使血液与肝素混匀。</td><td>6</td></tr>
<tr><td>7．取下一次性垫巾后脱手套，取舒适卧位，询问病人需要，整理床单位。</td><td>5</td><td></td></tr>
<tr><td>8．再次核对检验申请单、病人、标本。</td><td>2</td><td></td></tr>
<tr><td>9．清理用物，并交代注意事项。</td><td>1</td><td></td></tr>
<tr><td>10．洗手、记录。</td><td>1</td><td></td></tr>
<tr><td>11．将标本连同检验申请单及时送检。</td><td>1</td><td></td></tr>
<tr><td>健康宣教</td><td>向病人说明动脉血标本采集的目的、方法、临床意义、注意事项以及配合事项。</td><td>1</td><td></td></tr>
<tr><td rowspan="7">注意要点</td><td>1．严格执行查对制度和无菌技术操作原则。</td><td>2</td><td></td></tr>
<tr><td>2．桡动脉穿刺点为前臂掌侧腕关节上 2 cm、动脉搏动明显处。股动脉穿刺点在腹股沟股动脉搏动明显处，穿刺时，病人取仰卧位，下肢伸直略外展外旋，以充分暴露穿刺部位。新生儿宜选择桡动脉穿刺，因股动脉穿刺垂直进针时易伤及髋关节。</td><td>2</td><td></td></tr>
<tr><td>3．防止气体逸散：采集血气分析样本，抽血时注射器内不能有空泡，抽出后立即密封针头，隔绝空气（因空气中的氧分压高于动脉血，二氧化碳分压低于动脉血）。作二氧化碳结合力测定时，盛血标本的容器亦应加塞盖紧，避免血液与空气接触过久，影响检验结果，所以采血后应立即送检。</td><td>2</td><td></td></tr>
<tr><td>4．拔针后局部用无菌纱布或沙袋加压止血，以免出血或形成血肿，压迫止血至不出血为止。</td><td>2</td><td></td></tr>
<tr><td>5．病人饮热水、洗澡、运动，需休息 30 min 后再行采血，避免影响检查结果。</td><td>2</td><td></td></tr>
<tr><td>6．条形码合理有效使用，杜绝差错事故的发生。</td><td>2</td><td></td></tr>
<tr><td>7．有出血倾向者慎用动脉穿刺法采集动脉血标本。</td><td>2</td><td></td></tr>
<tr><td>总分</td><td></td><td>100</td><td></td></tr>
</table>

操作思维导图

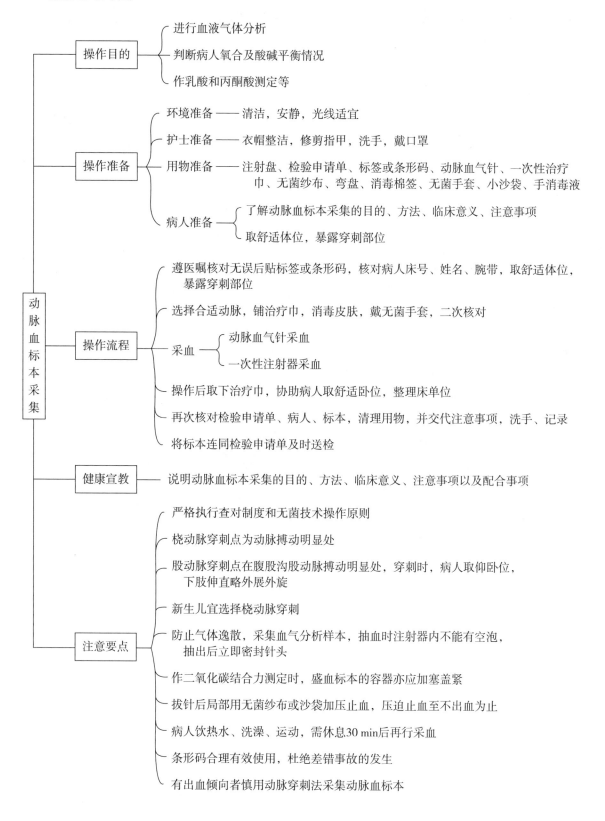

动脉血标本采集

- 操作目的
  - 进行血液气体分析
  - 判断病人氧合及酸碱平衡情况
  - 作乳酸和丙酮酸测定等

- 操作准备
  - 环境准备——清洁，安静，光线适宜
  - 护士准备——衣帽整洁，修剪指甲，洗手，戴口罩
  - 用物准备——注射盘、检验申请单、标签或条形码、动脉血气针、一次性治疗巾、无菌纱布、弯盘、消毒棉签、无菌手套、小沙袋、手消毒液
  - 病人准备
    - 了解动脉血标本采集的目的、方法、临床意义、注意事项
    - 取舒适体位，暴露穿刺部位

- 操作流程
  - 遵医嘱核对无误后贴标签或条形码，核对病人床号、姓名、腕带，取舒适体位，暴露穿刺部位
  - 选择合适动脉，铺治疗巾，消毒皮肤，戴无菌手套，二次核对
  - 采血
    - 动脉血气针采血
    - 一次性注射器采血
  - 操作后取下治疗巾，协助病人取舒适卧位，整理床单位
  - 再次核对检验申请单、病人、标本，清理用物，并交代注意事项，洗手、记录
  - 将标本连同检验申请单及时送检

- 健康宣教——说明动脉血标本采集的目的、方法、临床意义、注意事项以及配合事项

- 注意要点
  - 严格执行查对制度和无菌技术操作原则
  - 桡动脉穿刺点为动脉搏动明显处
  - 股动脉穿刺点在腹股沟股动脉搏动明显处，穿刺时，病人取仰卧位，下肢伸直略外展外旋
  - 新生儿宜选择桡动脉穿刺
  - 防止气体逸散，采集血气分析样本，抽血时注射器内不能有空泡，抽出后立即密封针头
  - 作二氧化碳结合力测定时，盛血标本的容器亦应加塞盖紧
  - 拔针后局部用无菌纱布或沙袋加压止血，压迫止血至不出血为止
  - 病人饮热水、洗澡、运动，需休息30 min后再行采血
  - 条形码合理有效使用，杜绝差错事故的发生
  - 有出血倾向者慎用动脉穿刺法采集动脉血标本

第二节　痰液、咽拭子标本采集

一、痰液标本采集

操作评分标准

项目	技术操作要求		得分	扣分
痰液标本采集的评分标准				
操作目的	1. 常规痰标本：检查痰液中的细菌、虫卵或癌细胞等。		3	
	2. 痰培养标本：检查痰液中的致病菌，为选择抗生素提供依据。		3	
	3. 24 h痰标本：检查24 h的痰量，并观察痰液的性状，协助诊断或作浓集结核杆菌检查。		3	
操作准备	1. 环境准备：温度适宜、光线充足、环境安静。		2	
	2. 护士准备：衣帽整洁，修剪指甲，洗手，戴口罩。		2	
	3. 用物准备：检验申请单、标签或条形码、医用手套、手消毒液，根据检验目的的不同，另备：		3	
	1）常规痰标本：痰盒。			
	2）痰培养标本：无菌痰盒、漱口溶液（朵贝液、冷开水）、无菌用物。		4	
	3）24 h痰标本：广口大容量痰盒、防腐剂（如苯酚）；无力咳痰者或不合作者：一次性集痰器、吸痰用物（吸引器、吸痰管）、一次性手套。			
	4. 病人准备：了解痰液标本采集的目的、方法、注意事项及配合要点；漱口。		5	
操作流程	1. 核对医嘱、检验申请单、标签（或条形码）及标本容器，无误后贴检验申请单标签（或条形码）于标本容器外壁上。		7	
	2. 携带物至病人床旁，依据检验申请单查对病人的床号、姓名、住院号及腕带；核对检验申请单、标本容器以及标签（或条形码）是否一致。向病人及家属说明标本采集的目的及配合方法。		8	
	3. 收集痰液标本。			
	（1）常规标本：			
	1）能自行留痰者，晨起并漱口，深呼吸数次后用力咳出气管深处的痰液置于痰盒中。		25	25
	2）无力咳痰或不合作者，合适体位，叩击胸背部。一次性集痰器分别连接吸引器和吸痰管吸痰，置痰液于集痰器。			
	（2）痰培养标本：			
	1）自然咳痰法：			
	①晨痰最佳，先用朵贝液再用冷开水洗漱、清洁口腔和牙齿。	10	25	25
	②深吸气后再用力咳出呼吸道深部的痰液于无菌容器中，痰量不得少于1 ml。	10		
	③痰咳出困难时可先雾化吸入生理盐水，再咳出痰液于无菌容器中。	5		
	2）小儿取痰法：用弯压舌板向后压舌，将无菌拭子探入咽部，小儿因压舌板刺激引起咳嗽，喷出的肺或气管分泌物粘在拭子上即可送检。		25	
	（3）24 h痰标本：			
	晨起漱口后（7 am）第一口痰起至次晨漱口后（7 am）第一口痰止，24 h痰液全部收集于广口痰盒内。		25	25
	4. 洗手。		3	
	5. 观察。		2	
	6. 记录送检。		2	

续表

痰液标本采集的评分标准			
项目	技术操作要求	得分	扣分
健康宣教	1. 向病人及家属解释痰液标本收集的重要性。	4	
	2. 指导痰液标本收集的方法及注意事项。	4	
注意要点	1. 收集痰液时间宜选择在清晨，因此时痰量较多，痰内细菌也较多，可提高阳性率。	4	
	2. 勿将漱口水，口腔、鼻咽分泌物（如唾液、鼻涕）等混入痰液中。	4	
	3. 如查癌细胞，应用10%甲醛溶液或90%乙醇溶液固定痰液后立即送检。	4	
	4. 做24 h痰量和分层检查时，应嘱病人将痰吐在无色广口大玻璃瓶内，加少许防腐剂（如苯酚）防腐。	4	
	5. 留取痰培养标本时，应用朵贝液及冷开水漱口数次，尽量排除口腔内大量杂菌。	4	
总分		100	

操作思维导图

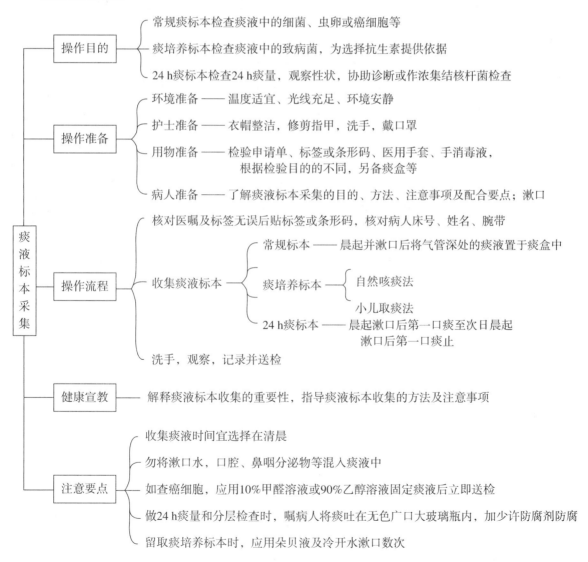

624

二、咽拭子标本采集

操作评分标准

咽拭子标本采集的评分标准			
项目	技术操作要求	得分	扣分
操作目的	从咽部及扁桃体采取分泌物作细菌培养或病毒分离，以协助诊断。	5	
操作准备	1. 环境准备：室温适宜、光线充足、环境安静。	2	
	2. 护士准备：衣帽整洁，修剪指甲，洗手，戴口罩。	3	
	3. 用物准备：无菌咽拭子培养试管、无菌生理盐水，压舌板、手电筒、检验申请单、标签或条形码、手消毒液。	5	
	4. 病人准备：了解咽拭子标本采集的目的、方法、注意事项及配合要点；体位舒适，愿意配合，进食2 h后再留取标本。	8	
操作流程	1. 核对医嘱、检验申请单、标签（或条形码）及无菌咽拭子培养试管，无误后贴标签（或条形码）于无菌咽拭子培养试管外壁上。	8	
	2. 携用物至病人床旁，依据检验申请单查对病人的床号、姓名、住院号及腕带；核对检验申请单、无菌咽拭子培养试管以及标签（或条形码）是否一致。向病人及家属说明标本采集的目的及配合方法。	10	
	3. 按无菌操作要求从培养试管中取出无菌长棉签，并用无菌生理盐水蘸湿，嘱病人张口，发"啊"音，用无菌长棉签迅速擦拭两侧腭弓、咽及扁桃体上分泌物。	16	
	4. 然后将长棉签插入试管中，拧紧瓶盖防止标本污染。	10	
	5. 洗手。	2	
	6. 记录。	2	
	7. 送检。	2	
健康宣教	1. 向病人及家属解释取咽拭子标本的目的，使其能正确配合。	5	
	2. 指导配合采集咽拭子标本的方法及注意事项。	5	
注意要点	1. 最好在应用抗生素之前采集标本。	3	
	2. 避免交叉感染。	3	
	3. 做真菌培养时，须在口腔溃疡面上采集分泌物，避免接触正常组织。先用一个拭子揩去溃疡或创面浅表分泌物，第二个拭子采集溃疡边缘或底部分泌物。	5	
	4. 注意无菌长棉签不要触及其他部位，防止污染标本，影响检验结果。	3	
	5. 避免在进食后2 h内留取标本，以防呕吐。	3	
总分		100	

操作思维导图

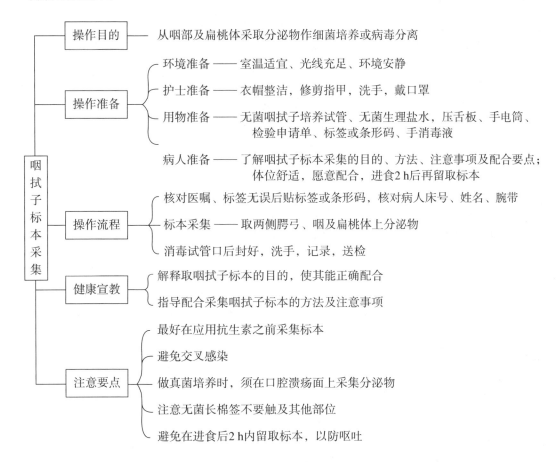

第三节　尿液、粪便标本采集

一、尿液标本采集

操作评分标准

尿液标本采集的评分标准			
项目	技术操作要求	得分	扣分
操作目的	1. 尿常规标本：用于尿液常规检查，检查有无细胞和管型，特别是各种有形成分的检查和尿蛋白、尿糖等项目的测定。	3	
	2. 12 h 或 24 h 尿标本：12 h 尿标本常用于细胞、管型等有形成分计数，如 Addis 计数等。24 h 尿标本适用于体内代谢产物尿液成分定量检查分析，如蛋白、糖、肌酐等。	3	
	3. 尿培养标本：主要采集清洁尿标本（如中段尿、导管尿、膀胱穿刺尿等），适用于病原微生物学培养、鉴定和药物敏感试验，协助临床诊断和治疗。	3	
操作准备	1. 环境准备：宽敞、安全、安静、隐蔽。	2	
	2. 护士准备：衣帽整洁，修剪指甲，洗手，戴口罩。	2	
	3. 用物准备：检验申请单、标签或条形码、手消毒液、根据检验目的的不同，另备：	2	
	(1) 尿常规标本：一次性尿常规标本容器，必要时备便盆或尿壶。		
	(2)12 h 或 24 h 尿标本：集尿瓶（尿培养标本：无菌标本容器、无菌手套、无菌棉球、消毒液、便器或尿壶、屏风、肥皂水或 1∶5000 高锰酸钾水溶液、无菌生理盐水容量 3000～5000 ml）、防腐剂。	5	
	(3) 必要时备导尿包或一次性注射器及无菌棉签。		

续表

尿液标本采集的评分标准				
项目	技术操作要求		得分	扣分
操作流程	4. 病人准备：能理解采集尿标本的目的和方法，协助配合。		4	
	1. 核对医嘱、检验申请单、标签（或条形码）及标本容器，无误后贴标签（或条形码）于标本容器外壁上。		5	
	2. 携用物至病人床旁，依据检验申请单查对病人的床号、姓名、住院号及腕带；核对检验申请单、标本容器以及标签（或条形码）是否一致。向病人及家属说明标本采集的目的及配合方法。		5	
	3. 收集尿液标本。			
	（1）尿常规标本：			
	1）能自理的病人，给予标本容器，嘱其将晨起第一次尿留于容器内，除测定尿比重需留 100 ml 以外，其余检验留取 30～50 ml 即可。	25	25	
	2）行动不便的病人，协助病人在床上使用便器，收集尿液于标本容器中。			
	3）留置导尿的病人，于集尿袋下方引流孔处打开橡胶塞收集尿液。			
	（2）12 h 或 24 h 尿标本：			
	1）将检验申请单标签或条形码贴于集尿瓶上，注明留取尿液的起止时间。	8	25	
	2）留取 12 h 尿标本，嘱病人于 7 pm 排空膀胱后开始留取尿液至次晨 7 am 留取最后一次尿液；若留取 24 h 尿标本，嘱病人于 7 am 排空膀胱后，开始留取尿液，至次晨 7 am 留取最后一次尿液。	9		
	3）请病人将尿液先排在便器或尿壶内，然后再倒入集尿瓶内，留取最后一次尿液后，将 12 h 或 24 h 的全部尿液盛于集尿瓶内，测总量，记录于检验单上。	8		
	（3）尿培养标本：			
	1）留取尿标本：			
	①中段尿留取法：屏风遮挡，协助病人取坐位或平卧位，放好便器。护士戴手套，协助（或按要求）对成年男和女分别用肥皂水或 1∶5000 高锰酸钾水溶液清洗尿道口和外阴部，再用消毒液冲洗尿道口，无菌生理盐水冲去消毒液，然后排尿弃去前段尿液，收集中段尿 5～10 ml 盛于带盖的无菌容器内送检。	15	25	
	②导尿术留取法：按导尿术要求分别清洁、消毒外阴、尿道口，再按照导尿术引流尿液，见尿后弃去前段尿液，接中段尿 5～10 ml 于无菌试管中送检。			
	③留置导尿管术留取法：留置导尿时，用无菌消毒法消毒导尿管外部及导尿管口，用无菌注射器通过导尿管抽吸尿液送检。			
	2）脱手套。	5		
	3）清洁外阴，协助病人整理衣裤，整理床单位，清理用物。	5		
	4. 洗手。	3		
	5. 再次查对医嘱和标本，标本密封后放于转运容器里外送，做好交接和记录。	5		
	6. 处理用物。	5		
健康宣教	1. 留取前根据检验目的的不同向病人介绍尿标本留取的目的、方法及注意事项。		5	
	2. 向病人说明正确留取尿标本对检验结果的重要性，教会留取方法，确保检验结果的准确性。		5	
注意要点	1. 尿液标本必须新鲜，并按要求留取。		3	
	2. 尿液标本应避免经血、白带、精液、粪便等混入。此外，还应注意避免烟灰、便纸等异物混入。		3	
	3. 标本留取后，应及时送检，以免细菌繁殖、细胞溶解或被污染等。送检标本时要置于有盖容器内，以免尿液蒸发影响检测结果。		3	
	4. 常规检查在标本采集后尽快送检，最好不超过 2 h，如不能及时送检和分析，必须采取保存措施，如冷藏或防腐等。		4	
	5. 留取尿培养标本时，应严格执行无菌操作，防止标本污染影响检验结果。		5	
总分			100	

操作思维导图

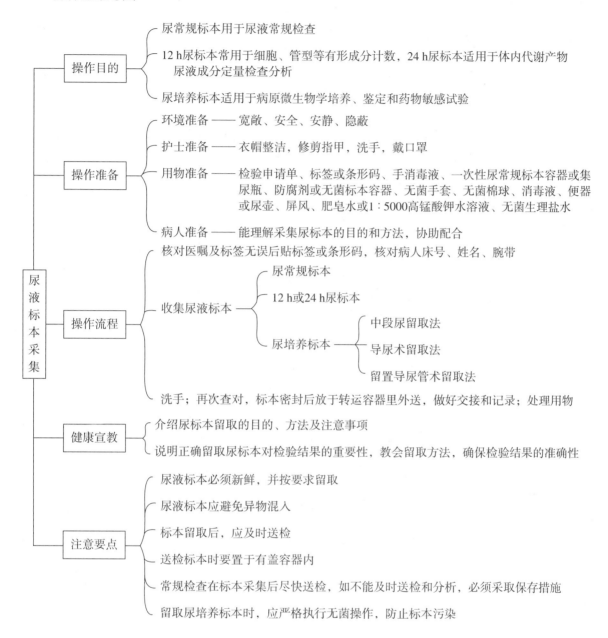

	操作目的	尿常规标本用于尿液常规检查
		12 h尿标本常用于细胞、管型等有形成分计数，24 h尿标本适用于体内代谢产物尿液成分定量检查分析
		尿培养标本适用于病原微生物学培养、鉴定和药物敏感试验

操作准备
- 环境准备——宽敞、安全、安静、隐蔽
- 护士准备——衣帽整洁，修剪指甲，洗手，戴口罩
- 用物准备——检验申请单、标签或条形码、手消毒液、一次性尿常规标本容器或集尿瓶、防腐剂或无菌标本容器、无菌手套、无菌棉球、消毒液、便器或尿壶、屏风、肥皂水或1∶5000高锰酸钾水溶液、无菌生理盐水
- 病人准备——能理解采集尿标本的目的和方法，协助配合

操作流程
- 核对医嘱及标签无误后贴标签或条形码，核对病人床号、姓名、腕带
- 收集尿液标本
  - 尿常规标本
  - 12 h或24 h尿标本
  - 尿培养标本
    - 中段尿留取法
    - 导尿术留取法
    - 留置导尿管术留取法
- 洗手；再次查对，标本密封后放于转运容器里外送，做好交接和记录；处理用物

健康宣教
- 介绍尿标本留取的目的、方法及注意事项
- 说明正确留取尿标本对检验结果的重要性，教会留取方法，确保检验结果的准确性

注意要点
- 尿液标本必须新鲜，并按要求留取
- 尿液标本应避免异物混入
- 标本留取后，应及时送检
- 送检标本时要置于有盖容器内
- 常规检查在标本采集后尽快送检，如不能及时送检和分析，必须采取保存措施
- 留取尿培养标本时，应严格执行无菌操作，防止标本污染

（左侧纵向标题：尿液标本采集）

二、粪便标本采集

操作评分标准

粪便标本采集的评分标准			
项目	技术操作要求	得分	扣分
操作目的	1. 常规标本用于检查粪便的性状、颜色、细胞等。	2	
	2. 培养标本用于检查粪便中的致病菌。	2	
	3. 隐血标本用于检查粪便内肉眼不能察见的微量血液。	2	
	4. 寄生虫及虫卵标本用于检查粪便中的寄生虫成虫、幼虫及虫卵并计数。	2	
操作准备	1. 环境准备：安全、安静、隐蔽。	2	
	2. 护士准备：衣帽整洁，修剪指甲，洗手，戴口罩。	2	
	3. 用物准备：检验申请单、标签或条形码、手套、手消毒液，根据检验目的的不同，另备：	3	

续表

\multicolumn{5}{c}{粪便标本采集的评分标准}

项目	技术操作要求		得分	扣分
	（1）常规标本：检便盒（内附棉签或检便匙）、清洁便盆。		5	
	（2）培养标本：无菌培养容器、无菌棉签、消毒便盆。			
	（3）隐血标本：检便盒（内附棉签或检便匙）清洁便盆。			
	（4）寄生虫及虫卵标本：检便盒（内附棉签或检便匙）、透明塑料薄膜或软黏透明纸拭子或透明胶带或载玻片（查找蛲虫）、清洁便盆。			
	4. 病人准备：能理解采集标本的目的和方法，并按要求在采集标本前排空膀胱。		5	
操作流程	1. 核对医嘱、检验申请单、标签（或条形码）及标本容器，无误后贴检验申请单标签（或条形码）于标本容器外壁上		5	
	2. 携用物至病人床旁，依据检验申请单查对病人的床号、姓名、住院号及腕带；核对检验申请单、标本容器以及标签（或条形码）是否一致。向病人及家属说明标本采集的目的及配合方法。		5	
	3. 收集粪便标本。			
	（1）常规标本：			
	1）嘱病人排便于清洁便盆内。	15		
	2）用棉签或检便匙取脓、血、黏液部分或粪便表面、深处及粪端多处取材约 5 g 新鲜粪便，置于检便盒内送检。	15	30	
	（2）培养标本：			
	1）嘱病人排便于消毒便盆内。	15		
	2）用无菌棉签取黏液脓血部分或中央部分粪便 2 ~ 5 g 置于无菌培养容器内，盖紧瓶塞送检。	15	30	
	（3）隐血标本：按常规标本留取。	30	30	
	（4）寄生虫及虫卵标本：			
	1）检查寄生虫及虫卵，嘱病人排便于便盆内，用棉签或检验匙取不同部位带血或黏液部分 5 ~ 10 g 送检。	10		
	2）检查蛲虫，用透明塑料薄膜或软黏透明纸拭子于半夜 12 点或清晨排便前，于肛门周围皱襞处拭取标本，并立即送检。或嘱病人睡觉前或清晨未起床前，将透明胶带贴于肛门周围处。取下并将已粘有虫卵的透明胶带面贴在载玻片上或将透明胶带对合，立即送检验室作显微镜检查。	10	30	
	3）检查阿米巴原虫，将便盆加温至接近人体的体温。排便后标本连同便盆立即送检。	10		
	4. 用物按常规消毒处理。		5	
	5. 洗手，记录。		2	
健康宣教	1. 留取标本前根据检验目的不同向病人介绍粪便标本留取的方法及注意事项。		3	
	2. 向病人说明正确留取标本对检验结果的重要性。		3	
	3. 教会病人留取标本的正确方法，确保检验结果的准确性		3	
注意要点	1. 盛粪便标本的容器必须有盖，有明显标记。		3	
	2. 不应留取尿壶或混有尿液的便盒中的便标本。粪便标本中也不可混入泥土、污水等异物。不应从卫生纸或衣裤、纸尿裤等物品上留取标本，不能用棉签有棉絮端挑取标本。		3	
	3. 采集寄生虫标本时，如病人服用驱虫药或做血吸虫孵化检查，应取黏液、脓、血部分，如需孵化毛蚴应留取不少于 30 g 的粪便，并尽快送检，必要时留取整份粪便送检。		3	
	4. 检查痢疾阿米巴滋养体时，在采集标本前几天，不应给病人服用钡剂、油质或含金属的泻剂，以免金属制剂影响阿米巴虫卵或胞囊的显露。同时应床边留取新排出的粪便，从脓血和稀软部分取材，并立即保温送实验室检查。		5	
	5. 采集培养标本：全部无菌操作并将标本收集于灭菌封口的容器内。若难以获得粪便或排便困难者及幼儿可采取直肠拭子法，即将拭子或无菌棉签前端用无菌甘油或生理盐水湿润，然后插入肛门 4 ~ 5 cm（幼儿 2 ~ 3 cm），轻轻在直肠内旋转，擦取直肠表面黏液后取出，盛于无菌试管中或保存液中送检。		5	
总分			100	

操作思维导图

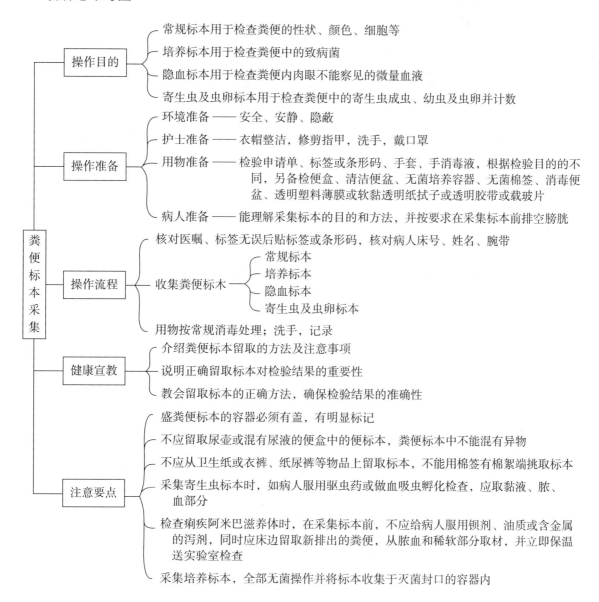

粪便标本采集

操作目的
- 常规标本用于检查粪便的性状、颜色、细胞等
- 培养标本用于检查粪便中的致病菌
- 隐血标本用于检查粪便内肉眼不能察见的微量血液
- 寄生虫及虫卵标本用于检查粪便中的寄生虫成虫、幼虫及虫卵并计数

操作准备
- 环境准备 —— 安全、安静、隐蔽
- 护士准备 —— 衣帽整洁，修剪指甲，洗手，戴口罩
- 用物准备 —— 检验申请单、标签或条形码、手套、手消毒液，根据检验目的不同，另备检便盒、清洁便盆、无菌培养容器、无菌棉签、消毒便盆、透明塑料薄膜或软黏透明纸拭子或透明胶带或载玻片
- 病人准备 —— 能理解采集标本的目的和方法，并按要求在采集标本前排空膀胱

操作流程
- 核对医嘱、标签无误后贴标签或条形码，核对病人床号、姓名、腕带
- 收集粪便标本
  - 常规标本
  - 培养标本
  - 隐血标本
  - 寄生虫及虫卵标本
- 用物按常规消毒处理；洗手，记录

健康宣教
- 介绍粪便标本留取的方法及注意事项
- 说明正确留取标本对检验结果的重要性
- 教会留取标本的正确方法，确保检验结果的准确性

注意要点
- 盛粪便标本的容器必须有盖，有明显标记
- 不应留取尿壶或混有尿液的便盒中的便标本，粪便标本中不能混有异物
- 不应从卫生纸或衣裤、纸尿裤等物品上留取标本，不能用棉签有棉絮端挑取标本
- 采集寄生虫标本时，如病人服用驱虫药或做血吸虫孵化检查，应取黏液、脓、血部分
- 检查痢疾阿米巴滋养体时，在采集标本前，不应给病人服用钡剂、油质或含金属的泻剂，同时应床边留取新排出的粪便，从脓血和稀软部分取材，并立即保温送实验室检查
- 采集培养标本，全部无菌操作并将标本收集于灭菌封口的容器内

第十章

危重症及临终病人的护理

一、心肺复苏技术

操作评分标准

心肺复苏技术的评分标准			
项目	技术操作要求	得分	扣分
操作目的	1. 建立病人的循环、呼吸功能。	2	
	2. 保证重要脏器的血液供应，尽快促进心搏、呼吸功能的恢复。	2	
操作流程	1. 确认现场安全。	2	
	2. 识别心搏骤停：双手轻拍病人，并在病人耳边大声呼唤，无呼吸或仅有喘息，10 s 内可同时检查呼吸和脉搏。	5	
	3. 启动应急反应系统：呼叫其他人帮忙/（如果适用）通过移动通讯设备。	5	
	4. 如没有正常呼吸，有脉搏，给予人工呼吸，每 5～6 s 1 次呼吸，或每分钟 10～12 次；没有呼吸（或仅有喘息）无脉搏，启动心肺复苏。	5	
	5. 仰卧位于硬板床或地上，如是卧于软床上的病人，其肩背下需垫心脏按压板，去枕、头后仰。	5	
	6. 解开衣领口、腰带。	2	
	7. 胸外心脏按压术（单人法）。		
	（1）抢救者站在或跪于病人一侧。	2	
	（2）按压部位及手法：以两乳头中点为按压点；定位手掌根部接触病人胸部皮肤，另一手搭在定位手手背上，双手重叠，十指交叉相扣，定位手的 5 个手指翘起。	5	
	（3）按压方法：双肘关节伸直，依靠操作者的体重，肘及臂力，有节律地垂直施加压力；每次按压后迅速放松，放松时手掌根不离开胸壁使胸廓充分回弹。	5	
	（4）按压深度：成人 5～6 cm，儿童、婴儿至少胸部前后径的 1/3，儿童大约 5 cm，婴儿大约 4 cm。	5	
	（5）按压频率：每分钟 100～120 次。	3	
	8. 人工呼吸。		
	（1）开放气道：清除口腔、气道内分泌物或异物，有义齿者应取下。	5	
	（2）开放气道方法：		
	1）仰头提颏法：抢救者一手的小鱼际置于病人前额，用力向后压使其头部后仰，另一手示指、中指置于病人的下颌骨下方，将颏部向前上抬起。	5	
	2）仰头抬颈法：抢救者一手抬起病人颈部，另一手以小鱼际部位置于病人前额，使其头后仰，颈部上托。	5	
	3）双下颌上提法：抢救者双肘置病人头部两侧，持双手示、中、环指放在病人下颌角后方，向上或向后抬起下颌。	5	
	（3）人工呼吸频率：每 5～6 s 1 次呼吸，按压与人工呼吸的比为 30∶2。	5	
	1）口对口人工呼吸法：在病人口鼻盖一单层纱布/隔离膜；抢救者用保持病人头后仰的拇指和示指捏住病人鼻孔；双唇包住病人口部（不留空隙），吹气，使胸廓扩张；吹气毕，松开捏鼻孔的手，抢救者头稍抬起，侧转换气，同时注意观察胸部复原情况；频率：每 5～6 s 1 次呼吸（每分钟 10～12 次呼吸）。	5	

630

续表

项目	技术操作要求	得分	扣分
	心肺复苏技术的评分标准		
	2）口对鼻人工呼吸法：用仰头抬颏法，同时抢救者用举颏的手将病人口唇闭紧，深吸一口气，双唇包住病人鼻部吹气，吹气的方法同上。	5	
	3）口对口鼻人工呼吸法：抢救者双唇包住病人口鼻部吹气。	2	
注意要点	1．在发现无呼吸或不正常呼吸（喘息样呼吸）的心搏骤停成人病人，应立即启动紧急救护系统，立即进行心肺复苏。	3	
	2．按压部位要准确，用力合适，以防止胸骨、肋骨压折。严禁按压胸骨角、剑突下及左右胸部。按压力要适度，过轻达不到效果，过重易造成肋骨骨折、血气胸甚至肝脾破裂等。按压深度成人 5～6 cm，儿童大约 5 cm，婴儿 4 cm，儿童和婴儿至少为胸部前后径的 1/3，并保证每次按压后胸廓回弹。姿势要正确，注意两臂伸直，两肘关节固定不动，双肩位于双手的正上方。为避免心脏按压时呕吐物逆流至气管，病人头部应适当放低并略偏向一侧。	4	
	3．单一施救者应先开始胸外心脏按压，然后再进行人工呼吸（心肺复苏的顺序是 C～A～B），即先进行 30 次的胸外心脏按压，后做 2 次人工呼吸；尽可能减少按压中的停顿，并避免过度通气。	4	
	4．按压的频率为 100～120 次/分。人工呼吸 10～12 次/分。	4	
总分		100	

操作思维导图

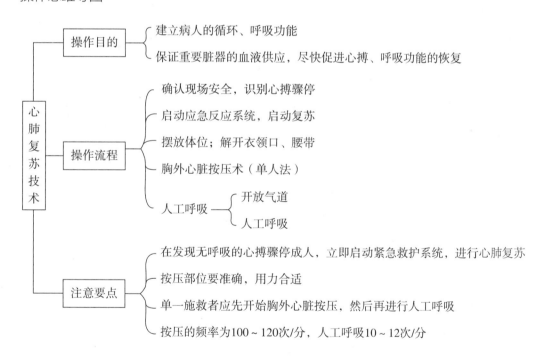

二、洗胃技术

操作评分标准

项目	技术操作要求	得分	扣分
	洗胃技术的评分标准		
操作目的	1．清除胃内毒物或刺激物，减少毒物吸收，还可利用不同灌洗液进行中和解毒，用于急性药物或食物中毒，服毒后 4～6 h 内洗胃最有效。	3	
	2．减轻胃黏膜水肿：幽门梗阻病人饭后常有滞留现象，引起上腹胀满、恶心、呕吐、不适等症状，通过洗胃，减轻潴留物对胃黏膜的刺激，减轻胃黏膜水肿、炎症。	3	

续表

洗胃技术的评分标准			
项目	技术操作要求	得分	扣分
操作准备	1. 环境准备：安静、整洁、光线充足、温度适宜。	2	
	2. 护士准备：衣帽整洁，修剪指甲，洗手，戴口罩。	2	
	3. 用物准备。		
	（1）口服催吐法：		
	1）治疗盘内置量杯（或水杯）、压舌板、弯盘、水温计、防水布。	2	
	2）水桶2只：分别盛洗胃液、污水。	2	9
	3）洗胃溶液：按医嘱根据毒物性质准备适量洗胃溶液，温度25～38℃。	3	
	4）为病人准备洗漱用物（可取自病人处）。	2	
	（2）洗胃机洗胃法：		
	1）治疗盘内：无菌洗胃包、治疗巾、防水布、检验标本容器或试管、量杯、水温计、压舌板、弯盘、棉签、50 ml注射器、听诊器、手电筒、液状石蜡、胶布，必要时备张口器、牙垫、舌钳放于治疗碗内。	5	9
	2）水桶2只：同口服催吐法。	2	
	3）洗胃溶液：同口服催吐法。	1	
	4）洗胃设备：全自动洗胃机。	1	
	4. 病人准备：了解洗胃的目的、方法、注意事项及配合要点，取舒适体位。	4	
操作流程	1. 携用物至病人床旁，核对病人床号、姓名、腕带。	5	
	2. 洗胃。		
	（1）口服催吐法：		
	1）协助病人取坐位。	6	
	2）准备围好围裙、取下义齿、置污物桶于病人坐位前或床旁。	6	30
	3）指导病人每次自饮灌洗液300～500 ml。	6	
	4）催吐：自呕和（或）用压舌板刺激舌根催吐。	6	
	5）反复自饮、催吐，直至吐出的灌洗液澄清无味。	6	
	（2）全自动洗胃机洗胃：		
	1）操作前检查通电，检查机器功能完好，并连接各种管道。	5	
	2）插胃管，用液状石蜡润滑胃管前端，润滑插入长度的1/3，插入长度为前额发际至剑突的距离，由口腔插入55～60 mm；检测胃管的位置：通过三种检测方法确定胃管确实在胃内；用胶布固定胃管。	10	30
	3）连接洗胃管，将已配好的洗胃液倒入水桶内，连接管的另一端放入洗胃液桶内，污水管的另一端放入空水桶内，胃管的另一端与已插好的病人胃管相连，调节药量流速。	8	
	4）吸出胃内容物：按"手吸"键，吸出物送检；再按"自动"键，机器即开始对胃进行自动冲洗，直至洗出液澄清无味为止。	7	
	3. 观察：洗胃过程中，随时注意洗出液的性质、颜色、气味、量及病人面色、脉搏、呼吸和血压的变化。	5	
	4. 拔管：洗毕、反折胃管、拔出。	2	
	5. 整理：协助病人漱口、洗脸、帮助病人取舒适卧位；整理床单位、整理用物。	3	
	6. 清洁：自动洗胃机三管（药管、胃管、污水管）同时放入清水中，按"清洗"键，清洗各管腔后，器内水完全排尽后，按"停机"键关机。	3	
	7. 记录灌洗液名称、量，洗出液的颜色、气味、性质、量，病人的全身反应。	3	
注意要点	1. 首先注意了解病人中毒情况，如病人中毒的时间、途径、毒物种类、性质、量等，来院前是否呕吐。	3	
	2. 准确掌握洗胃适应证和禁忌证。		
	（1）适应证：非腐蚀性毒物中毒，如有机磷、安眠药、重金属类、生物碱及食物中毒等。	3	

续表

洗胃技术的评分标准			
项目	技术操作要求	得分	扣分
	(2) 禁忌证：强腐蚀性毒物（强酸、强碱）中毒、肝硬化伴食管胃底静脉曲张、胸主动脉瘤、近期内有上消化道出血及胃穿孔、胃癌等。病人吞服强酸、强碱等腐蚀性药物，禁忌洗胃，以免造成穿孔。可按医嘱给予药物或迅速给予物理性对抗剂，如牛奶、豆浆、蛋清、米汤等以保护胃黏膜。上消化道溃疡、食管静脉曲张、胃癌等病人一般不洗胃，昏迷病人洗胃应谨慎。	4	
	3．急性中毒病例，应紧急采用"口服催吐法"，必要时洗胃，以减少中毒物的吸收；插管时，动作要轻、快，切勿损伤食管黏膜或误入气管。	3	
	4．当中毒物质不明时，洗胃溶液可选用温开水或生理盐水。待毒物性质明确后，再采用对抗剂洗胃。	3	
	5．洗胃过程中应随时观察病人的面色、生命体征、意识、瞳孔变化、口、鼻腔黏膜情况及口中气味等。洗胃并发症包括急性胃扩张、胃穿孔、大量低渗液洗胃致水中毒、水及电解质紊乱、酸碱平衡失调、昏迷病人误吸或过量胃内液体反流致窒息、迷走神经兴奋致反射性心搏骤停，及时观察并做好相应的急救措施，并做好记录。	4	
	6．注意病人的心理状态、合作程度及对康复的信心。向病人讲述操作过程中可能会出现不适，如恶心等，希望得到病人的合作；告知病人和家属有误吸的可能与风险，取得理解；向其介绍洗胃后的注意事项，对自服毒物者，耐心劝导，做针对性心理护理，帮助其改变认知，要为病人保守秘密与隐私，减轻其心理负担。	3	
	7．洗胃后注意病人胃内毒物清除状况，中毒症状有无得到缓解或控制。	3	
总分		100	

操作思维导图

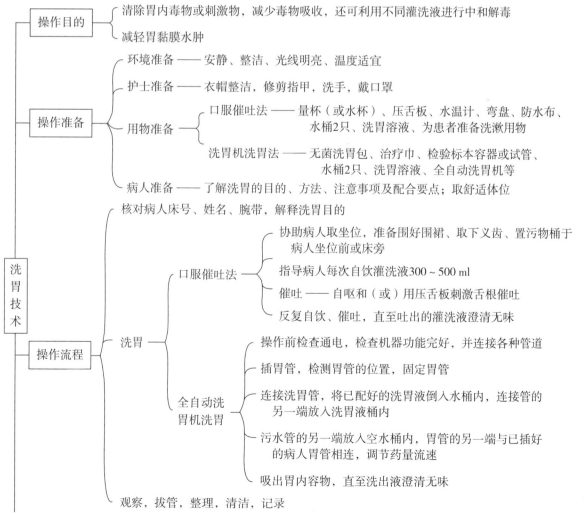

注意要点

了解病人中毒情况

准确掌握洗胃禁忌证和适应证

急性中毒病例，应紧急采用"口服催吐法"

插管时，动作要轻、快，切勿损伤食管黏膜或误入气管

中毒物质不明时，洗胃溶液可选用温开水或生理盐水，待明确后，再采用对抗剂洗胃

洗胃过程中观察病人

注意病人的心理状态、合作程度及对康复的信心

洗胃后注意病人胃内毒物清除状况，中毒症状有无得到缓解或控制

三、简易人工呼吸器

操作评分标准

简易人工呼吸器的评分标准			
项目	技术操作要求	得分	扣分
操作目的	1. 维持、增加机体通气量。	5	
	2. 纠正威胁生命的低氧血症。	5	
操作准备	1. 环境准备：安全，宽敞，光线适宜。	3	
	2. 护士准备：衣帽整洁，修剪指甲，洗手、戴口罩。	3	
	3. 用物准备：简易呼吸器（由呼吸囊、呼吸活瓣、面罩及衔接管组成）。	4	
	4. 病人准备：病人取仰卧位，去枕、头后仰，如有活动义齿应取下；解开领扣、领带及腰带；清除上呼吸道分泌物或呕吐物，保持呼吸道通畅。	10	
操作流程	1. 核对：携用物至病人床旁，核对病人床号、姓名、腕带。	5	
	2. 使用简易呼吸器。	5	
	3. 协助病人采用适当体位：抢救者站于病人头顶处，病人头后仰，托起下颌，扣紧面罩，面罩紧扣口、鼻部。	15	
	4. 挤压呼吸囊：有节律，一次挤压可有 500 ml 左右的空气进入肺内；频率保持在 10 次 / 分。	15	
	5. 记录。	5	
	6. 用物处理。	5	
	7. 做好呼吸器保养。	5	
	8. 用物消毒。	5	
注意要点	1. 明确呼吸器使用的目的、方法和必要性，解除恐惧、焦虑心理。	5	
	2. 做好卫生宣教工作，保持室内环境卫生。	5	
总分		100	

操作思维导图

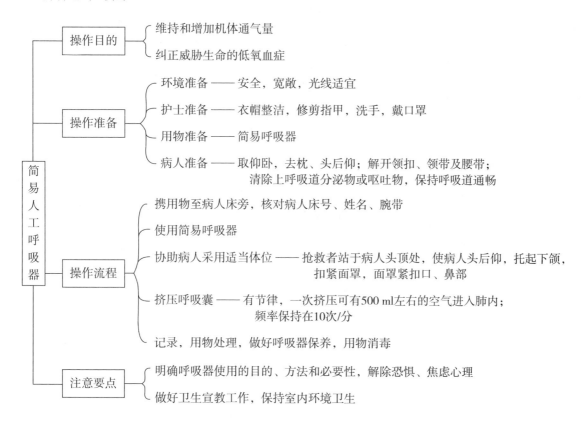

四、尸体护理

操作评分标准

尸体护理的评分标准			
项目	技术操作要求	得分	扣分
操作目的	1. 使尸体清洁，维护良好的尸体外观，方便辨认。	5	
	2. 安慰家属，减少哀痛。	5	
操作准备	1. 环境准备：安静、肃穆、必要时屏风遮挡。	2	
	2. 护士准备：衣帽整洁，修剪指甲，洗手，戴口罩，戴手套。	3	
	3. 用物准备：血管钳、剪刀、松节油、绷带、不脱脂棉球、梳子、尸袋或尸单、衣裤、鞋、袜等；有伤口者备换药敷料，必要时备隔离衣和手套等；擦洗用具、手消毒液，酌情备屏风。	5	
操作流程	1. 携用物至床旁，屏风遮挡。	2	
	2. 请家属暂离病房或共同进行尸体护理。	5	
	3. 撤去一切治疗用品（如输液管、氧气管、导尿管等）。	3	
	4. 将床支架放平，使尸体仰卧，头下置软枕，留一层大单遮盖尸体。	5	
	5. 洗脸，有义齿者代为装上，闭合口、眼。若眼睑不能闭合，可用毛巾湿敷或于上眼睑下垫少许棉花，使上眼睑下垂闭合。嘴不能闭紧者，轻揉下颌或用四头带固定。	10	
	6. 用血管钳将棉花垫塞于口、鼻、耳、肛门、阴道等孔道。	5	
	7. 脱去衣裤，擦净全身，更衣梳发。用松节油或乙醇擦净胶布痕迹，有伤口者更换敷料，有引流管者应拔出后缝合伤口或用蝶形胶布封闭并包扎。	5	
	8. 为死者穿上尸衣裤，把尸体放进尸袋里拉锁拉好。也可用尸单包裹尸体，须用绷带在胸部、腰部、踝部固定牢固。	5	

续表

尸体护理的评分标准			
项目	技术操作要求	得分	扣分
	9. 协助移尸体于停尸箱内，做好与殡仪服务中心或殡仪馆的交接。	5	
	10. 处理床单位、整理病历，完成各项记录，按出院手续办理结账。	5	
	11. 整理病人遗物交家属。	5	
注意要点	1. 必须先由医生开出死亡通知，并得到家属许可后，护士方可进行尸体护理。	5	
	2. 在向家属解释过程中，护士应具有同情心和爱心，沟通的语言要体现对死者家属的关心和体贴。	5	
	3. 病人死亡后应及时进行尸体护理，防止尸体僵硬。	5	
	4. 护士应以高尚的职业道德和情感，尊重死者，严肃、认真地作好尸体护理工作。	5	
	5. 传染病病人的尸体应使用消毒液擦洗，并用消毒液浸泡的棉球填塞各孔道，尸体用尸单包裹后装入不透水的袋中，并作出传染标识。	5	
总分		100	

操作思维导图

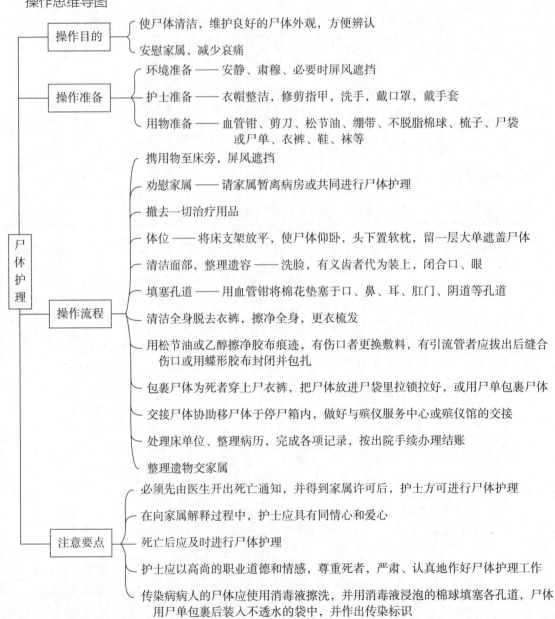

第十一章

专科基础操作

一、血糖监测

操作评分标准

血糖监测的评分标准			
项目	技术操作要求	得分	扣分
操作目的	评估病人血糖变化的程度与特点，为制定合理降糖方案提供依据。	5	
操作准备	1. 环境准备：宽敞、明亮、温湿度适宜。	2	
	2. 护士准备：着装规范，洗手、戴口罩。	2	
	3. 用物准备：性能完好的血糖仪、血糖试纸、一次性采血针、无菌棉签、75% 乙醇、血糖记录单、笔、手消毒液。	4	
	4. 病人准备：向病人解释血糖监测的目的及配合事项，取得病人配合。	3	
操作流程	1. 核对病人床号、姓名、腕带及进餐时间，做好解释工作。	3	
	2. 协助或指导病人用温肥皂水洗手，手臂自然下垂，增加血液循环。	4	
	3. 75% 乙醇棉签消毒 2 遍，待干。	5	
	4. 从试纸瓶中取出试纸（勿触碰测试区），避免污染其他试纸并迅速盖紧瓶盖。	4	
	5. 将试纸插入血糖仪中，血糖仪开机。	3	
	6. 确认血糖仪显示的校验码与试纸校验码一致，显示屏上显示出闪烁的滴血号。	5	
	7. 再次核对，戴手套，用采血针在紧靠指尖一侧刺入采血（避开指腹及历史穿刺部位）。	6	
	8. 弃去第一滴血，用第二滴血进行测试（不可用力挤压），将血滴吸入试纸测试区域，使整个测试区域变红。	5	
	9. 指导病人用干棉签按压穿刺部位 1 ~ 2 min。	2	
	10. 读取血糖值并告知病人。	3	
	11. 丢弃试纸、回收按压棉签并脱手套弃于医用垃圾桶，再次核对，记录血糖值。	3	
	12. 整理床单位，协助病人取舒适卧位。	3	
	13. 根据血糖值进行相关健康教育。	5	
	14. 整理用物，洗手并记录。	3	
健康宣教	1. 对需要长期监测血糖的病人，可以教会病人血糖监测的方法。	4	
	2. 指导病人控制血糖的相关知识，鼓励病人参与糖尿病管理。	4	
注意要点	1. 请勿使用过期的血糖试纸，每条试纸只能使用 1 次。	2	
	2. 采血部位通常选择手指腹侧面，水肿或感染的部位不宜采血。	4	
	3. 彻底清洁并待干采血部位，残留水分或乙醇可能稀释血标本，影响检测结果。	4	
	4. 采血时请避免过分挤压手指，如出血较少可轻轻按摩指尖形成 1 滴血。	4	
	5. 采血针为一次性使用，应注意有效期，如果采血针保护帽破坏或丢失，请勿使用。	4	
	6. 为防止交叉感染，每次测试后必须将使用过的试纸和采血针弃置于相应容器内。	4	
总分		100	

操作思维导图

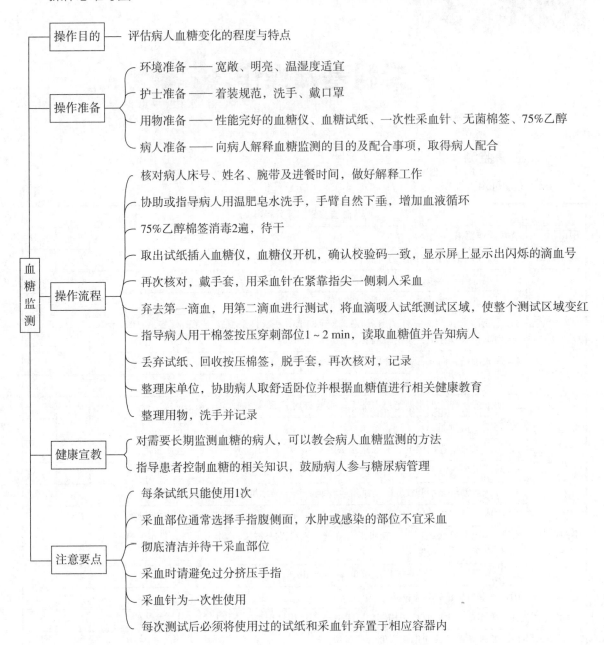

血糖监测

- 操作目的 —— 评估病人血糖变化的程度与特点

- 操作准备
  - 环境准备 —— 宽敞、明亮、温湿度适宜
  - 护士准备 —— 着装规范，洗手、戴口罩
  - 用物准备 —— 性能完好的血糖仪、血糖试纸、一次性采血针、无菌棉签、75%乙醇
  - 病人准备 —— 向病人解释血糖监测的目的及配合事项，取得病人配合

- 操作流程
  - 核对病人床号、姓名、腕带及进餐时间，做好解释工作
  - 协助或指导病人用温肥皂水洗手，手臂自然下垂，增加血液循环
  - 75%乙醇棉签消毒2遍，待干
  - 取出试纸插入血糖仪，血糖仪开机，确认校验码一致，显示屏上显示出闪烁的滴血号
  - 再次核对，戴手套，用采血针在紧靠指尖一侧刺入采血
  - 弃去第一滴血，用第二滴血进行测试，将血滴吸入试纸测试区域，使整个测试区域变红
  - 指导病人用干棉签按压穿刺部位1~2 min，读取血糖值并告知病人
  - 丢弃试纸、回收按压棉签，脱手套，再次核对，记录
  - 整理床单位，协助病人取舒适卧位并根据血糖值进行相关健康教育
  - 整理用物，洗手并记录

- 健康宣教
  - 对需要长期监测血糖的病人，可以教会病人血糖监测的方法
  - 指导患者控制血糖的相关知识，鼓励病人参与糖尿病管理

- 注意要点
  - 每条试纸只能使用1次
  - 采血部位通常选择手指腹侧面，水肿或感染的部位不宜采血
  - 彻底清洁并待干采血部位
  - 采血时请避免过分挤压手指
  - 采血针为一次性使用
  - 每次测试后必须将使用过的试纸和采血针弃置于相应容器内

二、胰岛素笔使用

操作评分标准

胰岛素笔使用的评分标准			
项目	技术操作要求	得分	扣分
操作目的	控制胰岛素用量、减少低血糖发生、增强胰岛素治疗的顺应性。	5	
操作准备	1. 环境准备：宽敞、明亮、温湿度适宜。	2	
	2. 护士准备：仪表端庄，衣帽整洁，洗手、戴口罩。	2	
	3. 用物准备：胰岛素注射笔、胰岛素、75% 乙醇、无菌棉签、记录单、笔、手消毒液。	4	
	4. 病人准备：病人及家属了解胰岛素注射的目的及配合事项。	3	
操作流程	1. 核对病人信息，再次确认检测项目，做好解释工作。	4	
	2. 按要求将笔置于待装药状态。	5	

续表

胰岛素笔使用的评分标准			
项目	技术操作要求	得分	扣分
	3．将胰岛素装入笔内，装针头并按说明书摇匀胰岛素。	5	
	4．排气，直到针头处出现胰岛素，按医嘱调节剂量。	5	
	5．选择注射部位及评估，75％乙醇棉签消毒 2 遍，待干。	5	
	6．再次核对，根据针头长度选择是否捏起皮肤及进针角度。	6	
	7．在完全按下拇指按钮后，拔出针头前至少停留 10 s，确保药物剂量全部被注入体内，同时防止药液渗漏。药物剂量较大时，有必要超过 10 s。	6	
	8．顺着进针方向快速拔出针头，用干棉签按压穿刺部位。	4	
	9．操作后核对，整理床单位，协助病人取舒适卧位。	4	
	10．对病人进行相关知识指导。	4	
	11．整理用物，洗手并记录。	5	
健康宣教	1．对需要长期注射胰岛素的病人，可以教会病人注射的方法。	4	
	2．指导病人胰岛素注射的相关的知识，鼓励病人参与糖尿病管理。	4	
注意要点	1．人体适合注射胰岛素的部位是腹部、大腿外侧、上臂外侧和臀部外上侧。胰岛素吸收速度：腹部＞上臂＞大腿＞臀部。	3	
	2．一旦发现注射部位出现疼痛、凹陷、硬结的现象，应立即停止在该部位注射，直至症状消失。	4	
	3．注射部位根据病人情况和使用胰岛素的种类决定。	4	
	4．每次注射前，先检查确认是否有足够剂量的胰岛素，然后旋转旋钮调节剂量，调至所需注射单位数。	4	
	5．捏皮的正确手法是用拇指、示指和中指提起皮肤。	4	
	6．对于从冰箱中取出的胰岛素，应在室温下放置一段时间，以使胰岛素的温度恢复到室温再进行摇匀操作。	4	
总分		100	

操作思维导图

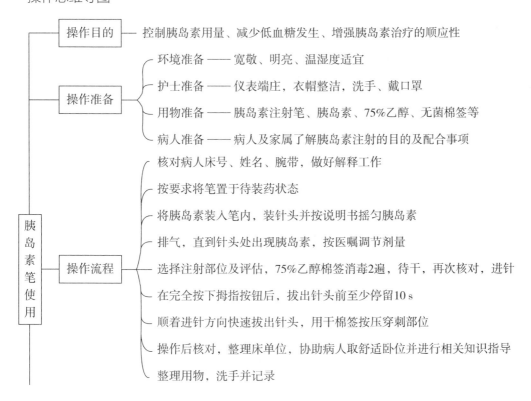

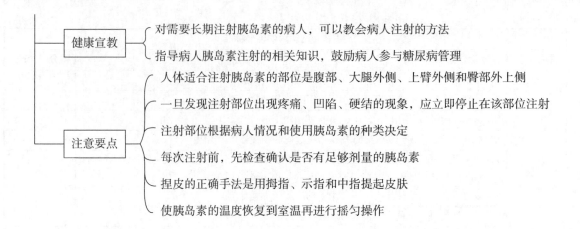

对需要长期注射胰岛素的病人，可以教会病人注射的方法

指导病人胰岛素注射的相关知识，鼓励病人参与糖尿病管理

人体适合注射胰岛素的部位是腹部、大腿外侧、上臂外侧和臀部外上侧

一旦发现注射部位出现疼痛、凹陷、硬结的现象，应立即停止在该部位注射

注射部位根据病人情况和使用胰岛素的种类决定

每次注射前，先检查确认是否有足够剂量的胰岛素

捏皮的正确手法是用拇指、示指和中指提起皮肤

使胰岛素的温度恢复到室温再进行摇匀操作

三、胰岛素泵使用

操作评分标准

胰岛素泵使用的评分标准			
项目	技术操作要求	得分	扣分
操作目的	模拟胰腺工作，降低血糖。	5	
操作准备	1. 环境准备：宽敞、明亮、温湿度适宜。	2	
	2. 护士准备：仪表端庄，衣帽整洁，洗手，戴口罩。	2	
	3. 用物准备：胰岛素泵、专用导管、胰岛素、储药器、75% 乙醇、无菌棉签、记录单、笔、手消毒液。	4	
	4. 病人准备：向病人及家属解释操作目的及配合事项。	4	
操作流程	1. 核对病人床号、姓名、腕带，做好解释工作。	4	
	2. 按要求将胰岛素抽吸到储药器中并与导管相连。	6	
	3. 将导管内的气体排尽，按医嘱调定基础量。	6	
	4. 选择注射部位及评估，75% 乙醇棉签消毒 2 遍，待干。	6	
	5. 再次核对，根据针头长度选择是否捏起皮肤及进针角度。	6	
	6. 进针后妥善固定导管针头。	6	
	7. 将胰岛素泵放于安全、方便的位置。	4	
	8. 操作后核对，整理床单位，协助病人取舒适卧位。	4	
	9. 对病人进行相关知识指导。	5	
	10. 整理用物，洗手并记录。	4	
健康宣教	1. 向病人说明胰岛素泵的使用及注意事项。	4	
	2. 讲解胰岛素泵报警的处理及同时进行血糖监测的必要性。	4	
注意要点	1. 做好消毒工作，避免感染。	4	
	2. 胰岛素应在适宜温度下保存。	4	
	3. 佩戴胰岛素泵要避免接触强磁场，如核磁共振室。	4	
	4. 胰岛素泵报警不代表有故障，应快速找到原因并处理。同时监测病人血糖，必要时去医院就诊。	4	
	5. 禁止对胰岛素泵进行蒸汽灭菌或高压灭菌。	4	
	6. 电池用尽时，立即更换电池；换电池后检查屏幕显示时间、基础量和其他设置是否正确，如不正确则重新设定。	4	
总分		100	

操作思维导图

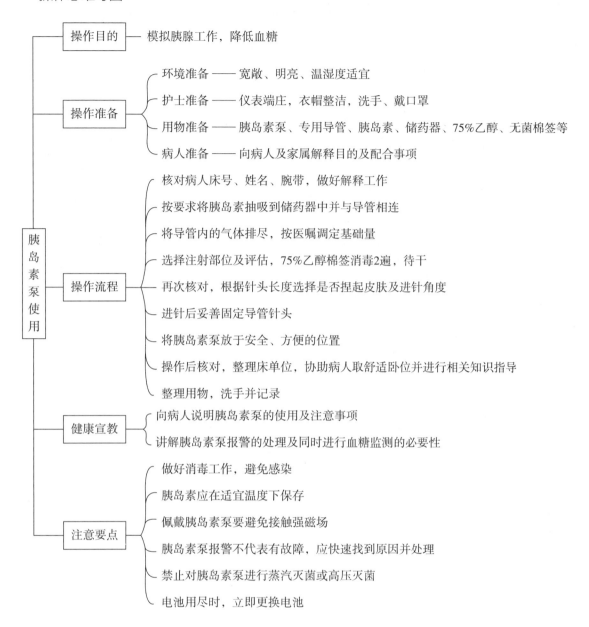

```
          ┌── 操作目的 ── 模拟胰腺工作，降低血糖
          │
          │              ┌── 环境准备 ── 宽敞、明亮、温湿度适宜
          │              ├── 护士准备 ── 仪表端庄，衣帽整洁，洗手、戴口罩
          ├── 操作准备 ──┤
          │              ├── 用物准备 ── 胰岛素泵、专用导管、胰岛素、储药器、75%乙醇、无菌棉签等
          │              └── 病人准备 ── 向病人及家属解释目的及配合事项
          │
          │              ┌── 核对病人床号、姓名、腕带，做好解释工作
          │              ├── 按要求将胰岛素抽吸到储药器中并与导管相连
胰        │              ├── 将导管内的气体排尽，按医嘱调定基础量
岛        │              ├── 选择注射部位及评估，75%乙醇棉签消毒2遍，待干
素 ───────┼── 操作流程 ──┼── 再次核对，根据针头长度选择是否捏起皮肤及进针角度
泵        │              ├── 进针后妥善固定导管针头
使        │              ├── 将胰岛素泵放于安全、方便的位置
用        │              ├── 操作后核对，整理床单位，协助病人取舒适卧位并进行相关知识指导
          │              └── 整理用物，洗手并记录
          │
          │              ┌── 向病人说明胰岛素泵的使用及注意事项
          ├── 健康宣教 ──┤
          │              └── 讲解胰岛素泵报警的处理及同时进行血糖监测的必要性
          │
          │              ┌── 做好消毒工作，避免感染
          │              ├── 胰岛素应在适宜温度下保存
          │              ├── 佩戴胰岛素泵要避免接触强磁场
          └── 注意要点 ──┼── 胰岛素泵报警不代表有故障，应快速找到原因并处理
                         ├── 禁止对胰岛素泵进行蒸汽灭菌或高压灭菌
                         └── 电池用尽时，立即更换电池
```

四、心电监护

操作评分标准

心电监护的评分标准			
项目	技术操作要求	得分	扣分
操作目的	动态监测呼吸、心率、血压、血氧饱和度。	3	
操作准备	1. 环境准备：宽敞、明亮、温湿度适宜、屏风遮挡。	2	
	2. 护士准备：着装规范，洗手、戴口罩。	2	
	3. 用物准备：心电监护仪、电极片、弯盘、纱布、备皮包、电线板、手消毒液。	3	
	4. 病人准备：了解放置心电监护的目的、方法、注意事项；体位舒适，情绪稳定，安静状态下监测，监测前如有剧烈运动、情绪激动等，应休息 20 ~ 30 min。	2	

续表

心电监护的评分标准			
项目	技术操作要求	得分	扣分
操作流程	1. 携用物至床旁，核对病人床号、姓名、腕带，评估病人。	2	
	2. 接通电源，开启并检查监护仪，将电极片连接在监护仪导联线上。	2	
	3. 协助病人平卧位，暴露胸部，有胸毛者剔除。	2	
	4. 选择并清洁左右两侧锁骨中点外下方，左右腋前线第六肋间，污染纱布置弯盘内移至治疗车下层。	3	
	5. 连接导联线。		
	（1）RA：右侧锁骨中点外下方。	3	
	（2）LA：左侧锁骨中点外下方。	3	
	（3）RL：右侧腋前线第六肋间。	3	
	（4）LL：左侧腋前线第六肋间。	3	
	（5）V：胸骨下方正中间。	3	
	6. 选择合适的体位绑袖带，松紧适宜，有标志的箭头指向肱动脉搏动处，按测量键启动，测量血压。	4	
	7. 将血氧饱和度监测仪红外线探头固定在指（趾）端。	3	
	8. 根据病情调整各参数指标报警界限。	5	
	9. 整理床单位及用物，协助病人取舒适体位，向病人及家属讲解注意事项。	4	
	10. 洗手并记录。	4	
	11. 停用心电监护。		
	（1）查对，告知病人停用心电监护的原因，关闭开关。	2	
	（2）摘除电极片、血压计袖带、血氧饱和度监测仪并分离导联线，用干纱布擦拭粘贴电极片处皮肤。	2	
	（3）协助病人穿好衣服，取舒适体位，整理床单位。	2	
	（4）拔下电源线，清洁机器整理用物。	2	
	（5）洗手并记录。	2	
健康宣教	1. 向病人及家属讲解监护仪的工作情况、性能以及使用监护仪的作用。	4	
	2. 向病人讲解各种监测指标的意义，超过报警界限，机器便发出警报。	4	
	3. 做好病人的心理护理，有针对地指导病人认识自身疾病，缓解病人紧张、焦虑的心理。	4	
	4. 告知病人及家属不能自行移动或摘除电极片。	4	
	5. 避免在监护仪附近使用电子产品，以免收到电磁波干扰。	4	
注意要点	1. 密切观察病情变化，定期更换电极片安放位置，防止皮肤过敏和破溃。	3	
	2. 粘贴电极片时，留出一定范围，不影响除颤时放置电极板或行心电图检查，对长时间需要置心电监护的年老体弱病人，要加强全身皮肤的观察和护理，避免局部皮肤受压而发生青紫破溃。	3	
	3. 对需要频繁测量血压的病人，应定时松解袖带片刻，以减少因频繁充气对肢体血液循环造成的影响和不适感，必要时应更换测量部位。	4	
	4. 对长时间监测血氧饱和度的病人，要注意保暖，要定期更换测量部位，防止指尖长时间受压而青紫破溃。	4	
总分		100	

操作思维导图

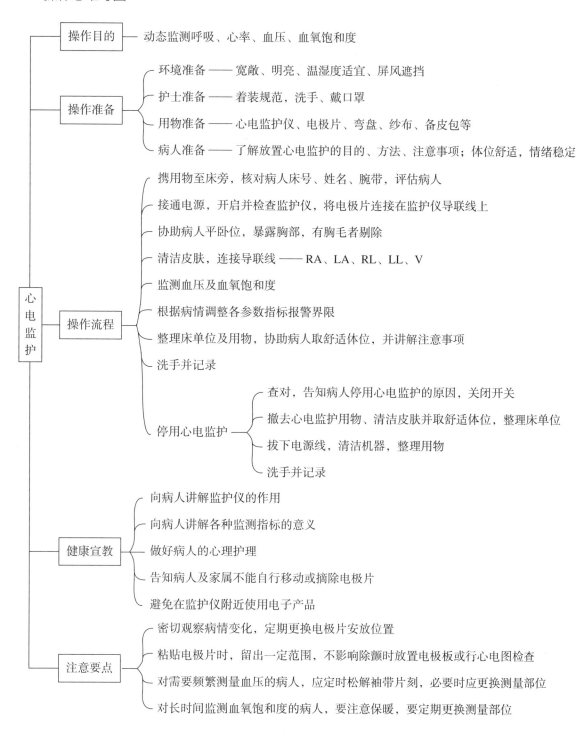

心电监护

- 操作目的 —— 动态监测呼吸、心率、血压、血氧饱和度

- 操作准备
  - 环境准备 —— 宽敞、明亮、温湿度适宜、屏风遮挡
  - 护士准备 —— 着装规范，洗手、戴口罩
  - 用物准备 —— 心电监护仪、电极片、弯盘、纱布、备皮包等
  - 病人准备 —— 了解放置心电监护的目的、方法、注意事项；体位舒适，情绪稳定

- 操作流程
  - 携用物至床旁，核对病人床号、姓名，腕带，评估病人
  - 接通电源，开启并检查监护仪，将电极片连接在监护仪导联线上
  - 协助病人平卧位，暴露胸部，有胸毛者剔除
  - 清洁皮肤，连接导联线 —— RA、LA、RL、LL、V
  - 监测血压及血氧饱和度
  - 根据病情调整各参数指标报警界限
  - 整理床单位及用物，协助病人取舒适体位，并讲解注意事项
  - 洗手并记录
  - 停用心电监护
    - 查对，告知病人停用心电监护的原因，关闭开关
    - 撤去心电监护用物、清洁皮肤并取舒适体位，整理床单位
    - 拔下电源线，清洁机器，整理用物
    - 洗手并记录

- 健康宣教
  - 向病人讲解监护仪的作用
  - 向病人讲解各种监测指标的意义
  - 做好病人的心理护理
  - 告知病人及家属不能自行移动或摘除电极片
  - 避免在监护仪附近使用电子产品

- 注意要点
  - 密切观察病情变化，定期更换电极片安放位置
  - 粘贴电极片时，留出一定范围，不影响除颤时放置电极板或行心电图检查
  - 对需要频繁测量血压的病人，应定时松解袖带片刻，必要时应更换测量部位
  - 对长时间监测血氧饱和度的病人，要注意保暖，要定期更换测量部位

五、心电图检查

操作评分标准

心电图检查的评分标准			
项目	技术操作要求	得分	扣分
操作目的	1．了解病人心律，判断心肌是否存在供血不足。	2	
	2．判断心脏病发作。	2	
操作准备	1．环境准备：宽敞、明亮、温湿度适宜，屏风遮挡。	2	
	2．护士准备：着装规范，洗手、戴口罩。	2	
	3．用物准备：心电图机、导联线、电插板、治疗盘、生理盐水或乙醇棉球、纱布、记录笔、心电图记录纸、导电糊或导电膏、手消毒液。	4	
	4．病人准备：向病人及家属解释心电图检查的目的、方法、注意事项及配合要点，病人情绪平稳。	2	
操作流程	1．携用物至床旁，核对病人床号、姓名、腕带，评估病人。	4	
	2．接通电源，开启并检查心电图机。	4	
	3．协助病人平卧位，充分暴露前胸及手腕、脚踝。	4	
	4．用生理盐水或乙醇棉球擦拭两侧手腕内侧、下肢内踝、胸前皮肤。	4	
	5．正确连接导联电极。		
	（1）肢体导联：		
	RA，右腕；LA，左腕；LL，左内踝；RL，右内踝。	2	
	（2）胸导联：		
	1）V1：胸骨右缘第四肋间。	2	
	2）V2：胸骨左缘第四肋间。	2	
	3）V3：胸骨左缘 V2 与 V4 连接中点。	2	
	4）V4：左锁骨中线第五肋间。	2	
	5）V5：左腋前线平 V4 水平。	2	
	6）V6：左腋中线平 V4、V5 水平。	2	
	6．定准电压、走纸速度和振幅，打开抗干扰键。	4	
	7．正确记录各导联心电图。	4	
	8．观察病情，注意保暖和保护病人隐私。	4	
	9．关机，撤去导联线，协助病人穿好衣服，整理床单位。	4	
	10．整理用物，洗手并记录。	4	
健康宣教	1．告知病人做心电图检查时不要紧张、恐惧，讲解检查的意义，取得病人配合。	4	
	2．做心电图检查时告知病人安静，以免影响检查结果。	4	
	3．若服用洋地黄、钾盐、钙类及抗心律失常药物，应提前告知护士。	4	
	4．检查时避免使用手机，去除佩戴的磁性物品及金属品。	4	
注意要点	1．肢体导联和胸导联位置放置正确。	4	
	2．检查前后擦拭病人两侧手腕内侧、下肢内踝、胸前皮肤。	4	
	3．检查时注意保护病人隐私。	4	
	4．检查结束后正确去除导联，拔除电源。	4	
	5．正确记录心电图检查结果。	4	
总分		100	

操作思维导图

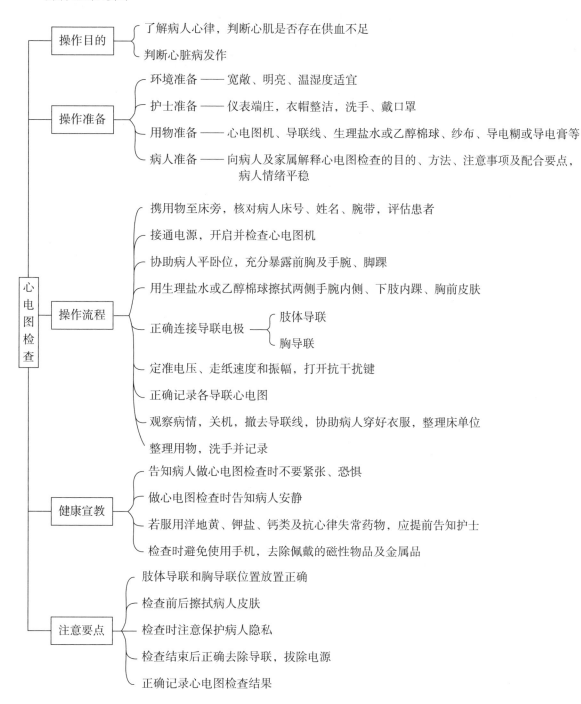

心电图检查

操作目的
- 了解病人心律，判断心肌是否存在供血不足
- 判断心脏病发作

操作准备
- 环境准备 —— 宽敞、明亮、温湿度适宜
- 护士准备 —— 仪表端庄，衣帽整洁，洗手、戴口罩
- 用物准备 —— 心电图机、导联线、生理盐水或乙醇棉球、纱布、导电糊或导电膏等
- 病人准备 —— 向病人及家属解释心电图检查的目的、方法、注意事项及配合要点，病人情绪平稳

操作流程
- 携用物至床旁，核对病人床号、姓名、腕带，评估患者
- 接通电源，开启并检查心电图机
- 协助病人平卧位，充分暴露前胸及手腕、脚踝
- 用生理盐水或乙醇棉球擦拭两侧手腕内侧、下肢内踝、胸前皮肤
- 正确连接导联电极 —— 肢体导联 / 胸导联
- 定准电压、走纸速度和振幅，打开抗干扰键
- 正确记录各导联心电图
- 观察病情，关机，撤去导联线，协助病人穿好衣服，整理床单位
- 整理用物，洗手并记录

健康宣教
- 告知病人做心电图检查时不要紧张、恐惧
- 做心电图检查时告知病人安静
- 若服用洋地黄、钾盐、钙类及抗心律失常药物，应提前告知护士
- 检查时避免使用手机，去除佩戴的磁性物品及金属品

注意要点
- 肢体导联和胸导联位置放置正确
- 检查前后擦拭病人皮肤
- 检查时注意保护病人隐私
- 检查结束后正确去除导联，拔除电源
- 正确记录心电图检查结果

六、造口护理

操作评分标准

造口护理的评分标准			
项目	技术操作要求	得分	扣分
操作目的	1. 收集排泄物，观察其性质、颜色和量。	3	
	2. 观察造口血运情况，保持造口周围皮肤的完整性。	3	
	3. 清洁造口周围皮肤，减轻异味，增加病人的舒适。	3	

续表

造口护理的评分标准

项目	技术操作要求	得分	扣分
操作准备	1. 环境准备：宽敞、明亮、温湿度适宜，必要时屏风遮挡。	2	
	2. 护士准备：着装规范，洗手、戴口罩。	2	
	3. 用物准备：治疗盘、换药包（含棉球）、无菌生理盐水、造口袋（一件式或两件式）、封口夹、剪刀、弯盘、卡尺、治疗巾、棉签、手套、根据情况备造口护肤粉、皮肤保护膜、防漏膏。	5	
	4. 病人准备：病人及家属了解造口护理的目的及作用。	4	
操作流程	1. 携用物至床旁，核对病人床号、姓名、腕带，评估病人。	3	
	2. 协助病人取平卧位，必要时屏风遮挡，解开病人衣服，露出造口，铺治疗巾，将弯盘放于治疗巾上，换药包内倒入适量无菌生理盐水。	5	
	3. 戴手套，由上向下去除造口袋，去除时注意保护皮肤，去除的造口袋对折后放入医疗垃圾袋内。	6	
	4. 观察造口周围皮肤情况（如皮肤有皮疹或发红，可外涂氧化锌软膏）。	4	
	5. 用生理盐水棉球由外向内清洁造口周围皮肤及造口黏膜，再用纱布擦干造口周围皮肤。	7	
	6. 卡尺测量造口直径大小，裁剪造口底盘，裁剪造口底盘的直径要比造口直径大1～2 mm，用手磨平裁剪边缘，保持边缘光滑。必要时使用造口护肤粉、皮肤保护膜及防漏膏。	7	
	7. 撕去底盘粘贴纸，按照造口位置由下而上将造口袋粘贴在皮肤上，轻压底盘内侧，再由内向外加压，使造口底盘紧贴皮肤上，用封口夹进行封口。	7	
	8. 协助病人取舒适体位，整理床单位，并给予指导。	4	
	9. 整理用物，洗手并记录。	3	
健康宣教	1. 术后取造口侧卧位，避免排泄物漏出，污染伤口。	3	
	2. 造口袋内充满1/3的排泄物时，应及时倾倒。	3	
	3. 指导病人观察造口黏膜的血运情况。	3	
	4. 进食新鲜蔬菜、水果，多饮水，避免辛辣刺激食物，少食粗纤维及产气食物。	3	
注意要点	1. 造口袋位置合适。	4	
	2. 操作过程中注意与病人有效沟通，保护病人隐私。	4	
	3. 造口袋粘贴前一定要保证造口周围皮肤的干燥。	4	
	4. 造口底盘裁剪直径比实际测量的大1～2 mm。	4	
	5. 注意造口袋和伤口距离，保护伤口，防止污染伤口。	4	
总分		100	

操作思维导图

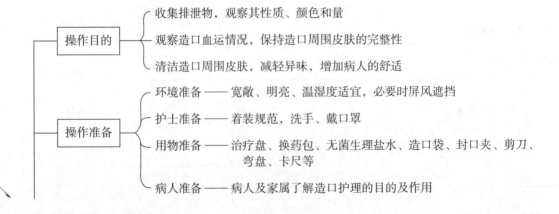

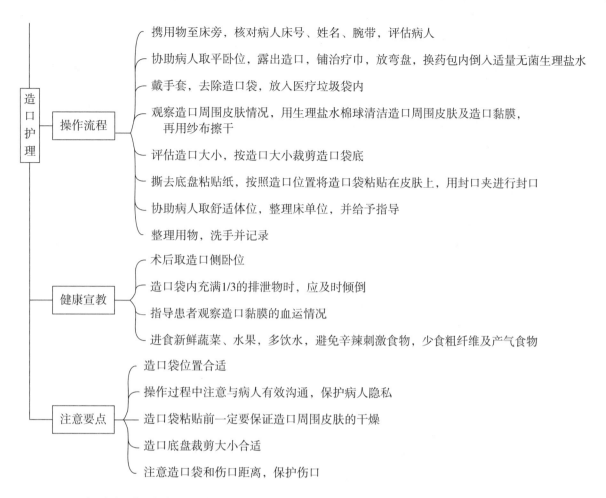

造口护理

- 操作流程
  - 携用物至床旁，核对病人床号、姓名、腕带，评估病人
  - 协助病人取平卧位，露出造口，铺治疗巾，放弯盘，换药包内倒入适量无菌生理盐水
  - 戴手套，去除造口袋，放入医疗垃圾袋内
  - 观察造口周围皮肤情况，用生理盐水棉球清洁造口周围皮肤及造口黏膜，再用纱布擦干
  - 评估造口大小，按造口大小裁剪造口袋底
  - 撕去底盘粘贴纸，按照造口位置将造口袋粘贴在皮肤上，用封口夹进行封口
  - 协助病人取舒适体位，整理床单位，并给予指导
  - 整理用物，洗手并记录

- 健康宣教
  - 术后取造口侧卧位
  - 造口袋内充满1/3的排泄物时，应及时倾倒
  - 指导患者观察造口黏膜的血运情况
  - 进食新鲜蔬菜、水果，多饮水，避免辛辣刺激食物，少食粗纤维及产气食物

- 注意要点
  - 造口袋位置合适
  - 操作过程中注意与病人有效沟通，保护病人隐私
  - 造口袋粘贴前一定要保证造口周围皮肤的干燥
  - 造口底盘裁剪大小合适
  - 注意造口袋和伤口距离，保护伤口

七、胸腔闭式引流瓶更换

操作评分标准

项目	技术操作要求	得分	扣分
	胸腔闭式引流瓶更换的评分标准		
操作目的	1. 防止逆行感染。	3	
	2. 保证引流通畅。	3	
	3. 促进肺复张。	3	
操作准备	1. 环境准备：宽敞、明亮、温湿度适宜。	2	
	2. 护士准备：着装规范，洗手、戴口罩。	3	
	3. 用物准备：卵圆钳2把、无菌纱布若干、无菌弯盘、聚维酮碘棉签、引流瓶、无菌手套、治疗巾、胶布、生理盐水、手消毒液。	6	
	4. 病人准备：病人及家属了解胸腔闭式引流瓶更换的目的、方法、注意事项及配合要点。	5	
操作流程	1. 携用物至病人床旁，核对病人床号、姓名、腕带，解释目的取得配合。	5	
	2. 协助病人取舒适体位（平卧位）。	5	
	3. 检查伤口，暴露引流管，松开别针，注意保暖。	5	
	4. 检查无菌引流瓶是否密封、过期、打开外包装，检查引流瓶有无破损或管子扭曲，向瓶内注入500 ml生理盐水，将引流瓶挂于床沿，嘱病人深呼吸并用力咳嗽，观察原有引流管是否通畅，铺无菌治疗巾在引流接口下面。	6	
	5. 引流接口下面放置无菌弯盘，用卵圆钳夹住引流管尾端上5 cm，先夹闭近心端再夹闭远心端。	8	
	6. 戴无菌手套，用聚维酮碘棉签消毒引流管连接处，先以接口为中心，环形消毒，然后向接口以上及以下各纵形消毒2.5 cm。	8	

续表

项目	技术操作要求	得分	扣分
	7. 取无菌纱布捏住连接处的引流管部分，脱开连接处，再用聚维酮碘棉签消毒引流管的管口边。	6	
	8. 连接无菌引流瓶，松开卵圆钳（先松开远心端再松近心端），嘱病人深呼吸并用力咳嗽观察引流管是否通畅，将引流瓶固定。	7	
	9. 帮助病人取半卧位，整理用物。	5	
	10. 洗手，记录引流液量、性质。	2	
健康宣教	1. 取半卧位，便于引流。	2	
	2. 引流瓶低于伤口平面 60 cm 以上。	2	
	3. 翻身活动时，不可牵拉引流管；胸腔引流管不可受压、扭曲、打折；引流瓶内液体不可自行处理。	2	
注意要点	1. 人文关怀全面，严格执行无菌操作、严格密闭操作，保持胸腔引流管通畅。	3	
	2. 妥善固定好管路，操作时防止牵拉，以防胸腔引流管脱落。	3	
	3. 保护病人引流口周围皮肤，局部涂氧化锌软膏，防止引起局部皮肤破溃和感染。	3	
	4. 检查无菌引流瓶是否密封、过期、打开外包装，检查引流瓶有无破损或管子扭曲。	3	
总分		100	

胸腔闭式引流瓶更换的评分标准

操作思维导图

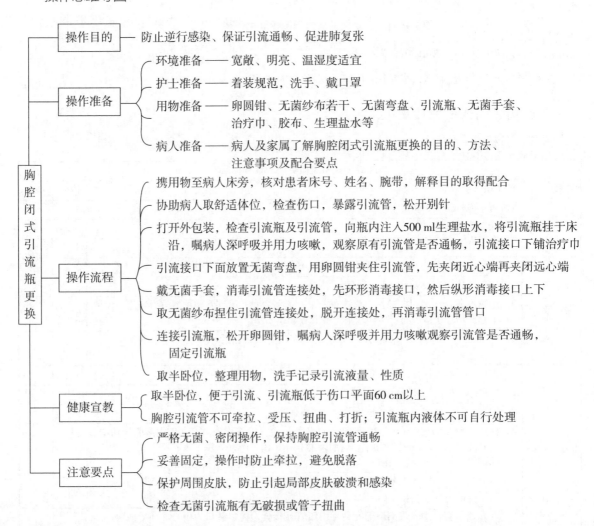

八、腹腔引流袋更换

操作评分标准

腹腔引流袋更换的评分标准			
项目	技术操作要求	得分	扣分
操作目的	1. 保持引流管通畅，维持有效引流。	3	
	2. 观察引流液的性状及量，为医生诊疗提供依据。	3	
	3. 防止逆行感染。	3	
操作准备	1. 环境准备：宽敞、明亮、温湿度适宜。	2	
	2. 护士准备：着装规范，洗手、戴口罩。	3	
	3. 用物准备：无齿止血钳、无菌弯盘、无菌手套，无菌纱布若干、聚维酮碘棉签、引流袋、治疗巾、别针、手消毒液。	6	
	4. 病人准备：病人及家属了解腹腔引流袋更换的目的、方法、注意事项及配合要点。	5	
操作流程	1. 携用物至病人床旁，核对病人床号、姓名、腕带，解释目的取得配合。	5	
	2. 协助病人取舒适体位（平卧位）。	5	
	3. 检查伤口，暴露引流管，松开别针，注意保暖。	5	
	4. 检查无菌引流袋是否密封、过期、打开外包装，检查引流袋有无破损或管子扭曲，将引流袋用别针固定于床沿，挤压原有引流管观察是否通畅，铺无菌治疗巾在引流接口下面。	6	
	5. 引流接口下面放置无菌弯盘，用无齿止血钳夹住引流管尾端上 5 cm。	8	
	6. 戴无菌手套，用聚维酮碘棉签消毒引流管连接处，先以接口为中心，环形消毒，然后向接口以上及以下各纵形消毒 2.5 cm。	8	
	7. 取消毒纱布捏住连接处的引流管部分，脱开连接处，再用聚维酮碘棉签消毒引流管的管口边。	6	
	8. 连接无菌引流袋，松开无齿止血钳，挤压引流管观察引流管是否通畅。	7	
	9. 帮助病人取半卧位，整理用物。	5	
	10. 洗手，记录引流液量、性质。	2	
健康宣教	1. 取半卧位，便于引流。	2	
	2. 引流袋需低于伤口平面。	2	
	3. 翻身活动时，不可牵拉引流管；腹腔引流管不可受压、扭曲、打折；引流袋内液体不可自行倾倒。	2	
注意要点	1. 人文关怀全面，严格执行无菌操作，保持腹腔引流管通畅。	3	
	2. 妥善固定好管路，操作时防止牵拉，以防腹腔引流管脱落。	3	
	3. 保护病人引流口周围皮肤，局部涂氧化锌软膏，防止引起局部皮肤破溃和感染。	3	
	4. 检查无菌引流袋是否密封、过期、打开外包装，检查引流袋有无破损或管子扭曲。	3	
总分		100	

操作思维导图

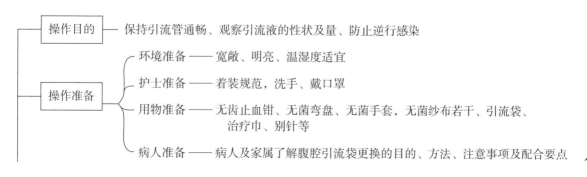

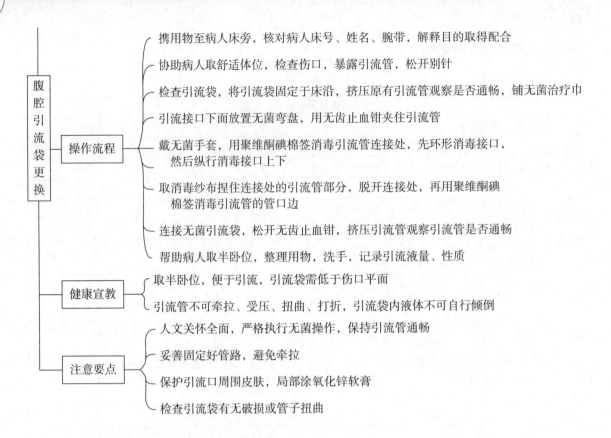

九、穿、脱手术衣及手术区铺单法

操作评分标准

穿、脱手术衣及手术区铺单法的评分标准			
项目	技术操作要求	得分	扣分
操作目的	严格无菌操作，避免术区污染，保证手术顺利进行。	5	
操作准备	1．环境准备：宽敞、明亮、温湿度适宜，严格无菌。	3	
	2．护士准备：着刷手服，不佩戴首饰，外科洗手，戴外科口罩、手术帽。	4	
	3．用物准备：手术衣无菌包、无菌手套、铺单无菌包。	3	
操作流程	1．巡回护士检查无菌包名称、有效期、指示胶带是否变色，包布整洁，有无潮湿、破损，包装是否完好，并打开无菌包第一层包布。	6	
	2．器械护士外科洗手后穿无菌手术衣。		
	（1）拿起折叠好的手术衣，双手提起衣领的两角，抖开手术衣。	5	
	（2）将手术衣轻轻抛起，双手同时伸入袖内，两臂向前平举。	6	
	（3）巡回护士在器械护士背后抓住衣领内面，协助拉袖口并系住颈部系带及衣服后带。	4	
	（4）器械护士按要求戴好无菌手套。	4	
	（5）解开腰间活结，将腰带递给巡回护士用无菌持物钳夹持腰带绕身体一周后自行系于腰间。	4	
	3．器械护士协助医生手术区铺巾。		
	（1）铺无菌巾：持无菌巾折边1/3处，第一、二、三块无菌巾的折边朝向医生，第四块折边朝向自己，按顺序传递；递布巾钳夹住手术巾四个交角。	5	
	（2）铺手术中单：协助医生将2块无菌中单分别铺于切口上下方。	5	
	（3）铺手术洞单：将有孔洞的剖腹大单正对切口，短端向头部、长端向下肢，先展开上方，盖住麻醉架，后展开下方，盖住器械托盘。	6	
	4．脱手术衣。		

续表

穿、脱手术衣及手术区铺单法的评分标准			
项目	技术操作要求	得分	扣分
	（1）解开胸前系带，由巡回护士解开颈部及背部系带。	5	
	（2）左手抓住手术衣右肩并拉下，使衣袖外翻，同法拉下手术衣左肩，脱下手术衣，使衣里外翻，保护手臂及刷手服不被污染。	6	
	5．整理用物，洗手记录。	4	
注意要点	1．刷手后不得接触任何未经消毒的物品；穿好手术衣后，手臂应保持在肩以下、腰以上。	5	
	2．无菌物品应严格灭菌，疑有污染、破损应立即更换，一份无菌用品只能用于一个病人。	5	
	3．器械护士从器械升降台侧正面方向递手术用品及器械，在规定区域内活动。	5	
	4．铺巾时已铺好的无菌巾不可随意移动，如需移动只能向切口外移，铺巾时需注意避免自己的手触及未消毒物品。	5	
	5．已铺好的无菌单只能由手术区向外移动，不可向内移动。	5	
总分		100	

操作思维导图

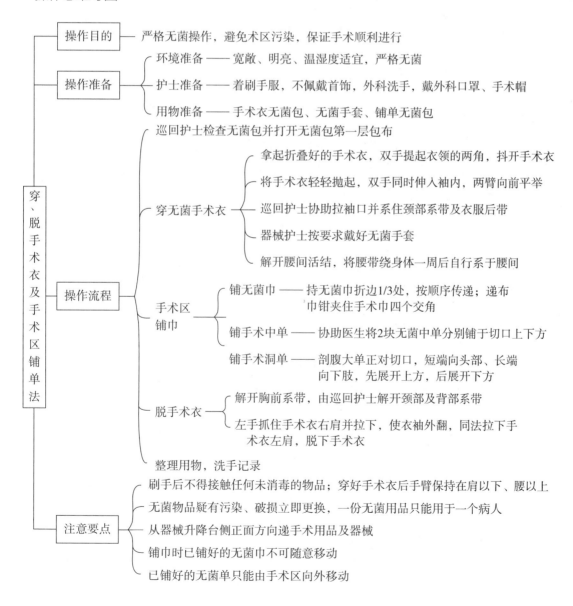

十、伤口换药

操作评分标准

伤口换药的评分标准			
项目	技术操作要求	得分	扣分
操作目的	1. 评估伤口情况，更换伤口敷料。	2	
	2. 保持伤口清洁，预防和控制感染。	2	
	3. 促进伤口愈合。	2	
操作准备	1. 环境准备：宽敞、明亮、温湿度适宜。	2	
	2. 护士准备：着装规范，洗手、戴口罩。	2	
	3. 用物准备：一次性换药包、无菌手套、手消毒液。	2	
	4. 病人准备：病人及家属了解伤口换药的目的、方法、注意事项及配合要点。	5	
操作流程	1. 携用物至床旁，核对病人床号、姓名、腕带，评估病人。	4	
	2. 向病人及家属解释伤口换药的目的和配合要点，协助病人取舒适卧位。	4	
	3. 清除敷料：铺治疗巾，充分暴露伤口，揭开外层敷料，内层敷料用镊子揭开，如遇内层敷料粘紧伤口，需用生理盐水浸湿后再揭开。	8	
	4. 伤口评估：评估伤口类型、部位、大小、伤口基底颜色、渗液量，伤口周围皮肤状况。	6	
	5. 伤口清洗消毒。		
	（1）非感染伤口：由内向外清洁消毒。		
	（2）感染性伤口：先根据细菌培养结果选择合适的消毒、抗菌清洗液，由外向内清洗，再用生理盐水清洗干净伤口。	10	
	（3）有坏死组织的伤口：据伤口情况，可采用外科清创或自溶清创等方法清除坏死组织后，用生理盐水清洗干净，再用无菌纱布擦干（由内向外）。		
	6. 观察：伤口渗液及周围皮肤有无浸渍。	5	
	7. 选择敷料：根据伤口评估情况，选择合适的敷料，固定。	5	
	8. 询问病人感觉，协助病人整理衣服及床单位，取舒适体位。	5	
	9. 整理用物，分类、浸泡消毒用具，有传染的分类包装。	5	
	10. 洗手，记录（伤口类型、部位、大小、伤口基底颜色、渗液量、伤口周围皮肤状况、使用的敷料）。	5	
健康宣教	1. 指导病人保护伤口。	2	
	2. 注意保持伤口敷料清洁干燥，潮湿时应及时告知医生。	4	
注意事项	1. 人文关怀全面，严格执行无菌操作。	2	
	2. 揭开污染敷料应从上至下，不可从敷料中间揭开。	2	
	3. 评估时，要观察伤口有无感染症状，伤口内有无潜行、窦道及瘘管等存在。	2	
	4. 根据伤口类型选择不同的清洗消毒液，非感染伤口清洗消毒应从里向外，感染伤口则相反。感染伤口按要求进行细菌培养及药敏试验。	4	
	5. 冲洗伤口时保持适当的压力，避免损伤组织。	2	
	6. 需做清创处理的伤口，根据伤口的分类和病情选择适宜的清创方法，特殊伤口如肿瘤伤口及特殊部位的伤口如足跟，清创要谨慎。	2	
	7. 选择敷料要在全面评估伤口的基础上根据伤口愈合的阶段和渗液等情况下进行。	2	
	8. 肢体伤口在包扎时，注意松紧适宜，以免影响血液循环，需使用绷带包扎时应从肢体远端向近端包扎，促进静脉回流。	2	
	9. 腹部伤口应以腹带保护，减少病人因咳嗽等动作造成伤口张力过大，使病人舒适。	2	
总分		100	

操作思维导图

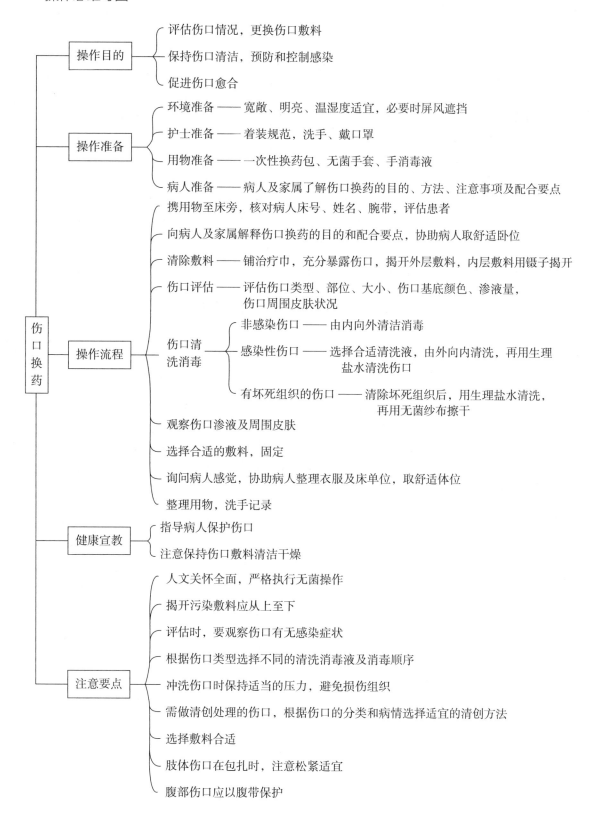

- 伤口换药
  - 操作目的
    - 评估伤口情况，更换伤口敷料
    - 保持伤口清洁，预防和控制感染
    - 促进伤口愈合
  - 操作准备
    - 环境准备——宽敞、明亮、温湿度适宜，必要时屏风遮挡
    - 护士准备——着装规范，洗手、戴口罩
    - 用物准备——一次性换药包、无菌手套、手消毒液
    - 病人准备——病人及家属了解伤口换药的目的、方法、注意事项及配合要点
  - 操作流程
    - 携用物至床旁，核对病人床号、姓名、腕带，评估患者
    - 向病人及家属解释伤口换药的目的和配合要点，协助病人取舒适卧位
    - 清除敷料——铺治疗巾，充分暴露伤口，揭开外层敷料，内层敷料用镊子揭开
    - 伤口评估——评估伤口类型、部位、大小、伤口基底颜色、渗液量，伤口周围皮肤状况
    - 伤口清洗消毒
      - 非感染伤口——由内向外清洁消毒
      - 感染性伤口——选择合适清洗液，由外向内清洗，再用生理盐水清洗伤口
      - 有坏死组织的伤口——清除坏死组织后，用生理盐水清洗，再用无菌纱布擦干
    - 观察伤口渗液及周围皮肤
    - 选择合适的敷料，固定
    - 询问病人感觉，协助病人整理衣服及床单位，取舒适体位
    - 整理用物，洗手记录
  - 健康宣教
    - 指导病人保护伤口
    - 注意保持伤口敷料清洁干燥
  - 注意要点
    - 人文关怀全面，严格执行无菌操作
    - 揭开污染敷料应从上至下
    - 评估时，要观察伤口有无感染症状
    - 根据伤口类型选择不同的清洗消毒液及消毒顺序
    - 冲洗伤口时保持适当的压力，避免损伤组织
    - 需做清创处理的伤口，根据伤口的分类和病情选择适宜的清创方法
    - 选择敷料合适
    - 肢体伤口在包扎时，注意松紧适宜
    - 腹部伤口应以腹带保护

十一、约束法

操作评分标准

约束法的评分标准			
项目	技术操作要求	得分	扣分
操作目的	对自伤及可能伤及他人的病人肢体约束，确保病人安全，保证治疗、护理顺利进行。	5	
操作准备	1. 环境准备：宽敞、明亮、温湿度适宜。	3	
	2. 护士准备：着装规范，洗手、戴口罩。	3	
	3. 用物准备：全身约束法：凡能包裹患儿全身的物品皆可使用，如大毛巾、毛毯或大单等；肢体、肩部约束法：保护带或纱布棉垫与绷带。	8	
	4. 病人准备：病人及家属了解约束法的目的、方法、注意事项及配合要点。	5	
操作流程	1. 评估病人病情、意识状态、肢体活动度、约束部位皮肤色泽、温度及完整性等。	4	
	2. 评估需要使用保护具的种类和时间，向病人和家属解释约束的必要性，保护具作用及使用方法，取得配合。	4	
	3. 携用物至病人床旁，核对病人。	5	
	4. 操作方法。		
	(1) 肢体约束法：暴露病人腕部或者踝部，用棉垫包裹腕部或踝部，将保护带打成双套结套在棉垫外，稍拉紧，使之不松脱，将保护带系于两侧床缘，为病人盖被。	10	
	(2) 肩部约束法：暴露病人双肩，双侧腋下垫棉垫，将保护带置于病人双肩下，双侧分别穿过病人腋下，在背部交叉后分别固定于床头，为病人盖被。	10	
	(3) 全身约束法：多用于患儿的约束。具体方法：将大单折成自患儿肩部至踝部的长度，将患儿放于中间，用靠近一侧的大单紧紧包裹同侧患儿的手足至对侧，至患儿腋窝下掖于身下，再将大单的另一侧包裹手臂及身后，紧掖于靠护士一侧身下，如患儿过分活动，可用绷带系好。	10	
	5. 整理用物，洗手记录约束带使用的时间及观察情况。	3	
健康宣教	1. 告知病人及家属实施约束的目的、方法、持续时间，使病人和家属理解约束的重要性、安全性，征得同意。	5	
	2. 告知病人和家属实施约束中，随时观察约束局部皮肤有无损伤、皮肤颜色、温度、约束肢体末梢循环情况，定时松解。	5	
	3. 指导病人和家属在约束期间保证肢体处于功能位，保持适当的活动度。	5	
注意要点	1. 实施约束时，将病人肢体处于功能位，约束带松紧适宜，以能伸进一二指为原则。	3	
	2. 密切观察约束部位的皮肤情况。	3	
	3. 保护性约束属制动措施，使用时间不宜过长，病情稳定或者治疗结束后，应立即解除约束。	3	
	4. 需较长时间约束者，每2 h松解约束带一次并活动肢体，并协助病人翻身。	3	
	5. 准确记录并交接班，包括约束时间、原因，约束带的数目，约束部位，约束部位皮肤情况，解除约束时间等。	3	
总分		100	

操作思维导图

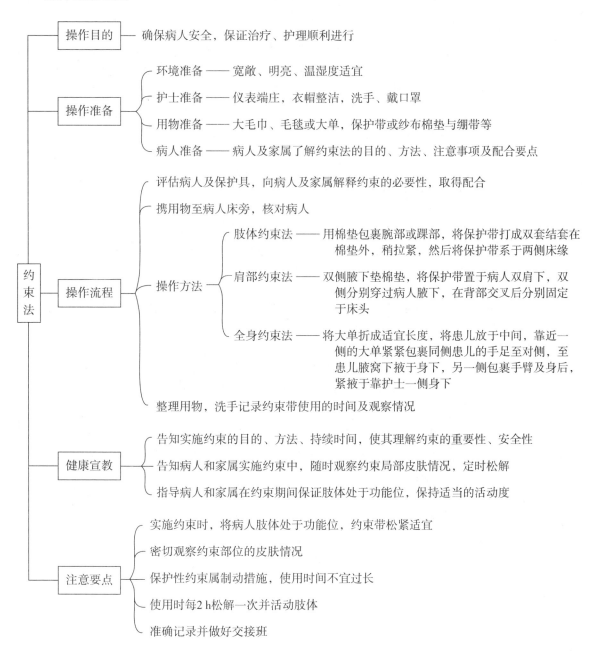

约束法

- 操作目的 —— 确保病人安全，保证治疗、护理顺利进行

- 操作准备
  - 环境准备 —— 宽敞、明亮、温湿度适宜
  - 护士准备 —— 仪表端庄，衣帽整洁，洗手、戴口罩
  - 用物准备 —— 大毛巾、毛毯或大单，保护带或纱布棉垫与绷带等
  - 病人准备 —— 病人及家属了解约束法的目的、方法、注意事项及配合要点

- 操作流程
  - 评估病人及保护具，向病人及家属解释约束的必要性，取得配合
  - 携用物至病人床旁，核对病人
  - 操作方法
    - 肢体约束法 —— 用棉垫包裹腕部或踝部，将保护带打成双套结套在棉垫外，稍拉紧，然后将保护带系于两侧床缘
    - 肩部约束法 —— 双侧腋下垫棉垫，将保护带置于病人双肩下，双侧分别穿过病人腋下，在背部交叉后分别固定于床头
    - 全身约束法 —— 将大单折成适宜长度，将患儿放于中间，靠近一侧的大单紧紧包裹同侧患儿的手足至对侧，至患儿腋窝下掖于身下，另一侧包裹手臂及身后，紧掖于靠护士一侧身下
  - 整理用物，洗手记录约束带使用的时间及观察情况

- 健康宣教
  - 告知实施约束的目的、方法、持续时间，使其理解约束的重要性、安全性
  - 告知病人和家属实施约束中，随时观察约束局部皮肤情况，定时松解
  - 指导病人和家属在约束期间保证肢体处于功能位，保持适当的活动度

- 注意要点
  - 实施约束时，将病人肢体处于功能位，约束带松紧适宜
  - 密切观察约束部位的皮肤情况
  - 保护性约束属制动措施，使用时间不宜过长
  - 使用时每2 h松解一次并活动肢体
  - 准确记录并做好交接班

十二、压力性损伤创面的处置

操作评分标准

压力性损伤创面的处置评分标准			
项目	技术操作要求	得分	扣分
操作目的	加强皮肤护理，减少压疮发生，防止感染，促进病人舒适。	5	
操作准备	1．环境准备：宽敞、明亮、温湿度适宜。	2	
	2．护士准备：着装规范，洗手、戴口罩。	2	
	3．用物准备：根据创面选择不同敷料、注射器、护肤粉、无菌手套、探针、测量尺、一次性换药碗、无菌棉签、治疗巾、皮肤消毒液、手消毒液。	5	
	4．病人准备：病人及家属了解压疮处置的目的、方法、注意事项及配合要点。	5	

续表

压力性损伤创面的处置评分标准			
项目	技术操作要求	得分	扣分
操作流程	1. 评估病人病情，根据病人不同卧位观察骨突出和受压部位皮肤情况，判断压疮分期。	5	
	2. 向病人和家属解释压疮处置的必要性，取得配合。	3	
	3. 携用物至病人床旁，核对病人床号、姓名、腕带。	3	
	4. 操作方法。		
	（1）Ⅰ期：淤血红润期：		
	1）温水擦拭皮肤，使皮肤清洁无汗液，护肤粉覆盖于发红皮肤。	25	
	2）增加翻身次数，局部皮肤可用减压贴保护。	20	45
	（2）Ⅱ期：炎性浸润期：		
	1）未破的小水疱（直径小于5 mm）：减少摩擦，防止破裂，促进水疱自行吸收。	12	
	2）大水疱（直径大于5 mm）：用注射器抽出疱内液体，消毒局部皮肤，再用敷料包扎。	13	45
	3）创面渗液少：消毒局部皮肤，减少摩擦，水胶体敷料覆盖创面。	10	
	4）创面渗液中等或较多：消毒局部皮肤，护肤粉覆盖皮肤，水胶体敷料或泡沫敷料外敷。	10	
	（3）Ⅲ期：浅度溃疡期：		
	1）测量创面大小并记录，消毒伤口及周围皮肤，清除坏死组织。	25	
	2）妥善处理伤口渗出液，选用藻酸盐类、水凝胶类、泡沫类及水胶体类敷料进行封闭治疗。	20	45
	（4）Ⅳ期：坏死溃疡期：		
	1）测量创面大小并记录，消毒伤口及周围皮肤，清除坏死组织。	25	
	2）妥善处理伤口渗出液，选用藻酸盐类、水凝胶类、泡沫类及水胶体类敷料进行封闭治疗，定时换药。	20	45
	（5）不可分期：生理盐水清洗伤口，外科清创。	45	45
	（6）可疑深部组织损伤：		
	1）皮肤完整时可给予红花油外涂，若出现水疱同Ⅱ期处理。	25	
	2）观察发展趋势，恶化者按Ⅲ、Ⅳ期处理，如发生较多坏死组织，则进行伤口清创。	20	45
	5. 整理用物，洗手记录。	3	
健康宣教	1. 指导病人了解皮肤情况，告知病人及家属压力性损伤的危害。	4	
	2. 给予高热量、高蛋白、高维生素饮食、增强抵抗力，促进创面愈合。	2	
	3. 指导病人经常翻身，2 h翻身一次，必要时30 min翻身一次。	2	
	4. 鼓励病人早期下床活动，指导肢体功能练习。	2	
注意要点	1. 翻身时方法正确，用力得当，避免拖拉病人，翻身卡记录翻身时间、卧位及皮肤情况。	3	
	2. 合理摆放体位，避免皮肤发红区域受压。	3	
	3. 消毒皮肤及创面时动作轻柔，选择更换频率低、易去除的敷料。	3	
	4. 根据病人病情和耐受性选择清创方法，免疫缺陷及采用抗生素治疗的病人，清创应慎重。	3	
总分		100	

操作思维导图

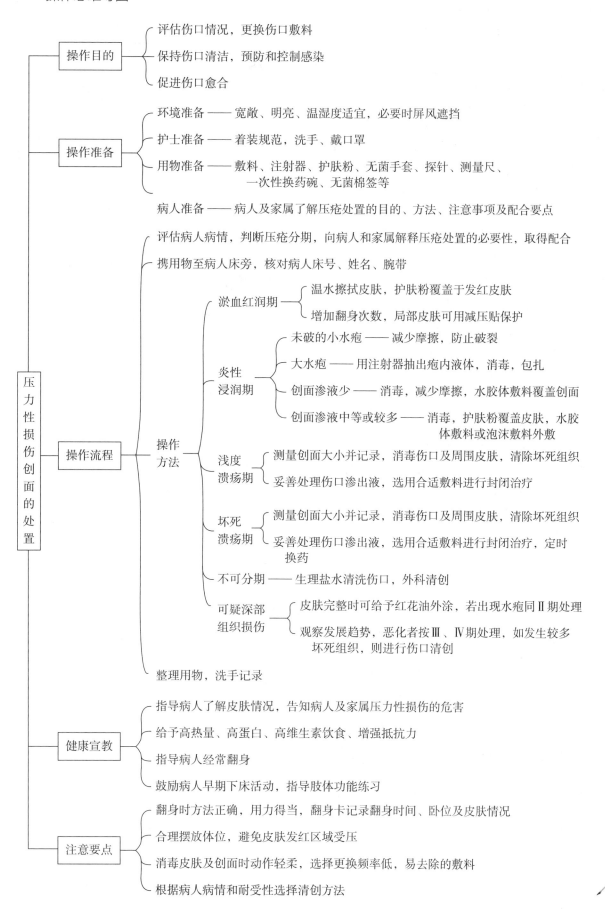

压力性损伤创面的处置

操作目的
- 评估伤口情况，更换伤口敷料
- 保持伤口清洁，预防和控制感染
- 促进伤口愈合

操作准备
- 环境准备 —— 宽敞、明亮、温湿度适宜，必要时屏风遮挡
- 护士准备 —— 着装规范，洗手、戴口罩
- 用物准备 —— 敷料、注射器、护肤粉、无菌手套、探针、测量尺、一次性换药碗、无菌棉签等
- 病人准备 —— 病人及家属了解压疮处置的目的、方法、注意事项及配合要点

操作流程
- 评估病人病情，判断压疮分期，向病人和家属解释压疮处置的必要性，取得配合
- 携用物至病人床旁，核对病人床号、姓名、腕带
- 操作方法
  - 淤血红润期
    - 温水擦拭皮肤，护肤粉覆盖于发红皮肤
    - 增加翻身次数，局部皮肤可用减压贴保护
  - 炎性浸润期
    - 未破的小水疱 —— 减少摩擦，防止破裂
    - 大水疱 —— 用注射器抽出疱内液体，消毒，包扎
    - 创面渗液少 —— 消毒，减少摩擦，水胶体敷料覆盖创面
    - 创面渗液中等或较多 —— 消毒，护肤粉覆盖皮肤，水胶体敷料或泡沫敷料外敷
  - 浅度溃疡期
    - 测量创面大小并记录，消毒伤口及周围皮肤，清除坏死组织
    - 妥善处理伤口渗出液，选用合适敷料进行封闭治疗
  - 坏死溃疡期
    - 测量创面大小并记录，消毒伤口及周围皮肤，清除坏死组织
    - 妥善处理伤口渗出液，选用合适敷料进行封闭治疗，定时换药
  - 不可分期 —— 生理盐水清洗伤口，外科清创
  - 可疑深部组织损伤
    - 皮肤完整时可给予红花油外涂，若出现水疱同Ⅱ期处理
    - 观察发展趋势，恶化者按Ⅲ、Ⅳ期处理，如发生较多坏死组织，则进行伤口清创
- 整理用物，洗手记录

健康宣教
- 指导病人了解皮肤情况，告知病人及家属压力性损伤的危害
- 给予高热量、高蛋白、高维生素饮食，增强抵抗力
- 指导病人经常翻身
- 鼓励病人早期下床活动，指导肢体功能练习

注意要点
- 翻身时方法正确，用力得当，翻身卡记录翻身时间、卧位及皮肤情况
- 合理摆放体位，避免皮肤发红区域受压
- 消毒皮肤及创面时动作轻柔，选择更换频率低，易去除的敷料
- 根据病人病情和耐受性选择清创方法

十三、会阴擦洗与冲洗

操作评分标准

会阴擦洗与冲洗的评分标准			
项目	技术操作要求	分值	扣分
操作目的	1. 保持局部皮肤清洁。	2	
	2. 促进会阴伤口愈合，增加病人舒适度。	2	
	3. 清除会阴部分泌物，防止生殖系统、泌尿系统的逆行感染。	2	
操作准备	1. 环境准备：宽敞、明亮、温湿度适宜，屏风遮挡。	2	
	2. 护士准备：仪表端庄，衣帽整洁，洗手，戴口罩。	2	
	3. 用物准备：一次性治疗巾，一次性手套，会阴擦洗盘、消毒弯盘，无菌镊子或卵圆钳，浸有聚维酮碘溶液的棉球若干个，无菌干纱布。若行会阴冲洗，则应准备聚维酮碘溶液的冲洗壶，消毒干棉球若干，水温计，便盆，护理垫等。	8	
	4. 病人准备：病人如厕后取屈膝仰卧位，协助其脱下一条裤腿，双腿略外展，暴露外阴。臀下一次性治疗巾。若行会阴部冲洗，应将便盆放于一次性治疗巾上，注意为病人保暖。	4	
操作流程	1. 核对病人的床号、姓名、腕带，评估病人会阴情况，并向其说明会阴擦洗/冲洗的目的、方法，以取得病人的理解和配合，注意保护病人隐私。	10	
	2. 操作者将会阴擦洗盘放至床边，戴一次性手套，将一个消毒弯盘置于病人会阴部。	5	
	3. 擦洗或冲洗。		
	（1）擦洗：		
	1) 用一把无菌镊子或卵圆钳夹取干净的药液棉球，再用另一把镊子或卵圆钳夹住棉球进行擦洗。	5	35
	2) 第1遍：由外向内、自上而下、先对侧后近侧。初步擦净污垢、分泌物和血迹等。阴阜→大腿内上1/3→大阴唇→小阴唇→会阴及肛门。	10	
	3) 第2遍：由内向外，自上而下，先对侧后近侧。每擦洗一个部位更换一个棉球。	8	
	4) 第3遍顺序同第2遍。	7	
	5) 最后擦洗肛门，会阴若有伤口者，需更换棉球单独擦洗会阴伤口。	5	
	（2）冲洗：		
	1) 臀部放置便盆，护士应一手持盛有消毒液的冲洗壶，一手持镊子或卵圆钳夹住消毒棉球，边冲边擦。	5	35
	2) 冲洗顺序同擦洗2)～5)，冲洗完毕，撤去便盆。	30	
	4. 操作结束后，撤去一次性治疗巾，协助病人整理衣物及床单位，注意保暖。	10	
健康宣教	1. 每日需多饮水。	2	
	2. 保持会阴及肛周清洁干燥。	2	
	3. 若会阴有伤口，应采取健侧卧位，避免渗液或分泌物浸润伤口。	2	
注意事项	1. 每次擦洗/冲洗前后，护士均需洗净双手。	2	
	2. 操作时应注意观察会阴部及会阴伤口周围组织有无异常。	2	
	3. 注意无菌操作。	2	
	4. 产后及会阴部手术的病人，每次排便后均应擦洗会阴，预防感染。	3	
	5. 对有留置导尿管者，应注意导尿管是否通畅，避免脱落或打结。	3	
总分		100	

操作思维导图

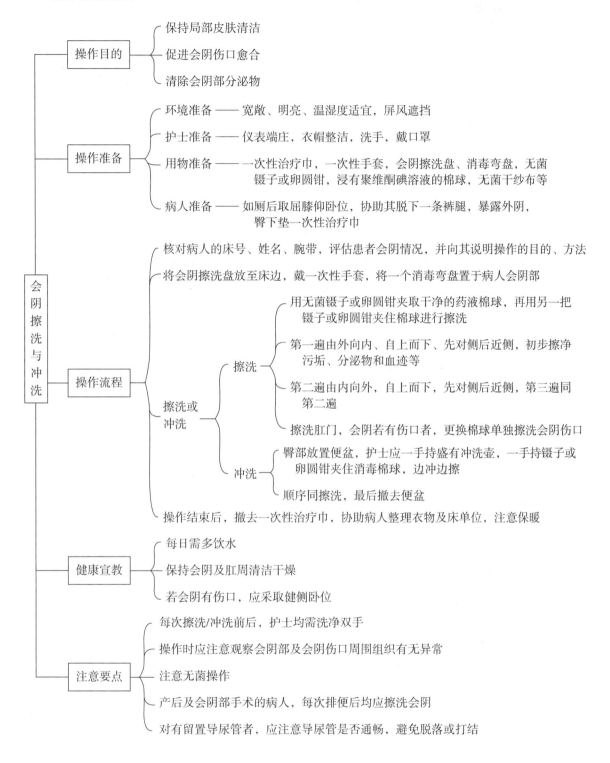

会阴擦洗与冲洗

- 操作目的
  - 保持局部皮肤清洁
  - 促进会阴伤口愈合
  - 清除会阴部分泌物

- 操作准备
  - 环境准备 —— 宽敞、明亮、温湿度适宜，屏风遮挡
  - 护士准备 —— 仪表端庄，衣帽整洁，洗手，戴口罩
  - 用物准备 —— 一次性治疗巾，一次性手套，会阴擦洗盘、消毒弯盘，无菌镊子或卵圆钳，浸有聚维酮碘溶液的棉球，无菌干纱布等
  - 病人准备 —— 如厕后取屈膝仰卧位，协助其脱下一条裤腿，暴露外阴，臀下垫一次性治疗巾

- 操作流程
  - 核对病人的床号、姓名、腕带，评估患者会阴情况，并向其说明操作的目的、方法
  - 将会阴擦洗盘放至床边，戴一次性手套，将一个消毒弯盘置于病人会阴部
  - 擦洗或冲洗
    - 擦洗
      - 用无菌镊子或卵圆钳夹取干净的药液棉球，再用另一把镊子或卵圆钳夹住棉球进行擦洗
      - 第一遍由外向内、自上而下、先对侧后近侧，初步擦净污垢、分泌物和血迹等
      - 第二遍由内向外，自上而下，先对侧后近侧，第三遍同第二遍
      - 擦洗肛门，会阴若有伤口者，更换棉球单独擦洗会阴伤口
    - 冲洗
      - 臀部放置便盆，护士应一手持盛有冲洗壶，一手持镊子或卵圆钳夹住消毒棉球，边冲边擦
      - 顺序同擦洗，最后撤去便盆
  - 操作结束后，撤去一次性治疗巾，协助病人整理衣物及床单位，注意保暖

- 健康宣教
  - 每日需多饮水
  - 保持会阴及肛周清洁干燥
  - 若会阴有伤口，应采取健侧卧位

- 注意要点
  - 每次擦洗/冲洗前后，护士均需洗净双手
  - 操作时应注意观察会阴部及会阴伤口周围组织有无异常
  - 注意无菌操作
  - 产后及会阴部手术的病人，每次排便后均应擦洗会阴
  - 对有留置导尿管者，应注意导尿管是否通畅，避免脱落或打结

十四、阴道擦洗与灌洗

操作评分标准

阴道擦洗与灌洗的评分标准			
项目	技术操作要求	分值	扣分
操作目的	1. 减少阴道分泌物。	2	
	2. 治疗各种阴道炎、宫颈炎。	2	
	3. 保持宫颈和阴道清洁。	2	
操作准备	1. 环境准备：宽敞、明亮、温湿度适宜、屏风遮挡。	2	
	2. 护士准备：仪表端庄，衣帽整洁，洗手，戴口罩。	2	
	3. 用物准备：一次性治疗巾，一次性手套，一次性妇科阴道冲洗器，输液架，弯盘，便盆，阴道窥器，水温计，若干干纱布，灌洗溶液可根据病例选择。	8	
	4. 病人准备：向病人说明阴道擦洗/灌洗的目的、方法，取得理解和配合。嘱病人排空膀胱，引导到妇科检查室。	3	
操作流程	1. 核对病人的床号、姓名、腕带，评估病人会阴情况，并向其说明阴道擦洗/灌洗的目的、方法，以取得病人的理解和配合，注意保护病人隐私。	5	
	2. 协助病人上妇科检查床，取膀胱截石位，脱去一侧裤腿，臀下垫一次性治疗巾。	4	
	3. 根据病人的病情配制灌洗液 500 ～ 1000 ml，将装有灌洗液的一次性妇科阴道冲洗器挂于床旁输液架上，其高度距床沿 60 ～ 70 cm，排去管内空气，试水温（41 ～ 43 ℃）适宜后备用。	8	
	4. 擦洗或灌洗。		
	（1）擦洗：		
	1）操作者戴一次性手套，用一把无菌卵圆钳夹取干净的药液棉球，再用另一把卵圆钳夹住棉球进行擦洗。	10	
	2）外阴初步消毒，放置扩阴器暴露宫颈和穹窿部。擦洗顺序：宫颈→穹窿部→阴道侧壁→转动扩阴器→阴道前后壁。每擦洗一个部位更换一个棉球。	10	35
	3）第 2 遍顺序同第 1 遍。	8	
	4）取出扩阴器，自上而下擦洗外阴，最后擦洗肛门。	7	
	（2）灌洗：		
	1）操作者戴一次性手套，臀部放置便盆。	8	
	2）用灌洗液冲洗外阴部，用阴道窥器暴露宫颈后，将冲洗器的灌洗头沿阴道纵侧壁的方向缓缓插入阴道达阴道后穹窿部。冲洗时应不停地转动阴道窥器，将整个阴道穹窿及阴道侧壁冲洗干净。	12	35
	3）灌洗液剩 100 ml 时，关闭开关，阴道窥器向下按，以使阴道内的液体流出。拔出灌洗头和阴道窥器，再冲洗一次外阴部，然后扶病人坐于便盆上，使阴道内残留的液体流出。	15	
	5. 擦洗/灌洗结束后，用干纱布擦干外阴，撤去便盆、橡胶单、一次性治疗巾或一次性垫巾，协助病人整理衣裤，下妇科检查床。	10	
健康宣教	1. 饮食宜清淡，不要饮酒及过食辛辣刺激食品。	2	
	2. 注意个人卫生，勤换内裤。	2	
	3. 治疗期间禁止性交。	2	
	4. 月经期间宜避免阴道用药或坐浴。	2	
注意事项	1. 灌洗筒距床沿的距离不应超过 70 cm，以免压力过大，溶液温度以 41 ～ 43 ℃为宜。	3	
	2. 灌洗溶液应根据不同的病种选择。	3	
	3. 灌洗过程中动作要轻柔，灌洗头插入不宜过深，其弯头应向上。	3	
总分		100	

操作思维导图

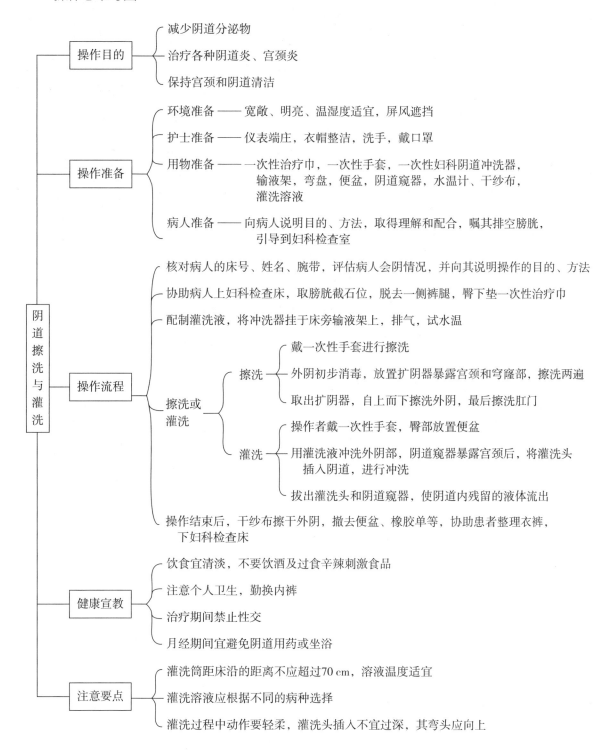

十五、会阴湿热敷

操作评分标准

会阴湿热敷的评分标准			
项目	技术操作要求	分值	
操作目的	1. 促进血液循环，增加局部新陈代谢，利于伤口愈合。	3	
	2. 缓解局部疼痛。	2	

续表

会阴湿热敷的评分标准			
项目	技术操作要求	分值	
操作准备	1. 环境准备：宽敞、明亮、温湿度适宜，屏风遮挡。	2	
	2. 护士准备：仪表端庄，衣帽整洁，洗手，戴口罩。	2	
	3. 物品准备：一次性治疗巾，一次性手套，会阴擦洗盘，无菌纱布，棉签，50% 硫酸镁，95% 乙醇。	6	
	4. 病人准备：嘱病人排空膀胱，协助病人松解衣裤，暴露热敷部位，臀下垫一次。	5	
操作流程	1. 核对病人的床号、姓名、腕带，并向其说明会阴湿热敷的目的、方法、效果及预后，取得病人的理解和配合。	7	
	2. 会阴冲洗后擦干会阴，撤出便盆。	13	
	3. 将浸湿药液的纱布敷在所需部位，热敷时间 15 ~ 30 min。	25	
	4. 热敷完毕，协助病人穿好衣裤，观察热敷部位皮肤。	12	
	5. 撤去一次性治疗巾，整理好床单位。	5	
健康宣教	1. 避免辛辣刺激饮食。	3	
	2. 避免剧烈运动，根据病情采取正确卧位。	3	
	3. 注意个人卫生，保持外阴清洁，勤换内裤，选择纯棉材质内裤。	3	
注意事项	1. 操作时应注意保暖，保护病人隐私。	3	
	2. 避免热敷温度过高，湿热敷的温度一般为 41 ~ 46 ℃，湿热敷的面积应是病损范围的 2 倍。	3	
	3. 对有创口进行热敷时，严格执行无菌操作，避免感染。	3	
总分		100	

操作思维导图

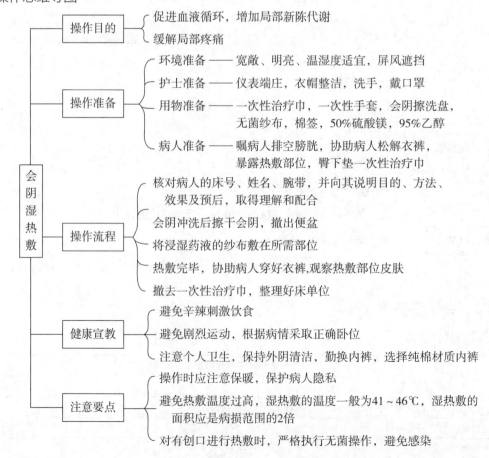

十六、阴道或宫颈上药

操作评分标准

阴道或宫颈上药的评分标准			
项目	技术操作要求	分值	扣分
操作目的	治疗各种子宫颈炎、阴道炎或术后阴道残端炎症。	7	
操作准备	1. 环境准备：宽敞、明亮、温湿度适宜，屏风遮挡。	2	
	2. 护士准备：仪表端庄，衣帽整洁，洗手，戴口罩。	2	
	3. 用物准备：一次性治疗巾，一次性手套，阴道灌洗用物，阴道窥器，长镊子，消毒干棉球，消毒长棉签，带尾线的纱布若干，根据病情选择合适的药品等。	10	
	4. 病人准备：嘱病人排空膀胱，引导进入妇科检查室。	5	
操作流程	1. 核对病人的床号、姓名、腕带，向其说明阴道或宫颈上药的目的、方法、效果及预后，取得病人的理解和配合。	5	
	2. 协助病人上妇科检查床，取膀胱截石位，臀下垫橡胶单、一次性治疗巾。	10	
	3. 行阴道灌洗后，用阴道窥器暴露阴道、宫颈，用消毒长棉签擦去子宫颈及阴道后穹窿、阴道内的灌洗液、黏液或炎性分泌物。	15	
	4. 根据病情和药物性状采用以下方法。		
	（1）宫颈棉球上药：操作时，用阴道窥器充分暴露子宫颈，用长镊子夹持带尾纱浸蘸药液后塞压至子宫颈处，同时将阴道窥器轻轻退出阴道，然后取出镊子，将带尾纱尾线固定于阴阜侧上方。嘱病人于放药 12～24 h 后牵引带尾纱尾线自行取出。	20	
	（2）阴道后穹窿放药：操作者将药物用长镊子放至阴道后穹窿处，也可指导病人自行放置。为保证药物局部作用的时间，宜睡前用药。		
健康宣教	1. 饮食宜清淡，注意个人卫生，保持外阴清洁。	3	
	2. 治疗期间禁止性生活。	3	
	3. 月经期间宜避免阴道用药或坐浴。	3	
	4. 若由病人自用药，则护士应指导病人于临睡前洗净双手或戴指套，用一手示、中指夹持药品并用示指将药片或栓剂沿阴道后壁推进至示指完全伸入为止。	4	
注意事项	1. 棉签上的棉花必须捻紧，上药时应向同一方向转动涂抹，防止其脱落难以取出。	4	
	2. 阴道栓剂应于晚上或休息时上药，利于药液吸收。	4	
	3. 未婚病人可用长棉签涂药，禁止使用阴道窥器。	3	
总分		100	

操作思维导图

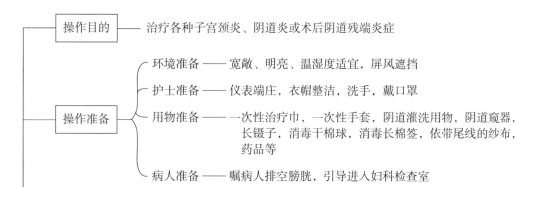

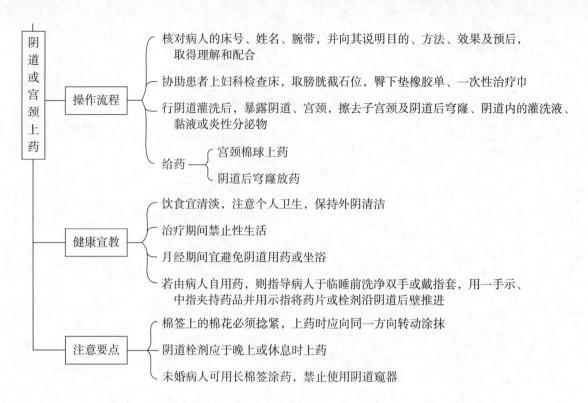

阴道或宫颈上药
- 操作流程
  - 核对病人的床号、姓名、腕带，并向其说明目的、方法、效果及预后，取得理解和配合
  - 协助患者上妇科检查床，取膀胱截石位，臀下垫橡胶单、一次性治疗巾
  - 行阴道灌洗后，暴露阴道、宫颈，擦去子宫颈及阴道后穹窿、阴道内的灌洗液、黏液或炎性分泌物
  - 给药
    - 宫颈棉球上药
    - 阴道后穹窿放药
- 健康宣教
  - 饮食宜清淡，注意个人卫生，保持外阴清洁
  - 治疗期间禁止性生活
  - 月经期间宜避免阴道用药或坐浴
  - 若由病人自用药，则指导病人于临睡前洗净双手或戴指套，用一手示、中指夹持药品并用示指将药片或栓剂沿阴道后壁推进
- 注意要点
  - 棉签上的棉花必须捻紧，上药时应向同一方向转动涂抹
  - 阴道栓剂应于晚上或休息时上药
  - 未婚病人可用长棉签涂药，禁止使用阴道窥器

十七、坐浴

操作评分标准

坐浴的评分标准			
项目	技术操作要求	分值	扣分
操作目的	促进局部组织的血液循环。	7	
操作准备	1. 环境准备：宽敞、明亮、温湿度适宜，屏风遮挡。	2	
	2. 护士准备：仪表端庄，衣帽整洁，洗手，戴口罩。	2	
	3. 用物准备：清洁毛巾，坐浴盆，坐浴盆架，按病情选择坐浴溶液。	8	
	4. 病人准备：嘱病人排空膀胱。	5	
操作流程	1. 核对病人的床号、姓名、腕带，并向其说明坐浴的目的、方法、效果，取得病人的理解和配合。	8	
	2. 根据病情需要按比例配制好足够量的溶液，将坐浴盆置于坐浴架上。	10	
	3. 将全臀和外阴部浸泡于溶液中，一般持续约20 min，结束后用清洁毛巾擦干外阴部。	15	
	4. 根据水温不同坐浴分为3种。		
	（1）热浴：水温在39～41 ℃，适用于渗出性病变及急性炎性浸润，可先熏后坐，持续20 min左右。		
	（2）温浴：水温在35～37 ℃，适用于慢性盆腔炎、手术前准备，持续20 min左右。	18	
	（3）冷浴：水温在14～15 ℃，刺激肌肉神经，使其张力增加，改善血液循环。适用于膀胱阴道松弛、性无能等，持续2～5 min即可。		
健康宣教	1. 告知病人坐浴时的注意事项，操作前嘱病人排空膀胱，月经期、阴道流血、孕妇及产后7天内的产妇禁止坐浴。	6	
	2. 告知病人穿防滑的鞋子，避免滑倒。	3	
注意事项	1. 坐浴浴盆应该做到一人一用。	4	
	2. 坐浴溶液应严格按比例配制，水温适中。	4	
	3. 坐浴前清洗外阴及肛周皮肤。	4	
	4. 注意保护病人隐私，保暖，以防受凉。	4	
总分		100	

操作思维导图

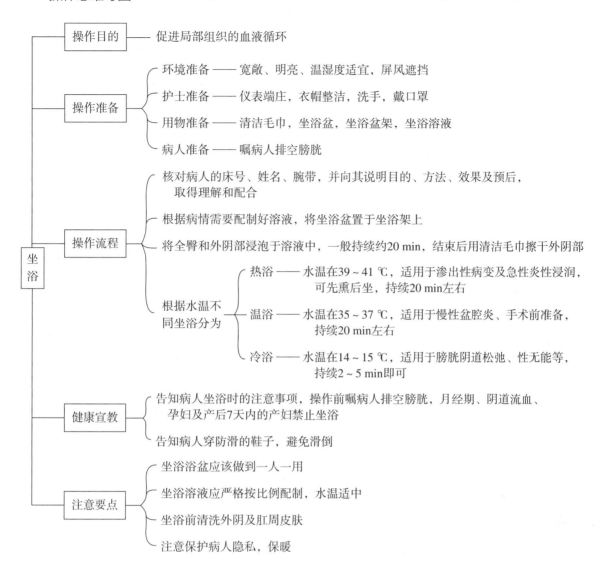

坐浴
- 操作目的 —— 促进局部组织的血液循环
- 操作准备
  - 环境准备 —— 宽敞、明亮、温湿度适宜，屏风遮挡
  - 护士准备 —— 仪表端庄，衣帽整洁，洗手，戴口罩
  - 用物准备 —— 清洁毛巾，坐浴盆，坐浴盆架，坐浴溶液
  - 病人准备 —— 嘱病人排空膀胱
- 操作流程
  - 核对病人的床号、姓名、腕带，并向其说明目的、方法、效果及预后，取得理解和配合
  - 根据病情需要配制好溶液，将坐浴盆置于坐浴架上
  - 将全臀和外阴部浸泡于溶液中，一般持续约20 min，结束后用清洁毛巾擦干外阴部
  - 根据水温不同坐浴分为
    - 热浴 —— 水温在39~41 ℃，适用于渗出性病变及急性炎性浸润，可先熏后坐，持续20 min左右
    - 温浴 —— 水温在35~37 ℃，适用于慢性盆腔炎、手术前准备，持续20 min左右
    - 冷浴 —— 水温在14~15 ℃，适用于膀胱阴道松弛、性无能等，持续2~5 min即可
- 健康宣教
  - 告知病人坐浴时的注意事项，操作前嘱病人排空膀胱，月经期、阴道流血、孕妇及产后7天内的产妇禁止坐浴
  - 告知病人穿防滑的鞋子，避免滑倒
- 注意要点
  - 坐浴浴盆应该做到一人一用
  - 坐浴溶液应严格按比例配制，水温适中
  - 坐浴前清洗外阴及肛周皮肤
  - 注意保护病人隐私，保暖

十八、四步触诊

操作评分标准

四步触诊的评分标准			
项目	技术操作要求	分值	扣分
操作目的	检查孕妇妊娠中晚期的子宫大小、胎产式、胎先露、胎方位及胎先露是否衔接。	10	
操作准备	1. 环境准备：宽敞、明亮、温湿度适宜，屏风遮挡。	2	
	2. 护士准备：仪表端庄，衣帽整洁，洗手，戴口罩。	2	
	3. 用物准备：皮尺，手消毒液等。	2	
	4. 病人准备：嘱病人排空膀胱，取仰卧位，头部稍微垫高，双腿略屈曲，稍分开。	5	
操作流程	1. 核对病人的床号、姓名、腕带，并向其说明四部触诊的目的、方法、效果，取得病人的理解和配合。	5	
	2. 用手测宫底高度，用软尺测耻骨上方至子宫底的弧形长度及腹围值。	6	
	3. 触诊。		
	(1) 第一步：双手置于子宫底部，触摸宫底高度估计胎儿大小，是否与孕周相符。然后双手指腹相对轻推判断子宫底部的胎儿部分。如为胎头则硬且有浮球感，如为胎臀则软而宽且形状略不规则。	10	

续表

	四步触诊的评分标准		
项目	技术操作要求	分值	扣分
	(2) 第二步：两手分别放置于腹部左右两侧，一手固定，另一手轻轻深按检查，两手交替，触到平坦饱满者为胎背，确定胎背朝向，凹凸不平的则是胎儿的肢体，偶尔可以感觉到胎儿肢体在活动。	10	
	(3) 第三步：操作者右手拇指与其余四指分开，置于耻骨联合上方，判断胎头或胎臀，并左右推动以确定是否衔接。	10	
	(4) 第四步：操作者左右手分别置于胎先露的两侧，向骨盆入口方向往下深按，进一步确定胎先露及胎先露入盆的程度。	10	
	4. 帮助孕妇整理好衣服，并告知其结果，根据需要协助其起身。	8	
健康宣教	1. 在检查前排空膀胱，如有不适，及时通知医生。	2	
	2. 出现异常及时就诊。	2	
	3. 饮食运动合理。	2	
	4. 孕期自我监护及胎教。	2	
注意事项	1. 向孕妇解释操作的必要性，消除其紧张情绪。	3	
	2. 操作者要清洁双手，天气较冷时要设法使双手温热后开始检查。	3	
	3. 操作前需询问孕妇孕周等基本信息，有无异常情况出现。	3	
	4. 对于孕妇子宫敏感或已经有宫缩者，应避开宫缩，且动作务必轻柔。	3	
总分		100	

操作思维导图

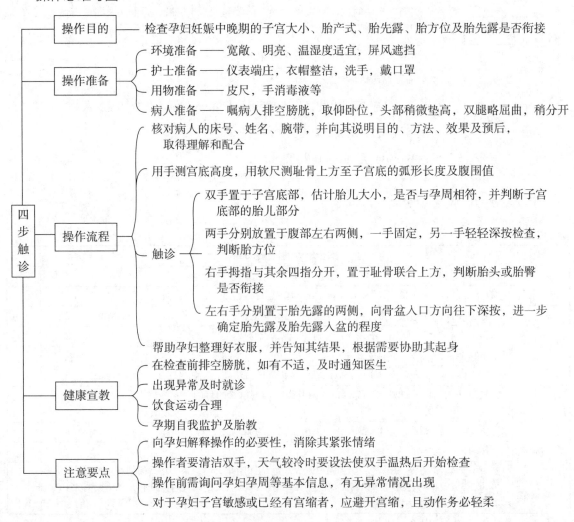

十九、骨盆外测量

操作评分标准

骨盆外测量的评分标准			
项目	技术操作要求	分值	扣分
操作目的	评估骨盆大小及形状，了解骨产道情况，判断胎儿能否经阴道分娩。	8	
操作准备	1．环境准备：宽敞、明亮、温湿度适宜，屏风遮挡。	2	
	2．护士准备：仪表端庄，衣帽整洁，洗手，戴口罩。	2	
	3．用物准备：骨盆外测量器、骨盆出口测量器、一次性手套等。	2	
	4．病人准备：嘱病人排空膀胱，仰卧于病床，暴露腹部。	5	
操作流程	1．核对病人的床号、姓名、腕带，并向其说明骨盆外测量的目的、方法、效果，取得病人的理解和配合。	5	
	2．询问有无分娩情况及骨盆外伤史。	5	
	3．操作者位于孕妇右侧一次测量以下径线。		
	（1）髂棘间径（interspinal diameter，IS）：孕妇伸腿仰卧位，测量两侧髂前上棘外缘的距离，正常值为 23 ～ 26 cm。	8	
	（2）髂嵴间径（intercristal diameter，IC）：孕妇伸腿仰卧位，测量两侧髂嵴外缘最宽的距离，正常值为 25 ～ 28 cm。	8	
	（3）骶耻外径（external conjugate，EC）：孕妇左侧卧位，右腿伸直，左腿屈曲。测量第 5 腰椎棘突下凹陷处（相当于腰骶部米氏菱形窝的上角）至耻骨联合上缘中点的距离，正常值 18 ～ 20 cm。	8	
	（4）坐骨结节间径（transverse outlet，TO）：又称出口横径。孕妇取仰卧位，两腿屈曲，双手抱膝。测量两侧坐骨结节内侧缘之间的距离，正常值为 8.5 ～ 9.5 cm，平均值 9 cm。	8	
	（5）出口后矢状径（posterior sagittal diameter of outlet）：是指坐骨结节间径中点至骶骨尖的距离，正常值为 8 ～ 9 cm。	8	
	（6）耻骨弓角度（angle of pubicarch）：测量者戴手套，用两拇指尖斜着对拢，放于耻骨联合下缘，左右两拇指平放在耻骨降支的上面，测量两拇指之间的角度即为耻骨弓角度。正常为 90°，小于 80° 为异常。	8	
	4．帮助孕妇整理好衣服，并告知其结果，根据需要协助其起身。	7	
健康宣教	1．掌握有关育儿知识，适应母亲角色，维持母儿健康状态。	5	
	2．注意胎动情况，如有不适，及时通知医生。	3	
注意事项	1．动作要轻柔，注意保暖和遮挡病人。	5	
	2．测量数据要准确。	3	
总分		100	

操作思维导图

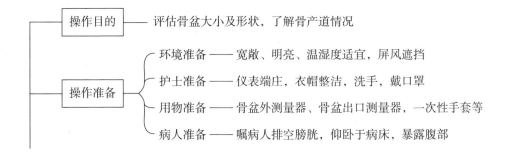

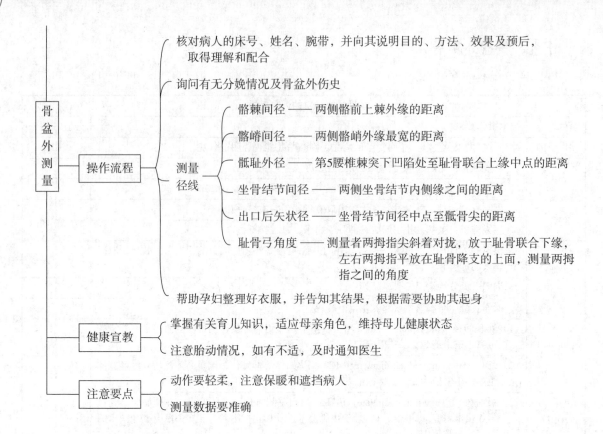

骨盆外测量

操作流程

- 核对病人的床号、姓名、腕带，并向其说明目的、方法、效果及预后，取得理解和配合
- 询问有无分娩情况及骨盆外伤史
- 测量径线
  - 髂棘间径 —— 两侧髂前上棘外缘的距离
  - 髂嵴间径 —— 两侧髂嵴外缘最宽的距离
  - 骶耻外径 —— 第5腰椎棘突下凹陷处至耻骨联合上缘中点的距离
  - 坐骨结节间径 —— 两侧坐骨结节内侧缘之间的距离
  - 出口后矢状径 —— 坐骨结节间径中点至骶骨尖的距离
  - 耻骨弓角度 —— 测量者两拇指尖斜着对拢，放于耻骨联合下缘，左右两拇指平放在耻骨降支的上面，测量两拇指之间的角度
- 帮助孕妇整理好衣服，并告知其结果，根据需要协助其起身

健康宣教

- 掌握有关育儿知识，适应母亲角色，维持母儿健康状态
- 注意胎动情况，如有不适，及时通知医生

注意要点

- 动作要轻柔，注意保暖和遮挡病人
- 测量数据要准确

二十、胎心监护

操作评分标准

胎心监护的评分标准			
项目	技术操作要求	分值	扣分
操作目的	通过信号描记瞬间的胎心变化所形成的监护图形的曲线，可以及时、客观地监测胎心率和预测胎儿宫内储备能力。	5	
操作准备	1. 环境准备：宽敞、明亮、温湿度适宜，屏风遮挡。	2	
	2. 护士准备：仪表端庄，衣帽整洁，洗手，戴口罩。	2	
	3. 用物准备：性能完好的胎心监护仪，耦合剂等。	3	
	4. 病人准备：嘱病人排空膀胱，仰卧于病床，暴露腹部。	5	
操作流程	1. 核对病人的床号、姓名、腕带，并向其说明胎心监护的目的、方法、效果，取得病人的理解和配合。	8	
	2. 检查胎心监护仪连线，确认完好后链接将压力探头放置宫底部位固定。	10	
	3. 在多普勒探头涂耦合剂放在胎心最清楚的部位固定，如有宫缩，应在宫缩间歇听诊。	10	
	4. 将胎动机钮交予孕妇，嘱其自觉胎动时按动机钮。	10	
	5. 监护20 min后，取下探头，必要时增加20 min。	5	
	6. 过程中观察孕妇情况，如有异常及时处理。	6	
	7. 告知胎心音正常范围及所测结果，擦去腹部及探头耦合剂，协助孕妇穿衣，取舒适体位。	6	
健康宣教	1. 做胎心监护前避免空腹。	5	
	2. 穿着合适的衣服，避免穿裙子或连体服。	4	
	3. 做胎心监护时选择一个舒服的姿势。	3	

续表

项目	技术操作要求	分值	扣分
胎心监护的评分标准			
注意事项	1. 室内环境要安静，孕妇积极配合。	3	
	2. 动作轻柔，胎心监护探头定位准确。	5	
	3. 听胎心音时，要与子宫杂音、腹主动脉音及脐带杂音相鉴别。	3	
	4. 若胎心音＜120次／分或者＞160次／分，需立即触诊孕妇脉搏作对比鉴别，必要时吸氧，左侧卧位。	5	
总分		100	

操作思维导图

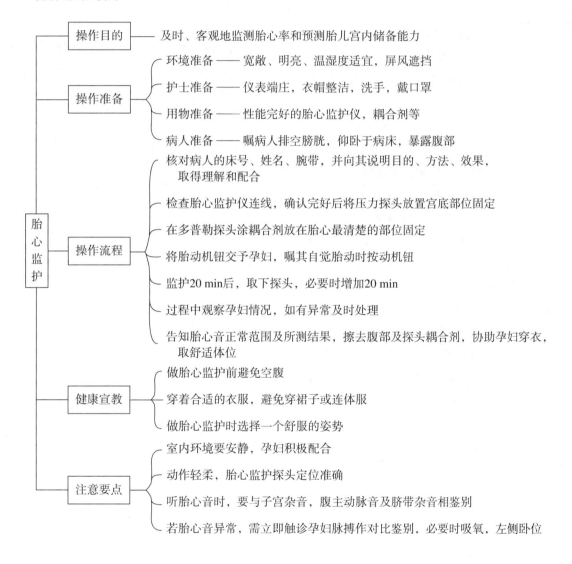

二十一、新生儿脐静脉导管维护

操作评分标准

新生儿脐静脉导管维护的评分标准			
项目	技术操作要求	分值	扣分
操作目的	预防导管堵塞、脱落、脐部感染。	2	
操作准备	1. 环境准备：调节室温 22～24 ℃，湿度 55%～65%，关好门窗，保持光线充足。	3	
	2. 护士准备：仪表端庄，衣帽整洁，洗手，戴口罩。	3	
	3. 用物准备：治疗盘、75% 乙醇、棉签、注射器、0.9% 氯化钠、肝素钠溶液、手消毒液。	4	
	4. 患儿准备：患儿取仰卧位，固定患儿四肢，评估患儿脐周情况。	3	
操作流程	1. 核对患儿姓名、腕带、出生时间、体重以及母亲姓名、床号。	3	
	2. 向患儿家属解释脐静脉置管维护的目的、方法、效果，取得理解与配合。	4	
	3. 操作者遵守无菌原则，洗手，戴口罩。	3	
	4. 评估患儿心率、呼吸、脐静脉固定情况以及脐部有无红肿、渗血、渗液等。	5	
	5. 检查脐静脉导管长度标记、导管外露长度、导管有无松动、打折、扭曲、脱出。	6	
	6. 75% 乙醇旋转消毒正压接头 15 s 以上，排净肝素生理盐水注射器内气体。	6	
	7. 再次核对，连接脐静脉导管，回抽血液通畅，生理盐水正压脉冲式冲管。	6	
	8. 遵医嘱用药，结束后先用生理盐水冲管，后用肝素生理盐水脉冲式正压封管。	6	
	9. 75% 乙醇消毒脐带及周围皮肤。	4	
	10. 操作后核对，整理用物，洗手，记录。	4	
健康宣教	1. 指导患儿家属观察脐部周围皮肤，尿布避免覆盖脐部，保持脐周干燥。	4	
	2. 告知患儿家属防止污染外露导管，确保脐带在清洁、温度适宜的环境中自然干燥结痂。	4	
注意要点	1. 每次冲管前需先抽回血，有回血证明导管在血管内，再进行冲管。	5	
	2. 输注不同药物时用生理盐水或 5% 葡萄糖注射液冲管，防止因药物的配伍禁忌导致沉淀物的形成而堵塞导管。	5	
	3. 封管时用肝素生理盐水冲洗导管，如肝素帽、三通有血液残留，及时更换。	5	
	4. 输液装置每 24 h 更换一次，妥善固定导管，避免牵拉、脱落。	5	
	5. 输液速度最慢为 3 ml/h，输注过慢，易使导管回血，发生堵管。	5	
	6. 及时规范评估导管及记录导管外露长度，如不需留置即刻拔出。	5	
总分		100	

操作思维导图

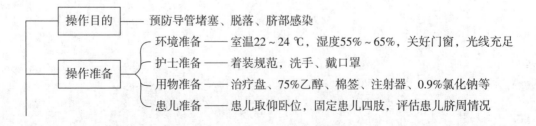

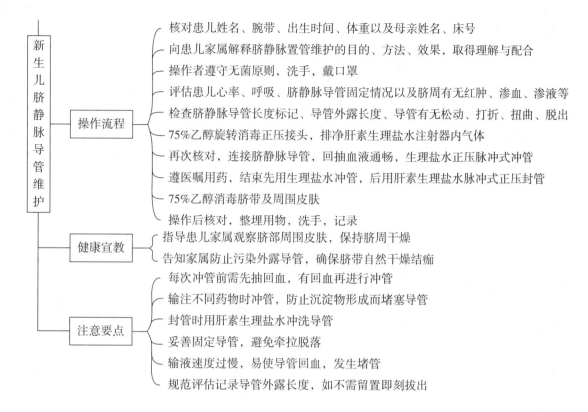

新生儿脐静脉导管维护

操作流程
- 核对患儿姓名、腕带、出生时间、体重以及母亲姓名、床号
- 向患儿家属解释脐静脉置管维护的目的、方法、效果，取得理解与配合
- 操作者遵守无菌原则，洗手，戴口罩
- 评估患儿心率、呼吸、脐静脉导管固定情况以及脐周有无红肿、渗血、渗液等
- 检查脐静脉导管长度标记、导管外露长度、导管有无松动、打折、扭曲、脱出
- 75%乙醇旋转消毒正压接头，排净肝素生理盐水注射器内气体
- 再次核对，连接脐静脉导管，回抽血液通畅，生理盐水正压脉冲式冲管
- 遵医嘱用药，结束先用生理盐水冲管，后用肝素生理盐水脉冲式正压封管
- 75%乙醇消毒脐带及周围皮肤
- 操作后核对，整理用物，洗手，记录

健康宣教
- 指导患儿家属观察脐部周围皮肤，保持脐周干燥
- 告知家属防止污染外露导管，确保脐带自然干燥结痂

注意要点
- 每次冲管前需先抽回血，有回血再进行冲管
- 输注不同药物时冲管，防止沉淀物形成而堵塞导管
- 封管时用肝素生理盐水冲洗导管
- 妥善固定导管，避免牵拉脱落
- 输液速度过慢，易使导管回血，发生堵管
- 规范评估记录导管外露长度，如不需留置即刻拔出

二十二、新生儿脐部护理

操作评分标准

项目	技术操作要求	分值	扣分
操作目的	保持脐部清洁，预防新生儿脐炎的发生。	6	
操作准备	1. 环境准备：宽敞、明亮、温湿度适宜。	2	
	2. 护士准备：仪表端庄，衣帽整洁，洗手，戴口罩。	2	
	3. 用物准备：治疗盘、弯盘、消毒棉签、75% 乙醇、消毒纱布、安尔碘棉签等。	6	
	4. 新生儿准备：核对新生儿，向家属解释说明目的及过程。	5	
操作流程	1. 核对新生儿床号、姓名、腕带以及母亲姓名、床号，并向其家属说明脐部护理的目的、方法、效果，取得理解和配合。	6	
	2. 新生儿沐浴完毕，将新生儿平放于处置台，暴露脐端，注意保暖。	10	
	3. 观察脐带局部情况，有无出血、红肿、渗液、异常气味。	9	
	4. 用棉签蘸干脐轮周围的水，用75%乙醇或安尔碘棉签从脐窝根部由内而外环形消毒。有分泌物要擦拭干净，消毒棉棒要深入硬痂下面。	12	
	5. 有脐轮红肿的新生儿，用75% 乙醇消毒。	6	
	6. 处理完后根据情况用无菌纱布覆盖包扎，再次核对床号、姓名、腕带。	6	
	7. 操作完毕将新生儿包裹好，交给家属，并向家属交代注意事项。	5	
健康宣教	1. 保证肚脐干燥，避免引发细菌感染。	3	
	2. 避免衣服或尿布摩擦脐部，勤换尿布。	3	
	3. 脐端自然脱落，不可用爽身粉类涂在脐部。	3	
	4. 注意保暖。	3	
注意事项	1. 脐部护理时，应严密观察脐部有无特殊气味及脓性分泌物。	5	
	2. 脐带未脱落前，勿强行剥落，结扎线如有脱落及时结扎。	5	
	3. 操作过程中动作轻柔、操作规范。	3	
总分		100	

操作思维导图

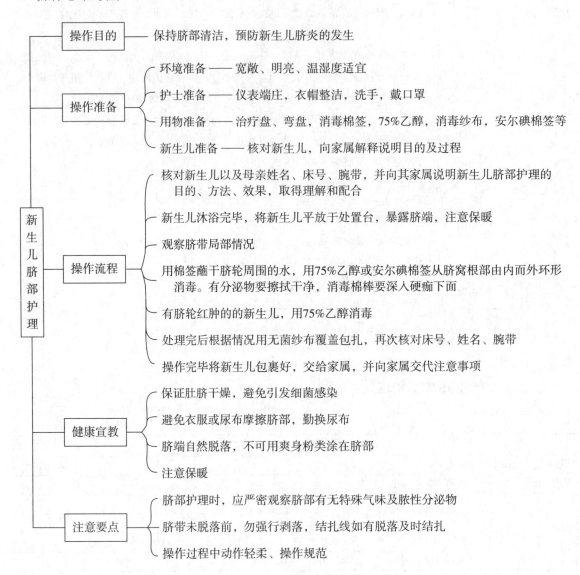

二十三、新生儿沐浴

操作评分标准

新生儿沐浴的评分标准			
项目	技术操作要求	分值	扣分
操作目的	清洁新生儿皮肤，促进舒适。	5	
操作准备	1. 环境准备：宽敞、明亮、温湿度适宜，室温 26 ~ 28 ℃。	2	
	2. 护士准备：仪表端庄，衣帽整洁，洗手，戴口罩。	2	
	3. 用物准备：体重秤，婴儿衣物，尿裤，大小毛巾，热水，水温 38 ~ 42 ℃等。	5	
	4. 新生儿准备：确认新生儿喂奶前后 1 h 左右。	3	
操作流程	1. 核对新生儿床号、姓名、腕带以及母亲姓名、床号，并向其家属说明新生儿沐浴的目的、方法、效果，取得理解和配合。	5	
	2. 解开新生儿包被，称体重并记录。	5	
	3. 护士用手腕内测水温，湿热沐浴床垫。	3	
	4. 将新生儿的衣服和尿裤脱去，以正确的抱姿将其放入沐浴床上，用流动水清洗全身。	5	

续表

项目	技术操作要求	分值	扣分
	5．用小毛巾为新生儿擦洗双眼（由内到外），洗头时，用左手拇指和中指将新生儿双耳郭向内盖住耳孔，清洗顺序为：头、颈、腋下、上肢、手、胸部、腹部、腹股沟、臀部、下肢、背部，注意洗净皮肤皱褶处，动作轻柔。	15	
	6．淋浴完毕，抱新生儿到沐浴台大毛巾上，轻轻沾干全身。	3	
	7．用 75% 乙醇棉签消毒脐部。	6	
	8．颈下、腋下、腹股沟处擦爽身粉，臀部擦护臀膏。	6	
	9．更换干净衣物、尿不湿。	6	
	10．再次核对后将新生儿包裹好，交给家属，并向家属交代注意事项。	5	
健康宣教	1．保证肚脐干燥。	3	
	2．避免衣服或尿布摩擦脐部，勤换尿布。	3	
	3．脐端自然脱落，不可用爽身粉类涂在脐部。	3	
注意事项	1．严格执行一人一巾一用一消毒，不得交叉混用。	3	
	2．沐浴时注意不污染脐带，勿使水或肥皂沫进入耳、眼内。	3	
	3．头顶部有皮脂结痂时，可涂石蜡油浸润，次日轻轻梳去结痂，再予以清洗。	3	
	4．护士动作宜轻而敏捷，沐浴过程中手始终接触并保护婴儿，观察新生儿的精神反应和呼吸等情况。	3	
	5．若新生儿有头皮血肿、颅内出血、Apgar 评分 5 分以下以及病情不稳定者暂不沐浴。	3	
总分		100	

表头：新生儿沐浴的评分标准

操作思维导图

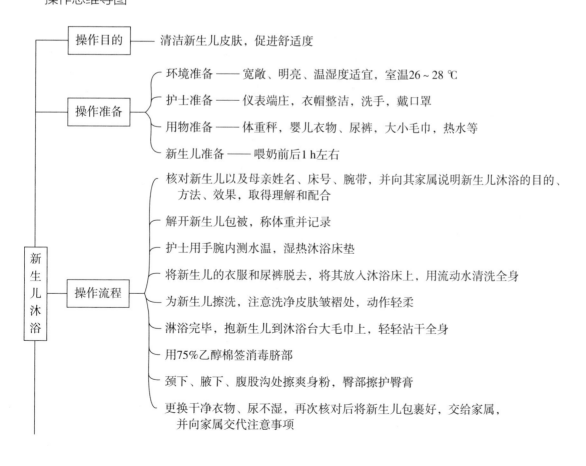

操作目的 —— 清洁新生儿皮肤，促进舒适度

操作准备
- 环境准备 —— 宽敞、明亮、温湿度适宜，室温 26～28℃
- 护士准备 —— 仪表端庄，衣帽整洁，洗手，戴口罩
- 用物准备 —— 体重秤，婴儿衣物、尿裤，大小毛巾，热水等
- 新生儿准备 —— 喂奶前后 1 h 左右

新生儿沐浴 —— 操作流程
- 核对新生儿以及母亲姓名、床号、腕带，并向其家属说明新生儿沐浴的目的、方法、效果，取得理解和配合
- 解开新生儿包被，称体重并记录
- 护士用手腕内测水温，湿热沐浴床垫
- 将新生儿的衣服和尿裤脱去，将其放入沐浴床上，用流动水清洗全身
- 为新生儿擦洗，注意洗净皮肤皱褶处，动作轻柔
- 淋浴完毕，抱新生儿到沐浴台大毛巾上，轻轻沾干全身
- 用 75% 乙醇棉签消毒脐部
- 颈下、腋下、腹股沟处擦爽身粉，臀部擦护臀膏
- 更换干净衣物、尿不湿，再次核对后将新生儿包裹好，交给家属，并向家属交代注意事项

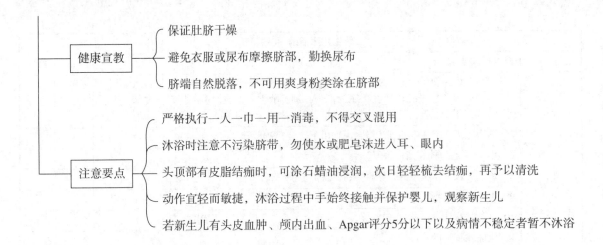

健康宣教 ──┤ 保证肚脐干燥
　　　　　├ 避免衣服或尿布摩擦脐部，勤换尿布
　　　　　└ 脐端自然脱落，不可用爽身粉类涂在脐部

注意要点 ──┤ 严格执行一人一巾一用一消毒，不得交叉混用
　　　　　├ 沐浴时注意不污染脐带，勿使水或肥皂沫进入耳、眼内
　　　　　├ 头顶部有皮脂结痂时，可涂石蜡油浸润，次日轻轻梳去结痂，再予以清洗
　　　　　├ 动作宜轻而敏捷，沐浴过程中手始终接触并保护婴儿，观察新生儿
　　　　　└ 若新生儿有头皮血肿、颅内出血、Apgar评分5分以下以及病情不稳定者暂不沐浴

二十四、新生儿抚触

操作评分标准

新生儿抚触的评分标准			
项目	技术操作要求	分值	扣分
操作目的	有利于新生儿生长发育，增加免疫力，缓解肠胀气，增加睡眠。	5	
操作准备	1. 环境准备：关闭门窗，调节室温 26 ~ 28 ℃。	2	
	2. 护士准备：仪表端庄，衣帽整洁，洗手，戴口罩。	2	
	3. 用物准备：温度计，润肤油，新生儿衣物、尿布、包被等。	5	
	4. 新生儿准备：新生儿喂奶前后 1 h 左右。	5	
操作流程	1. 核对新生儿床号、姓名、腕带以及母亲姓名、床号，并向其家属说明新生儿抚触的目的、方法、效果，取得理解和配合。	5	
	2. 将新生儿放置包被上，解开新生儿衣物，检查全身情况。	6	
	3. 双手涂润肤油，揉搓双手温暖后进行抚触。	3	
	4. 刚开始动作轻柔，然后逐渐增加力度，每个部位的动作重复 4 ~ 6 次。	6	
	5. 头面部：两拇指指腹从新生儿眉间向两侧推；两拇指从下颌部中央向两侧以上滑行，让上下唇形成微笑状；一手托头，用另一手的指腹从前额发际抚向脑后，最后示、中指分别在耳后乳突部轻压一下；换手同法抚触另半部。	6	
	6. 胸部：两手分别从新生儿胸部的外下方（两侧肋下缘）向对侧上方交叉推进至两侧肩部，在胸部划一个大的交叉，避开新生儿的乳腺。	6	
	7. 腹部：指尖依次从新生儿的右下腹至上腹向下腹移动，呈顺时针方向划半圆，避开新生儿的脐部和膀胱。	6	
	8. 上肢：两手交替抓住新生儿的一侧上肢从上臂至手腕轻轻挤捏，然后从近端至远端抚触手掌，逐指抚触、捏拿婴儿手指。	6	
	9. 下肢：两手交替抓住新生儿的一侧下肢从近端到远端轻轻挤捏，然后从近端至远端抚触脚掌，逐指抚触、捏拿婴儿脚趾。	6	
	10. 背部：以脊椎为中分线，双手分别平行放在新生儿脊椎两侧，往相反方向重复移动双手；从背部上端开始逐步向下渐至臀部，最后由头顶沿脊椎摸至骶部、臀部。	6	
	11. 抚触完毕，为新生儿垫好尿布，用包被包好，再次查对。	5	
	12. 交给家属，并向家属交代注意事项。	5	
健康宣教	1. 告知家属新生儿抚触的目的及配合方法。	2	
	2. 抚触按摩时，新生儿不宜太饱或太饿。	3	
注意事项	1. 用物齐全，摆放有序，手法轻柔，符合操作规程。	2	
	2. 操作中应该与新生儿进行沟通交流。	3	
	3. 室温应在 26 ~ 28 ℃，全裸时可使用调温的操作台，温度为 36 ℃ 左右。	3	
	4. 抚触时注意观察新生儿反应。	2	
总分		100	

操作思维导图

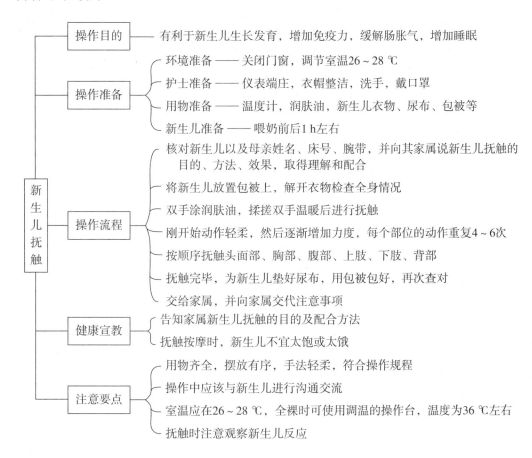

	操作目的 —— 有利于新生儿生长发育，增加免疫力，缓解肠胀气，增加睡眠
	操作准备 —— 环境准备 —— 关闭门窗，调节室温26~28 ℃
	护士准备 —— 仪表端庄，衣帽整洁，洗手，戴口罩
	用物准备 —— 温度计，润肤油，新生儿衣物、尿布、包被等
	新生儿准备 —— 喂奶前后1 h左右

新生儿抚触
- 操作目的 —— 有利于新生儿生长发育，增加免疫力，缓解肠胀气，增加睡眠
- 操作准备
  - 环境准备 —— 关闭门窗，调节室温26~28 ℃
  - 护士准备 —— 仪表端庄，衣帽整洁，洗手，戴口罩
  - 用物准备 —— 温度计，润肤油，新生儿衣物、尿布、包被等
  - 新生儿准备 —— 喂奶前后1 h左右
- 操作流程
  - 核对新生儿以及母亲姓名、床号、腕带，并向其家属说新生儿抚触的目的、方法、效果，取得理解和配合
  - 将新生儿放置包被上，解开衣物检查全身情况
  - 双手涂润肤油，揉搓双手温暖后进行抚触
  - 刚开始动作轻柔，然后逐渐增加力度，每个部位的动作重复4~6次
  - 按顺序抚触头面部、胸部、腹部、上肢、下肢、背部
  - 抚触完毕，为新生儿垫好尿布，用包被包好，再次查对
  - 交给家属，并向家属交代注意事项
- 健康宣教
  - 告知家属新生儿抚触的目的及配合方法
  - 抚触按摩时，新生儿不宜太饱或太饿
- 注意要点
  - 用物齐全，摆放有序，手法轻柔，符合操作规程
  - 操作中应该与新生儿进行沟通交流
  - 室温应在26~28 ℃，全裸时可使用调温的操作台，温度为36 ℃左右
  - 抚触时注意观察新生儿反应

二十五、新生儿预防接种

操作评分标准

新生儿预防接种的评分标准			
项目	技术操作要求	分值	扣分
操作目的	1. 提高免疫水平。	2	
	2. 预防和控制传染病发生和流行。	3	
操作准备	1. 环境准备：宽敞、明亮、温湿度适宜。	2	
	2. 护士准备：仪表端庄，衣帽整洁，洗手，戴口罩。	2	
	3. 用物准备：治疗盘，1 ml注射器，75%乙醇，棉签，砂轮，纱布，弯盘，卡介苗或乙肝疫苗，疫苗接种卡，急救物品。	6	
	4. 患者准备：核对新生儿，告知家属目的做好解释工作，签知情同意书。	5	
操作流程	1. 核对新生儿床号、姓名、腕带以及母亲姓名、床号，并向其家属说明新生儿预防接种的目的、方法、效果，取得理解和配合。	3	
	2. 将新生儿放置包被上，两人核对医嘱并签名，核对预防接种证是否签署知情同意。	2	
	3. 核对新生儿信息，出生时间、体重。	3	
	4. 核对并检查卡介苗或乙肝疫苗剂量、有效期。	3	
	5. 铺无菌治疗盘，备好配置好的卡介苗或乙肝疫苗，抽取正确剂量（稀释的卡介苗为：0.1 ml、乙肝疫苗为：0.5 ml），置治疗盘内备用。	8	
	6. 再次核对新生儿信息、药名，选择合适的注射部位（卡介苗：左臂三角肌下缘偏外侧，皮内注射；乙肝疫苗：右侧三角肌下缘，肌内注射）。	8	

续表

项目	技术操作要求	分值	扣分
	7. 75%乙醇消毒注射部位，消毒面积不可小于 5 cm 待干，绷紧注射部位皮肤，固定针头进行注射（卡介苗左手绷紧皮肤，右手持注射器与皮肤呈 5°角，快速进针，皮内注射，拔针，勿按摩接种部位；乙肝疫苗左手绷紧皮肤，右手持注射器与皮肤呈 > 45°角，快速刺入针头的 2/3，固定针管放松皮肤，回抽无血，注入疫苗，快速拔针，用棉签按压针眼）。	16	
	8. 注射完毕，观察 30 min，无异常反应方可离开。	6	
	9. 帮助新生儿穿好衣服及包裹包被，向产妇及家属交代接种后注意事项及相关知识。	5	
	10. 清理用物，注射器、安瓿进行无害化处理。	4	
	11. 洗手、完整填写相关记录。	2	
健康宣教	1. 接种疫苗应在沐浴后进行，接种后不得进行沐浴。	3	
	2. 告知下次接种时间。	2	
	3. 如有异常，及时就诊。	2	
注意事项	1. 严格无菌操作，接种疫苗应一人一针一管一苗，分开接种，家属签署知情同意书后方可接种。	3	
	2. 禁止使用碘消毒剂，消毒范围不得小于 5 cm。	2	
	3. 疫苗冰箱储存，严格有效期管理。	2	
	4. 使用后的注射器及余液应进行灭活处理，防止污染。	2	
	5. 严格掌握接种禁忌证和适应证及剩余疫苗、使用注射器的处理方法。	2	
	6. 疫苗瓶开封后应在 2 h 内用完。	2	
总分		100	

操作思维导图

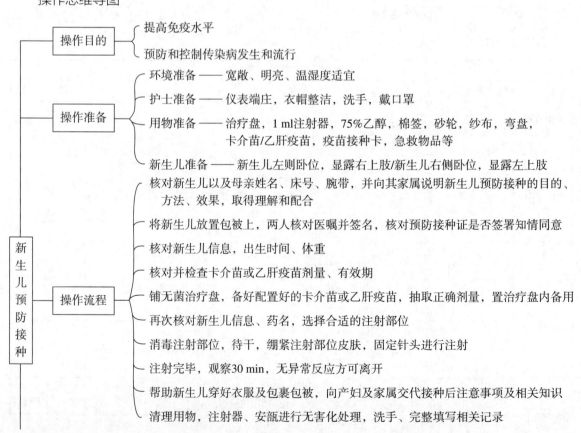

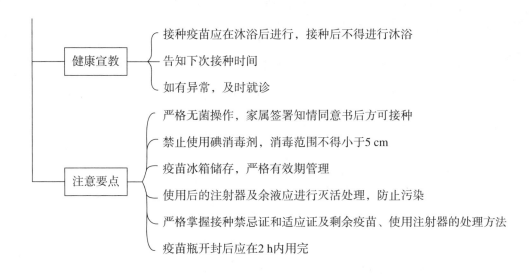

健康宣教
- 接种疫苗应在沐浴后进行，接种后不得进行沐浴
- 告知下次接种时间
- 如有异常，及时就诊

注意要点
- 严格无菌操作，家属签署知情同意书后方可接种
- 禁止使用碘消毒剂，消毒范围不得小于5 cm
- 疫苗冰箱储存，严格有效期管理
- 使用后的注射器及余液应进行灭活处理，防止污染
- 严格掌握接种禁忌证和适应证及剩余疫苗、使用注射器的处理方法
- 疫苗瓶开封后应在2 h内用完

二十六、光照疗法

操作评分标准

光照疗法的评分标准			
项目	技术操作要求	得分	扣分
操作目的	治疗新生儿高胆红素血症，降低血清胆红素浓度。	3	
操作准备	1．环境准备：宽敞、明亮、室温 26 ~ 28 ℃。	3	
	2．护士准备：着装规范，洗手，戴口罩。	3	
	3．用物准备：蓝光箱、遮光眼罩、毯子、体温计、听诊器、黄疸仪、蒸馏水。	3	
	4．患儿准备：向家属解释光照疗法的目的及必要性。	3	
操作流程	1．检查蓝光箱，水槽内加入蒸馏水。	3	
	2．接通电源，预热蓝光箱，使其维持在适中温度。	3	
	3．核对患儿床号、姓名、腕带并向其家属说明光照疗法的目的、方法、效果，取得理解和配合。	3	
	4．测量患儿体温、心率及黄疸值，清洁患儿皮肤、修剪指甲。	5	
	5．将患儿全身裸露，用尿布遮盖会阴部，男婴注意保护阴囊，佩戴遮光眼罩，放入蓝光箱内。	6	
	6．记录开始照射时间，必要时遮盖。	4	
	7．每4 h测生命体征1次，每3 h喂乳1次，调节箱温，维持体温。	6	
	8．经常更换体位，常巡视。	3	
	9．观察患儿精神情况、生命体征、黄疸程度及记录。	6	
	10．保持蓝光箱的清洁。	3	
	11．结束后测量体温及黄疸值，更换尿布，清洁皮肤。	7	
	12．清洁消毒光疗设备，记录出箱时间。	5	
健康宣教	1．向患儿家属讲解光照疗法的作用。	4	
	2．按需调整喂养方式，保证奶量摄入。	4	
注意要点	1．入箱前皮肤清洁，禁忌涂粉剂和油类。	4	
	2．光疗时严密观察眼罩、会阴遮盖物有无脱落，皮肤有无破损，体温维持在36.5 ~ 37.2 ℃之间，及时纠正不良体位。	5	
	3．光疗时患儿出现不良反应，及时与医生联系并妥善处理。	4	
	4．光疗时间超过24 h应补充核黄素。	5	
	5．灯管与患儿的距离和使用时间需遵照设备说明书。	5	
总分		100	

操作思维导图

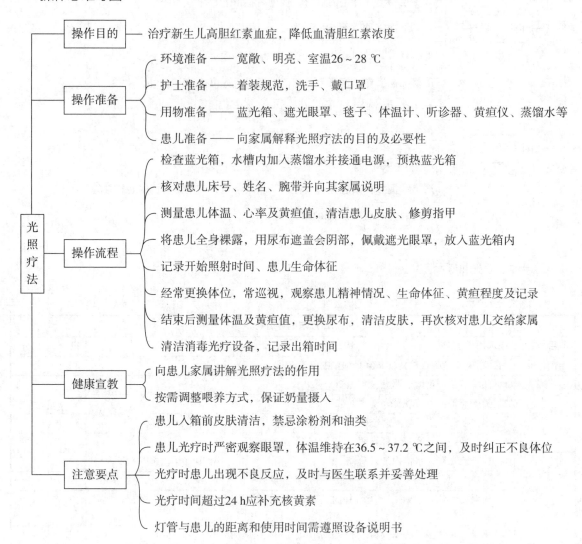

二十七、温箱使用

操作评分标准

温箱使用法的评分标准				
项目	技术操作要求		得分	扣分
操作目的	为新生儿创造一个温湿度适宜的环境，保持患儿恒定的体温。		5	
操作准备	1. 环境准备：宽敞、明亮、温湿度适宜，室温 26 ~ 28 ℃，保持安静。		3	
	2. 护士准备：仪表端庄，衣帽整洁，洗手，戴口罩。		2	
	3. 用物准备：预先清洁消毒的温箱，蒸馏水，清洁衣物，尿不湿。		2	
	4. 患儿准备：向家属解释说明目的及过程，取得配合。		2	
操作流程	1. 检查温箱，温箱水槽内加入蒸馏水。		5	
	2. 接通电源，预热箱温，使其维持在适中温度，湿度一般为 60% ~ 80%。如果患儿体温不升，温度应设置为患儿体温高 1 ℃，预热时间需 30 ~ 60 min。		5	
	3. 核对患儿床号、姓名、腕带，并向其家属说明温箱使用的目的、方法、效果，取得理解和配合。		5	
	4. 温箱达到预定温度，解开患儿包被，测量体温后入箱。		5	
	5. 如果使用温箱的肤控模式调节箱温时，应将温度探头置于患儿腹部，用胶布固定，一般将探头肤温设置在 36 ~ 36.5 ℃。		5	

续表

温箱使用法的评分标准			
项目	技术操作要求	得分	扣分
	6. 在最初 2 h，应 30 ~ 60 min 测量体温 1 次，待体温稳定后，1 ~ 4 h 测体温 1 次，并记录箱温和患儿体温。	4	
	7. 为患儿穿好衣物，注意保暖。	4	
	8. 再次核对后将患儿包裹好，交给家属，并向家属交代注意事项。	4	
	9. 对温箱进行终末清洁消毒处理。	4	
健康宣教	1. 向患儿家属讲解暖箱的作用。	5	
	2. 讲解暖箱使用的知识及针对性指导。	5	
注意要点	1. 体重 < 2000 g，体温偏低或不升的患儿，需要保护性隔离后方可入箱。	5	
	2. 应使患儿体温维持在 36.5 ~ 37.5 ℃，注意探头是否脱落，以免造成患儿体温不升的假象，导致箱温调节失控。	5	
	3. 温箱所在房间室温应维持在 22 ~ 26 ℃，勿放置在阳光直射、有对流风或取暖设备附近，以免影响箱内温度。	5	
	4. 操作应尽量在箱内集中进行，并尽量减少开门次数和时间，以免箱内温度波动。	5	
	5. 接触患儿前洗手，避免交叉感染。	5	
	6. 注意观察患儿情况和温箱状态，如温箱报警，及时查找原因，妥善处理，严禁骤然提高箱内温度，造成不良后果。	5	
	7. 保持温箱的清洁，每天清洁温箱，更换蒸馏水，每周更换温箱 1 次，彻底清洁、消毒，定期进行细菌监测。	5	
总分		100	

操作思维导图

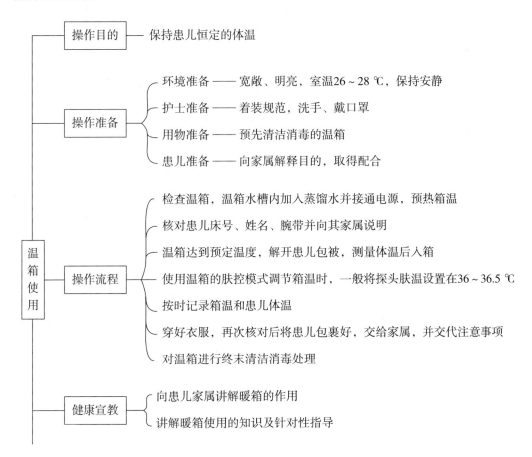

　　体重 < 2000 g，体温偏低或不升者，需要保护性隔离者方可入箱

　　应使患儿体温维持在36.5 ~ 37.5 ℃，注意探头是否脱落

　　温箱所在房间室温应维持在22 ~ 26 ℃，勿放置在阳光直射、有对流风或取暖设备附近

注意要点

　　操作应尽量在箱内集中进行，并尽量减少开门次数和时间

　　接触患儿前洗手

　　注意观察患儿情况和温箱状态

　　保持温箱的清洁，定期进行细菌监测

二十八、体格测量

操作评分标准

体格测量的评分标准			
项目	技术操作要求	得分	扣分
操作目的	评估儿童生长发育水平。	5	
操作准备	1. 环境准备：宽敞、明亮，室温 22 ~ 24 ℃。	4	
	2. 护士准备：仪表端庄，衣帽整洁，洗手，戴口罩。	4	
	3. 用物准备：身长测量仪、体重秤、软尺、皮褶厚度计、治疗巾。	4	
	4. 患儿准备：向家属解释目的及过程，取得配合。	4	
操作流程	1. 核对患儿床号、姓名、腕带并向其家属说明体格测量目的、方法，取得理解和配合。	5	
	2. 身高（长）。		
	（1）身长（3岁以下）：取卧位，一手托住臀部一手托住头颈，将小儿仰卧放在量床底板中线，头顶接触头板左手按住双膝使双下肢伸直，读数精确到 0.1 cm。	5	
	（2）身高（3岁以上）：取立正姿势，两眼直视前方，胸部挺起，两臂自然下垂，枕、肩、臀、脚跟同时接触量板，足跟靠拢，足尖分开60°，读数精确到 0.1 cm。		
	3. 坐高（顶臀长）：小儿取仰卧位，固定小儿头部及身体，使其头顶接触测量板顶端，左手提起小儿小腿使其膝关节屈曲，大腿与地板垂直，骶骨紧贴底板，右手移动足板，使其紧贴小儿臀部，读数精确到 0.1 cm。	5	
	4. 体重：体重秤校零，尽可能脱去孩子衣裤及鞋子或扣除衣物重量。		
	（1）3岁以下：一手托住臀部一手托住头颈，放至体重秤上进行。	5	
	（2）3岁以上：让儿童站立在踏板中央，双手自然下垂，读数精确到小数点后两位。		
	5. 头围：取立位或坐位，左手将软尺始端（0点）固定在小儿右侧眉弓上缘，右手将软尺紧贴头皮，绕过枕骨粗隆回至始端（0点），读数精确到 0.1 cm。	5	
	6. 胸围：小儿双手自然下垂，用左手固定软尺始端在乳头下缘，右手将软尺紧贴胸部，绕背部沿两肩胛骨下缘回至始端，读数精确到 0.1 cm。	5	
	7. 腹围：小儿取卧位，软尺始端固定在剑突与脐连线的中点，经同水平位绕背一周回到始端，读数精确到 0.1 cm。	5	
	8. 上臂围测量：小儿取立位、坐位或卧位，双手自然下垂或平放，测左上臂中点（尖峰至鹰嘴中点）周径，读数精确到 0.1 cm。	5	
	9. 腹部皮下脂肪：取锁骨中线平脐处，皮褶方向与躯干长轴平行，测量者在测量部位用拇指和示指将该皮肤及皮下脂肪捏起，拿量具测量，精确至 0.5 mm。	5	
	10. 再次核对患儿，洗手并记录。	5	
健康宣教	1. 向家属告知测量结果，使其掌握生长发育规律和特点。	4	
	2. 介绍体格测量的意义，并告知促进发育成长的措施，按时进行体格测量。	4	

续表

体格测量的评分标准			
项目	技术操作要求	得分	扣分
注意要点	1. 根据年龄采取合适体位，必要时请求家长协助。	4	
	2. 测量过程中手法轻柔、迅速，注意保暖。	4	
	3. 测量工具的安全性及准确性。	4	
	4. 按要求准确记录。	5	
	5. 严格手卫生，避免交叉感染。	4	
总分		100	

操作思维导图

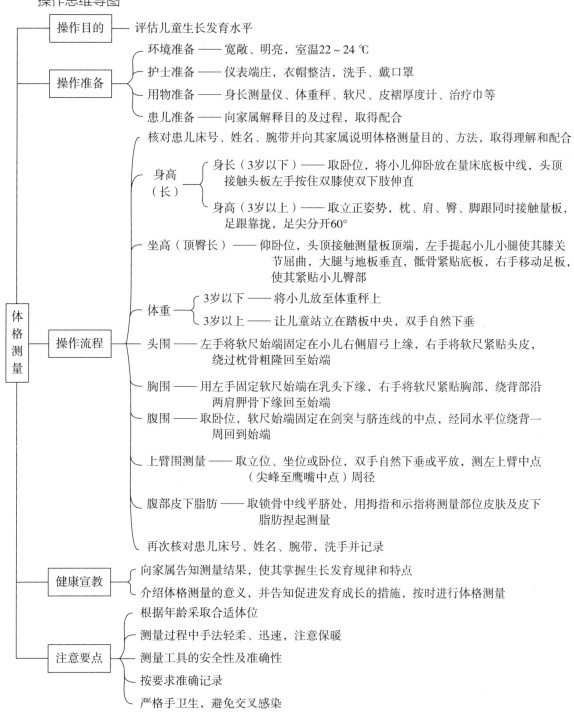

- 操作目的 —— 评估儿童生长发育水平
- 操作准备
  - 环境准备 —— 宽敞、明亮，室温22~24℃
  - 护士准备 —— 仪表端庄，衣帽整洁，洗手、戴口罩
  - 用物准备 —— 身长测量仪、体重秤、软尺、皮褶厚度计、治疗巾等
  - 患儿准备 —— 向家属解释目的及过程，取得配合
- 操作流程
  - 核对患儿床号、姓名、腕带并向其家属说明体格测量目的、方法，取得理解和配合
  - 身高（长）
    - 身长（3岁以下）—— 取卧位，将小儿仰卧放在量床底板中线，头顶接触头板左手按住双膝使双下肢伸直
    - 身高（3岁以上）—— 取立正姿势，枕、肩、臀、脚跟同时接触量板，足跟靠拢，足尖分开60°
  - 坐高（顶臀长）—— 仰卧位，头顶接触测量板顶端，左手提起小儿小腿使其膝关节屈曲，大腿与地板垂直，骶骨紧贴底板，右手移动足板，使其紧贴小儿臀部
  - 体重
    - 3岁以下 —— 将小儿放至体重秤上
    - 3岁以上 —— 让儿童站立在踏板中央，双手自然下垂
  - 头围 —— 左手将软尺始端固定在小儿右侧眉弓上缘，右手将软尺紧贴头皮，绕过枕骨粗隆回至始端
  - 胸围 —— 用左手固定软尺始端在乳头下缘，右手将软尺紧贴胸部，绕背部沿两肩胛骨下缘回至始端
  - 腹围 —— 取卧位，软尺始端固定在剑突与脐连线的中点，经同水平位绕背一周回到始端
  - 上臂围测量 —— 取立位、坐位或卧位，双手自然下垂或平放，测左上臂中点（尖峰至鹰嘴中点）周径
  - 腹部皮下脂肪 —— 取锁骨中线平脐处，用拇指和示指将测量部位皮肤及皮下脂肪捏起测量
  - 再次核对患儿床号、姓名、腕带，洗手并记录
- 健康宣教
  - 向家属告知测量结果，使其掌握生长发育规律和特点
  - 介绍体格测量的意义，并告知促进发育成长的措施，按时进行体格测量
- 注意要点
  - 根据年龄采取合适体位
  - 测量过程中手法轻柔、迅速，注意保暖
  - 测量工具的安全性及准确性
  - 按要求准确记录
  - 严格手卫生，避免交叉感染

(体格测量)

二十九、头皮静脉输液

操作评分标准

头皮静脉输液的评分标准			
项目	技术操作要求	得分	扣分
操作目的	满足患儿的治疗和营养需要。	5	
操作准备	1. 环境准备：宽敞、明亮、室温 26 ～ 28 ℃，保持安静。	5	
	2. 护士准备：着装规范，洗手、戴口罩。	5	
	3. 用物准备：治疗盘、输液器、医嘱药液、头皮针、治疗巾、无菌棉签、消毒液、输液贴、弯盘、脉枕、尿不湿、手消毒液。	5	
	4. 患儿准备：家属了解头皮静脉输液的目的、方法、注意事项及配合要点。	5	
操作流程	1. 携用物至床旁，核对患儿床号、姓名、腕带及药液并向其家属说明操作目的取得配合。	6	
	2. 垫枕，铺治疗巾，选择血管（常选用额上静脉、颞浅静脉及耳后静脉等），必要时剃去穿刺部位的毛发，消毒。	6	
	3. 插输液器后排气。	5	
	4. 再次消毒皮肤、核对患儿与药物。	7	
	5. 输液过程中必要时约束患儿。	6	
	6. 左手拇、示指绷紧穿刺点前后皮肤，右手持头皮针以 15° ～ 20° 角刺入皮肤，见回血后固定针头，确定点滴通畅后将输液管妥善固定。	8	
	7. 调节滴速，再次核对并告知注意事项。	7	
	8. 整理用物，洗手，记录。	5	
健康宣教	1. 长期输液患儿，向家属解释更换注射部位的原因。	3	
	2. 出现局部硬结时应教会家属局部热敷的方法。	3	
	3. 告知家属注意观察局部皮肤情况，如有异常停止输液通知护士。	4	
注意要点	1. 选择头皮静脉方法正确（注意区分头皮动静脉）。	3	
	2. 头皮针和输液管路固定稳妥，防止针头移动脱落。	4	
	3. 输液中注意观察输液是否通畅，针头有无脱落，局部有无红肿及有无输液反应。	4	
	4. 操作中对患儿及家属的人文关怀。	4	
总分		100	

操作思维导图

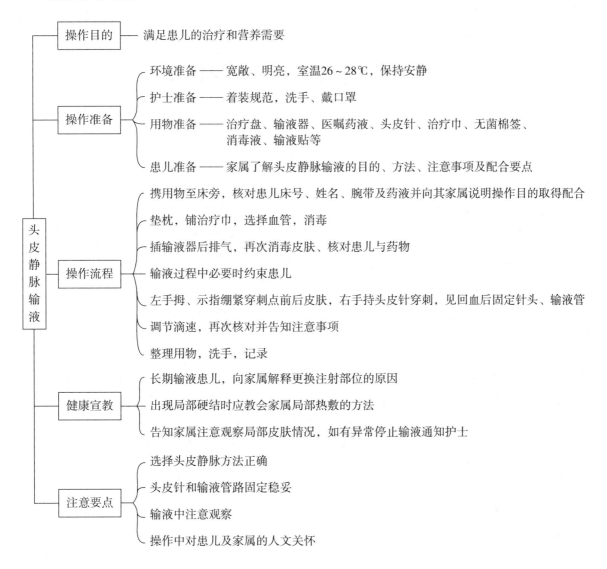

头皮静脉输液
- 操作目的 —— 满足患儿的治疗和营养需要
- 操作准备
  - 环境准备 —— 宽敞、明亮，室温26～28℃，保持安静
  - 护士准备 —— 着装规范，洗手、戴口罩
  - 用物准备 —— 治疗盘、输液器、医嘱药液、头皮针、治疗巾、无菌棉签、消毒液、输液贴等
  - 患儿准备 —— 家属了解头皮静脉输液的目的、方法、注意事项及配合要点
- 操作流程
  - 携用物至床旁，核对患儿床号、姓名、腕带及药液并向其家属说明操作目的取得配合
  - 垫枕，铺治疗巾，选择血管，消毒
  - 插输液器后排气，再次消毒皮肤、核对患儿与药物
  - 输液过程中必要时约束患儿
  - 左手拇、示指绷紧穿刺点前后皮肤，右手持头皮针穿刺，见回血后固定针头、输液管
  - 调节滴速，再次核对并告知注意事项
  - 整理用物，洗手，记录
- 健康宣教
  - 长期输液患儿，向家属解释更换注射部位的原因
  - 出现局部硬结时应教会家属局部热敷的方法
  - 告知家属注意观察局部皮肤情况，如有异常停止输液通知护士
- 注意要点
  - 选择头皮静脉方法正确
  - 头皮针和输液管路固定稳妥
  - 输液中注意观察
  - 操作中对患儿及家属的人文关怀

主要参考文献

1. 李小寒，尚少梅. 基础护理学. 6版. 北京：人民卫生出版社，2018.

2. 尤黎明，吴瑛. 内科护理学. 6版. 北京：人民卫生出版社，2019.

3. 李乐之，路潜. 外科护理学. 6版. 北京：人民卫生出版社，2019.

4. 安力彬，陆虹. 妇产科护理学. 6版. 北京：人民卫生出版社，2019.

5. 崔焱，仰曙芬. 儿科护理学. 6版. 北京：人民卫生出版社，2019.

6. 张波，桂莉. 急危重症护理学. 4版. 北京：人民卫生出版社，2019.

7. 燕铁斌，尹安春. 康复护理学. 4版. 北京：人民卫生出版社，2019.

8. 陈璇. 传染病护理学. 2版. 北京：人民卫生出版社，2019.

9. 朱青芝，黄艳华. 传染病护理学. 北京：北京大学医学出版社，2019.

10. 孙玉梅，张立力. 健康评估. 4版. 北京：人民卫生出版社，2019.

11. 杨宝峰，陈建国. 药理学. 9版. 北京：人民卫生出版社，2018.

12. 化前珍，胡秀英. 老年护理学. 4版. 北京：人民卫生出版社，2019.

13. 杨艳杰，曹枫林. 护理心理学. 4版. 北京：人民卫生出版社，2020.

14. 周芸. 临床营养学. 4版. 北京：人民卫生出版社，2017.

15. 顾春怡，张铮. 实用助产操作实践规范. 北京：人民卫生出版社，2019.

16. 周昔红，王琴，黄金. 妇产科护士规范化培训用书. 湖南：湖南科学技术出版社，2021.

17. 徐鑫芬，熊永芳，余桂珍. 助产临床指南荟萃. 北京：科学出版社，2020.

18. 高小雁，高远，秦柳花. 医院内骨科静脉血栓栓塞症护理与管理. 北京：北京大学医学出版社，2020.

19. 国务院应对新型冠状病毒肺炎疫情联防联控机制综合组. 关于印发新型冠状病毒肺炎防控方案（第9版）的通知：联防联控机制综发〔2022〕71号.（2022.6.28）[2022-7-4]. www.gov.cn/xinwen/2022-06/28/content.5698168.htm.

20. 国家卫生健康委，生态环境部. 关于印发医疗废物分类目录（2021年版）的通知：国卫医函〔2021〕238号.（2021.11.25）[2022-6-10]. www.gov.cn/zhengceku/2021-12/02/content_5655394.htm.

21. 国家卫生健康委脑卒中防治工程委员会. 中国脑卒中防治指导规范（2021版）. 国卫医函〔2021〕468号.（2021.09.01）. www.nhc.gov.cn/yzygj/s3593/202108/50c4071a86df4bfd9666e9ac2aaaac605.shtml.

22. 中华人民共和国国家卫生健康委员会. 人群聚集场所手卫生规范（2020年版）. WS/T699-2020.（2020.07.20）. www.nhc.gov.cn/wjw/pgw/202007/38714c987da14cceacd8e66ea5.

23. 中华人民共和国国家卫生健康委员会. 新型冠状病毒感染的肺炎防控中常见医用防护用品使用范围指引（2020试行版）. 国卫办医函〔2020〕75号.（2020.01.26）. www.lib.gxu.edu.cn/info/5662/10280.htm.

24. 中国医师协会急诊医师分会. 急性上消化道出血急诊诊治流程专家共识（2020版）. 中华急诊医学杂志 2021.30（1）：15-24.

25. 陈孝平. 当今我国医学教育值得思考的几个问题. 医学与社会，2022，35（9）：1-4.